中国针灸大成

综合卷

Zhongguo
Zhenjiu
Dacheng

大成

Zonghejuan

针灸大成
清康熙十九年刻本

COMPENDIUM of
Chinese
Acupuncture
and Moxibustion

「十三五」国家重点图书出版规划项目

总主编／石学敏　执行主编／王旭东　陈丽云　梁尚华

湖南科学技术出版社

序

岁在庚子，瘟疫横行，年末将近，拙著初成。新冠疫情，日渐偃伏，国既昌泰，民亦心安。天晴日朗，朋辈相聚酒酣；笑逐颜开，握手道故纵谈。谈古论今，喜看中医盛况；数典读书，深爱针灸文献。针矣砭矣，历史班班可考；炳焉蔚焉，成就历历在目。针灸之术，盖吾一生足迹之所踯步蹒跚；集成先贤，乃吾多年夙愿之所魂牵梦绕。湖南科学技术出版社，欲集历代针灸文献于一编，甚合我意，大快我心。吾素好书，老而弥笃，幸喜年将老而体未衰，又得旭东教授鼎力相助，陈丽云、梁尚华诸君共同协力，《大成》之作，蒐材博远，体例创新，备而不烦，详而有体。历代针灸著述，美不胜收；各种理论技法，宛在心目。吾深知翰墨之苦，寻书之难；珍本善本，岂能易得？尤其影校对峙，瑕疵不容，若无奉献精神，哪能至此？吾忝列榜首，只是出谋划策；出版社与诸同道，方为编书栋梁。夫万种医书，内外妇儿皆有；针灸虽小，亦医学宝库一脉。《针经》之《问难》，《甲乙》之《明堂》，皇甫谧、王惟一，《标幽赋》《玉龙经》，书集一百零九种，论、图、歌、文，连类而相继。文献详备，版亦珍奇，法国朝鲜，日本越南，宋版元刻，明清官坊，见善必求，虽远必访。虽专志我针灸，亦合之国策，活我古籍，壮我中华；弘扬国粹，继承发展。故见是书，已无憾。书适成，可以献国家而备采择，供专家而作查考，遗学子而为深耘。吾固知才疏学浅，难为针灸之不刊之梓，尚需方家润色斧削。盼师长悯我诚恳，实乃真心忧，非何求，赐我良教，点我迷津，开我愚钝，正我讹误，使是书趋善近美，助中医药学飞腾世界医学之巅，则善莫大矣！

中 国 工 程 院 院 士
国 医 大 师 石学敏
《中国针灸大成》总主编

重新认识针灸学

20 世纪初，笔者于欧洲巡医，某大赛前一日，一体育明星腰伤，四壮汉抬一担架，逶迤辗转，访遍当地名医，毫无起色。万般无奈之下，求针灸一试，作死马活马之想。笔者银针一枚，刺入人中，原本动则锥心、嗷嗷呼痛之世界冠军，当即挺立行走，喜极而泣。随行记者瞠目结舌，医疗团队大惊失色——在西方医生的知识储备里，穷尽所有聪明才智，也想不出鼻唇沟和腰部有什么关系，"结构决定功能"的"真理"被人中沟上的一根银针击碎了！

这在中医行业内最平常的针灸技术，却被欧洲人看成"神操作"，恰恰展示了中国传统医学引以为豪的价值观："立象尽意"。以人类的智慧发现外象与内象的联系，以功能（疗效）作为理论的本源。笔者以为，这是针灸学在诊治疾病之外，对于人类认知世界的重大贡献。亦即：针灸学远远不只是诊疗疾病，更是人类发现世界真理的另一个重要途径。

2018 年 3 月 28 日，*Science Reports* 杂志发表一篇科学报告，证明了笔者上述观点。国内外媒体宣称美国科学家发现了人体内一个未知的器官，而且是人体中面积最大的一个器官。这一发现能够显著地提高现有医学对癌症以及其他诸多疾病的认知。而这一器官体内的密集结缔组织，实际上是充满流体的间质（interstitium）网络，并发挥着"减震器"的作用。科学家首次建议将该间质组织归为一个完整的器官。也就是说它拥有独立的生理作用和构成部分，并执行着特殊任务，如人体中的心脏、肝脏一样。

基于上述发现是对人体普遍联系方式的一种描述，所以研究中医的学者认为经络就是这样一种结构。人体的十四经脉主要是由组织间隙组成，上连神经和血管，下接局部细胞，直接关系着细胞的生死存亡。经络与间质组织一样无处不在，所有细胞都浸润在组织液中，整体的普遍联系就是通过连续在全身的"水"来实现的。事实上，中药就是疏通经络来治病的，这与西药用直接杀死病变细胞的药理有着根本的不同。可以这样说，证明了经络的存在，也就间接证明了中药药理的科学性，可以理解为什么癌症在侵袭某些人体部位后更容易蔓延。

穷神极变出针砭
万壑春云一冰台

笔者认为，中医学者对美国科学家的发现进行相似性印证，或许不那么贴切和完全对应，但是，从整体观念而言，这种发现无疑是西方医学的进步。这也佐证了针灸学知识领域内，古老而晦涩的语言文字里，隐含着朦胧而内涵深远的知识，有待我们深入挖掘研究。

应用现有的科学认知来评价针灸的科学性，我们已经吃尽苦头。"经络研究"进行了几十年，花费无数人力、物力、财力，最终却是一无所获。因为这些研究一直是以西方科学的知识结构、价值观和思维方式来检验古代的成果，犯了本质的错误。"人中"和腰椎、腰肌的关系，任何现代医学知识都是无法证实的，但是我们却硬要在实验室寻找物质基础和有形的联系，终究是没有结果的。古代针刺合谷催产，谁能找到合谷和子宫的关联？若是我们以针灸学的认知为线索，将会获得无数新启示，能找到人中与腰部的联系通道的人，获得诺贝尔生理学或医学奖将是一件很容易的事。因此，包括中医药学界的学者专家，并未能完全认识到针灸学术的深邃和伟大。我们欠针灸学术一个客观的评价。

不过，尽管科学在不断证实着针灸学的伟大和深奥，但是，在中国传统医学的版图上，无论是古代还是现代，针灸学术的地位，一直处于从属、次要的地位。笔者只有在外国才从事针灸工作，回到中国境内，便重归诊脉开方之途。其中种种隐曲不便展开，但业内视针灸为带有劳作性质的小科的潜意识，却是业内真实的存在。

再以现存古籍为例，现代中医古籍目录学著作如《中国中医古籍总目》《中医图书联合目录》，收录古籍都在万种以上，但1911年以前的针灸类著作数量却不到200种。郭霭春先生、黄龙祥先生等针灸文献学家都做过类似的统计，如郭先生《现存针灸医籍》129种，黄先生《针灸名著集成》180种（含日本所藏）。且大多是转抄、辑录、类编、汇编、节抄之类，学术含量较高的也就30多种。

如今，"中医走向世界"已成为业内的共识，但是，准确的说法应该是"针灸走向世界"，遍布欧美、东南亚，乃至非洲、大洋洲的"TCM"，其实都是针灸诊所。由于用药受到种种限制，中药方剂至今未被世界各国广泛接受。中医对世界人民的贡献，针灸至少占90%以上。因此，全方位审视针灸学的历史地位和医学价值，是中医界必须要做的工作。

此次湖南科学技术出版社策划，针灸学大师石学敏院士领衔，收集现存针灸古籍，编纂一套集成性的针灸文献丛书，为医学界提供相对系统的原生态古典针灸文献，虽然达不到集大成的要求，但至少能满足针灸学者们从事文献研究时看到古原貌的愿望，以历史真实的遗存来实现针灸文献的权威性。

历尽坎坷的针灸发展史

从针灸文献的数量和质量上，可以看出针灸学术的地位。其实轻慢针灸技术，这不是现代才有的问题，历史上也曾多次发生类似问题。有高潮也有低谷。

针灸学术最辉煌的时期，莫过于历史的两头：即中医学知识体系的形成阶段和20世纪美国总统尼克松访华至今。

一、高光时刻：春秋战国至两汉

春秋战国到西汉时期，是中医学初步成形的时期，药物和药剂的应用还没有成熟，对药物的不良反应的认识也不充分，因此，药物的使用受到极大的限制，即便是医学经典著作，《黄帝内经》中也只有13首方剂。而此时的针灸技术相对成熟得多，《灵枢》中针灸理论和技术的内容竟多达4/5，文献记载当时针灸主治的疾病几乎涉及人类的所有病种。从现有文献来看，这一时期应该是针灸技术最为辉煌的时期。

汉代，药物学知识日渐丰富，在《黄帝内经》理论指导下，药物配伍知识也得到长足的发展。东汉末年，医圣张仲景著成《伤寒杂病论》，完善了《黄帝内经》六经辨治理论，形成了外感热病诊疗体系。该书也是方剂药物运用比较纯熟的标志。仲景治疗疾病的主要方法是方药、针灸，属于针、药并重的态势。至于魏晋皇甫谧之《针灸甲乙经》，则是先秦两汉针灸学辉煌盛世的全面总结。

此后，方药的发展突飞猛进，势不可挡。诚如笔者在《中医方剂大辞典》第2版"感言"中所述："《录验方》《范汪方》《删繁方》《小品方》，追随道家气质；《僧深方》《波罗门》《耆婆药》《经心录》，兼修佛学思想……《抱朴子》《肘后方》，为长寿学先导，传急救学仙方。《肘后备急》，成就诺奖；《巢氏病源》，医道大全。《食经》《产经》《素女经》，《崔公》《徐公》《廪丘公》，录诸医经验，载民间验方，百花齐放，蔚为大观……"方药学术，一片繁荣，逐渐成为治疗疾病的主流技术。到了唐代，孙思邈、王焘等人在强盛国力和社会文明的催促下，对方药治疗的盛况进行了总结，《千金要方》《外台秘要》等大型方书是方药技术成为医学主流的写照。

二、初受重创：中唐以降

方药兴起，一段时间内与针灸并驾齐驱，针灸技术在初唐时期还在学术界具有一定地位。杨上善整理《黄帝明堂经》，著《黄帝内经太素》，孙思邈推崇针灸，《千金要方》《外台秘要》中也载录了不少针灸学著作，但都是沿袭前人，未见新作。不仅没有创新，而且出现了对针灸非常不利的信号：王焘在《外台秘要》卷三十九中对针刺治病提出了质疑，贬低针刺的疗效，"汤药攻其内，以灸攻其外，则病无所逃。知火艾之功，过半于汤药矣。其针法，古来以为深奥，今人卒不可解。经云：针能杀生人，不能起死人。若欲录之，恐伤性命。今并不录《针经》，唯取灸法"。这里，王焘大肆鼓吹艾灸，严重质疑针刺，明确提出：我的《外台秘要》只收《黄帝明堂经》，不收《针经》，因为针刺会死人！《外台秘要》这样一部权威著作，竟然提出这样的观点，对社会的负面影响可想而知！以至于中唐之后很长一段时间内，社会上只见艾灸，少见针刺，针灸学文献只有灸学著作而无针灸之书。这种现象甚至波及日本，当时的唐朝，在日本人心目中可是神圣般的国度，唐风所及，日本的灸疗蔚然成风。

三、再度辉煌：两宋金元

宋代确是中国历史上文化最为繁荣的时代，人文科技在政府的高度重视下得到全面发展。笔者认为，北宋医学最醒目的成就，除了世人熟知的校正医书局对中医古籍的保存和整理之外，王惟一铸针灸铜人，宋徽宗撰《圣济经》，成为三项标志性的成果。

其一，宋代官方设立校正医书局，宋以前所有医学著作得到收集整理，其中包括《针灸甲乙经》等珍贵针灸著作。同时，政府组织纂修的大型综合性医学著作《太平圣惠方》《圣济总录》等，也保留了大量珍贵针灸典籍。

其二，北宋太医院医官王惟一在官方支持下，设计并主持铸造针灸铜人孔穴模型两具，撰《铜人腧穴针灸图经》与之呼应。该书与铜人模具完成了对宋以前针灸理论及临床技术的全面总结，对我国针灸学的发展具有深远而重大的影响。

其三，宋徽宗亲自撰述《圣济经》，将儒家思想、伦理秩序全面注入医学知识体系，促进整体思想和辨证论治法则在中医学理论和临床运用等全方位的贯彻运用。在中国五千年历史中，除了《黄帝内经》托黄帝之名外，这是唯一由帝王亲自撰稿的医学书籍。

宋代是中国历史上商品经济、文化教育、科学创新高度繁荣的时代。陈寅恪言："华夏民族之文化，历数千载之演进，造极于赵宋之世。"民间的富庶与社会经济的繁荣实远超盛唐。虽然重文轻武的治国方略导致外族侵略而亡国，但是这个历史时期为人类文明创造了无数辉煌而不朽的文化遗产，其中就包括针灸技术的中兴。

两宋时期，针灸学术的传承和发展是多方位的，不仅有针灸铜人之创新，更有《太平圣惠方》《圣济总录》之存古，更有《针灸资生经》之集大成。

时至金元，窦默（汉卿）在针灸领域独树一帜，成为针灸史上一位标志性人物。其所著《标幽赋》《通玄指要赋》等，完成了对针刺手法的系统总结，印证了《黄帝内经》对手法论述的正确性。并且采用歌赋的形式把幽冥隐晦、深奥难懂的针灸理论表达出来，文字精练，叙述准确，对后世医家影响很大。

由于金元时期针灸书散佚较多，虽然大多内容被明清针灸著作所引录，但终究不利于后世对这一历史时期针灸学成就的认知。就现有文献的学术水平来看，当时对针灸腧穴、刺灸法的研究程度，已经达到了历史最高水平，腧穴主治的内容都已定型，可以作为针灸临床的规范和标准，且高度成熟，一直影响到现在。

因此，可以毫不夸张地说，两宋金元时期是中国针灸从中兴走向成熟的时代，创造了针灸学术的又一个盛世景象。

四、惯性沿袭：明代

明代，开国皇帝朱元璋出身草莽，颇为亲民，对前朝文化兼收并蓄，故针灸术在窦汉卿的总结和普及下，成为解除战火之余灾病之得力手段，而在民间盛行。尤其在临床技艺、操作手法等方面越来越纯熟。

例如，明初泉石心在《金针赋》中提出了烧山火、透天凉等复式补泻手法，以及青龙摆尾、白虎摇头、苍龟探穴、赤凤迎源等飞经走气法。此后又有徐凤、高武等针灸名家闻名于世，并有著作传世。尤其是杨继洲、靳贤所撰《针灸大成》，是继《针灸甲乙经》《针灸资生经》以后又一集大成者，内容最为详尽，具有较高的学术价值和实用价值。该书被翻译成德文、日文等文字，在世界范围内受到推崇。

明代的针灸学术具有鲜明的特色，即临床较多，理论较少；文献辑录较多，理论创新较少。明代雕版印刷技术发达，书坊林立，针灸书得以广泛传播，但也因此造成了大量抄袭，或抄中有改，抄后改编，单项辑录，多项类编等以取巧、取利、窃名为目的的书籍。大部分存世针灸书都是抄来抄去。从文献的意义上来说，确实起到了存续及传播的作用，但是，就学术发展而言，却缺乏发皇古义之推演、融会新知之发挥。

五、惨遭废止：清代

时至清代，统治在政权稳固后，对中华传统文化的传承和践行，较之前朝有过之而无不及。针灸学术在清代前期尚可延续，乾隆年间的《医宗金鉴》集中医药学之大成，其间的《刺灸心法要诀》等内容，系统记录了古代针灸医学的主要内容，是对针灸学术的最后一次官方总结。道光二年（1882），皇帝发布禁令：废止针灸科。任锡庚《太医院志职掌》："针刺火灸，终非奉君之所宜，太医院针灸一科，着永远停止。"这一禁令，将针灸科、祝由科逐出医学门墙。此后，针灸的学术传承被拦腰斩断，伴随着"嘉道中衰"，针灸医生完全没有了社会地位，只是因为疗效和廉价，悄悄地转入民间。

从本书收录的文献来看，情况也确实如此，《医宗金鉴》之后，几乎没有像样的针灸类刻本传世，大多是手录之抄本、辑本、节本，再就是日本的各种传本。清晚期，针灸有再起之象，业界出现了公开出版物，但是，比起明代的普及，清代针灸学术几乎没有发展。针灸医生的社会地位彻底沦为下九流，难登大雅之堂，而正是这些民间针灸医生的存在，才使得传统针灸并没有完全失传。

六、现代复兴：近代以来

晚清至民国时期，针灸学开始复兴，民间的针灸医生崭露头角，医界的名家大力提倡，出版书籍，成立学校，开设专科，编写教材……各种针灸文献如雨后春笋，层出不穷。晚清以前数千年流传下来的针灸古籍只有100多种，而同治以后铅字排版、机器印刷迅速普及，仅几十年时间，到1949年新中国成立前的文献综述已达到400多种。

个人以为，晚清以后的针灸复兴，与西学东渐的时代潮流密切相关，当西方的解剖学、生理学理论，临床诊断、外科手术之类的技术成为社会常态时，针灸操作暴露身体就完全不值一提。加之针灸学术的历史积淀和现实疗效，更因为其简便实用和价格优势，自然成为中西医学家青睐的治疗技术。

综上所述，针灸学术发展并非一帆风顺，而是多灾多难。这与使用药物的中医其他分支有很大区别。金代阎明广注何若愚《流注指微赋》言："古之治疾，特论针石，《素问》先论刺，后论脉；《难经》先论脉，后论刺。刺之与脉，不可偏废。昔之越人起死，华佗愈躄，非有神哉，皆此法也。离圣久远，后学难精，所以针之玄妙，罕闻于世。今时有疾，多求医命药，用针者寡矣。"反复强调前代的针药并用，夸耀名医针技之神奇，而后世的针灸越来越不景气，以至于患者只能"求医命药"，以药为主。其实，金代的针灸学术氛围并不消沉，还是个不错的历史时期，阎明广尚且如此慨叹，可见其他朝代更加严重。究其原因，不外乎以下三个方面。

医生：针灸的操作性很强，需要工匠精神和手工劳作。在中国古代文化传统的"重文轻技"的观念下，凡是能开方治病的，当然不愿动手劳作。俗语"君子动口不动手"就是这种观念的世俗化表述。除了出自民间，且为了提高疗效的大医之外，大多数医生多少是有这样的想法。南宋王执中在《针灸资生经》卷二中言："世所谓医者，则但知有药而已，针灸则未尝过而问焉。人或诘之，则曰是外科也，业贵精不贵杂也。否则曰富贵之家，未必肯针灸也。皆自文其过尔。""自文其过"，正是这种心态的真实写照。

患者：畏惧针灸是老百姓的普遍心理。《扁鹊心书·进医书表》："无如叔世衰离，只知耳食，性喜寒凉，畏恶针灸，稍一谈及，俱摇头咋舌，甘死不受。"说是社会上的人只知道道听途说，只要听说施用针灸，死都不肯。除了怕疼怕苦以外，不愿暴露身体，也是畏惧针灸的原因之一。

官府：道光皇帝废止针灸科，理由只有一个，"非奉君之所宜"。也就是中国传统文化中的"忠君""奉亲"，儒家理学强调"身体发肤，受之父母，不敢毁伤"，针要穿肤，灸要烂肉，这都有违圣人之道，对自己尚且如此，更不用说用这种技术来治疗"君""亲"之病。除了"不敢毁伤"外，"男不露脐，女不露皮"，暴露身体也是有违圣训的。所以，不惜用强制手段加以禁绝。

其实，无论是平民百姓，还是士者医官，乃至皇帝朝廷，轻视针灸的根本原因，都是根源于儒家伦理纲常。在"独尊儒术"之前，或者儒术不振之时，针灸术就会昌盛。春秋战国百花齐放，所以是针灸的高光时刻；北宋文化昌盛，包罗万象，儒学并未成为主宰，所以平等对待针灸学术；金元外族主政，儒学偃伏，刀兵之下，医学不继，自然推崇针灸。唯有南宋理学兴起，明代理学当道，孔孟之道统治社会，针灸学就会受到制约。这种情况在清代中期到了无以复加的地步，非禁绝不能平其意。

旧时代的伦理确实对针灸术的发展造成了一定的阻碍，但是正如本文标题所说，这是一门学问，是人类认识世界的丰硕成果，正如魏晋时期皇甫谧在《针灸甲乙经·序》中所总结的，"穷神极变，而针道生焉"。穷神极变并不是绞尽脑汁，而是在"内考五脏六腑，外综经络血气色候，参之天地，验之人物……"种种努力之后，方可达成。此类基于天地本质的生命活动，却不是人力所能阻挡。中国针灸，以其原生态的顽强，一直在延续中为人民服务。

200多年前，日本人平井庸信在《名家灸选大成》序言中，已经把药物、针刺、艾灸的适应范围说得很清楚了，对针灸在医学领域中的地位，也有中肯的评价："夫医斡旋造化，燮理阴阳，以赞天地之化育也。盖人之有生，惟天是命，而所以不得尽其命者，疾病职之由。圣人体天地好生之心，阐明斯道，设立斯职，使人得保终乎天年也，岂其医小道乎哉！其治病之法，则有导引、行气、膏摩、灸熨、刺焫、饮药之数者，而毒药攻其中，针、艾治其外，此三者乃其大者已。《内经》之所载，服饵仅一二，而灸者三四，针刺十居其七。盖上古之人，起居有常，寒暑知避，精神内守，虽有贼风虚邪，无能深入，是以惟治其外，病随已。自兹而降，风化愈薄，适情任欲，病多生于内，六淫亦易中也。故方剂盛行，而针灸若存若亡。然三者各有其用，针之所不宜，灸之所宜；灸之所不宜，药之所宜，岂可偏废乎？非针、艾宜于古，而不宜于今，抑不善用而不用也。在昔本邦针灸之传达备，然贵权豪富，或恶热，或恐疼，惟安甘药补汤，是以针灸之法，寝以陵迟。"而最后所述，是针灸之术在当时日本的态势。鉴于日本社会受伦理纲常的约束较少，所以针灸发展中除了患者畏痛外，实在要比中国简单得多，正因为如此，所以如今我们要跑到日本去寻访针灸古籍。

针灸文献概览

回望历史，中医药古籍琳琅满目，人们常以"汗牛充栋"来形容中医宝库之丰富，但是，针灸文献之数量，只能以凋零、寒酸来形容。如前所述，在现存一万多种中医古籍中，针灸学文献占比还不到百分之二。就本书收载的 109 种古籍而论，大致有以下几种类型。

一、最有价值的针灸文献

最有价值的针灸文献指原创，或原创性较高，对推进针灸学术发展作用巨大的著作，如《十一脉灸经》《针灸资生经》《灵枢》《针灸甲乙经》《十四经发挥》《黄帝明堂经》《铜人腧穴针灸图经》《针灸大成》等。

（一）《十一脉灸经》

《十一脉灸经》由马王堆出土帛书《足臂十一脉灸经》《阴阳十一脉灸经》组成，是我国现存最早的经络学和灸学专著，反映了汉代以前医学家对人体生理和疾病的认知状态，与后来发达的中医理论比较，《十一脉灸经》呈现的经脉形态非常原始，还没有形成上下纵横联络成网的经络系统，但是却可以明确看出其与后代经络学说之间的渊源关系，是针灸经络学的祖本，为了解《黄帝内经》成书前的经络形态提供了宝贵的资料。

（二）《黄帝明堂经》

《黄帝明堂经》又名《明堂》《明堂经》，约成书于西汉末至东汉初（公元前 138 年至公元 106 年），约在唐以后至宋之初即已亡佚。书虽不存，但却在中国针灸学历史上开创了一个完整的学术体系——腧穴学，是腧穴学乃至针灸学的开山鼻祖。

"明堂"，是上古黄帝居所，也是黄帝观测天象地形和举行重要政治经济文化活动的场所，具有中国文化源头的象征性意义，在远古先民心目中的地位极其崇高。随着文明的发展进步，学术日渐繁荣，人们发现了经络、腧穴，形成对人体生理功能的理性认知，建立了针灸学的基础理论：经络和腧穴。黄帝居于明堂，明堂建有十二宫，黄帝每月轮流居住，与十二经循环相类。黄帝于明堂观察天地时令，又与腧穴流注的时令节律类似。基于明堂功用与经络、腧穴的基本特性的相似性，将记载经络、腧穴特性的书籍命名为《明堂经》。沿袭日久，不断演变，但"明堂"作为腧穴学代名词和腧穴学文献的象征符号，却被历史固定了下来。

《黄帝明堂经》的内容，是将汉以前医学著作中有关腧穴的所有知识，如穴位名称、部位、取穴方法、主治病症、刺法灸法等，加以归纳、梳理、分类、总结，形成了独立的、完整的知识体系。因此，该书是针灸学术发展的标志性成果，也是宋以前最权威的针灸学教科书和腧穴学行业标准。晋皇甫谧编撰综合性针灸著作《针灸甲乙经》，其中腧穴部分即多来源于该书。

盛唐时期，政府两次重修该书，形成了两个新的版本，一是甄权的《明堂图》，一是杨上善的《黄帝内经明堂》，又名《黄帝内经明堂类成》。后者较好地保留了《黄帝明堂经》三卷的内容。唐末以后，明堂类著作迅速凋零，几乎荡然无存，所幸本书曾随鉴真东渡时带至日本，然至唐景福年间（893年前后）亦仅残存一卷，内容为《明堂序》和第一卷全文。目前日本保存多个该残本的抄本，其中永仁抄本、永德抄本为较早期之抄本，藏于日本京都仁和寺，被日本政府定为"国宝"。清末国人黄以周到日本访书时，得永仁抄本，此书得以回归。本书影印校录了仁和寺的两个版本，这两个版本的书影在国内流传不广，故弥足珍贵。

（三）《针经》和《灵枢》

先秦至汉，我国先后流传过多种名为《针经》的著作，如《黄帝针经》九卷、《黄帝针灸经》十二卷、《针经并孔穴暇蟆图》三卷、《杂针经》四卷、《针经》六卷、《偃侧杂针灸经》三卷、《涪翁针经》、《赤乌神针经》……这些著作现在都已经失传了，在现代中医人心目中，凡是说到《针经》，那一定是指《灵枢》。几乎所有的工具书都称《灵枢》为《针经》。如，今人读张仲景《伤寒论·序》"撰用《素问》《九卷》"，注《九卷》为《灵枢》；读孙思邈《千金要方·大医习业》"凡欲为大医，必须谙《甲乙》《素问》《黄帝针经》、明堂流注……"，注《黄帝针经》为《灵枢》……现今已是定规，固化为中医学的思维定式。

回望历史，这里存在一个难解的历史之谜：在现存历史文献中，《灵枢》作为书名，最早出现在王冰注《素问·三部九候论篇第二十》，此时已是中唐，此前再无痕迹。王冰在《素问》两处不同地方引用了同一段文字，一处称"《针经》曰"，另一处却称"《灵枢经》曰"，全元起《新校正》认为这是王冰的意思：《针经》即《灵枢》。北宋校正医书局则据此将《针经》《灵枢》认定为同一本书而名称不同，并大力推崇，到了南宋史崧编订，《灵枢》已与《素问》等同，登上中医经典的顶峰地位。

更加诡异的是，直到宋哲宗元祐八年（1093）高丽献《黄帝针经》，此前中国从未见到《灵枢》或者相同内容书名不同者。1027年王惟一奉敕修成《铜人腧穴针灸图经》，国家级的纂修而未见到的书，道理上说不过去。而高丽献书之后的《圣济总录》，也不认这部伟大的巅峰之作，"凡针灸腧穴，并根据《铜人经》及《黄帝三部针灸经》参定"。高丽献书后，《宋志》著录既有《黄帝灵枢经》九卷，也有《黄帝针经》九卷，恰好证明此前将《灵枢》《针经》视作同一著作是有疑问的。

后世史论著述和史家评述，均对《灵枢》存疑多多。如晁公武《读书志》、李濂《医史》以及周学海等，或认为是冒名之作，或认为是后人补缀，或认为即使存在其价值也不如《甲乙经》甚至《铜人经灸经》，而更多人则认为王冰以前即便有《灵枢》，也不能将其认作《黄帝针经》。亦有人认为是南宋史崧对《灵枢》进行了大量增改然后冒名顶替《针经》……

最典型的例证，莫过于历代文献学家均不重视《灵枢》。明代《针灸大成》卷一的《针道源流》可谓是针灸历史考源之作，其中对28种重要针灸著作进行了评述，唯独没有《灵枢》。只是在论述《铜人针灸图》三卷时，称该书穴位："比之《灵枢》本输、骨空等篇，颇亦繁杂也。"说明至少在明代针灸学家心目中，《灵枢》地位并不崇高。

以上存疑，尚需我中医学界深入研究。

（四）《针灸甲乙经》

《针灸甲乙经》成书于三国魏甘露元年（256）至晋太康三年（282）之间，是我国现存最早的针灸学经典著作。作者将前代《素问》《针经》《黄帝明堂经》等针灸经典中的文字汇辑类编，首次系统记载人体生理、经络、穴位、针灸法，以及临床应用，成为后世历代针灸著作的祖本。

（五）《铜人腧穴针灸图经》

《铜人腧穴针灸图经》可视为官修腧穴学，属针灸名著之一。

（六）《针灸资生经》

《针灸资生经》系综述性针灸临床著述，内容丰富，资料广博，且有腧穴考证和修正。

（七）《十四经发挥》

《十四经发挥》是经络学重要著作。

（八）《针灸大成》

《针灸大成》是明以前针灸著述之集大成者，也是我国针灸学术史上规模较大较全的重要著作。

二、保留已佚原创书的著作

唐《千金要方》《千金翼方》，保留了大量唐代以前已佚针灸书，如已佚之《甄权针经》，又如《小品方》所引《曹氏灸方》，原书、引书均亡（《小品方》仅剩抄本残卷），但书中内容被《千金要方》载录。尤其是《甄权针经》，作者为初唐针灸的大师级人物，临证实验非常丰富，该书即出自甄氏经验，强调刺法且描述明晰，穴位、刺法与主治精准对应，临床价值和学术价值都非常高。可惜早已亡佚，幸得孙思邈《千金翼方》记述了该书主要内容，这对宋以后针灸学术发展意义非常重大。

《外台秘要》保留了已佚崔知悌《骨蒸病灸方》。

《太平圣惠方》卷九十九保留了早已失传的《甄权针经》和已佚的隋唐间重要腧穴书内容，是宋王惟一《铜人腧穴针灸图经》乃至后世所有《针经》之祖本；卷一百则收录唐代失传之《明堂》，其中包括《岐伯明堂经》《扁鹊明堂经》《华佗明堂》《孙思邈明堂经》《秦承祖明堂》和已失传之北宋医官吴复珪《小儿明堂》，后世所有冠以《黄帝明堂灸经》的各种版本，均是从本书录出后冠名印行，故乃存世《明堂》之祖本。可知该两卷实际上是现存针灸典籍之源头。

《圣济总录》引述了已佚之《崔丞相灸劳法》《普济针灸经》。

《医学纲目》转录了大量金元亡佚的针灸书内容。如，完整保存了元代忽泰《金兰循经取穴图解》一书所附的全部四幅"明堂图"。

以上著作多是综合性医著，亦有针灸专门著作中存有失传古籍的，如《针灸集书》中的《小易赋》，可知前代在蒐集资料、保留遗作方面，建有卓越之功。

三、实用性著作

如前所述，针灸学在其发展过程中遭受颇多摧残，学术发展之路并不顺利，多处于民间实用层面，如《针经摘英》内容简要，言简意赅，是一本简易读本。《扁鹊神应针灸玉龙经》为针灸歌诀。《神应经》临床实用价值较大，颇似临床针灸手册。自明代以后直至晚清，针灸学文献多为循经取穴、临床应用、歌赋韵文等内容，基本上与《针灸大成》大同小异。如《针灸逢源》《针方六集》。另外，辑录、类编、抄录前代文献的著作较多，如《针灸聚英》《针灸节要》等。

再如《徐氏针灸大全》《杨敬斋针灸全书》《勉学堂针灸集成》等，虽然内容都是互相转抄，但是却起到了传播和普及针灸学术的作用。

四、值得研究的针灸文献

上述重要针灸文献都是需要后世深入研究的宝库，如前述《灵枢》的形成发展源流和真相。除此之外，还有一些貌似不重要，其实深藏内涵的文献。

《黄帝虾蟆经》，分9章，借"月中有兔与虾蟆"之古训，记述逐日、逐月、逐年、四时等不同阶段虾蟆和兔在月球上所处位置，与之相应，人体不同穴位、不同经络的血气分布亦不同，由此指出针灸禁刺、禁忌图解、补泻方式等与针灸推拿相关的基础知识。其中有较多费解之处，文字难读，术语生涩。虽列入针灸门类，但是与针灸临床的关系，尚需深入考证和研究。

《子午流注针经》，现代人认为子午流注属古代的时间医学、时间针灸学，但该书内容如何应用到临床，以及其客观评价，亦须深入研究。

《存真环中图》《尊生图要》《人体脏腑经穴图》等彩绘针灸图，可以从古代画师的角度，研究历史氛围下的古代身体观及相关文化。

关于灸学文献

本文标题有"万壑春云一冰台"之句，"冰台"，即艾草。《博物志》："削冰令圆，举而向日，以艾承其影则得火，故艾名冰台。"在相当长的一个历史阶段内，灸学在针灸领域内占据着统治地位。

现存最早的针灸文献《十一脉灸经》，便是以"灸"命名。有学者据此认为灸法早于针法。但这仅仅是灸法、针法两种医疗技术形成过程中的先后次序问题。待到针法成熟，与灸法并行，广泛运用于临床之后，针灸学术史上有过"崇灸、抑针"的历史现象，而此风至晋唐始盛：晋代《小品》，唐代《外台》，均大肆宣传"针能杀人"，贬针经，崇明堂，甚至以"明堂"作为艾灸疗法的专用定语。这一现象存续多年，历史上也留存有相当数量的灸学专著，或仅以"灸"

字命名的著作。最典型的就是《黄帝明堂灸经》，沿袭者如《西方子明堂灸经》，也有临床灸学如《备急灸法》，甚至单穴灸书，如《灸膏肓腧穴法》。此风东传，唐以后日本有专门的灸家和流派，灸学著作众多，如《名家灸选》《灸草考》《灸焫要览》等灸学专著。明清时期，也曾出现过艾灸流行的小高潮，出现了《采艾编》《采艾编翼》《神灸经纶》等著作。

其实，有识之士一直提倡多法并举，根据病人需要而采用不同疗法。约在公元前581年（鲁成公十年），《左传》记载医缓治晋侯疾，称"疾不可为也，在膏之上，肓之下，攻之不可，达之不及"，据杜预注，此处的"攻"即灸，"达"即针。《灵枢·官能》："针所不为，灸之所宜"。可见，一个全面的医生，应该针灸并重，各取所长。如果合理使用，效果很好，如《孟子·离娄·桀纣章》："今之欲王者，犹七年之病，求三年之艾。"

不过，文献记载中的艾灸，尽管有种种神奇疗效的宣传，但却和现代艾灸是完全不同的治疗方法。尽管现代针灸学著作上介绍艾灸有"直接灸""间接灸"两大类，但如今直接灸几乎绝迹，临床全都是温和舒适的间接灸。

古代多用直接灸、化脓灸，用大艾炷直接烧灼皮肤，结果是皮焦肉烂，感染化脓，然后等待灸疮结痂。灸学著作中还要告诫医患双方："灸不三分，是谓徒冤。"——烧得不到位，等于白白受罪。然而，此法无异于酷刑加身。为了减轻患者痛苦，古人只得麻醉患者，让他们服用曼陀罗花和火麻花制成的"睡圣散"，麻翻后再灸。

"睡圣散"之类的麻醉药只能减轻当时疼痛，灸后化脓成疮依旧难熬，因此，到了清代，终于有人加以变革，产生了"太乙神针"之法，此法类似于后世"间接灸"。这种创新，在崇古尊经的时代，容易遭受攻击，被指离经叛道，于是编造出种种神话故事，或称紫霞洞天之异人秘授，或称得之汉阴丛山之壁神授古方……都是时人假托古圣之名，标榜源远流长，以示正宗之惯用套路。尽管此法经过不断渲染，裹上神秘的面纱，但其本质却很简单：药艾条、间接灸而已。此类书籍有《太乙神针心法》《太乙神针》《太乙离火感应神针》等。

古代的直接灸（化脓灸）过于痛苦，现今已不再用，而是采用艾条、温针，更有为方便而设计出温灸器。即便用直接灸的方法，也不会让艾炷烧到皮肉，而是患者感觉热烫，即撤除正在燃烧的艾炷，另换一炷，生怕烫伤，有医院将烫伤起疱都要算作医疗事故。其实，古代的烧灼皮肉虽然痛苦，但真的能够治疗顽疾，诸如寒痹（风湿性关节炎、类风湿关节炎）、顽固性哮喘等，忍受一两次痛苦，可换取顽疾消除。如何取舍？我以为更应以患者意愿为主。

总之，古今艾灸文献中同样蕴含着无数值得探索的秘密，即便是温和的间接灸，也有无穷无尽的待解之谜。笔者常用艾灸治疗子宫内膜异位症所致顽固痛经，仅用足三里、三阴交两个穴位，较之西医的激素、止痛药更为有效，而现今流行的"冬病夏治"三伏药灸，防治"老寒腿""老寒喘""老寒泻"，更是另有玄机。

本书编纂概述

2016年，石学敏院士领衔，湖南科学技术出版社组织申报，《中国针灸大成》入选"十三五"国家重点图书出版规划项目,距今已有 5 年。笔者在石院士的坚强领导下,在三所院校数十位师生的大力协助下,为此书工作了整整 4 年。至此雏形初现之时,概述梗概,以志备考。

一、本书的体例和版式

石院士、出版社决定采用影印加校录的体例,颇有远见卓识。但凡古籍整理者,最忌讳的就是这种整理方式,因为读者不仅能看到现代简体汉字标点校录的现代文本和相关校注,更能看到古代珍贵版本的书影,只要整理者功力不足,出现任何错漏,读者立马可以通过对照原书书影而发现。上半部分的书影如同照妖镜,要求录写、断句、标点、校勘不能出一点错误。因此,这种出版形式,对校订者要求极高。出版物面世后,一定会招致方家吹毛求疵,因此具有一定的风险。然而,总主编和出版社明知如此,仍然采用影校对照形式,一是要以此体现本书整理者和出版社编校水平,二是从长远计,错误难免,但是可以通过未来的修订增减,终将成为各种针灸古籍的最佳版本。

二、本书的版本访求和呈现

为体现本书作者发皇针灸古籍的初心,对版本选择精益求精,千方百计获取珍本善本图书。这在当前一些藏书单位自矜珍秘、秘不示人,或者高价待沽、谋求私利的现状下,珍贵版本的访求难上加难。本书收录 109 种古籍书影,虽不能尽善尽美,但已经殚精竭虑,尽呈所能,半数以上都是行业内难以见到的古籍。将如此众多珍贵底本展示给读者,凸显了本书的特色。

学术研究到了一定水平,学者最大的心愿便是阅读原书,求索珍本。石院士、出版社倾尽心力,决心以版本取胜,凸显特色。特别是为了方便学者研究,对一些版本的选择独具匠心,如《针灸甲乙经》,校订者在拥有近 10 种版本的基础上,大胆选用明代蓝格抄本,就是为学界提供珍稀而不普及的资料。

此外,本书首次刊行面世的,有不少是最新发现的孤本或海外珍藏本,有些版本连《中国中医古籍总目》等目录学著作中都未曾收录。例如:

《铜人腧穴针灸图经》三卷,明正统八年(1443)刻本,该版本为明代早期刻本,仅存孤本,藏于法国国家图书馆。而国内现存最早版本为明代天启年间(1621 年后)三多斋刻本。

《神农皇帝真传针灸经》与《神农皇帝真传针灸图》合编,著者不详,成书于明代。此二书国内无传本,无著录,仅日本国立公文书馆内阁文库及京都大学图书馆各有一抄本,亦为本书访得。

《十四经穴歌》,未见著录,《中国中医古籍总目》等中医目录学著作亦无著录。本书收载底本为我国台湾图书馆所藏清代精抄本。

《针灸集书》,成书于明正德十年(1515)。书中"小易赋"则是已经失传的珍贵资料。卷下"经络起止腧穴交会图解",以十四经为单位,介绍循行部位和所属腧穴。此与《针灸资生经》等前代针灸书以身体部位排列腧穴的方式有明显不同。本书国内仅存残本(明刻朝鲜刊本卷下)一册,足本仅有日本国立公文书馆藏江户时期抄本一部,故本书所收实际上就是孤本,弥足珍贵，亦为首发。

《十四经合参》，国内失传，《中医联合目录》《中国中医古籍总目》等目录学著作均未著录，现仅存抄本为当今孤本，藏于日本宫内厅书陵部。此次依照该本影印刊出。

《经络考略》，清抄孤本，《中医联合目录》《中国中医古籍总目》等目录学著作均无著录。原书有多处缺文、缺页、装订错误导致的错简，现均已据相关资料补出或乙正。

《节穴身镜》二卷，张星余撰。张氏生平里籍无考，书成何时亦无考。但该书第一篇序言作者为"娄东李继贞"，李氏乃明万历年间兵部侍郎兼右都御史，其余两篇序言亦多次提及"大中丞李公"，则此书必成于万历崇祯年间无疑。惜世无传承，现仅有孤抄本存世，抄年不详。本书首次整理出版。

《经穴指掌图》，湖南中医药大学图书馆藏有明崇祯十二年（1639）抄本残卷18页。现访得日本国立公文书馆内阁文库藏有明崇祯年华亭施衡嗇斋藏板，属全帙。本书即以该版录出并点校刊印。

《凌门传授铜人指穴》未见文献著录，仅存抄本。本书首次点校。

《治病针法》是《医学统宗》之一种。《医学统宗》目前国内仅存残本一部。现访得日本京都大学图书馆藏明隆庆三年（1569）刊本，属全帙，今以此本出版。

《针灸法总要》，抄本，越南阮朝明命八年（1827）作品。藏越南国家图书馆。国内无著录，本书首次刊出。

《选针三要集》一卷，日本杉山和一著，约成书于日本明治二十年（1887）。国内仅有1937年东方针灸书局铅印本及《皇汉医学丛书》等排印本。今据富士川家藏本抄本影印。

《针灸捷径》两卷，约成书于明代正统至成化年间（1439—1487）。本书未见于我国古籍著录，亦未见藏本记载。书中有现存最早以病证为纲的针灸图谱，颇具临床价值，亦合乎书名"捷径"之称。此次刊印，以日本宫内厅藏明正德嘉靖间建阳刊本为底本，该藏本为海外孤本，有较高的针灸文献学价值。

《太平圣惠方·针灸》，本书采用宋代刻（配抄）本为底本，该版本极其珍贵，此次是该版本首次以印刷品形式面世。

以上所列书目，或首次面世，或版本宝贵，仅此一项，已无愧于学界，造福读者。

三、针灸文献的学术传承和素质养成

目前中医药领域西化严重，一切上升渠道都要凭借实验研究、临床研究，而文献整理挖掘研究的现状，只能用"惨不忍睹"来形容。俗语有"心不在马"之譬，原本形容不学无术之人，本书编纂之初，文献专业的研究生居然实证了这个俗语：交来的稿子中，所有的"焉"字全都录作"马"字！而且不是个别人！此情此景，看似搞笑，实则心酸。

通过4年多的工作，老师们不断审核，学生们不断修改，目前的书稿，至少在繁体字识读上，参与者的水平与4年前判若两人。实践出真知，实战锻炼人，本书编委会所有成员有共同体会：在当前的学术大环境下，此书并不能带来业绩，然而增长学问，养成素质，却是实验研

究和 SCI 论文中得不到的。

文献、文化研究的学术氛围，目前依然不是很景气。本书编纂一半之时，本人年届退休，因有重大项目在身，必须完成后方可离任，书记因此热情挽留，约谈返聘，然最终还是不了了之，其中因果未明。本书编纂也因此陷入困境。所幸上海中医药大学青睐，礼聘于我，在人力、物力上大力支持，梁尚华、陈丽云两位执行主编亲力亲为，彰显了一流大学重视人才的气度和心胸，也使得本书得以顺利完成。谨此向上海中医药大学致敬、致谢！

成稿之余，颇有感慨，现代人多称"医者仁心"，其实，仅仅靠"仁心"是当不好医生的。明代裴一中在《言医·序》中言："学不贯古今，识不通天人，才不近仙，心不近佛者，宁耕田织布取衣食耳，断不可作医以误世。"本书所收所有古籍，都可以让我们学贯古今，识通天人，有神仙之能，有慈悲之心，成为一名真正的医者。

上海中医药大学科技人文研究院教授

《中国针灸大成》执行主编 王旭东

2020 年 12 月 20 日

目录

明·杨继洲 编　王旭东　施庆武 校订

针灸大成

清康熙十九年刻本

　　《针灸大成》10 卷，又名《针灸大全》。明代杨继洲编。杨继洲（1522—1620），字济时，三衢（今浙江衢州六都）人，明代著名针灸学家，嘉靖皇帝侍医，太医院医官。杨氏依家传《卫生针灸玄机秘要》（简称《玄机秘要》），参考明以前 20 余种针灸学著作，并结合自己针灸临床经验编成此书。阐述针灸源流和古代针灸著作，收载历代针灸家临证经验总结，人体主要穴位的用法以及配穴、针灸手法、主治症证、名种药物与调摄法等。序云，山西监察御史赵文炳曾患顽疾，久治无效，遂求诊于针灸大师杨继洲，杨用针刺治愈。赵氏因此偏爱杨继洲，捐资刊行《针灸大成》。最早刊本即为赵文炳明万历二十九年（1601）刊本。此次所用底本，乃藏于美国国会图书馆之清康熙十九年（1680）李月桂德邻轩刊本，此本经李月桂两次修订，精校精刻，品质远胜初刻本之粗陋。

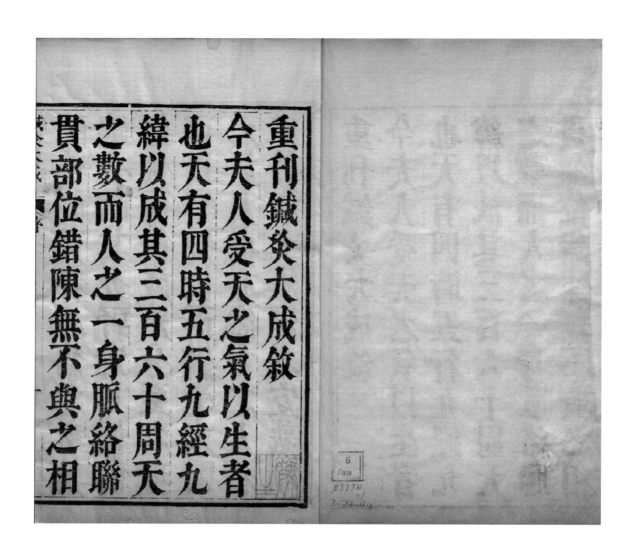

重刊《针灸大成》叙

今夫人受天之气以生者也。天有四时五行，九经九纬，以成其三百六十周天之数。而人之一身，脉络联贯，部位错陈，无不与之相

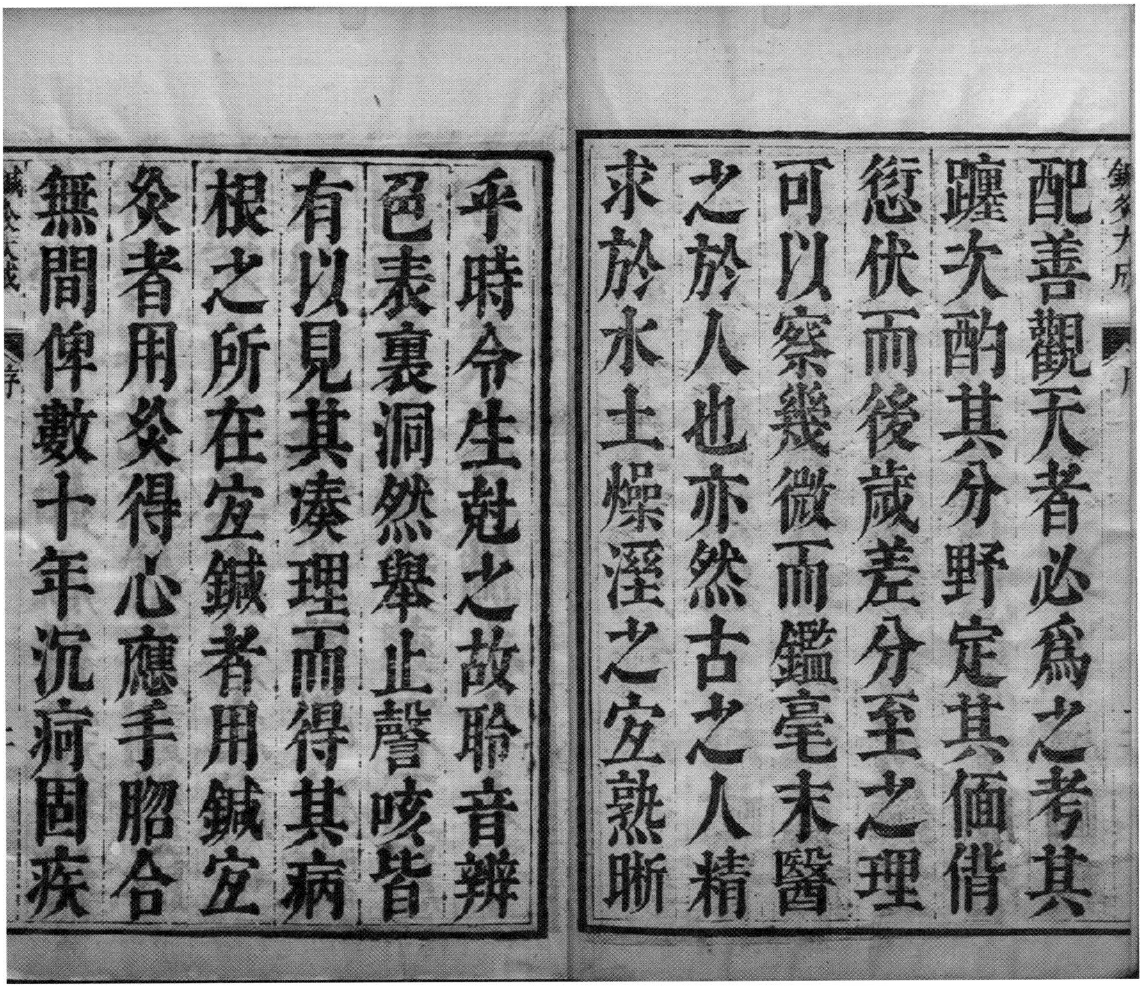

配。善觀天者，必爲之考其躔次，酌其分野，定其俛偹；愆伏而後，歲差分至之理，可以察幾微而鑑毫末。醫之於人也亦然。古之人精求於水土燥溼之宜，熟晰乎時令生尅之故。聆音辨色，表裏洞然，舉止聲咳皆有以見其湊理，而得其病根之所在。宜鍼者用鍼，宜灸者用灸，得心應手，脗合無間，俾數十年沉疴固疾

配。善观天者，必为之考其躔次，酌其分野，定其俛背；愆伏而后，岁差分至之理，可以察几微而鉴毫末。医之于人也亦然。古之人精求于水土燥湿之宜，熟晰乎时令生克之故；聆音辨色，表里洞然；举止声咳，皆有以见其凑理，而得其病根之所在。宜针者用针，宜灸者用灸，得心应手，吻合无间，俾数十年沉疴固疾，

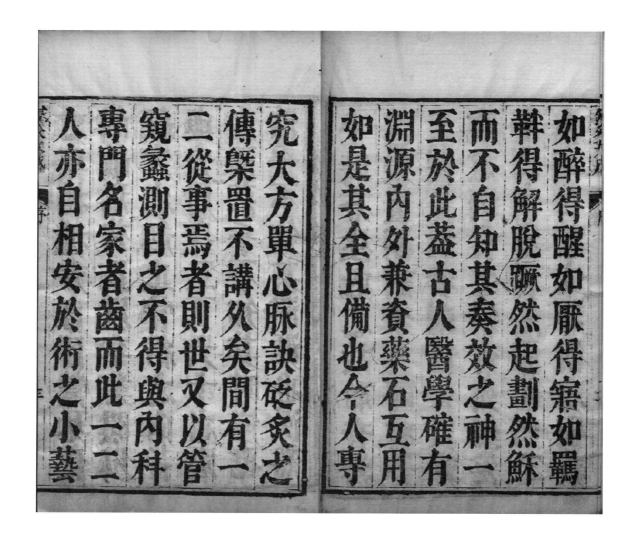

如醉得醒，如厌得寤，如羁绊得解脱，蹶然起，划然苏，而不自知其奏效之神一至于此。盖古人医学，确有渊源。内外兼资，药石互用，如是其全且备也。今人专究大方，单心脉诀，砭灸之传概置不讲久矣。间有一二从事焉者，则世又以管窥蠡测目之，不得与内科专门名家者齿。而此一二人亦自相安于术之小，艺

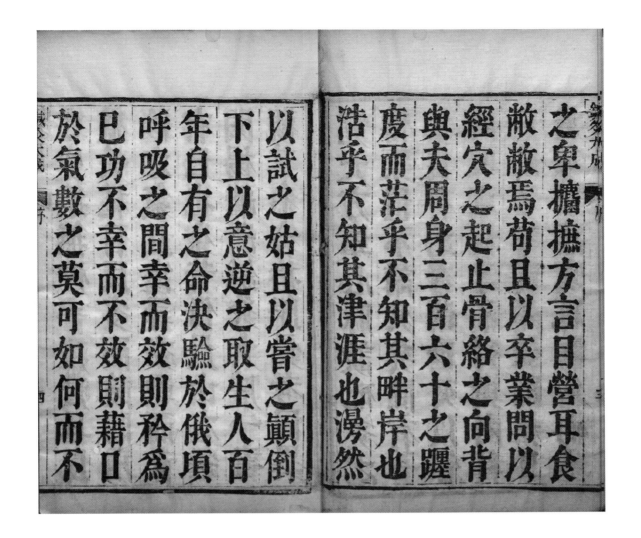

之卑，攙摭方言，目營耳食，敝敝焉，苟且以卒業。問以經穴之起止，骨絡之向背，與夫周身三百六十之躔度，而茫乎不知其畔岸也，浩乎不知其津涯也。漫然以試之，姑且以嘗之，顛倒下上，以意逆之，取生人百年自有之命，決驗于俄頃呼吸之間。幸而效，則矜為己功；不幸而不效，則藉口于氣數之莫可如何，而不

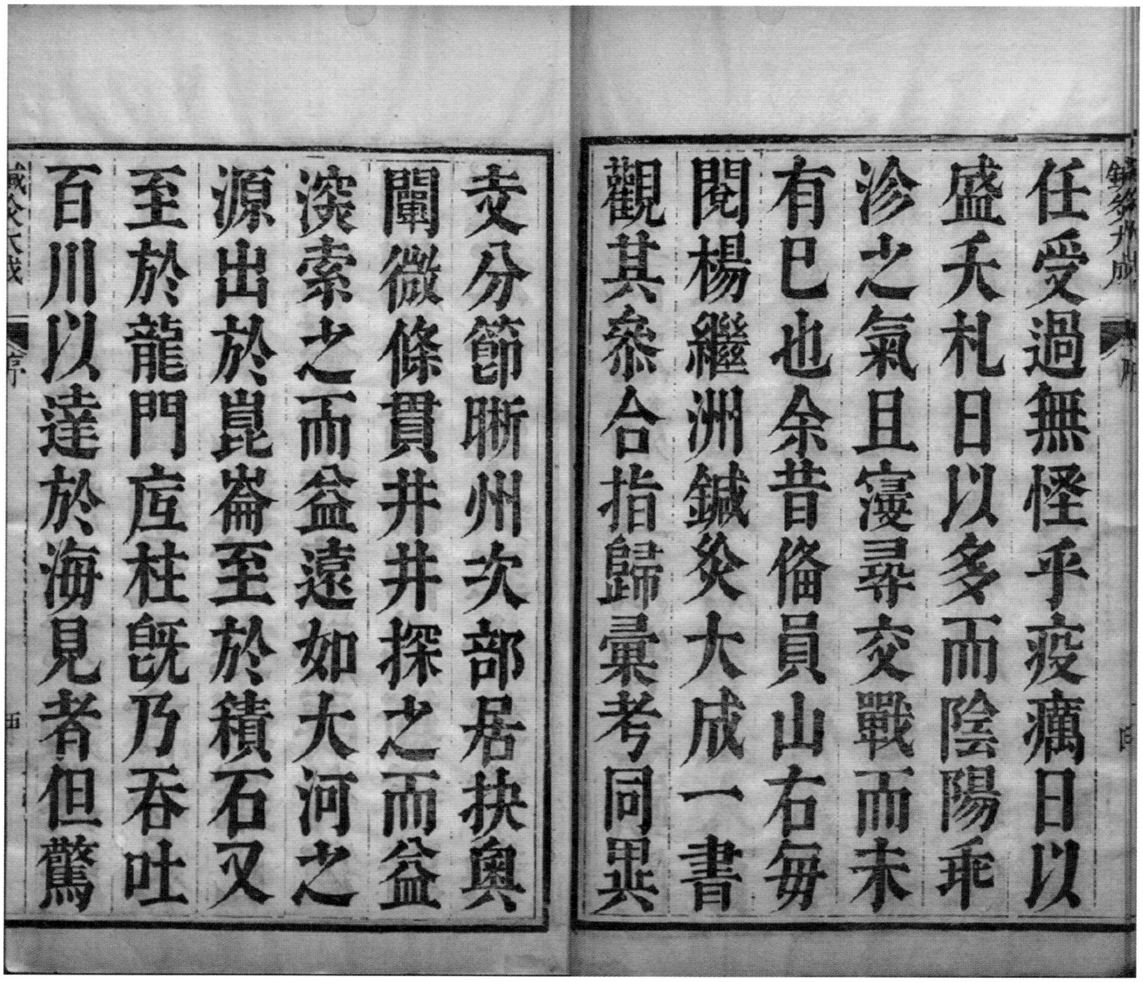

任受過無怪乎疫癘日以
盛夭札日以多而陰陽乖
沴之氣且寖尋交戰而未
有已也余昔備員山右每
閱楊繼洲鍼灸大成一書
觀其參合指歸彙考同異
支分節晰州次部居抉奧
闡微條貫井井探之而益
深索之而益遠如大河之
源出於崑崙至於積石又
至於龍門厎柱既乃吞吐
百川以達於海見者但驚

任受过。无怪乎疫疬日以盛，夭札日以多，而阴阳乖沴之气，且寖寻交战，而未有已也。余昔备员山右，每阅杨继洲《针灸大成》一书，观其参合指归，汇考同异，支分节晰，州次部居，抉奥阐微，条贯井井，探之而益深，索之而益远，如大河之源出于昆仑，至于积石，又至于龙门、厎柱，既乃吞吐百川，以达于海，见者但惊

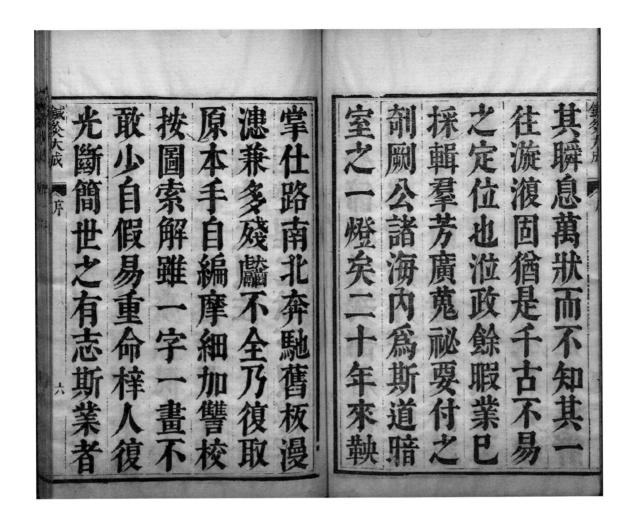

其瞬息万状，而不知其一往漩濩，固犹是千古不易之定位也。澄政余暇，业已采辑群芳，广搜秘要，付之剞劂，公诸海内，为斯道暗室之一灯矣。二十年来，鞅掌仕路，南北奔驰。旧板漫漶，兼多残蠹不全，乃复取原本手自编摩，细加雠校，按图索解，虽一字一画，不敢少自假易。重命梓人，复光断简。世之有志斯业者，

覽諸家之玄妙辨百症之
源流循其指法運以心裁
壽域偕登春臺並陟太和
元氣熙熙然涵育於生成
覆載中上以佐
君相燮理之猷下以溥黎
庶安全之福參兩大而列
三才余將於岐黃家有厚
望焉寧僅青囊世業云爾
哉
康熙庚申春月江西督糧
道參政古瀋李月桂重訂

鍼灸大成 序 七

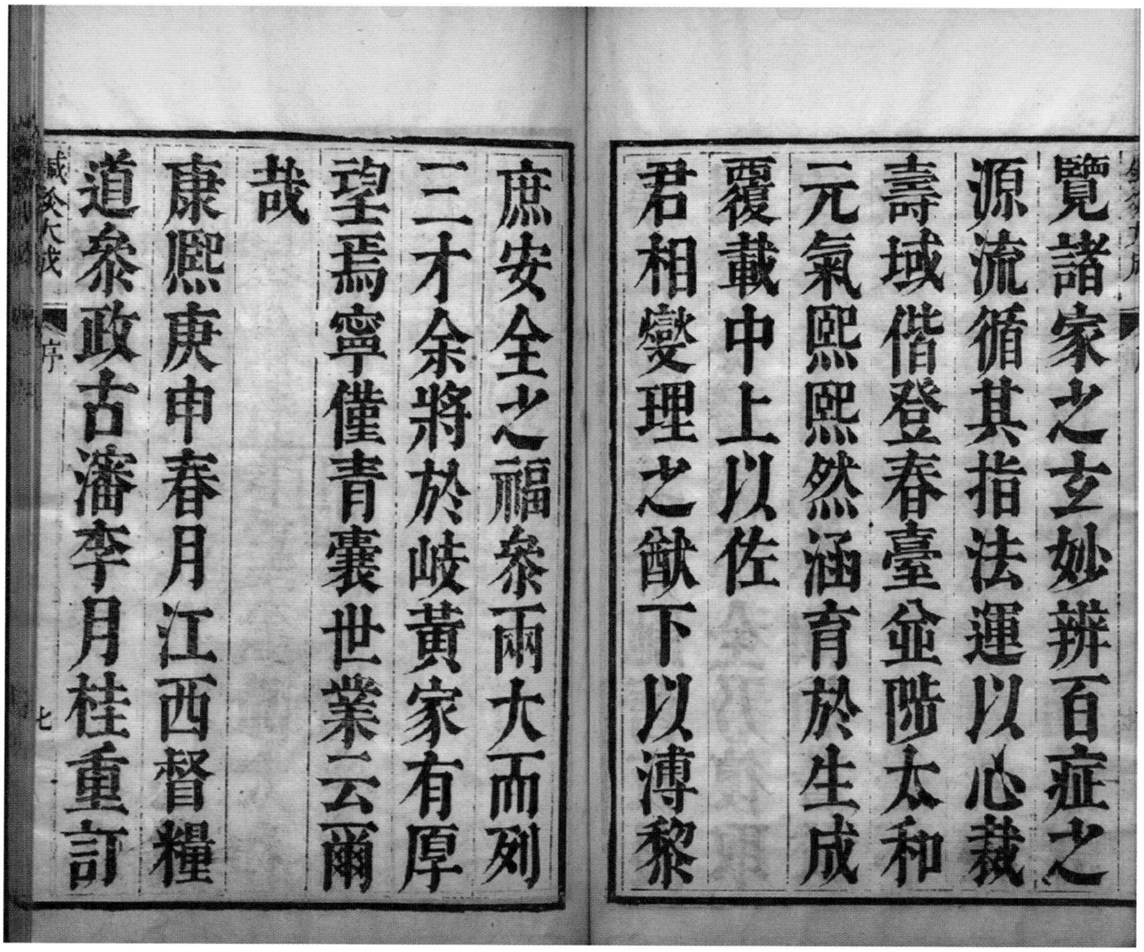

览诸家之玄妙，辨百症之源流。循其指法，运以心裁；寿域偕登，春台并陟。太和元气，熙熙然涵育于生成覆载中；上以佐君相燮理之猷，下以溥黎庶安全之福，参两大而列三才，余将于岐黄家有厚望焉，宁仅青囊世业云尔哉。

康熙庚申春月　江西督粮道参政古沈李月桂重订

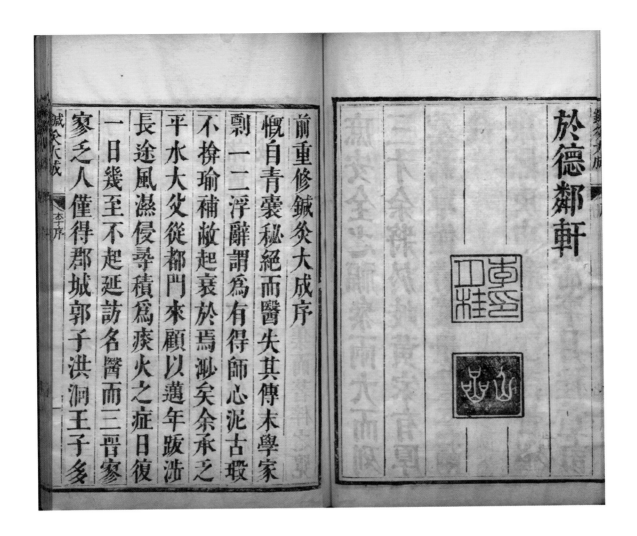

于德邻轩

前重修《针灸大成》序

　　慨自青囊秘绝而医失其传，末学家剽一二浮辞，谓为有得。师心泥古，瑕不掩瑜，补敝起衰，于焉渺矣。余承乏平水，大父从都门来，顾以迈年跋涉，长途风湿，侵寻积为痰火之症，日复一日，几至不起。延访名医，而三晋寥寥乏人，仅得郡城郭子，洪洞王子，多

其指歸，大有捷效。惜乎有書無傳，不
獲徧行海內也。夫醫之爲道，變通雖
存乎人，而本源必資於學。使斯世果
得其精，不惟余大父沉痾立起，獲免
百日之苦，即其加惠於斯世斯民者，
亦既久且多矣。弟斯刻，其來已遠，舊
板殘鍼浸湮；余善其書，特爲捐俸廣
梓，間採先賢緒論，以補集中之所未

方調劑，百日始瘥。醫道之難，乃至此
乎。爰念古來方家國手，必有一二微
言變吉，足爲後人師法者，但恨耳目
淺近，未及廣爲蒐討耳。聞郡中向有
《鍼灸大成》一書，乃先任按臺趙公遘
疾，諸醫莫效，而得都門名鍼楊繼洲，
三鍼奏愈。因叩其術所自來，繼洲乃
出生平秘傳，彙採名集而著梓之。覽

方调剂，百日始瘥。医道之难，乃至此乎。爰念古来方家国手，必有一二微言要旨，足为后人师法者，但恨耳目浅近，未及广为搜讨耳。闻郡中向有《针灸大成》一书，乃先任按台赵公遘疾，诸医莫效，而得都门名针杨继洲，三针奏愈。因叩其术所自来，继洲乃出生平秘传，汇采名集而著梓之。览其指归，大有捷效。惜乎有书无传，不获遍行海内也。夫医之为道，变通虽存乎人，而本源必资于学。使斯世果得其精，不惟余大父沉痾立起，获免百日之苦，即其加惠于斯世斯民者，亦既久且多矣。第斯刻，其来已远，旧板残缺浸湮；余善其书，特为捐俸广梓，间采先贤绪论，以补集中之所未

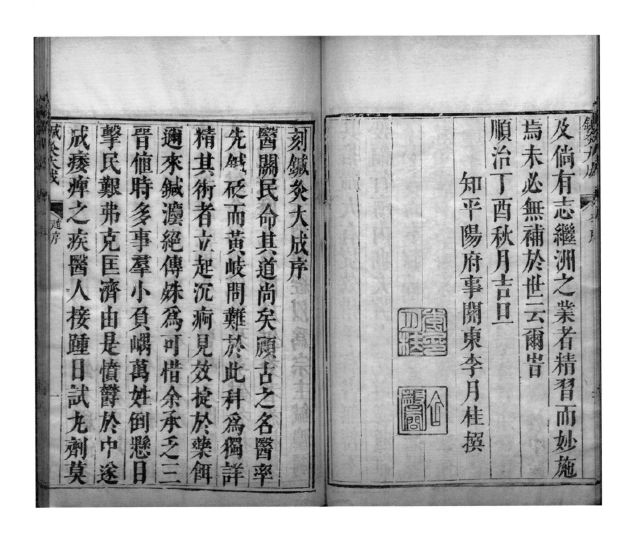

及。倘有志继洲之业者，精习而妙施焉，未必无补于世云尔。

时　顺治丁酉秋月吉旦　知平阳府事关东李月桂撰

刻《针灸大成》序

　　医关民命，其道尚矣。顾古今之名医，率先针砭，而黄岐问难，于此科为独详。精其术者，立起沉疴，见效捷于药饵。迩来针法绝传，殊为可惜。余承乏三晋，值时多事，群小负嵎，万姓倒悬，目击民艰，弗克匡济，由是愤郁于中，遂成痿痹之疾。医人接踵，日视丸剂，莫

鍼灸大成

能奏功乃於都門延名鍼楊繼洲者至則三鍼而愈隨出家傳秘要以觀乃知術之有所本也將付之梓人猶以諸家未備復廣求羣書若神應經古今醫統乾坤生意醫學入門醫經小學鍼灸節要鍼灸聚英鍼灸提要小兒按摩凡有關於鍼灸者悉採集之更考素問難經以爲宗主鍼灋綱

目備載之矣且令能匠於太醫院肖刻銅人像詳著其穴並刻畫圖令學者便覽而易知焉余有憂於時事媿無寸補恨蚤年不攻是業反能濟人利物也因刻是書傳播宇內必有仁人君子誦而習之精其術以壽斯民者是爲序旹萬曆辛丑巡按山西監察御史燕趙含章趙文炳書

鍼灸大成 趙序 二

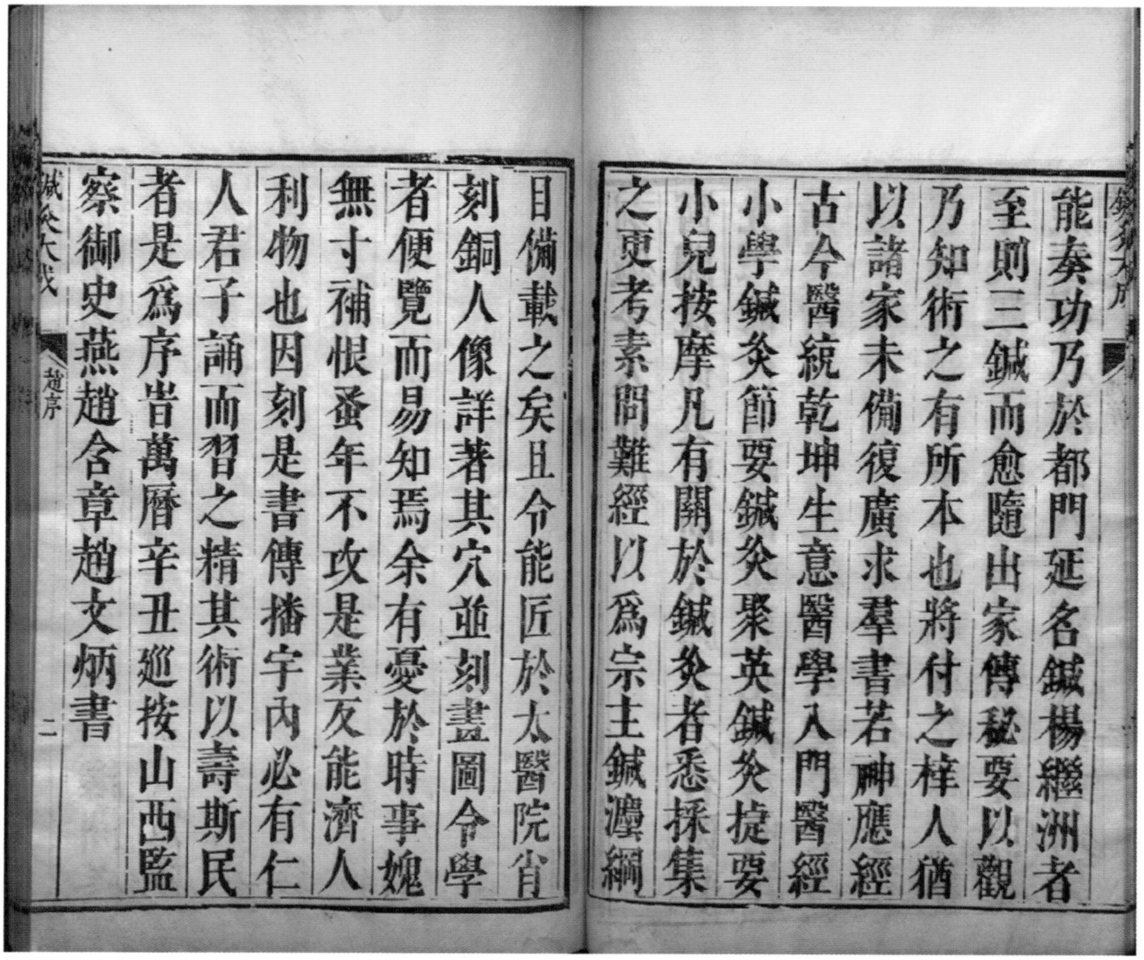

能奏功。乃于督门延名针杨继洲者，至则三针而愈，随出家传《秘要》以观，乃知术之有所本也。将付之梓人，犹以诸家未备，复广求群书。若《神应经》《古今医统》《乾坤生意》《医学入门》《医经小学》《针灸节要》《针灸聚英》《针灸捷要》《小儿按摩》，凡有关于针灸者，悉采集之，更考《素问》《难经》以为宗主，针法纲目，备载之矣。且令能将于太医院肖刻铜人像，详著其穴，并刻画图，令学者便览而易知焉。余有忧于时事，愧无寸补，恨蚤年不攻是业，反能济人利物也。因刻是书，传播宇内，必有仁人君子，诵而习之，精其术以寿斯民者。是为序。

时　万历辛丑　巡按山西监察御史燕赵含章赵文炳书

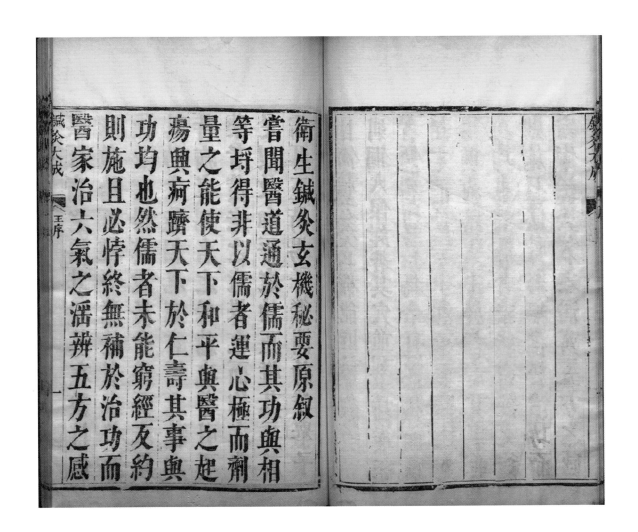

《卫生针灸玄机秘要》原叙

尝闻医道通于儒，而其功与相等坿，得非以儒者运心极而剂量之，能使天下和平，与医之起瘝兴疴，跻天下于仁寿，其事与功均也。然儒者未能穷经反约，则施且必悖，终无补于治功；而医家治六气之淫，辨五方之感，

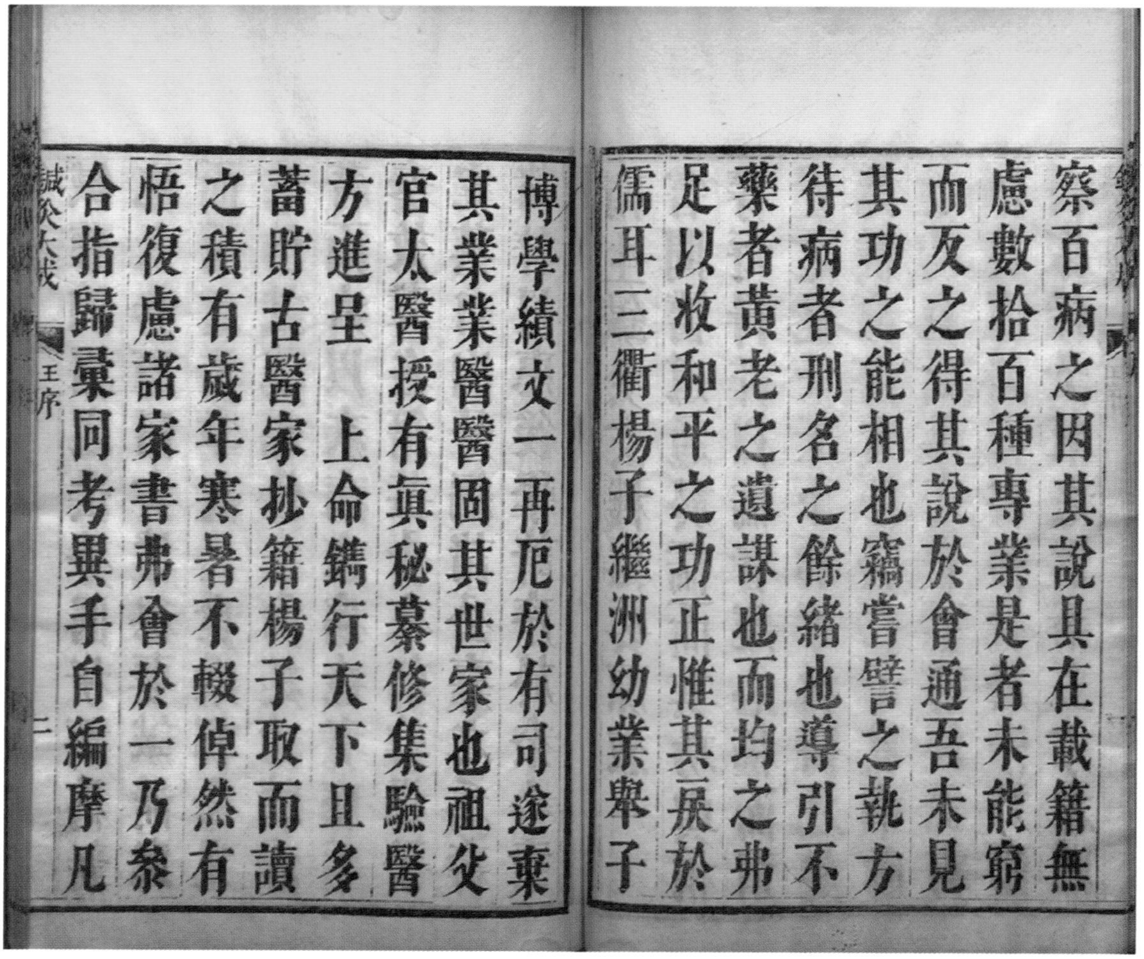

察百病之因，其说具在载籍，无虑数十百种。专业是者，未能穷而反之，得其说于会通，吾未见其功之能相也。窃尝譬之执方待病者，刑名之余绪也；导引不药者，黄老之遗谋也。而均之弗足以收和平之功，正惟其戾于儒耳。三衢杨子继洲，幼业举子，博学绩文，一再厄于有司，遂弃其业，业医，医固其世家也。祖父官太医，授有真秘，纂修《集验医方》进呈，上命镌行天下。且多蓄贮古医家抄籍，杨子取而读之，积有岁年，寒暑不辍，倬然有悟，复虑诸家书弗会于一，乃参合指归，汇同考异，手自编摩，凡

鍼藥調攝之法分圖析類爲天
地人卷題曰玄機秘要誠稽此
而醫道指掌矣世宗朝命大
宗伯試異選侍內廷功績懋
著而人以疾病疢瘍造者應手
奏效聲名籍甚會在朝善楊子
究其自出是編諸公嘉之爲壽
諸梓以惠後學請序於余余素

知楊子去儒業業醫今果能以
醫道佐相功益信儒道之通於
醫也是編出而醫道其指南焉
神明在人壽域咸躋諸公之仁
溥矣遠矣是爲序賜進士第太
子太保吏部尚書澤疏菴王
國光書

针药调摄之法，分图析类，为天、地、人卷，题曰《玄机秘要》，诚稽此而医道指掌矣。世宗朝命大宗伯试异选，侍内廷，功绩懋著，而人以疾病疢疡造者，应手奏效，声名籍甚。会在朝善杨子，究其自，出是编，诸公嘉之，为寿诸梓，以惠后学，请序于余。余素知杨子去儒业业医，今果能以医道佐相功，益信儒道之通于医也。是编出，而医道其指南焉。神明在人，寿域咸跻，诸公之仁溥矣，远矣！是为序。

赐进士第太子太保吏部尚书获泽疏庵王国光书

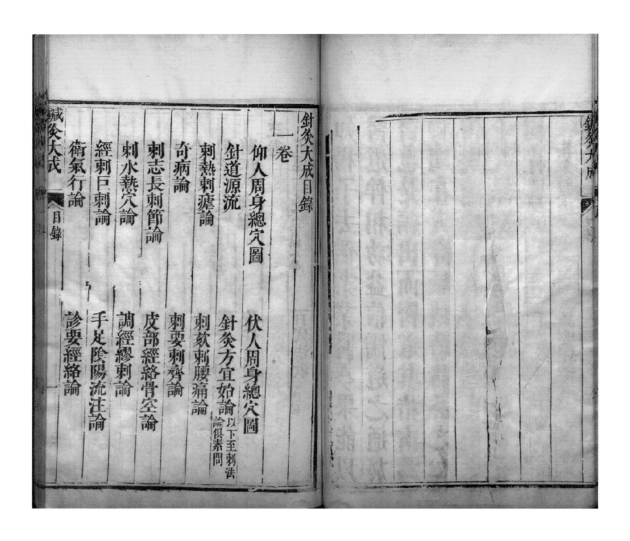

《针灸大成》目录

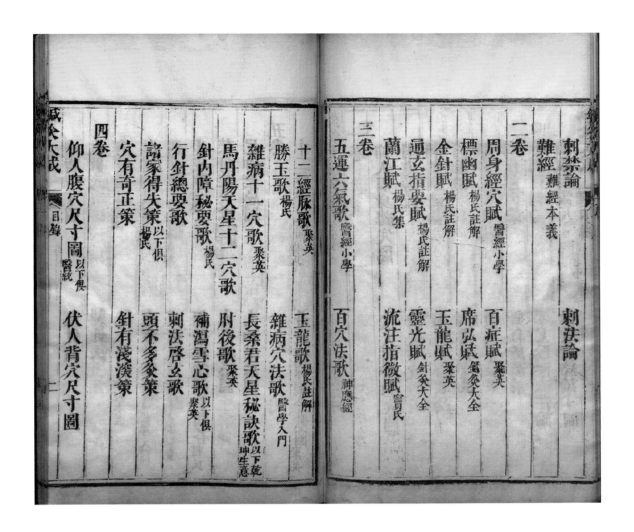

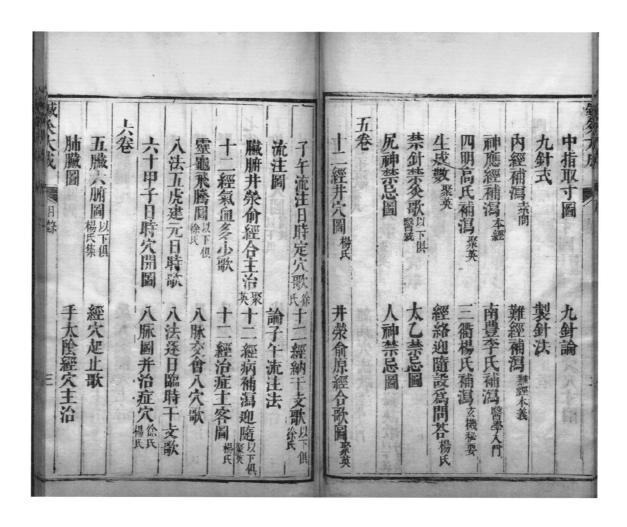

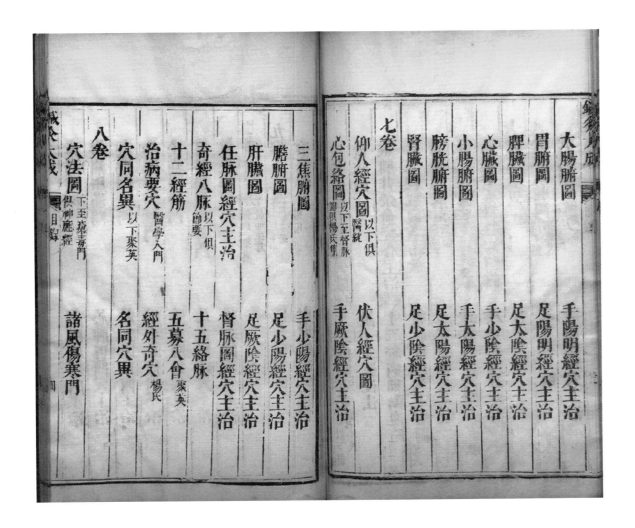

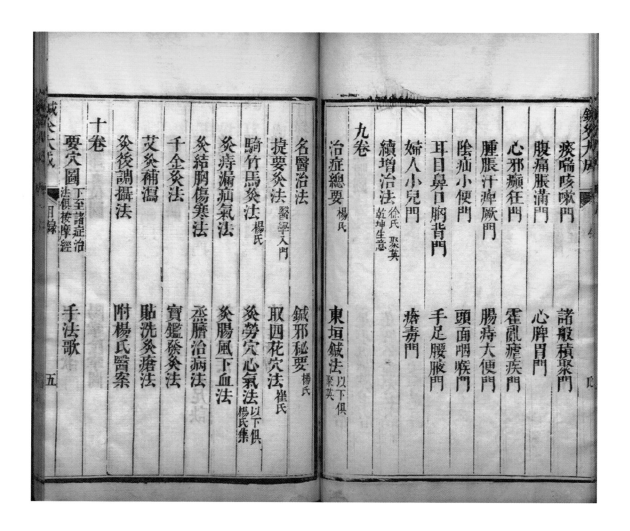

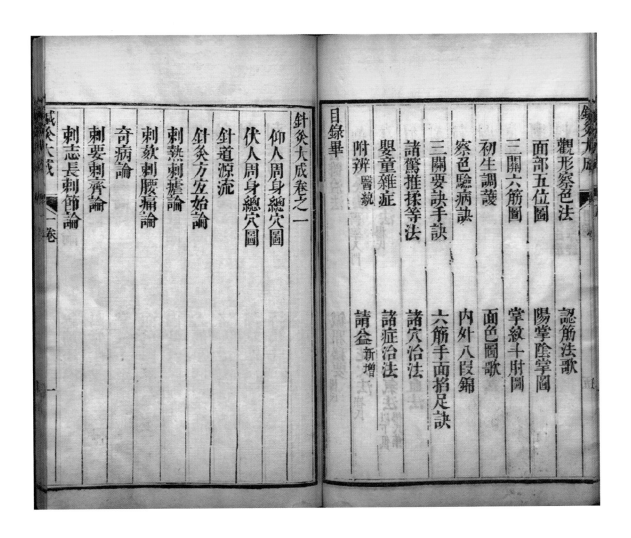

《针灸大成》卷之一

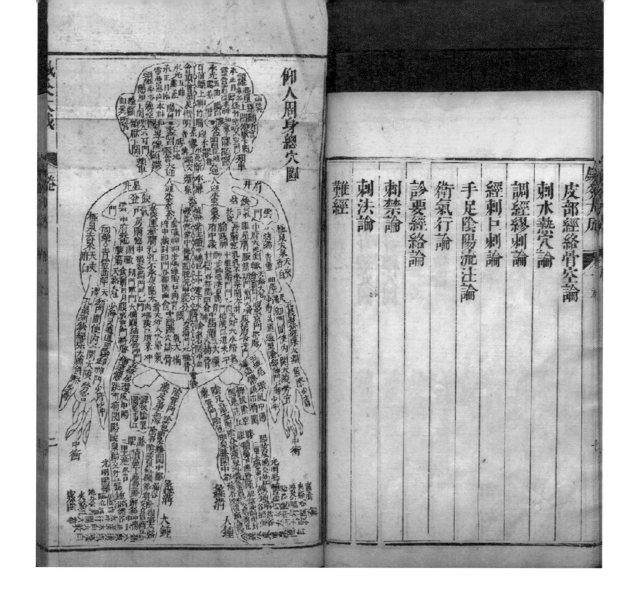

仰人周身总穴图（图见上）

皮部经络骨空论　刺水热穴论　调经缪刺论　经刺巨刺论

手足阴阳流注论　卫气行论　诊要经络论　禁刺论　刺法论　难经

中针　大　〇三二
国灸　成

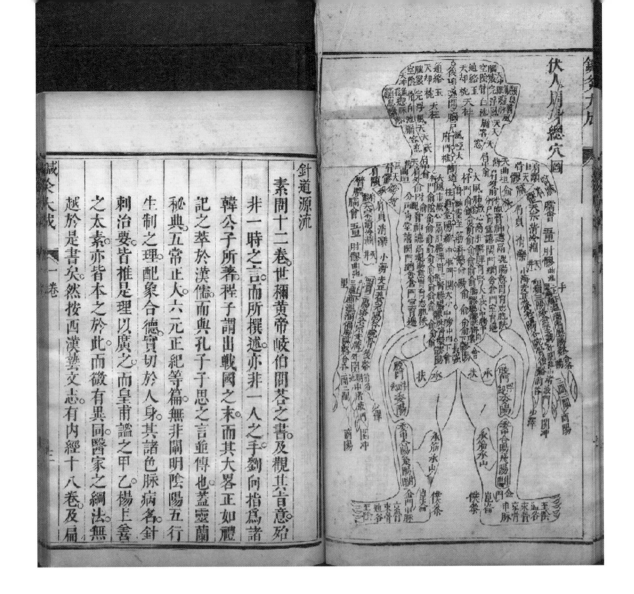

伏人周身总穴图（图见上）

针道源流

《素问》十二卷，世称黄帝、岐伯问答之书，及观其旨意，殆非一时之言，而所撰述，亦非一人之手。刘向指为诸韩公子所著；程子谓出战国之末。而其大略，正如《礼记》之萃于汉儒，而与孔子、子思之言并传也。盖《灵兰秘典》《五常政①大》《六元正纪》等篇，无非阐明阴阳五行生制之理，配象合德，实切于人身。其诸色脉病名、针刺治要，皆推是理以广之，而皇甫谧之《甲乙》，杨上善之《太素》，亦皆本之于此，而微有异同。医家之纲法，无越于是书矣。然按西汉《艺文志》，有《内经》十八卷及扁

---

① 政：原作"正"，据《素问·五常政大论》改。

鹊名。白氏云：《内经》凡三家，而《素问》之目乃不列。至隋《经籍志》始有《素问》之名，而指为《内经》。唐王冰乃以《九灵》九卷，牵合《汉志》之数，而为之注释，复以《阴阳大论》，托为师张公所藏，以补其亡逸，而其用心亦勤矣。惜乎朱墨混淆，玉石相乱，训诂失之于迂疏，引援或至于未切。至宋林亿、高若讷等，正其误文，而增其缺义，颇于冰为有功。

《难经》十三卷，秦越人祖述《黄帝内经》，设为问答之辞，以示学者。所引经言，多非《灵》《素》本文，盖古有其书，而今亡之耳。隋时有吕博望注本不传，宋王惟一集五家之说，而醇疵或相乱，惟虞氏粗为可观；纪齐卿注稍密，乃附辨杨玄操、吕广、王宗正三子之非；周仲立颇加订易，而考证未明；李子野亦为句解，而无所启发；近代张洁古注后附药，殊非经义；王少卿演绎其说，目曰重玄，亦未足以发前人之蕴；滑伯仁取长弃短，折衷以己意，作《难经本义》。

《子午经》一卷，论针灸之要，撰成歌诀，后人依托扁鹊者。

《铜人针灸图》三卷，宋仁宗诏王维德考次针灸之法，铸铜人为式，分腑脏十二经，旁注俞穴所会，刻题其名，并为图法，并主疗之术，刻板传于世，夏竦为序。然其窍穴，比之《灵枢》本输、骨空等篇，颇亦繁杂也。

《明堂针灸图》三卷，题曰黄帝论人身俞穴，及灼灸禁忌。曰明堂者，谓雷公问道，黄帝授之，亦后人所依托者。

《存真图》一卷，晁公谓杨介编。崇宁间泗州刑贼于市，郡守李夷行遣医并画工往，亲决膜摘膏肓，曲折图之，尽得纤悉，介校以古书，无少异者。比《欧希范[1]五脏图》过之远矣，实有益医家也。王莽时，捕得翟义党王孙庆，使太医尚方与巧屠共刳剥之，量度五脏，以竹莛道其脉，知所终始，可以治病，亦此意尔。

《膏肓灸法》二卷，清源庄绰季裕所集。

《千金方》三十卷，唐孙思邈所撰。用药之方，诊脉之诀，针灸之穴，禁忌之法，至导引之要，无不周悉。曰千金者，以人命至重，有贵千金。议者谓其未知伤寒之数。

《千金翼方》三十卷，孙思邈掇拾遗帙，以羽翼其书。首之以药录，次之以妇人、伤寒、小儿、养性、辟谷、退居、补益、杂症、疮痈、色脉、针灸，而禁术终焉。

《外台秘要》，唐王焘在台阁二十年，久知弘文馆，得古方书千百卷，因述诸症候，附以方药、符禁、灼灸之法，凡一千一百四门。天宝中出守房陵，及大宁郡，故名焉。

《金兰循经》，元翰林学士忽泰必列所著，其子光济铨次。

---

①范：原无，据《郡斋读书后志》补。

针 灸 大 成 〇二五
清康熙十九年刻本

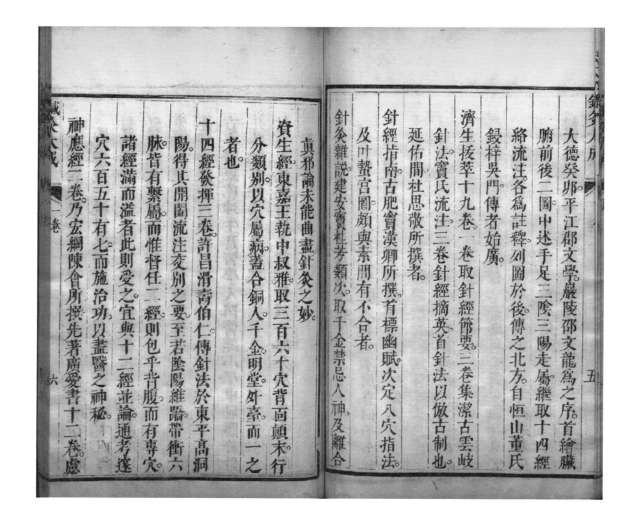

大德癸卯，平江郡文学岩陵邵文龙为之序。首绘脏腑前后二图，中述手足三阴三阳走属，继取十四经络流注，各为注释，列图于后，传之北方。自恒山董氏锓梓吴门，传者始广。

《济生拔萃》十九卷，一卷取《针经节要》，三卷集《洁古云岐针法》《窦氏流注》，三卷《针经摘英》。首针法，以仿古制也。延祐间杜思敬所撰者。

《针经指南》，古肥窦汉卿所撰。首《标幽赋》，次定八穴指法及叶蛰宫图，颇与《素问》有不合者。

《针灸杂说》，建安窦桂芳类次。取《千金》禁忌人神及离合真邪论，未能曲尽针灸之妙。

《资生经》，东嘉王执中叔雅，取三百六十穴，背面巅末，行分类别，以穴属病，盖合《铜人》《千金》《明堂》《外台》而一之者也。

《十四经发挥》三卷，许昌滑寿伯仁，传针法于东平高洞阳，得其开阖流注交别之要。至若阴、阳、维、跷、带、冲六脉，皆有系属，而惟督、任二经，则包乎背腹，而有专穴，诸经满而溢者，此则受之，宜与十二经并论。通考邃穴六百五十有七，而施治功，以尽医之神秘。

《神应经》二卷，乃宏纲陈会所撰。先著《广爱书》十二卷，虑其浩瀚，独取一百一十九穴，为歌为图，仍集治病要穴，总成一帙，以为学者守约之规。南昌刘瑾校。

《针灸节要》三卷、《聚英》四卷，乃四明梅孤高武纂集。《针灸捷要》，燕山廷瑞徐凤著集。

《玄机秘要》，三衢继洲杨济时家传著集。《小儿按摩经》，四明陈氏著集。

《古今医统》《乾坤生意》《医学入门》《医经小学》中取关于针灸者，其姓氏各见原书。

《针灸大成》总辑以上诸书，类成一部，分为十卷，委晋阳靳贤选集校正。

针灸直指 《素问》

针灸方宜始论

黄帝问曰：医之治病也，一病而治各不同，皆愈何也？岐伯对曰：地势使然也。故东方之域，天地之所始生也。鱼盐之地，海滨傍水，其民食鱼而嗜咸，皆安其处，美其食，鱼者使人热中，盐者胜血，故其民皆黑色疏理，其病皆为痈疡，其治宜砭石。故砭石者，亦从东方来。西方者，金玉之域，沙石之处，天地之所收引也。其民陵居而多风，水土刚强，其民不衣而褐荐，其民华食而脂肥，故邪不能伤其形体，其病生于内，其治宜毒药。故毒药者，亦从西方来。北方者，天地所闭藏之域也。其地高陵居，风寒冰冽，其民乐野处而乳食，脏寒生满病，其治宜灸焫。故灸焫者，亦从北方来。南方者，天地所长养、阳之所盛处也。其地下，水土弱，雾露之所聚也。其民嗜酸而食胕①，故其民皆致理而赤色，其病挛痹，其治宜微针。故九针者，亦从南方来。中央者，其地平以湿，天地所以生万物也众，其民食杂而不劳，故其病多痿厥寒热，其治宜导引按跷。故导引按跷者，亦从中央出也。故圣人杂合以治，各得其所宜，故治所以异，而病皆愈者，得病之情，知治之大体也。

刺热论

黄帝问曰：五脏热病奈何？岐伯曰②：肝热病者，小便先黄，腹痛，多卧，身热。热争则狂言及惊争谓邪正相搏，胁满痛，手足躁，不得安卧，庚辛甚，甲乙大汗，气逆则庚辛死肝主木，庚辛为金，金克木，故死。刺足厥阴、少阳厥阴肝脉，少阳胆脉。其逆则头痛员员，脉引冲头也。心热病者，先不乐，数日乃热。热争则卒心痛，烦闷善呕，头痛面赤无汗，壬癸甚，丙丁大汗，气逆则壬癸死。刺手少阴、太阳少阴心脉，太阳小肠脉。脾热病者，先头重，颊痛，烦心，颜青欲呕，身热。热争则腰痛，不可用俯仰，腹满泄，两颔痛，甲乙甚，戊己大汗，气逆则甲乙死。刺足太阴、阳明。肺热病者，先淅然厥，起毫毛，恶风寒，舌上黄，身热。热争则喘咳，痛走胸膺背，

①胕：原作"腑"，据《素问·异法方宜论》改。
②黄帝问……岐伯曰：《素问·刺热篇》无此十三字。

不得太息，头痛不堪，汗出而寒，丙丁甚，庚辛大汗，气逆则丙丁死。刺手太阴、阳明，出血如大豆，立已。肾热病者，先腰痛胻酸，苦渴数饮，身热。热争则项痛而强，胻寒且酸，足下热，不欲言，其逆则项痛员员澹澹然，戊己甚，壬癸大汗，气逆则戊己死。刺足少阴、太阳。诸汗者，至其所胜日汗出也。肝热病者，左颊先赤，心热病者，颜先赤；脾热病者，鼻先赤；肺热病者，右颊先赤；肾热病者，颐先赤。病虽未发，见赤色者刺之，名曰治未病。热病从部所起者，至期而已期为大汗之日，如肝甲乙，其刺之反者，三周而已反谓反取其气也，如肝病刺脾，脾刺肾，肾刺心，心刺肺，肺刺肝。三周，谓三周于三阴、三阳之脉状也。如太阳病，而刺泻阳明也，重逆则死。诸当汗者，至其所胜日汗大出也。诸治热病，以饮之寒水，乃刺之，必寒衣之，居止寒处，身寒而止也。热病先胸胁痛，手足躁，刺足少阳，补足太阴，病甚者，为五十九刺。热病始手臂痛者，刺手阳明、太阴，而汗出止。热病始于头首者，刺项太阳，而汗出止。热病始于足胫者，刺足阳明，而汗出止。热病先身重骨痛，耳聋好瞑，刺足少阴，病甚为五十九刺。热病先眩冒而热，胸胁满，刺足少阴、少阳亦井荣也。太阳之脉，色荣颧骨，热病也荣，饰也。荣未交，曰今且得汗，待时而已待时者，谓肝病待甲乙之类也，与厥阴脉争见者，死期不过三日外见太阳之赤色，内应厥阴之弦脉，是土气已败，木复狂行，故三日死。其热病内连肾，少阳之脉色也病，一作气。少阳之脉，色荣颧前，热病也。荣未交，曰今且得汗，待时而已，与少阴脉争见者，死期不过三日。热病气穴，三椎下间主胸中热，四椎下间主鬲中热，五椎下间主肝热，六椎下间主脾热，七椎下间主肾热，荣在骶也，项上三椎陷者中也。颊下逆颧为大瘕，下牙车为腹满，颧后为胁痛，颊上者，鬲上也。

刺疟论

黄帝问曰：刺疟奈何？岐伯对曰：足太阳之疟，令人腰痛头重，寒从背起，先寒后热，熇熇喝喝然，热止汗出难已，刺郄中出血一云金门，一云委中，针三分，若灸可五壮。足少阳之疟，令人身体解㑊，寒不甚，热不甚，恶见人，见人心惕惕然，热多汗出甚，刺足少阳侠溪针三分，灸可三壮。足阳明之疟，令人先寒，洒淅洒淅，寒甚久乃热，热去汗出，喜见日月光火气，乃快然，刺足阳明跗上冲阳针三分，灸可三壮。足太阴之疟，令人不乐，好太息，不嗜食，多寒热汗出，病至则善呕，呕已乃衰，即取之公孙针四分，灸可三壮。足少阴之疟，令人呕吐甚，多寒热，热多寒少，欲闭户牖而处，其病难已大钟针二分，太溪针三分，各灸三壮。足厥阴之疟，令人腰痛，少腹满，小便不利，如癃状，非癃也，数便意，恐惧，气不足，腹中悒悒，刺足厥阴太冲针三分，灸可三壮。

肺疟者，令人心寒，寒甚热，热间善惊，如有所见者，刺手太阴、阳明列缺针三分，灸五壮；合谷针三分，灸三壮。心疟者，令人烦心甚，欲得清水，反寒多，不甚热，刺手少阴神门针三分，灸可三壮。肝疟者，令人色苍苍然，太息，其状若死者，刺足厥阴见血中封针四分，灸可三壮。脾疟者，令人寒，腹中痛，热则肠中鸣，鸣已汗出，刺足太阴商丘针三分，灸可三壮。肾疟者，令人洒洒然，腰脊痛宛转，大便难，目眴眴然，手足寒，刺足太阳、少阴足太阳金门，足少阴太溪。胃疟者，令人疸[1]病也，善饥而不能食，食而支满腹大，刺足阳明、太阴横脉出血厉兑针一分，灸一壮；解溪针五分，灸二壮；三里针一寸，灸三壮；太阴横脉，在内踝前，斜过大脉宜出血。疟发身方热，刺跗上动脉谓阳明脉，开其孔，出其血，立寒；疟方欲寒，刺手阳明、太阴，足阳明、太阴亦开孔出血。疟脉满大急，刺背俞，用中针傍五胠俞各一，适肥瘦，出其血五胠俞谓噫嘻。疟脉小实急，灸胫少阴，刺指井复溜针三分，灸可五壮；井谓至阴，针一分，灸可三壮。疟脉满大急，刺背俞，用五胠俞、背俞各一，适行于血也。疟脉缓大虚，便宜[2]用药，不宜用针。凡治疟，先发如食顷，乃可以治，过之，则失时也。诸疟而脉不见，刺十指间出血，血去必已。先视身[3]之赤如小豆者，尽取之。十二疟者，其发各不同时，察其病形，以知其何脉之病也。先其发时，如食顷而刺之，一刺则衰，二刺则知，三刺则已。不已，刺舌下两脉出血；不已，刺郄中盛经出血，又刺项以下侠脊者，必已侠脊者谓大杼，针三分，灸五壮；风门热府，针五分，灸可五壮。舌下两脉者，廉泉也针三分，灸三壮。刺疟者，必先问其病之所先发者，先刺之。先头痛及重者，先刺头上及

①疸：《素问·刺疟篇》作"且"。

②宜：原无，据《素问·刺疟论》补。

③身：原无，据《素问·刺疟论》补。

五臟欬狀大成　一卷　　十二

甚則不可以轉轉則兩胠下滿脾欬之狀欬則右胠下痛
中介介而梗狀甚則咽腫喉痺肝欬之狀欬則兩脅下痛
欬之狀欬而喘息有音甚則唾血心欬之狀欬則心痛喉
至陰則脾先受之乘冬則腎先受之帝曰何以異之曰肺
乘秋則肺先受邪乘春則肝先受之乘夏則心先受之乘
五臟各以治時感於寒則受病微則為欬甚者為泄為痛
以其時受病非其時各傳以與之王月謂人與天地相參故
肺則肺寒肺寒則外內合邪因而客之則為肺欬五臟各
受邪氣邪氣以從其合也其寒飲食入胃從肺脈上至於
欬非獨肺也帝曰願聞其狀曰皮毛者肺之合也皮毛先

黃帝問曰肺之令人欬何也岐伯對曰五臟六腑皆令人

刺欬論

出為五十九刺

渴間日而作刺足少陽溫瘧汗不
立已身體小痛刺至陰諸陰之井無出血間
者胻酸痛甚按之不可名曰胻髓病以鑱針針絕骨出血
十指間出血風瘧瘧發則汗出惡風刺三陽經背俞之血
者先刺足脛痠痛者先刺足陽明
先刺之大杼風府神道先腰脊痛者先刺郄中出血先手臂痛
兩額兩眉間出血○頭謂上星百會額謂懸顱眉間謂攢竹等穴是也

先刺之風池風府

兩額、两眉间出血 头谓上星、百会，额谓悬颅，眉间谓攒竹等穴是也；先项背痛者，先刺之风池、风府、大杼、神道；先腰脊痛者，先刺郄中出血；先手臂痛者，先刺手少阴、阳明十指间；先足胫酸痛者，先刺足阳明十指间出血。风疟，疟发则汗出恶风，刺三阳经背俞之血者。胻酸痛甚，按之不可，名曰胻髓病。以镵针针绝骨出血，立已。身体小痛，刺至阴。诸阴之井，无出血，间日一刺。疟不渴，间日而作，刺足太阳，渴而间日作，刺足少阳。温疟汗不出，为五十九刺。

刺咳论

黄帝问曰：肺之令人咳，何也？岐伯对曰：五脏六腑皆令人咳，非独肺也。帝曰：愿闻其状。曰：皮毛者，肺之合也。皮毛先受邪气，邪气以从其合也。其寒饮食入胃，从肺脉上至于肺，则肺寒，肺寒则外内合，邪因而客之，则为肺咳。五脏各以其时受病，非其时各传以与之时谓王月。人与天地相参，故五脏各以治时。感于寒则受病，微则为咳，甚者为泄、为痛。乘秋则肺先受邪，乘春则肝先受之，乘夏则心先受之，乘至阴则脾先受之，乘冬则肾先受之。帝曰：何以异之？曰：肺咳之状，咳而喘息有音，甚则唾血；心咳之状，咳则心痛，喉仲介介而梗状，甚则咽肿喉痹；肝咳之状，咳则两胁下痛，甚则不可以转，转则两胠下满；脾咳之状，咳则右胠下痛，阴阴引肩背，甚则不可以动，动则咳剧；肾咳之状，咳则腰背相引而痛，甚则咳涎。帝曰：六腑之咳奈何？安所受病？曰：五脏之久咳，乃移于六腑。脾咳不已，则胃受之，胃咳之状，咳而呕，呕甚则长虫出；肝咳不已，则胆受之，胆咳之状，咳呕胆汁；肺咳不已，则大肠受之，大肠咳状，咳而遗矢；心咳不已，则小肠受之，小肠咳状，咳而失气，气与咳俱失；肾咳不已，则膀胱受之，膀胱咳状，咳而遗溺；久咳不已，则三焦受之，三焦咳状，咳而腹满，不欲食饮。此皆聚于胃，关于肺，使人多涕唾，而面浮肿气逆也。帝曰：治之奈何？岐伯曰：治脏者治其俞；治腑者治其合；浮肿者治其经。

刺腰痛论

黄帝问曰：腰痛起于何脉。刺之奈何？岐伯曰[1]：足太阳脉令人腰痛，引项尻背如重状；刺其郄中太阳正经出血，春无见血。少阳令人腰痛，如以针刺其皮中，循循然不可以俯仰，不可以顾。刺少阳成骨之端出血，成骨在膝外廉之骨独起者，夏无见血。阳明令人腰痛，不可以顾，顾如有见者，善悲；刺阳明于胻前三痏，上下和之出血，秋无见血即三里穴。足少阴令人腰痛，痛引脊内廉。刺少阴于内踝上二痏，冬无见血，出血太多，不可复也即复溜穴，针三分，灸五壮。厥阴之脉令人腰痛，腰中如张弓弩弦，刺厥阴之脉，在腨踵鱼腹之外，

①黄帝问……岐伯曰：《素问·刺腰痛篇》无此十七字。

循之累累然，乃刺之蠡沟针二分，灸三壮。其病令人善言嘿嘿然不慧，刺之三痏一云无善字。解脉令人腰痛，痛而引肩，目䀮䀮然，时遗溲；刺解脉，在膝筋肉分间郄外廉之横脉出血，血变而止。解脉令人腰痛如引带，常如折腰状，善恐；刺解脉，在郄中结络如黍米，刺之血射以黑，见赤血而已。同阴之脉令人腰痛，痛如小锤居①其中，怫然肿小锤，小针；刺同阴之脉，在外踝上绝骨之端，为三痏。阳维之脉令人腰痛，痛上怫然肿；刺阳维之脉，脉与太阳合腨下间，去地一尺所承山针七分，灸五壮。衡络之脉令人腰痛，不可以俯仰，仰②则恐仆，得之举重伤腰，衡络绝，恶血归之；刺之在郄阳筋之间，上郄数寸衡居，为二痏出血委阳针七分，殷门针五分，灸各二壮。会阴之脉令人腰痛，痛上漯漯然汗出，汗干令人欲饮，饮已欲走；刺直阳之脉上三痏，在蹻上郄下五寸横居，视其盛者出血一云承筋禁针。飞阳③之脉令人腰痛，痛上怫怫然，甚则悲以恐，刺飞扬之脉，在内踝上五寸一作七寸，少阴之前，与阴维之会复溜、筑宾俱针三分，灸五壮。昌阳之脉令人腰痛，痛引膺，目䀮䀮然，甚则反折，舌卷不能言；刺内筋为二痏。在内踝上大筋前、太阴后上踝二寸所交信穴。散脉令人腰痛而热，热甚生烦，腰下如有横木居其中，甚则遗溲；刺散脉在膝前骨肉分间，络外廉束脉，为三痏地机穴。肉里之脉令人腰痛，不可以咳，咳则筋缩急；刺肉

①居：原作“锯”，据《素问·刺腰痛篇》改。
②仰：原无，据《素问·刺腰痛篇》补。
③飞阳：原作“阴维”，据《素问·刺腰痛篇》改。

臟鍼灸大成卷一

奇病論

岐伯曰：人有重身，九月而瘖，名曰胞之絡脉絕也。無治，當十月復。○病脇下滿，氣逆，二三歲不已，名曰息積。不可灸刺，爲導引服藥。○人身體髀股胻皆腫，環臍而痛，名曰伏梁。不可動之動謂齊其毒藥，而擊動之，動之爲水溺濇之病也。○人有尺脉數甚，筋急而見，名曰疹筋。是人腹必急，白色黑色見，則病甚。○人有病頭痛，數歲不已，名曰厥逆。謂所犯大寒，內至骨髓，髓以腦爲主，腦逆，故令頭痛，齒亦痛。○有病口甘者，名曰脾癉癉，謂熱也，謂人數食甘美而多肥，肥者令人內熱，甘者令人中滿，故氣上溢，轉爲消渴，治之以蘭，除陳氣

鍼灸大成卷

里之脉爲二痏，在太陽之外，少陽絕骨之後。腰痛俠脊而痛至頭，几几然，目䀮䀮欲僵仆；刺足太陽郄中出血。几几一作沉沉。腰痛上寒，刺足太陽、陽明；上熱，刺足厥陰；不可以俛仰，刺足少陽；中熱而喘，刺足少陰，刺郄中出血。腰痛上寒不可顧，刺足陽明陰市、三里；上熱，刺足太陰地機；中熱而喘，刺足少陰涌泉、大鍾；大便難，刺足少陰涌泉；少腹滿，刺足厥陰太冲；如折不可以俛仰，不可舉，刺足太陽束骨、京骨、崑崙、申脉、僕參；引脊內廉，刺足少陰復溜、飛揚；腰痛引少腹控䏚，不可以仰，刺腰尻交者，兩髁腫上。以月生死爲痏數，發針立已腰髁下第四髎，即下髎，針二寸，灸可三壯，左取右，右取左

里之脉为二痏，在太阳之外，少阳绝骨之后。腰痛侠脊而痛至头，几几然，目䀮䀮欲僵仆；刺足太阳郄中出血。几几一作沉沉。腰痛上寒，刺足太阳、阳明；上热，刺足厥阴；不可以俯仰，刺足少阳；中热而喘，刺足少阴，刺郄中出血。腰痛上寒不可顾，刺足阳明阴市、三里；上热，刺足太阴地机；中热而喘，刺足少阴涌泉、大钟；大便难，刺足少阴涌泉；少腹满，刺足厥阴太冲；如折不可以俯仰，不可举，刺足太阳束骨、京骨、昆仑、申脉、仆参；引脊内廉，刺足少阴复溜、飞扬；腰痛引少腹控䏚，不可以仰，刺腰尻交者，两髁肿上。以月生死为痏数，发针立已腰髁下第四髎，即下髎，针二寸，灸可三壮，左取右，右取左痛在左针右，痛在右针左，所以然者，以其脉左右交于尻骨之中故也。

奇病论

岐伯曰：人有重身，九月而瘖，名曰胞之络脉绝也。无治，当十月复。○病胁下满，气逆，二三岁不已，名曰息积。不可灸刺，为导引服药。○人身体髀股胻皆肿，环脐而痛，名曰伏梁。不可动之动谓齐其毒药，而击动之，动之为水溺涩之病也。○人有尺脉数甚，筋急而见，名曰疹筋。是人腹必急，白色黑色见，则病甚。○人有病头痛，数岁不已，名曰厥逆。谓所犯大寒，内至骨髓，髓以脑为主，脑逆，故令头痛，齿亦痛。○有病口甘者，名曰脾瘅瘅，谓热也，谓人数食甘美而多肥，肥者令人内热，甘者令人中满，故气上溢，转为消渴，治之以兰，除陈气

也。○有病口苦者，名曰胆瘅，治之以胆募俞。○有癃者，日数十溲，此不足也；身热如炭，颈膺如格，人迎躁盛，喘息气逆，此有余也；太阴脉细微如发者，此不足也，五有余，二不足，名曰厥，死不治。○人初生病癫疾者，名曰胎病，谓在母腹中感惊，令子发为癫也。○有病痝[1]然如有水状，切其脉大紧，身无痛者，形不瘦，不能食，食少，名曰肾风。肾风而不能食，善惊，惊已，心气痿者死。○有病怒狂者，名曰阳厥。谓阳气因暴折而难决，故善怒也。治之当夺其食，即已。使之服以生铁洛为饮铁洛、铁浆。夫生铁洛者，下气疾也。

刺要论

黄帝问曰：愿闻刺要。岐伯对曰：病有浮沉，刺有浅深，各至其理，无过其道，过之则内伤，不及则生外壅，壅则邪从之。浅深不得，反为大贼，内动五脏，后生大病。故曰：病有在毫毛腠理者，有在皮肤者，有在肌肉者，有在脉者，有在筋者，有在骨者，有在髓者。是故刺毫毛腠理者无伤皮，皮伤内动肺，肺动则秋病温疟，淅淅然寒栗；刺皮无伤肉，肉伤则内动脾，脾动则七十二日四季之月，病腹胀烦，不嗜食；刺肉无伤脉，脉伤则内动心，心动则夏病心痛；刺脉无伤筋，筋伤则内动肝，肝动则春病热而筋弛；刺筋无伤骨，骨伤则内动肾，肾动则冬病胀腰痛；刺骨无伤髓，髓伤则销铄

---

①痝：原作"茗"，据《素问·奇病论》改。

此其常也反此者病穀盛氣盛穀虛氣虛此其常也反此
者病脉實血實脉虛血虛此其常也反此者病帝曰如何
而反岐伯曰氣盛身熱此謂反也穀入多而氣少此謂反
也穀不入而氣多此謂反也脉盛血少此謂反也脉小血
多此謂反也氣盛身寒得之傷寒氣虛身熱得之傷暑穀
入多而氣少者得之有所脫血濕居下也穀入少而氣多
者邪在胃及與肺也脉小血多者飲中熱也脉大血少者
脉有風氣水漿不入此之謂也

長刺節論

岐伯曰刺家不診聽病者言在頭頭疾痛爲藏針之刺至

黃帝問曰願聞刺淺深之分岐伯曰刺骨無傷筋者針至
筋而去不及骨也刺筋無傷肉者至肉而去不及筋也刺
肉無傷脉者至脉而去不及肉也刺脉無傷皮者至皮而
去不及脉也所謂刺皮無傷肉者病在皮中針入皮中無
傷肉也刺肉無傷筋者過肉中筋也刺筋無傷骨者過筋
中骨也此謂之反也

刺志論

黃帝問曰願聞虛實之要岐伯對曰氣實形實氣虛形虛

脐痠體解㑊然不去矣尺脉緩濇謂之解㑊

刺齊論

脐酸，体解㑊然不去矣尺脉缓濇，谓之解㑊。

刺齐论

黄帝问曰：愿闻刺浅深之分？岐伯曰：刺骨无伤筋者，针至筋而去，不及骨也；刺筋无伤肉者，至肉而去，不及筋也；刺肉无伤脉者，至脉而去，不及肉也；刺脉无伤皮者，至皮而去，不及脉也。所谓刺皮无伤肉者，病在皮中，针入皮中，无伤肉也；刺肉无伤筋者，过肉中筋也；刺筋无伤骨者，过筋中骨也。此谓之反也。

刺志论

黄帝问曰：愿闻虚实之要？岐伯对曰：气实形实，气虚形虚，此其常也，反此者病。谷盛气盛，谷虚气虚，此其常也，反此者病；脉实血实，脉虚血虚，此其常也，反此者病。帝曰：如何而反？岐伯曰：气盛身寒①，气虚身热，此谓反也；谷入多而气少，此谓反也；谷不入而气多，此谓反也；脉盛血少，此谓反也；脉小血多，此谓反也。气盛身寒，得之伤寒；气虚身热，得之伤暑；谷入多而气少者，得之有所脱血，湿居下也；谷入少而气多者，邪在胃及与肺也；脉小血多者，饮中热也；脉大血少者，脉有风气，水浆不入，此之谓也。

长刺节论

岐伯曰：刺家不诊，听病者言。在头，头疾痛，为藏针之，刺至

①气盛身寒：原无，据《素问·刺志论》补。

骨病已，上无伤骨肉及皮，皮者道也。阴刺，入一旁四处，治寒热阴刺谓卒刺。深专者刺大脏，迫脏刺背，背俞也，刺之迫脏，脏会，腹中寒热去而止，刺俞①之要，发针而浅出血。治腐肿者，刺腐上，视痈小大，深浅刺。刺大者多血，小者深之，必端内针为故止。病在少腹有积，刺皮䯏以下，至少腹而止；刺侠脊两旁四椎间，刺两髂髎季胁肋间，导腹中气热下已䯏一作骭，四椎恐为五椎，谓心俞应少腹。病在少腹，腹痛不得大小便，病名曰疝，得之寒。刺少腹两股间，刺腰髁骨间，刺而多之，尽炅病已炅，热也。病在筋，筋挛节痛，不可以行，名曰筋痹。刺筋上为故，刺分肉间，不可中骨也，病起筋炅病已乃止。病在肌肤，肌肤尽痛，名曰肌痹，伤于寒湿，刺大分、小分，多发针而深之，以热为故，无伤筋骨，伤筋骨，痈发若变，诸分尽热，病已止。病在骨，骨重不可举，骨髓酸痛，寒气至，名曰骨痹。深者刺无伤脉肉为故，其道大分、小分，骨热病已止。病在诸阳脉，且寒且热，诸分且寒且热，曰狂气狂乱也。刺之虚脉，视分尽热，病已止。病初发岁一发，不治月一发，不治月四五发，名曰癫病。刺诸分诸脉，其无寒者，以针调之，病已止。病风且寒且热，炅汗出，一日数过，先刺诸分理络脉；汗出且寒且热，三日一刺，百日而已。病大风骨节重，须眉堕，名曰大风。刺肌肉为故，汗出百日，刺骨髓汗出百日，凡二百日须眉

———————————————
① 刺俞：《素问·长刺节论篇》作"与刺"。

生而止针。

皮部论

帝曰：皮之十二部，其生病皆何如？岐伯曰：皮者，脉之部也，邪客于皮，则腠理开，开则邪入客于络脉，络脉满则注于经脉；经脉满则入舍于腑脏也。故皮者有分部，不与，而生大病也<small>不与，疑不愈也。</small>

经络论

黄帝问曰：夫络脉之见也，其五色各异，青、黄、赤、白、黑不同，其故何也？岐伯对曰：经有常色，而络无常变也。帝曰：经之常色何如？曰：心赤，肺白，肝青，脾黄，肾黑，皆亦应其经脉之色也。帝曰：络之阴阳，亦应其经乎？曰：阴络之色应其经，阳络之色变无常，随四时而行也。寒多则凝泣，凝泣则青黑；热多则淖泽，淖泽则黄赤，此皆常色，谓之无病。五色具见者，谓之寒热。

骨空论

黄帝问曰：余闻风者百病之始也，以针治之奈何？岐伯对曰：风从外入，令人振寒，汗出头痛，身重伤寒，治在风府，调其阴阳，不足则补，有余则泻。大风颈项痛，刺风府。大风汗出，灸噫嘻。以手压之，令病者呼噫嘻，噫嘻应手。从风憎风，刺眉头<small>即攒竹刺三分，若灸三壮</small>；失枕在肩上横骨间<small>即缺盆</small>；折使摇臂，齊肘正灸脊中即背陽關針五分灸三壯，䏚絡季脅引少腹而痛脹，刺譩譆䏚謂俠脊兩旁空軟處；腰痛不可以轉搖急引陰卵刺八髎與痛上，八髎在腰尻分間；鼠瘻寒熱還刺寒府，寒府在附膝外解營。取膝上外者使之拜，取足心者使之跪也。

刺水熱穴論

黃帝問曰：少陰何以主腎？腎何以主水？岐伯曰：腎者至陰也，至陰者盛水也；肺者少陰也；少陰者冬脈也。故其本在腎，其末在肺，皆積水也。帝曰：腎何以能聚水而生病？岐伯曰：腎者胃之關也，關門不利，故聚水而從其類也。上下溢於皮膚，故為附腫，附腫者，聚水而生病也。帝曰：諸水皆生於腎乎？曰：腎者牝臟也，地氣上者屬於腎，而生水液也，故曰至陰。勇而勞甚，則腎汗出，腎汗出逢於風，內不得入於臟腑，外不得越於皮膚，客於玄府，行於皮里，傳之於附腫，本之於腎，名曰風水。所謂玄府者，汗孔也。帝曰：水俞五十七處者，是何主也？岐伯曰：腎俞五十七穴，積陰之所聚也，水所從出入也。尻上五行行五者，此腎俞，故水病下為附腫大腹，上為喘呼，不得臥者，標本俱病，故肺為喘呼？腎為水腫，肺為逆不得臥，分為相輸俱受者，水氣之所留也。伏兔上各二行行五者，此腎之街也，三陰之所交結於腳也。踝上各一行行六者，此腎脈之下行也，名曰太衝。凡五十七

齊肘正，灸脊中即背阳关，针五分，灸三壮；䏚络季肋引少腹而痛胀，刺噫嘻䏚谓侠脊两旁空软处；腰痛不可以转摇，急引阴卵，刺八髎与痛上，八髎在腰尻分间；鼠瘘寒热，还刺寒府，寒府在附膝外解营。取膝上外者使之拜；取足心者使之跪也。

刺水热穴论

黄帝问曰：少阴何以主肾？肾何以主水？岐伯曰：肾者至阴也，至阴者盛水也；肺者少阴也；少阴者冬脉也。故其本在肾，其末在肺，皆积水也。帝曰：肾何以能聚水而生病？岐伯曰：肾者胃之关也，关门不利，故聚水而从其类也。上下溢于皮肤，故为附肿，附肿者，聚水而生病也。帝曰：诸水皆生于肾乎？曰：肾者牝脏也，地气上者属于肾，而生水液也，故曰至阴。勇而劳甚，则肾汗出，肾汗出逢于风，内不得入于脏腑，外不得越于皮肤，客于玄府，行于皮里，传为①附肿，本之于肾，名曰风水。所谓玄府者，汗孔也。帝曰：水俞五十七处者，是何主也？岐伯曰：肾俞五十七穴，积阴之所聚也，水所从出入也。尻上五行行五者，此肾俞，故水病下为附②肿大腹，上为喘呼，不得卧者，标本俱病，故肺为喘呼？肾为水肿，肺为逆不得卧，分为相输俱受者，水气之所留也。伏兔上各二行行五者，此肾之街也，三阴之所交结于脚也。踝上各一行行六者，此肾脉之下行也，名曰太冲。凡五十七

① 为：原作"于"，据《素问·水热穴论》改。
② 附：原作"胕"，据《素问·水热穴论》改。

镌鍼灸大成

穴者皆臟之陰絡水之所客也

帝曰春取絡脉分肉何也曰春者木始治肝氣始生肝氣急其風疾經脉常深其氣少不能深入故取絡脉分肉間帝曰夏取盛經分腠何也曰夏者火始治心氣始長脉瘦氣弱陽氣流溢熱薰分腠內至于經故取盛經分腠絕膚而病去者邪居淺也所謂盛經者陽脉也帝曰秋取經俞何也曰秋者金始治肺將收殺金將勝火陽氣在合陰氣初勝濕及體陰氣未盛未能深入故取俞以瀉陰邪取合以虛陽邪陽氣始衰故取於合帝曰冬取井榮何也曰冬者水始治腎方閉陽氣衰少陰氣堅盛巨陽伏沉陽氣乃去故取井以下陰逆取榮以實陽氣故曰冬取井榮春不鼽衄此之謂也

帝曰夫子言治熱病五十九俞願聞其處因聞其義岐伯曰頭上五行行五者以越諸陽之熱逆也大杼膺俞缺盆背俞此八者以瀉胸中之熱也氣街三里巨虛上下廉此八者以瀉胃中之熱也雲門髃骨委中髓空此八者以瀉四肢之熱也五藏俞旁五此十者以瀉五藏之熱也凡此五十九穴者皆熱之左右也帝曰人傷於寒而傳為熱何也岐伯曰夫寒盛則生熱也

調經論

穴者，皆脏之阴络，水之所客也。

帝曰：春取络脉分肉何也？曰：春者木始治，肝气始生，肝气急，其风疾，经脉常深，其气少，不能深入，故取络脉分肉间。帝曰：夏取盛经分腠何也？曰：夏者火始治，心气始长，脉瘦气弱，阳气流溢，热熏分腠，内至于经，故取盛经分腠，绝肤而病去者，邪居浅也。所谓盛经者，阳脉也。帝曰：秋取经俞何也？曰：秋者金始治，肺将收杀，金将胜火，阳气在合，阴气初胜，湿及体，阴气未盛，未能深入，故取俞以泻阴邪，取合以虚阳邪，阳气始衰，故取于合。帝曰：冬取井荥何也？曰：冬者水始治，肾方闭，阳气衰少，阴气坚盛，巨阳伏沉，阳气乃去，故取井以下阴逆，取荥以实阳气。故曰：冬取井荥，春不鼽衄，此之谓也。

帝曰：夫子言治热病五十九俞，愿闻其处，因闻其义。岐伯曰：头上五行行五者，以越诸阳之热逆也。大杼、膺俞、缺盆、背俞，此八者以泻胸中之热也；气街、三里、巨虚、上下廉，此八者以泻胃中之热也；云门、髃骨、委中、髓空，此八者以泻四肢之热也；五脏俞旁五，此十者，以泻五脏之热也。凡此五十九穴者，皆热之左右也。帝曰：人伤于寒而传为热，何也？岐伯曰：夫寒盛，则生热也。

调经论

黄帝问曰：有余不足[1]，余已闻虚实之形，不知其何以生？岐伯曰：气血以并，阴阳相倾，气乱于卫，血逆于经。血气离居，一实一虚。血并于阴，气并于阳，故为惊狂；血并于阳，气并于阴，乃为炅中；血并于上，气并于下，心烦惋喜怒；血并于下，气并于上，乱而喜忘上下，谓乱上下。帝曰：血并于阴，气并于阳，如是血气离居，何者为实？何者为虚？岐伯曰：血气者，喜温而恶寒，寒则泣不能流，温则消而去之，是故气之所并为血虚，血之所并为气虚。帝曰：人之所有者，血与气耳。今夫子乃言血并为虚，气并为虚，是无实乎？岐伯曰：有者为实，无者为虚，故气并则无血，血并则无气，今血与气相失，故为虚焉。络之与孙脉，俱输于经，血与气并，则为实焉。血之与气，并走于上，则为大厥，厥则暴死，气复反则生，不反则死。帝曰：实者何道从来？虚者何道从去？虚实之要，愿闻其故。岐伯曰：夫阴与阳皆有俞会。阳注于阴，阴满之外，阴阳匀平，以充其形，九候若一，命曰平人。夫邪之生也，或生于阴，或生于阳。其生于阳者，得之风雨寒暑；其生于阴者，得之饮食居处，阴阳喜怒。帝曰：风雨之伤人奈何？曰：风雨之伤人也，先客于皮肤，传入于孙脉，孙脉满则传入于络脉，络脉满则输于大经脉，血气与邪并客于分腠之间，其脉坚大，故曰实。实者外坚充满，不可按之，按之则痛。帝曰：寒

①黄帝问曰：有余不足：《素问·调经论篇》无此八字。

湿之伤人奈何？曰：寒湿之中人也，皮肤不收，肌肉坚紧，荣血泣，卫气去，故曰虚。虚者聂辟气不足，按之则气足以温之，故快然而不痛。帝曰：阴之生实奈何？曰：喜怒不节，则阴气上逆，上逆则下虚，下虚则阳气走之，故曰实矣。帝曰：阴之生虚奈何？曰：喜则气下，悲则气消，消则脉虚空，因寒饮食，寒气熏满，则血泣气去，故曰虚矣。帝曰：经言阳虚则外寒，阴虚则内热，阳盛则外热，阴盛则内寒，余已闻之矣，不知其所由然也。岐伯曰：阳受气于上焦，以温皮肤分肉之间，今寒气在外，则上焦不通，上焦不通，则寒气独留于外，故寒栗。帝曰：阴虚生内热奈何？曰：有所劳倦，形气衰少，谷气不盛，上焦不行，下脘不通，胃气热，热气熏胸中，故内热。帝曰：阳盛生外热奈何？曰：上焦不通利，则皮肤致密，腠理闭塞，玄府不通，卫气不得泄越，故外热。帝曰：阴盛生内寒奈何？曰：厥气上逆，寒气积于胸中而不泻，不泻则温气去，寒独留，则血凝泣，凝则脉不通，其脉盛大以涩，故中寒。帝曰：阴与阳并，血气以并，病形以成，刺之奈何？曰：刺此者，取之经隧，取血于荣，取气于卫。用形哉，因四时多少高下。帝曰：夫子言虚实者有十，生于五脏，五脏五脉耳。夫十二经脉，皆生其病，今夫子独言五脏，夫十二经脉者，皆络三百六十五节，节有病，必被经脉，经脉之病，皆有虚实，何以合之？岐伯曰：五脏者故得六腑与为表里，经络支节，各生虚实，其病所居，随而调之。病在脉，调之血；病在血，调之络；病在气，调之卫；病在肉，调之分肉；病在筋，调之筋；燔针劫刺其下及与急者；病在骨，调之骨，焠针药熨。病不知所痛，两跷为上。身形有痛，九候莫病，则缪刺之。痛在于左而右脉病者，巨刺之。必谨察其九候，针道备矣。

缪刺论

黄帝问曰：余闻缪刺，未得其义，何谓缪刺？岐伯对曰：夫邪客于皮毛，入舍于孙络，留而不去，闭塞不通，不得入于经，流溢于大络，而生奇病也大络十五络也。夫邪客大络者，左注右，右注左，上下左右与经相干，而布于四末，其气无常处，不入于经俞，命曰缪刺四末，谓四肢也。帝曰：愿闻缪刺，以左取右，以右取左，奈何？其与巨刺何以别之？曰：邪客于经，左盛则右病，右盛则左病，亦有移易者谓病易且移，左痛未已而右脉先病，如此者，必巨刺之，必中其经，非络脉也。故络病者，其痛与经脉缪处，故命曰缪刺。帝曰：愿闻缪刺奈何？取之何如？对曰：邪客于足少阴之络，令人卒心痛，暴胀，胸胁支满，无积者，刺然骨之前出血，如食顷而已。不已，左取右，右取左。病新发者，取五日已。邪客于手少阳之络，令人喉痹，舌卷，口干，心烦，臂外廉痛，手不及头，刺手小指次指爪甲上，去端如韭叶，各一痏关冲穴，痏，疮也，壮者立已，老者有顷已，左取右，右取左，此新病数日已。邪客于足厥阴之络，令人卒疝暴痛，刺足大趾爪甲上与肉交者，各一痏，大敦穴，两脚俱刺，故曰各一痏，男子立已，女子有顷已，左取右，右取左。邪客于足太阳之络，令人头项肩痛，刺足小趾爪甲上与肉交者，各一痏，立已至阴，一云小指外侧。不已，刺外踝下三痏，左取右，右取左，如食顷已金门。邪客于手阳明之络，令人气满胸中，喘息而支胠，胸中热，刺手大指次指爪甲上，去端如韭叶，各一痏，左取右，右取左，如食顷已商阳，一云次指内侧。邪客于臂掌之间，不可得屈，刺其踝后人手本节踝，先以指按之痛，乃刺之。以月死生为数，月生一日一痏，二日二痏，十五日十五痏，十六日十四痏月半以前为生，月半以后为死。邪客于足阳跷之脉，令人目痛从内眦始。刺外踝之下半寸所各二痏，左刺右，右刺左，如行十里顷而已。人有所堕坠，恶血留内，腹中满胀，不得前后，先饮利药，此上伤厥阴之脉，下伤少阴之络，刺足内踝之下，然骨之前血脉出血，刺足跗上动脉冲阳，不已，刺三毛上各一痏，见血立已，左刺右，右刺左三毛，大敦穴。善悲惊不乐，刺如右方。邪客于手阳明之络，令人耳聋，时不闻音，刺手大指次指爪甲上去端如韭叶，各一痏，立闻商阳；不已，刺中指爪甲上与肉交者，立闻中冲；其不时闻者，不可刺也络气已绝，故不刺。耳中生风者，亦刺之如此数。左刺右，右刺左。凡痹往来，行无常处者，在分肉间痛而刺之，以月死生为数，用针者，随气盛衰以为痏数，针过其日数则脱气，不及日数则气不泻，左刺右，右刺左，病已止；不已，复刺之如法。月生一日一痏，二日二痏，渐多之；十五日十五痏，十六日十四痏，渐少之。邪客于足阳明之络，令人鼽衄[1]，上齿寒，刺足大趾次趾爪甲上与肉交者，各一痏。左刺右，右刺左厉兑。邪客于足少阳之络，令人胁痛不得息，咳而汗出，刺足小指次指爪甲上与肉交者，各一痏窍阴，不得息立已，汗出立止，咳者温衣饮食，一日已，左刺右，右刺左，病立已；不已，复刺如法。邪客于足少阴之络，令人嗌痛，不可内食，无故善怒，气上走贲上，贲谓气贲也，一云贲膈也，谓气上走膈上，刺足下中央之脉涌泉，各三痏，凡六刺，立已，左刺右，右刺左，嗌中肿，不能内唾，时不能出唾者，刺然骨之前出血立已，左刺右，右刺左。邪客于足太阴之络，令人腰痛，引少腹控眇，不可以仰息、刺腰尻之解，两胂之上是腰俞，以月死生为痏数，发针立已，左刺右，右刺左一云腰俞无左右，当是下髎穴。邪客于足太阳之络，令人拘挛背急引胁痛，刺之从项始，数脊椎侠脊，疾按之应手如痛，刺之旁三痏，立已。邪客于足少阳之络，令人留于枢中痛，髀不可举，刺枢中以毫针，寒则久留针，以月死生为数，立已环跳。治诸经刺之，

①鼽：原作"鼻"，据《素问·缪刺论》改。

所过者不病，则缪刺之。耳聋，刺手阳明，不已，刺其通脉出耳前者听会。齿龋，刺手阳明，不已，刺其脉入齿中者，立已蜗交。邪客于五脏之间，其病也，脉引而痛，时来时止，视其病缪刺之于手足爪甲上各刺其井，左取右，右取左，视其脉，出其血，间日一刺，一刺不已，五刺已。缪传引上齿，齿唇寒痛，视其手背脉血者去之，足阳明中指爪甲上一痏厉兑，手大指次指爪甲上各一痏商阳，立已，左取右，右取左。邪客于手足少阴、太阴、足阳明之络，此五络皆会于耳中，上络左额角，五络俱竭，令人身脉皆动，而形无知也，其状若尸，或曰尸厥。刺足大趾内侧爪甲上，去端如韭叶隐白。后刺足心涌泉，后刺足中趾爪甲上各一痏厉兑，后刺少商、少冲、神门。不已，以竹管吹其两耳，剃其左角之发方一寸，燔治，饮以美酒一杯，立已。凡刺之数，先视其经脉，切而从之，审其虚实而调之。不调者，经刺之，有痛而经不病者，缪刺之。因视其皮部有血络者尽取之，此缪刺之数也。

经刺论

岐伯曰：夫邪之客于形也，必先舍于皮毛，留而不去，入舍①于孙脉，留而不去，入舍于络脉，留而不去，入舍于经脉，内连五脏，散于肠胃，阴阳俱盛，五脏乃伤，此邪之从皮毛而入，极于五脏之次也。如此则治其经焉。○凡刺之数，先视其经脉，

---

① 舍：原本无，据《素问·缪刺论》补。以下两个"舍"字同。

切而从之，审其虚实而调之，不调者经刺之。不盛不虚，以经取之。

巨刺论

巨刺刺经脉，缪刺刺络脉，所以别也。

岐伯曰：痛在于左而右脉病者，则巨刺之。○邪客于经，左盛则右病，右盛则左病，亦有移易者，左痛未已，而右脉先病，如此者，必巨刺之，必中其经，非络脉也。

手足阴阳流注论

岐伯曰：凡人两手足，各有三阴脉、三阳脉，以合为十二经也。手之三阴，从胸走至手，手之三阳，从手走至头；足之三阳，从头下走至足，足之三阴，从足上走入腹。络脉传注，周流不息，故经脉者，行血气，通阴阳，以荣于身者也。其始从中焦，注手太阴、阳明，阳明注足阳明、太阴，太阳注手少阴、太阳，太阳注足太阳、少阴，少阴注手心主、少阳，少阳注足少阳、厥阴，厥阴复还注手太阴。其气常以平旦为纪，以漏水下百刻，昼夜流行，与天同度，终而复始也。

络脉者，本经之旁支而别出，以联络于十二经者也。本经之脉，由络脉而交他经，他经之交，亦由是焉。传注周流，无有停息也。夫十二经之有络脉，犹江汉之有沱潜也；络脉之传注于他经，犹沱潜之旁导于他水也。是以手太阴之支者，从腕后出次指端，而交于手阳明；手阳明之支者從缺盆上俠口鼻而交於足陽明足陽明之支者別跗上出大指端而交於足太陰足太陰之支者從胃別上膈注心中而交於手少陰經少衝宍而交於手太陽不假支授蓋君者出令者也手太陽之支者別頰上至目内眥而交於足太陽足太陽之支者從膊内左右別下合膕中下至小指外側端而交於足少陰足少陰之支者從肺出注胸中而交於手厥陰手厥陰之支者從掌中循小指次指出其端而交於手少陽手少陽之支者從耳後出至目銳眥而交於足少陽足少陽之支者從跗上入大指爪甲出三毛而交於足厥陰足厥陰之支者交於手太陰也自寅時起一晝夜人之榮衛則以五十度周於身氣行一萬三千五百息脉行八百一十丈運行血氣流通陰陽晝夜流行與天同度終而復始也

衛氣行論

黃帝問曰衛氣之在於身也上下往來不以期候氣而刺之奈何伯高曰分有多少日有長短春秋冬夏各有分理然後常以平旦為紀以夜盡為始是故一日一夜水下百刻二十五刻者半日之度也常如是無已日入而止隨日之長短各以為紀而刺之謹候其時病可與期失時反候

明之支者，从缺盆上侠口鼻，而交于足阳明；足阳明之支者，别跗上，出大指端，而交于足太阴；足太阴之支者，从胃别上膈注心中，而交于手少阴；手少阴则直自本经少冲穴，而交于手太阳，不假支授，盖君者，出令者也。手太阳之支者，别颊上至目内眥，而交于足太阳；足太阳之支者，从膊内左右别下合腘中，下至小指外侧端，而交于足少阴。足少阴之支者，从肺出注胸中，而交于手厥阴；手厥阴之支者，从掌中循小指次指出其端，而交于手少阳；手少阳之支者，从耳后出至目锐眥，而交于足少阳；足少阳之支者，从跗上入大指爪甲出三毛，而交于足厥阴；足厥阴之支者，从肝别贯膈上注肺，而交于手太阴也。自寅时起，一昼夜，人之荣卫，则以五十度周于身，气行一万三千五百息，脉行八百一十丈，运行血气，流通阴阳，昼夜流行，与天同度，终而复始也。

卫气行论

黄帝问曰：卫气之在于身也，上下往来不以期，候气而刺之，奈何？伯高曰：分有多少，日有长短，春秋冬夏，各有分理，然后常以平旦为纪，以夜尽为始。是故一日一夜水下百刻，二十五刻者，半日之度也，常如是无已。日入而止，随日之长短，各以为纪而刺之，谨候其时，病可与期。失时反候者，百病不治。故曰：刺实者，刺其来也；刺虚者，刺其去也。此言气存亡之时，以候虚实而刺之①。是故谨候气之所在而刺之，是谓逢时。病在于三阳，必候其气在于阳而刺之；病在于三阴，必候其气在阴分而刺之。水下一刻人气在太阳；水下二刻，气在少阳；水下三刻，气在阳明；水下四刻，气在阴分；水下五刻，气在太阳；水下六刻，气在少阳；水下七刻，气在阳明；水下八刻，气在阴分；水下九刻，气在太阳；水下十刻，气在少阳；水下十一刻，气在阳明；水下十二刻，气在阴分；水下十三刻，气在太阳；水下十四刻，气在少阳；水下十五刻，气在阳明；水下十六刻，气在阴分；水下十七刻，气在太阳；水下十八刻，气在少阳；水下十九刻，气在阳明；水下二十刻，气在阴分；水下二十一刻，气在太阳；水下二十二刻，气在少阳；水下二十三刻，气在阳明；水下二十四刻，气在阴分；水下二十五刻，气在太阳，此半日之度也。从房至毕一十四舍，水下五十刻，日行半度，回行一舍，水下三刻与七分刻之四。大要曰：常以日之加于宿上也，人气在太阳。是故日行一舍，人气行三阳，行与阴分，常如是无已，天与地同纪，纷纷终而复始，一日一夜，水下百刻而尽矣。

诊要经终②论

黄帝问曰：诊要何如？岐伯对曰：正月、二月、天气始方，地气

---

①而刺之：原本无，据《素问·卫气行篇》补。

②终：原作"络"，据《素问·诊要经终论》改。

始发，人气在肝；三月、四月，天气正方，地气定发，人气在脾；五月、六月，天气盛，地气高，人气在头；七月、八月，阴气始杀，人气在肺；九月、十月，阴气始冰，地气始闭，人气在心；十一月、十二月，冰复，地气合，人气在肾。故春刺散俞及与分理，血出而止。甚者传气，间者环也。夏刺络俞，见血而止。尽气闭环，痛病必下。秋刺皮肤，循理，上下同法，神变而止。冬刺俞窍于分理，甚者直下，间者散下。春夏秋冬，各有所刺，法其所在。春刺夏分，令人不食，少气。春刺秋分，令人时惊，且哭。春刺冬分，令人胀，病不愈，且欲言语。夏刺春分，令人懈惰。夏刺秋分，令人心中欲无言，惕惕如人将捕之。夏刺冬分，令人少气，时欲怒。秋刺春分，令人惕然，欲有所为，起而忘之。秋刺夏分，令人益嗜卧，且善梦。秋刺冬分，令人洒洒时寒。冬刺春分，令人卧不能眠。冬刺夏分，令人气上，发为诸痹。冬刺秋分，令人善渴。

刺禁论

黄帝问曰：愿闻禁数？岐伯曰：脏有要害，不可不察。肝生于左，肺藏于右，心部于表，肾治于里，脾为①之使，胃为之市。鬲肓之上，中有父母，七节之旁，中有小心谓肾神，从之有福，逆之有咎。刺中心，一日死，其动为噫；刺中肝，五日死，其动为语一作欠；刺中肾，六日死，其动为嚏一作三日；刺中肺，三日死，其

①为：原作"谓"，据《素问·禁刺论》改。

動爲欬刺中脾十日死其動爲吞刺中膽一日半死其動
爲嘔刺足跗上中脉血出不止死刺面中溜脉不幸爲盲
刺頭中腦戶入腦立死刺舌下中脉太過血出不止爲瘖
刺足下布絡中脉血不出爲腫刺郄中大脉令人仆脱色
刺氣街中脉血不出爲腫鼠僕刺脊間中髓爲傴刺乳上
中乳房爲腫根蝕刺缺盆中內陷氣泄令人喘欬逆刺手
魚腹內陷爲腫刺陰股中大脉血出不止死刺客主人內
陷中脉爲內漏耳聾刺膝臏出液爲跛刺臂太陰脉出血
多立死刺足少陰脉重虛出血爲舌難以言刺膺中陷中
肺爲喘逆仰息刺肘中內陷氣歸之爲不屈伸刺陰股下
三寸內陷令人遺溺刺腋下脇間內陷令人欬刺少腹中
膀胱溺出令人少腹滿刺腨腸內陷爲腫刺眶上陷骨中
脉爲漏爲盲刺關節中液出不得屈伸無刺大醉令人氣
亂一作脉亂無刺大怒令人氣逆無刺大勞人無刺新飽
刺大飢人無刺大渴人無刺大驚人新內無刺已刺勿内
已醉勿刺已刺勿醉新怒勿刺已刺勿怒新勞勿刺已刺
勿勞已飽勿刺已刺勿飽已飢勿刺已刺勿飢已渴勿刺
已刺勿渴乘車來者臥而休之如食頃乃刺之出行來者
坐而休之如行十里乃刺之大驚大恐必定其氣乃刺之

五奪不可瀉

动为咳；刺中脾，十日死，其动为吞；刺中胆，一日半死，其动为呕。刺足跗上中脉，血出不止，死；刺面中溜脉，不幸为盲；刺头中脑户，入脑立死；刺舌下中脉太过，血出不止为瘖；刺足下布络中脉，血不出为肿；刺郄中大脉，令人仆脱色；刺气街中脉，血不出，为肿鼠仆；刺脊间中髓为伛；刺乳上中乳房，为肿根蚀，刺缺盆中内陷气泄，令人喘咳逆；刺手鱼腹内陷，为肿。刺阴股中大脉，血出不止，死；刺客主人内陷中脉，为内漏耳聋；刺膝膑出液为跛；刺臂太阴脉，出血多，立死；刺足少阴脉，重虚出血，为舌难以言；刺膺中陷中肺，为喘逆仰息。刺肘中内陷气归之，为不屈伸；刺阴股下三寸内陷，令人遗溺；刺腋下胁间内陷，令人咳；刺少腹中膀胱溺出，令人少腹满；刺腨肠内陷，为肿；刺眶上陷骨中脉，为漏为盲；刺关节中液出，不得屈伸。无刺大醉，令人气乱一作脉乱。无刺大怒，令人气逆；无刺大劳人；无刺新饱人；无刺大饥人；无刺大渴人；无刺大惊人；新内无刺，已刺勿内；已醉勿刺，已刺勿醉；新怒勿刺，已刺勿怒；新劳勿刺，已刺勿劳；已饱勿刺，已刺勿饱；已饥勿刺，已刺勿饥；已渴勿刺，已刺勿渴；乘车来者，卧而休之，如食顷乃刺之；出行来者，坐而休之，如行十里乃刺之；大惊大恐，必定其气乃刺之。

五夺不可泻

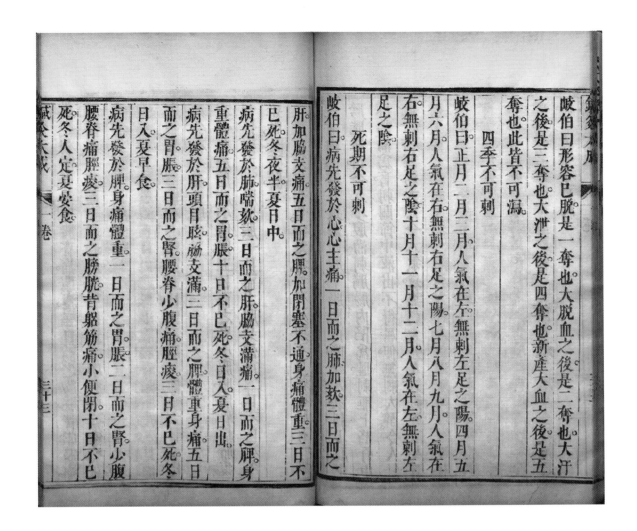

岐伯曰：形肉①已脱，是一夺也。大脱血之后，是二夺也。大汗之后，是三夺也。大泄之后，是四夺也。新产大血之后，是五夺也，此皆不可泻。

四季不可刺

岐伯曰：正月、二月、三月，人气在左，无刺左足之阳。四月、五月、六月，人气在右，无刺右足之阳。七月、八月、九月，人气在右，无刺右足之阴。十月、十一月、十二月，人气在左，无刺左足之阴。

死期不可刺

岐伯曰：病先发于心，心②痛，一日而之肺，咳③；三日而之肝，胁支痛；五日而之脾，闭塞不通，身痛体重，三日不已，死。冬夜半，夏日中。

病先发于肺，喘咳；三日而之肝，胁支满痛；一日而之脾，身重体痛；五日而之胃，胀，十日不已，死。冬日入，夏日出。

病先发于肝，头目眩，胁支满；三日而之脾，体重身痛；五日而之胃，胀④；三日而之肾，腰脊少腹痛，胫酸，三日不已，死。冬日入，夏早食。

病先发于脾，身痛体重；一日而之胃，胀；二日而之肾，少腹腰脊痛，胫酸；三日而之膀胱，背膂筋痛，小便闭，十日不已，死。冬人定，夏晏食。

① 肉：原作"容"，据《灵枢·五禁》改。
② 心：此后有"主"字，据《甲乙经》卷六删。
③ 咳：此前有"加"字，据《甲乙经》卷六删。以下"胁、闭"字前支"加"字同。
④ 胀：《甲乙经》卷六作"腹胀"。

病先发于肾，少腹腰脊痛，胻酸；三日而之膀胱，背脊筋痛，小便闭；三日而上之心，心胀；三日而之小肠，两胁支痛，三日不已，死。冬大晨，夏晏晡。

病先发于胃，胀满；五日而之肾，少腹腰脊痛，胻酸；三日而之膀胱，背脊筋痛，小便闭；五日而之脾，身体重，六日不已，死。冬夜半，夏日晡。

病先发于膀胱，小便闭；五日而之肾，少腹胀，腰脊痛，胻酸；一日而之小肠，肚胀；一日而之脾，身体重，二日不已，死。冬鸡鸣，夏下晡。

诸病以次相传，如是者，皆有死期，不可刺也，间有一脏及二、三脏者，乃可刺也。

刺法论

黄帝问曰：人虚即神游失守位，使鬼神外干，是致夭亡，何以全真？愿闻刺法。岐伯曰：神移失守，虽在其体，然不致死，或有邪干，故令夭寿。只如厥阴失守，天已虚，人气肝虚，感天重虚，即魂游于上。肝虚、天虚，又遇出汗，是谓三虚。神游上位，左无英君，神光不聚，白尸鬼至，令人卒死。邪干厥阴，大气身温，犹可刺之目有神采，心腹尚温，口中无涎，舌卵不缩，刺足少阳之所过丘墟穴，针三分。○咒曰：太上元君，郁郁青龙，常居其左，制之三魂。诵三遍，次呼三魂名：爽灵、胎光、幽精，诵三遍，次想青龙于穴下，刺之可徐徐出针，亲令人按气于口中。腹中鳴者可活。○次刺肝之俞九椎下兩旁。○呪曰太微帝君元英制魂貞元及本令入青雲又呼三魂名如前三遍。○針三分留三呼次進一分留三呼復退二分留一呼徐徐出針氣及復活。○人病心虛又遇君相二火司天失守感而三虛遇火不及黑尸鬼犯之令人暴亡。舌卵不縮目神不變。可刺手少陽之所過陽池。○呪曰太乙帝君泥丸總神丹無黑氣來復其真誦三遍想赤鳳於穴下。刺三分留一呼次進一分留三呼復退留一呼徐出扣穴即令復活。○復刺心俞五椎兩旁。○呪曰丹房守靈五帝上清陽和布體來復黄庭誦三遍。刺法同前。○人脾病又遇太陰司天失守感而三虛智意二神游於上位故曰失守。又遇土不及青尸鬼犯之令人暴亡。可刺足陽明之所過沖陽。呪曰常在魂庭始清太寧元和布氣六甲及真通三遍先想黄庭於穴下。刺三留三次進二留一呼徐徐出以手扣。○復刺脾俞十一椎下兩旁呪曰大始乾位總統坤元黄庭真氣來復游全誦三遍。刺三留二進五動氣至徐出針。○人肺病遇陽明司天失守感而三虛又遇金不及有赤尸鬼干人令人暴亡。可刺手陽明之所過合谷。○呪曰青氣真全帝符日元七魄歸右今復本田誦三遍想白虎於穴下。刺三留三次進二留三復退留一徐出扣。復刺肺俞三椎下兩旁。○呪曰左元真人六合氣賓天符帝力來入其門誦三遍。針一分半留三呼次進二分留一呼徐出手扣。○人腎病又遇太陽司天失守感而三虛又遇水運不及之年有黄尸鬼干人正氣吸人神

針灸大成 卷一 三十五

口中，腹中鸣者可活；次刺肝之俞九椎下两旁，咒曰：太微帝君，元英制魂，贞元及本，令人青云。又呼三魂名如前三遍。针三分，留三呼，次进一分，留三呼，复退二分，留一呼，徐徐出针，气及复活。○人病心虚，又遇君相二火，司天失守，感而三虚，遇火不及，黑尸鬼犯之，令人暴亡。舌卵不缩、目神不变。可刺手少阳之所过阳池。○咒曰：太乙帝君，泥丸总神，丹无黑气，来复其真。诵三遍，想赤凤于穴下。刺三分，留一呼，次进一分，留三呼，复退留一呼，徐出扣穴，即令复活。○复刺心俞五椎两旁。○咒曰：丹房守灵，五帝上清，阳和布体，来复黄庭。诵三遍。刺法同前。○人脾病，又遇太阴司天失守，感而三虚。智意二神，游于上位，故曰失守。又遇土不及，青尸鬼犯之，令人暴亡。可刺足阳明之所过冲阳。咒曰：常在魂庭。始清太宁，元和布气，六甲及真。通三遍，先想黄庭于穴下。刺三，留三，次进二，留一呼，徐徐出，以手扣。○复刺脾俞十一椎下两旁，咒曰：大始乾位，总统坤元，黄庭真气，来复游全。诵三遍。刺三，留二，进五，动气至，徐出针。○人肺病，遇阳明司天失守，感而三虚。又遇金不及，有赤尸鬼干人，令人暴亡。可刺手阳明之所过合谷。○咒曰：青气真全，帝符日元，七魄归右，今复本田。诵三遍，想白虎于穴下。刺三，留三，次进二，留三，复退，留一，徐出扣。复刺肺俞三椎下两旁。○咒曰：左元真人，六合气宾，天符帝力，来入其门。诵三遍。针一分半，留三呼，次进二分，留一呼，徐出手扣。○人肾病，又遇太阳司天失守，感而三虚。又遇水运不及之年，有黄尸鬼干人正气，吸人神

魂，致暴亡。可刺足太阳之所过京骨。〇咒曰：元阳肓婴，五老及真，泥丸玄华，补精长存。想黑气于穴下。刺一分半，留三呼，进三分，留一呼，徐出针扪穴。复刺肾俞十四椎下两旁。〇咒曰：天玄日晶，太和昆灵，贞元内守，持人始清。诵三遍。刺三分，留三呼，进三分，留三呼，徐徐出针，扪穴。

五刺应五脏论

岐伯曰：凡刺有五，以应五脏。一曰半刺者，浅内而疾发[①]，无针[②]肉，如拔毛状，以取皮气，以应肺也。二曰豹文刺者，左右前后针之，中脉，以取经络之血，以应心也。三曰关刺者，直刺左右尽筋上，以取筋痹，慎无出血，以应肝也。四曰合谷刺者，左右鸡足，针于分肉之间，以取肌痹，以应脾也。五曰输刺者，直入直出，深内至骨，以取骨痹，以应肾也。

九刺应九变论

岐伯曰：凡刺有九，以应九变。一曰输刺者，刺诸经荥输[③]脏俞也。二曰远道刺者，病在上取之下，刺腑俞也。三曰经刺者，刺大经之结络经分也。四曰络刺者，刺小络血脉也。五曰分刺者，刺分肉间也。六曰大泻刺者，刺大脓也。七曰毛刺者，刺浮痹皮肤也[④]。八曰巨刺者，左取右，右取左也。九曰焠刺者，燔针以取痹也。

十二刺应十二经论

岐伯曰：凡刺有十二，以应十二经。一曰偶刺者，以[⑤]手直心

①发：此后《灵枢·官针篇》有"针"字。

②针：此后《灵枢·官针篇》有"伤"字

③刺诸经荥输：原作"诸经荥刺"，据《灵枢·官针篇》改。

④刺浮痹皮肤也：原作"刺浮皮毛也"，据《灵枢·官针篇》改。

⑤以：《灵枢·官针篇》此后有"左"字。

若背，直痛所，一刺前，一刺后，以治心痹_{刺宜傍针}。二曰报刺者，刺痛无常处。上下行者，直内无拔针，以左手随病所按之，乃出针复刺也。三曰恢刺者，直刺傍举之，前后恢筋急，以治筋痹。四曰齐刺者，直入一，旁入二，以治寒气少深者。五曰扬刺者，正内一，旁内四而浮之，以治寒气博大者。六曰直针刺者，引皮乃刺之，以治寒气之浅者。七曰输刺者，直入直出，稀发针而深之，以治气盛而热者。八曰短刺者，刺骨痹，稍摇而深之，置针骨所，以上下摩骨也。九曰浮刺者，旁入而浮之，以治肌急而寒者。十曰阴刺者，左右率刺之，以治寒厥中寒厥，足踝后少阴也。十一曰傍针刺者，宜傍刺各一，以治留痹久居者。十二曰赞刺者，直入直出，数发针而浅之出血，是谓治痈肿也。

手足阴阳经脉刺论

岐伯曰：足阳明，五脏六腑之海也。其脉大，血多气盛，壮热，刺此者，不深弗散，不留弗泻也。足阳明，刺深六分，留十呼。足太阳，深五分，留七呼。足少阳，深四分，留五呼。足少阴[①]，深三分，留四呼。足太阴[②]，深二分，留三呼。足厥阴，深一分，留二呼。手之阴阳，其受气之道近，其气之来疾，其刺深者，皆无过二分，其留皆无过一呼。刺而过此者，则脱气。

标本论

①足少阴：《灵枢·经水》作"足太阴"。
②足太阴：《灵枢·经水》作"足少阴"。

岐伯曰：先病而后逆者，治其本；先逆而后病者，治其本；先寒而后生病者，治其本；先病而后生寒者，治其本；先热而后生病者，治其本；先热而后生中满者，治其标[1]。先泄而后生他病者，治其本。必且调之，乃治其他病。先病而后中满者，治其标；先病而后泄者，治其本；先中满而后烦心者，治其本；有客气，有同气，大小便不利，治其标；大小便利，治其本。病发而有余，本而标之，先治其本，后治其标；病发而不足，标而本之，先治其标，后治其本。谨详察间甚，以意调之，间者并行，甚者[2]独行，先大小便不利，而后生他病者，治其本也。

刺王公布衣

岐伯曰：膏粱藿菽之味，何可同也？气滑则出疾，气涩则出迟，气悍则针小而入浅，气涩则针大而入深，深则欲留，浅则欲疾。以此观之，刺布衣者，深而留；刺大人者，微以徐之。此皆因其剽悍滑利也。〇寒痹内热，刺布衣以火焠之，刺大人以药熨之。

刺常人黑白肥瘦

岐伯曰：年质壮大，血气充盈，肤革坚固，因加以邪，刺此者，深而留之。此肥人也，广肩，腋项肉厚，皮黑色，唇临临然，其血黑以浊，其气涩以迟。其为人也，贪于取与，刺此者，深而留之，多益其数也。瘦人皮薄色白[3]，肉廉廉然，薄唇轻言，其

①先热而后生中满者，治其标：原无，据《素问·标本病传论》补。
②者：原作"为"，据《素问·标本病传论》改。
③白：《灵枢》《甲乙经》均作"少"。

血清气滑①，易脱于气，易损于血，刺此者，浅而疾之。○刺肥人者以秋冬之齐，刺瘦人者以春夏之齐。

刺壮士

岐伯曰：壮士真骨，坚肉缓节，此人重则气涩血浊，刺此者，深而留之，多益其数；劲则气滑血清，刺此者，浅而疾之。

刺婴儿

岐伯曰：婴儿者，其肉脆，血少气弱，刺此者，以毫针浅刺而疾发针，日再刺可也。

人身左右上下虚实不同刺

岐伯曰：天不足西北，故西北方阴也，而人右耳目不如左明也。地不满东南，故东南方阳也，而人左手足不如右强也。东方阳也，阳者其精并于上，并于上，则上明而下虚，故使耳目聪明，而手足不便也。西方阴也，阴者其精并于下，并于下，则下盛而上虚，故使②耳目不聪明，而手足便也。故俱感于邪，其在上则右甚，在下则左甚，此天地阴阳所不能移也，故邪居之。盖天有精，地有形，天有八纪，地有五理，故能为万物之父母。清阳上天，浊阴归地，是故天地之动静，神明之纲纪，故能以生长收藏，终而复始，惟闲人上配天以养头，下象地以养足，中傍人事以养五脏。天气通于肺，地气通于嗌，风气通于肝，雷气通于心，谷气通于脾，雨

---

① 血清气滑：原作"血气清"，据《灵枢·逆顺肥瘦篇》改。
② 使：《素问·阴阳应象大论》作"其"。

氣通於腎六經爲川腸胃爲海九竅爲水注之器以天地爲之陰陽陽之汗以天地之雨名之陽之氣以天地之疾風名之暴風象雷逆風象陽故治不法天之紀不用地之理則災害至矣故邪風之至疾如風雨故善治者治皮毛其次治肌膚其次治筋脈其次治六腑其次治五臟治五臟者半死半生也故天之邪氣感則害人五臟水穀之寒熱感則害人六腑地之濕氣感則害人皮膚筋脈故善用針者從陰引陽從陽引陰以右治左以左治右以我知彼以表知裏以觀過與不及之理見微則用之不殆

難經

一難曰十二經皆有動脈獨取寸口以決五藏六腑死生吉凶之法何謂也

十二經皆有動脈者如手太陰脈動中府雲門天府俠白手陽明脈動合谷陽谿手少陰脈動極泉手太陽脈動天窓手厥陰脈動勞宮手少陽脈動禾髎足太陰脈動箕門衝門足陽明脈動衝陽大迎人迎氣衝足少陰脈動太谿陰谷足太陽脈動委中足厥陰脈動太冲五里陰廉足少陽脈動下關聽會之類也謂之經者以榮衛之流行經常不息者而言謂之脈者以血理之分表

气通于肾。六经为川，肠胃为海，九窍为水注之气①。以天地为之阴阳，阳之汗，以天地之雨名之；阳之气，以天地之疾风名之。暴气②象雷，逆气③象阳，故治不法天之纪，不用地之理，则灾害至矣。故邪风之至，疾如风雨，故善治者，治皮毛，其次治肌肤，其次治筋脉，其次治六腑，其次治五脏。治五脏者，半死半生也。故天之邪气，感则害人五脏；水谷之寒热，感则害人六腑；地之湿气，感则害人皮肤筋脉。故善用针者，从阴引阳，从阳引阴，以右治左，以左治右，以我知彼，以表知里，以观过与不及之理，见微则用之不殆。

《难经》

一难曰：十二经皆有动脉。独取寸口，以决五脏六腑死生吉凶之法，何谓也？

十二经皆有动脉者，如手太阴脉动：中府、云门、天府、侠白；手阳明脉动：合谷、阳溪；手少阴脉动：极泉；手太阳脉动：天窗；手厥阴脉动：劳宫；手少阳脉动：禾髎；足太阴脉动：箕门、冲门；足阳明脉动：冲阳、大迎、人迎、气冲；足少阴脉动：太溪、阴谷；足太阳脉动：委中；足厥阴脉动：太冲、五里、阴廉；足少阳脉动：下关、听会之类也。谓之经者，以荣卫之流行经常不息者而言；谓之脉者，以血理之分表

① 气：《素问·阴阳应象大论》作"器"。
② 气：原作"风"，据《素问·阴阳应象大论》改。
③ 气：同上。

行體者而言也。故經者徑也，脈者陌也。越人之意，蓋謂凡此十二經，經皆有動脈，如上文所云者，今置不取，乃獨取寸口以決臟腑死生吉凶何耶？

然，寸口者，脈之大會，手太陰之脈動也。然者，答詞，餘仿此。

寸口，謂氣口也。居手太陰魚際却行一寸之分，氣口之下曰關、曰尺云者。而榮衛之行于陽者，二十五度，行于陰者，亦二十五度，出入陰陽，參交互注，無少間斷，五十度畢，適當漏下百刻，為一晬時，又明日之平旦矣。乃復會于手太陰，此寸口所以為五臟六腑之所終始，而法有取于是焉。人一呼一吸為一息，每刻一百三十五息，每時八刻，計一千八十息，十二時九十六刻，計一萬二千九百六十息，刻之餘分，得五百四十息，合一萬三千五百息也。一息脈行六寸，每二刻二百七十息，脈行一十六丈二尺，每時八刻，脈行六十四丈八尺。榮衛四周于身，十二時，計九十六刻，脈行七百七十七丈六尺，為四十八周身；刻之餘分，行二周身，得三十二丈四尺，總之為五十度周身，脈得八百一十丈也。此呼吸之息，脈行之數，周身之度，合晝夜百刻之詳也。行陽行陰，謂行晝行夜。

七難曰：經言少陽之至，乍大乍小，乍短乍長；陽明之至，浮

大而短；太阳之至，洪大而长；太阴之至，紧大而长；少阴之至，紧细而微；厥阴之至，沉短而数。此六者，是平脉邪？将病脉邪？然，皆王脉也。

六脉者之王，说见下文。

其气以何月各王几日？然，冬至之后，得甲子少阳王，复得甲子阳明王，复得甲子太阳王，复得甲子太阴王，复得甲子少阴王，复得甲子厥阴王，王各六十日，六六三百六十日，以成一岁。此三阳，三阴之王时日大要也。

上文言三阳、三阴之王脉，此言三阳三阴之王时，当其时，则见其脉也。

刘温舒曰：《至真要大[1]论》云：厥阴之至其脉弦，少阴之至其脉钩，太阴之至其脉沉，少阳之至大而浮，阳明之至短而涩。太阳之至大而长。亦随天地之气卷舒也。如春弦、夏洪、秋毛、冬石之类，则五运六气四时亦皆应之，而见于脉耳。若《平人气象论》，太阳脉至洪大而长，少阳脉至乍数乍疏，乍短乍长，阳明脉至浮大而短。《难经》引之以论三阴、三阳之脉者，以阴阳始生之浅深而言之也。

十二难曰：经言五脏气[2]已绝于内，用针者反实其外，五脏脉已绝于外，用针者反实其内。内外之绝，何以别之？然，五脏脉已绝于内者，肾肝气已绝于内也，而医反补其心肺；

① 大：原脱，据《素问·至真要大论》补。
② 气：原作"脉"，据《灵枢·九针十二原》改。

五脏脉已绝于外者，其心肺气①已绝于外也，而医反补其肾肝。阳绝补阴，阴绝补阳，是谓实实虚虚，损不足而益有余。如此死者，医杀之耳。

《灵枢》云：凡将用针，必先诊脉，视气之剧易，乃可以治也。又云：所谓五脏之气，已绝于内者，脉口气内绝不至，反取其外之病处，与阳经之合，有留针以致阳气，阳气至则内重竭，重竭则死。其死也，无气以动，故静；所谓五脏之气，已绝于外者，脉口气外绝不至，反取其四末之输，有留针以致其阴气，阴气至则阳气反入，入则逆，逆则死矣。其死也，阴气有余，故躁。此《灵枢》以脉口内外言阴阳也。越人以心、肺、肾、肝内外别阴阳，其理亦由是也。

二十二难曰：经言脉有是动，有所生病。一脉变为二病者，何也？然，经言是动者气也，所生病者血也，邪在气，气为是动；邪在血，血为所生病。气主呴之，血主濡之，气留而不行者，为气先病也；血壅而不濡者，为血后病也。故先为是动，后所生也。

三十五难曰：五脏各有腑，腑皆相近，而心、肺独去大肠、小肠远者，何也？然，经言心荣肺卫，通行阳气，故居在上，大肠，小肠传阴气而下，故居在下，所以相去而远也。

四十难曰：经言肝主色，心主臭，脾主味，肺主声，肾主液。鼻

---

① 气：原作"脉"，据《灵枢·九针十二原》改。

者肺之候而反知香臭耳者腎之候而反聞聲其義何也
然肺者西方金也金生於巳巳者南方火火者心心主臭
故令鼻知香臭腎者北方水也水生於申申者西方金金
者肺肺主聲故令耳聞聲

四明陳氏曰臭者心所主鼻者肺之竅心之脈上肺故
令鼻能知香臭也聲者肺所主耳者腎之竅腎之脈上
肺故令耳能聞聲也愚按越人此說蓋以五行相生之
義而言且見其相因而為用也

四十三難曰人不食飲七日而死者何也然人胃中常有
留穀二斗水一斗五升故平人日再至圊一行二升半日

中五升七日五七三斗五升而水穀盡矣故平人不食飲
七日而死者水穀津液俱盡即死矣

水去則榮散穀消則衛亡榮散衛亡神無所依故死

四十六難曰老人臥而不寐少壯寐而不寤者何也然經
言少壯者血氣盛肌肉滑氣道通榮衛之行不失於常故
晝日精夜不寤老人血氣衰肌肉不滑榮衛之道濇故
晝日不能精夜不得寐也

老臥不寐少寐不寤係乎榮衛血氣之有餘不足也

四十七難曰人面獨能耐寒者何也然人頭者諸陽之會
也諸陰脈皆至頸胸中而還獨諸陽脈皆上至頭耳故令

者肺之候，而反知香臭，耳者肾之候，而反闻声，其义何也？然，肺者，西方金也，金生于巳，巳者，南方火也，火者心，心主臭，故令鼻知香臭。肾者，北方水也。水生于申，申者，西方金，金者肺，肺主声，故令耳闻声。

四明陈氏曰：臭者心所主，鼻者肺之窍，心之脉上肺，故令鼻能知香臭也。声者肺所主，耳者肾之窍，肾之脉上肺，故令耳能闻声也。愚按越人此说，盖以五行相生之义而言，且见其相因而为用也。

四十三难曰：人不食饮，七日而死者，何也？然，人胃中常有留谷二斗，水一斗五升。故平人日再至圊，一行二升半，日中五升，七日，五七三斗五升，而水谷尽矣。故平人不食饮七日而死者，水谷津液俱尽，即死矣。

水去则荣散，谷消则卫亡，荣散卫亡，神无所依，故死。

四十六难曰：老人卧而不寐，少壮寐而不寤者，何也？然，经言少壮者血气盛，肌肉滑，气道通，荣卫之行，不失于常，故昼日精，夜不寤也。老人血气衰，肌肉不滑，荣卫之道涩，故昼日不能精，夜不得寐也。

老卧不寐，少寐不寤，系乎荣卫血气之有余，不足也。

四十七难曰：人面独能耐寒者，何也？然，人头者，诸阳之会也，诸阴脉皆至颈胸中而还，独诸阳脉皆上至头耳，故令面耐寒也。
四十九難曰。有正經自病。有五邪所傷。何以別之。然憂愁思慮則傷心。形寒飲冷則傷肺。恚怒氣逆。上而不下。則傷肝。飲食勞倦則傷脾。久坐濕地。強力入水則傷腎。是正經之自病也。
何謂五邪。然有中風。有傷暑。有飲食勞倦。有傷寒。有中濕。此之謂五邪。
謝氏曰。飲食勞倦自是二事。飲食得者饑飽失時。此外邪傷也。勞倦得者勞形力而致倦怠此正經自病也。
假令心病。何以知中風得之。然其色當赤。何以言之。肝主色自入為青入心為赤入脾為黃入肺為白入腎為黑故知肝邪入心當赤色其病身熱脅下滿痛其脈浮大而弦何以知傷暑得之。然當惡臭。何以言之。心主臭自入為焦臭入脾為香臭入肝為臊臭入腎為腐臭入肺為腥臭故知心病當惡臭其病身熱而煩心痛其脈浮大而散何以知飲食勞倦得之。然當喜苦味也。虛為不欲食實為欲食何以言之脾主味入肝為酸入心為苦入肺為辛入腎為鹹自入為甘故知脾邪入心為喜苦味也其病身熱而體重嗜臥四肢不收其脈浮大而緩何以知傷寒得之。然當譫言妄語。何以言之。肺主聲入肝

四十五

面耐寒也。

四十九难曰：有正经自病，有五邪所伤，何以别之？然，忧愁思虑则伤心；形寒饮冷则伤肺；恚怒气逆，上而不下，则伤肝；饮食劳倦则伤脾；久坐湿地，强力入水则伤肾。是正经之自病也。

何谓五邪？然，有中风，有伤暑，有饮食劳倦，有伤寒，有中湿，此之谓五邪。

谢氏曰：饮食劳倦，自是二事，饮食得者，饥饱失时，此外邪伤也。劳倦得者，劳形力而致倦怠，此正经自病也。

假令心病，何以知中风得之？然，其色当赤。何以言之？肝主色，自入为青，入心为赤，入脾为黄。入肺为白，入肾为黑。故知肝邪入心当赤色①。其病身热胁下满痛，其脉浮大而弦何以知伤暑得之？然，当恶臭。何以言之？心主臭，自入为焦臭，入脾为香臭，入肝为臊臭，入肾为腐臭，入肺为腥臭。故知心病当恶臭。其病身热而烦，心痛，其脉浮大而散。

何以知饮食劳倦得之？然，当喜苦味也。虚为不欲食，实为饮食。何以言之？脾主味，入肝为酸，入心为苦，入肺为辛，入肾为咸，自入为甘，故知脾邪入心，为喜苦味也。其病身热而体重嗜卧，四肢不收，其脉浮大而缓。

何以知伤寒得之？然，当谵言妄语。何以言之？肺主声，入肝

①故知肝邪入心当赤色：《难经》作"肝为心邪，故知当赤色"。

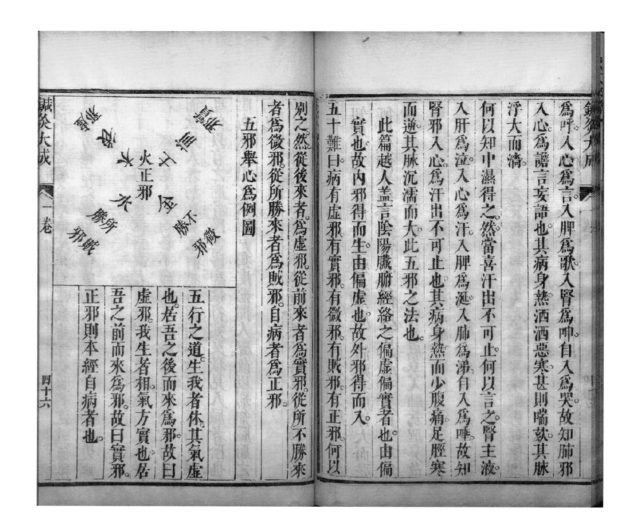

为呼，入心为言，入脾为歌，入肾为呻，自入为哭，故知肺邪入心，为谵言妄语也。其病身热，洒洒恶寒，甚则喘咳，其脉浮大而涩。

何以知中湿得之？然，当喜汗出不可止。何以言之？肾主液，入肝为泣，入心为汗，入脾为涎，入肺为涕，自入为唾。故知肾邪入心，为汗出不可止也。其病身热而少腹痛，足胫寒而逆。其脉沉濡而大，此五邪之法也。

此篇越人盖言阴阳脏腑经络之偏虚偏实者也。由偏实也，故内邪得而生；由偏虚也，故外邪得而入。

五十难曰：病有虚邪，有实邪，有微邪，有贼邪，有正邪，何以别之？然，从后来者为虚邪，从前来者为实邪，从所不胜来者为微邪，从所胜来者为贼邪，自病者为正邪。

五邪举心为例图（图见上）

五行之道，生我者休，其气虚也，居吾之后而来为邪，故曰虚邪；我生者相，气方实也，居吾之前而来为邪，故曰实邪。正邪，则本经自病者也。

止而不移其病不離其處腑病者彷彿賁嚮上下行流居
處無常故以此知臟腑根本不同也。
五十五難曰病有積有聚何以別之然積者陰氣也聚者
陽氣也故陰沉而伏陽浮而動氣之所積名曰積氣之所
聚名曰聚故積者五臟所生聚者六腑所成也積者陰氣
也其始發有常處其痛不離其部上下有所終始左右有
所窮處聚者陽氣也其始發無根本上下無所留止其痛
無常處謂之聚故以是別知積聚也。
五十六難曰五臟之積各有名乎以何月何日得之然肝
之積名曰肥氣盛也在左脇下如覆杯有頭足久不愈令人

何以言之假令心病中風得之爲虛邪傷暑得之爲正邪
飲食勞倦得之爲實邪傷寒得之爲微邪中濕得之爲賊
邪。
五十一難曰病有欲得溫者有欲得寒者
有不欲得見人者而各不同病在何臟腑也然病欲得寒
而欲見人者病在腑也病欲得溫而不欲見人者病在臟
也何以言之腑者陽也陽病欲得寒又欲見人臟者陰也
陰病欲得溫又欲閉戶獨處惡聞人聲故以別知臟腑之
病也。
五十二難曰腑臟發病根本等否然不等也何

何以言之？假令心病，中风得之为虚邪，伤暑得之为正邪，饮食劳倦得之为实邪，伤寒得之为微邪，中湿得之为贼邪。

五十一难曰：病有欲得温者，有欲得寒者，有欲得见人者，有不欲得见人者，而各不同，病在何脏腑也？然，病欲得寒而欲见人者，病在腑也；病欲得温而不欲见人者，病在脏也。何以言之？腑者阳也，阳病欲得寒，又欲见人；脏者阴也，阴病欲得温，又欲闭户独处，恶闻人声，故以别知脏腑之病也。

五十二难曰：腑脏发病，根本等否？然，不等也。其不等奈何[①]？然脏病者，止而不移，其病不离其处；腑病者，仿佛贲向，上下行流，居处无常。故以此知脏腑根本不同也。

五十五难曰：病有积、有聚，何以别之？然，积者阴气也，聚者阳气也。故阴沉而伏，阳浮而动。气之所积，名曰积，气之所聚，名曰聚。故积者五脏所生，聚者六腑所成也。积者阴气也，其始发有常处，其痛不离其部，上下有所终始，左右有所穷处；聚者阳气也，其始发无根本，上下无所留止，其痛无常处，谓之聚。故以是别知积聚也。

五十六难曰：五脏之积，各有名乎？以何月，何日得之？然，肝之积名曰肥气盛也。在左胁下，如覆杯，有头足。久不愈，令人

①其不等奈何：原无，据《难经》补。

发咳逆痎疟，连岁不已。以季夏戊巳日得之。何以言之？肺病传于肝，肝当传脾，脾季夏适王，王不受邪，肝复欲还肺，肺不肯受，故留结为积。故知肥气以季夏戊巳日得之。心之积名曰伏梁伏而不动，如梁木然。起脐上，大如臂，上至心下。久不愈，令人病烦心。以秋庚辛日得之。何以言之？肾病传心，心当传肺，肺以秋适王，王不受邪，心欲复还肾，肾不肯受，故留结为积。故知伏梁以秋庚辛日得之。

脾之积名曰痞气痞塞不通。在胃脘，复大如盘。久不愈，令人四肢不收，发黄疸，饮食不为肌肤。以冬壬癸日得之。何以言之？肝病传脾，脾当传肾，肾以冬适王，王不受邪，脾复欲还肝，肝不肯受，故留结为积。故知痞气以冬壬癸日得之。

肺之积名曰息贲或息或贲。在右胁下，覆大如杯，久不已，令人洒淅寒热喘咳，发肺痈。以春甲乙日得之。何以言之？心病传肺，肺当传肝，肝以春适王，王不受邪，肺复欲还心，心不肯受，故留结为积。故知息贲以春甲乙日得之。

肾之积名曰贲豚若豚之贲，不常定也。豚性躁，故名之。发于少腹，上至心下，若豚状，或上或下无时，久不已，令人喘逆，骨痿，少气。以夏、丙丁日得之。何以言之？脾病传肾，肾当传心，心以夏适王，王不受邪，肾复欲还脾，脾不肯受，故留结为积。故知贲豚以夏丙丁日得之。此五积之要法也。

五十九难曰：狂癫之病，何以别之？然，狂疾之始发，少卧而不饥，自高贤也，自辨智也，自倨贵也，妄笑好歌乐，妄行不休是也。癫疾始发，意不乐，僵仆直视，其脉三部阴阳俱盛是也。

六十难曰：头、心之病，有厥痛，有真痛，何谓也？然，手三阳之脉受风寒，伏留而不去者，则名厥头痛；入连在脑者，名真头痛。其五脏气邪气，相干，名厥心痛；其痛甚，但在心，手足青者，即名真心痛。其真头、心痛者，旦发夕死，夕发旦死。

六十一难曰：经言望而知之谓之神，闻而知之谓之圣，问而知之谓之工，切脉而知之谓之巧，何谓也？然，望而知之者，望见其五色以知其病。

《素问·五脏生成篇》云：色见青如草滋，黄如枳实，黑如炲，赤如衃血，白如枯骨者，皆死；青如翠羽，赤如鸡冠，黄如蟹腹，白如豕膏，黑如乌翎者，皆生。《灵枢》云：青黑为痛，黄赤为热[1]，白为寒。又云：赤色出于两颧，大如拇指者，病虽小愈，必卒死；黑色出于庭颜也，大如拇指，必不病而卒。又云：诊血脉者，多赤多热，多青多痛，多黑为久痹，多黑、多赤、多青、皆见者，为寒热身痛，面色微黄，齿垢黄，爪甲上黄，黄疸也。又如验产妇，面赤舌青，母活子死，面青舌赤沫出，母死子活，唇口俱青，子母俱死之类也。

---

①黄赤为热：《灵枢·五色篇》作"黄赤为风"。

闻而知之者，闻其五音以别其病。

四明陈氏曰：五脏有声，而声有音，肝声呼，音应角，调而直，音声相应则无病，角乱则病在肝；心声笑，音应徵，和而长，音声相应则无病，徵乱则病在心，脾声歌，音应宫，大而和，音声相应则无病，宫乱则病在脾；肺声哭，音应商，轻而劲，音声相应则无病，商乱则病在肺；肾声呻，音应羽，沉而深，音声相应则无病，羽乱则病在肾。

问而知之者，问其所欲五味，以知其病所起所在也。

《灵枢》云：五味入口，各有所走，各有所病。酸走筋，多食之，令人癃；咸走血，多食之，令人渴；辛走气，多食之，令人洞心。辛与气俱行，故辛入心而与汗俱出；苦走骨，多食之，令人变呕；甘走肉，多食之，令人悗心悗音闷。推此，则知问其所欲五味，以知其病之所起所在也。

袁氏曰：问其所欲五味中偏嗜偏多食之物，则知脏气有偏胜偏绝之候也。

切脉而知之者，诊其寸口，视其虚实，以知其病，病在何脏腑也。

诊寸口，即第一难之义。

《王氏脉法》赞曰：脉有三部，尺、寸及关，荣卫流行，不失衡铨，肾沉、心洪、肺浮、肝弦，此自常经，不失铢钱，出入升降，

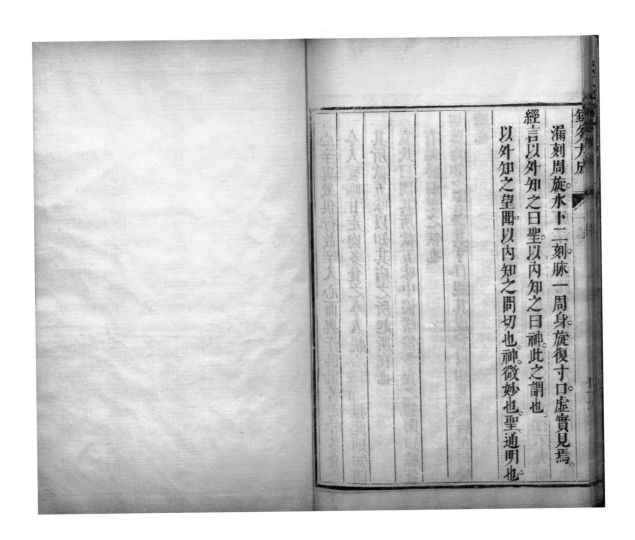

漏刻周旋，水下二刻，脉一周身，旋复寸口，虚实见焉。

经言：以外知之曰圣，以内知之曰神，此之谓也。

以外知之望闻，以内知之问切也。神，微妙也。圣，通明也。

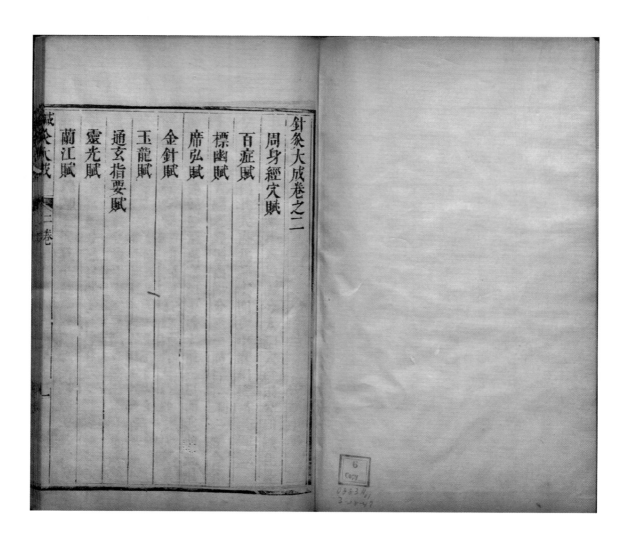

《针灸大成》卷之二

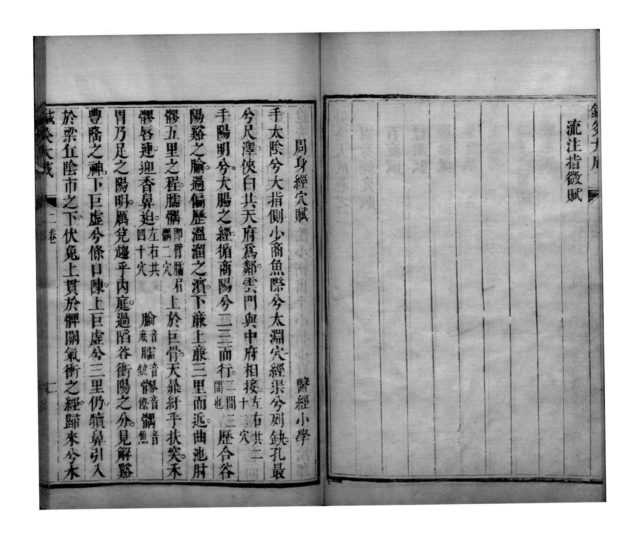

流注指微赋

周身经穴赋《医经小学》

手太阴兮大指侧，少商、鱼际兮太渊穴。经渠兮列缺，孔最兮尺泽。侠白共天府为邻，云门与中府相接。左右共二十二穴。

手阳明兮，大肠之经。循商阳兮，二三而行二间、三间也。历合谷、阳溪之腧，过偏历、温溜之滨。下廉、上廉、三里而近，曲池、肘髎、五里之程。臑髎即臂臑、肩髃二穴上于巨骨，天鼎纤乎扶突。禾髎唇连，迎香鼻迫。左右共四十穴。腧音庶，臑音铙，髎音僚，髃音鱼。

胃乃足之阳明，历兑趋乎内庭。过陷谷、冲阳之分，见解溪、丰隆之神。下巨虚兮条口陈，上巨虚兮三里仍。犊鼻引入于梁丘、阴市之下，伏兔上贯于髀关、气冲之经。归来兮水道，大巨兮外陵。运天枢兮滑肉，礼太乙兮关门。梁门兮承满，不容兮乳根。乳中之膺窗、屋翳，库房之气户、缺盆。气舍、水突、人迎、大迎。地仓兮巨髎续，四白兮承泣分。御颊车于下关，张头维于额眼。左右共九十穴。

足太阴兮脾中州，隐白出兮大指头。赴大都兮瞻太白，访公孙兮至商丘。越三阴之交而漏谷、地机可即，步阴陵之泉而血海、箕门是求。入冲门兮府舍轩豁，解腹结兮大横优游。腹哀、食窦兮，接天溪而同派；胸乡、周荣兮，缀大包而如钩。左右共四十二穴。

迨夫真心为手少阴，少冲出乎小指，少府直乎神门。阴郄、通里兮，灵道非远；少海、青灵兮，极泉何深。左右共十八穴。

手之太阳，小肠之荣。路从少泽步前谷、后溪之隆，道遵腕骨观阳谷、养老之崇。得支正于小海，逐肩贞以相从。值臑兮遇天宗，乘秉风兮曲垣中。肩外俞兮肩中俞，启天窗兮见天容。匪由颧髎，曷造听宫。左右共三十八穴。

足膀胱兮太阳，交背部之二行。穷至阴于通谷之口，寻束骨于京骨之乡。申脉命仆参以前导，昆仑辟金门于踝傍。奋附阳、飞扬之志，转承山、承筋之行。至于合阳、委中委阳、浮郄、殷门以岐往，承扶、秩边而胞肓。入志室兮肓门、胃仓，开意舍兮振彼阳纲。出魂门兮膈关，乃噫嘻乎神堂。膏肓兮在四椎之左右，魄户兮随附分而会阳。下、中、次、上之髎，白环、中膂之房。膀胱俞兮小肠，大肠俞兮在旁。三焦、肾俞兮胃俞接，脾、胆、肝、膈兮心俞当。厥阴、肺俞之募，风门、大杼之方。天柱坚兮玉枕、络却，通天溪兮见彼承光。自五处、曲差而下，造攒竹、睛明之场。左右共一百二十六穴。

足少阴兮肾属，涌泉流于然谷。太溪、大钟兮水泉缘，照海、复溜兮交信续。从筑宾兮上阴谷，掩横骨兮大赫麓。气穴、四满兮中注，肓俞上通兮商曲。守石关兮阴都宁，闭通谷兮幽门肃。步廊、神封而灵墟存，神藏、彧中而腧府足。左右共五十四穴。

手厥阴心包之络，中冲发中指之奇。自劳宫、大陵而往，逐内关、间使而驰。叩郄门于曲泽，酌天泉于天池。左右共十八穴。

手少阳三焦之脉，在小指次指之端。关冲开乎液门，中渚、阳池、外关。支沟、会宗、三阳络、四渎、天井、清冷渊，消泺、臑会、肩髎相连。天髎处天牖之下，翳风让瘛脉居先。颅息定而角孙近耳，丝竹空而和髎倒悬。耳门既辟，夏蚋闻焉。左右共四十六穴。泺音洛，瘛音记。

足少阳兮胆经，穴乃出乎窍阴，沂侠溪兮地五会，过临泣兮丘墟平。悬钟兮阳辅、光明，外丘兮阳交、阳陵。西出阳关兮，抵中渎、风市之境；环跳、居髎兮，循维道、五枢之宫。考夫

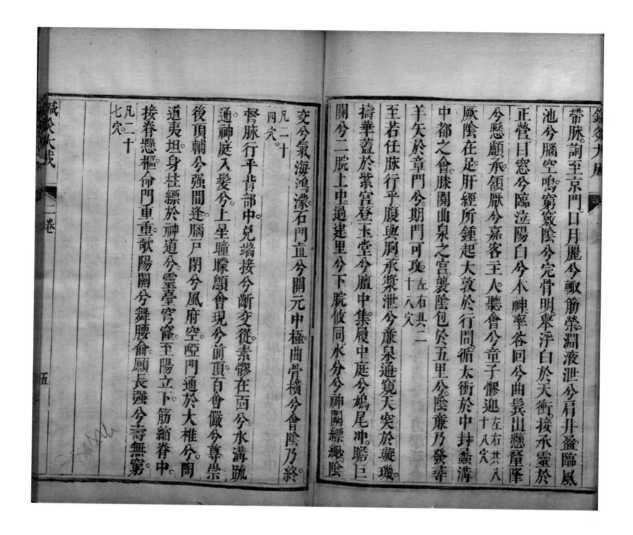

带脉，询至京门。日月丽兮辄筋荣，渊液泄兮肩井盈。临风池兮脑空鸣，穷窍阴兮完骨明。举浮白于天冲，接承灵于正营。目窗兮临泣，阳白兮本神。率谷回兮曲鬓出，悬厘降兮悬颅承。颔厌兮嘉客主人，听会兮瞳子髎迎。左右共八十八穴。

厥阴在足，肝经所钟。起大敦于行间，循太冲于中封。蠡沟、中都之会，膝关、曲泉之宫。袭阴包于五里兮，阴廉乃发；寻羊矢于章门兮，期门可攻。左右共二十八穴。

至若任脉行乎腹与胸，承浆泄兮廉泉通。窥天突于璇玑，捣华盖于紫宫。登玉堂兮膻中集，履中庭兮鸠尾冲。瞻巨阙兮二脘上中，过建里兮下脘攸同。水分兮神阙缥缈，阴交兮气海鸿濛。石门直兮关元、中极，曲骨横兮会阴乃终。凡二十四穴。

督脉行乎背部中，兑端接兮龈交从。素髎在面兮，水沟疏通；神庭入发兮，上星瞳朦。囟会现兮前顶，百会俨兮尊崇。后顶辅兮强间逢，脑户闭兮风府空。哑门通于大椎兮，陶道夷坦；身柱缥于神道兮，灵台穹窿。至阳立下，筋缩、脊中；接脊悬枢，命门重重。歌阳关兮舞腰俞，愿长强兮寿无穷。凡二十七穴。

百症赋 《聚英》

　　百症俞穴，再三用心。囟会连于玉枕，头风疗以金针。悬颅、颔厌之中，偏头痛止；强间、丰隆之际，头痛难禁。原夫面肿虚浮，须仗水沟前顶；耳聋气闭，全凭听会、翳风。面上虫行有验，迎香可取；耳中蝉噪有声，听会堪攻。目眩兮，支正、飞扬；目黄兮，阳纲、胆俞。攀睛攻少泽、肝俞之所，泪出刺临泣、头维之处。目中漠漠，即寻攒竹、三间；目觉𥉁𥉁，急取养老、天柱。观其雀目肝[1]气，睛明、行间而细推；审他项强伤寒，温溜、期门而主之。廉泉、中冲，舌下肿疼堪取；天府、合谷，鼻中衄血宜追。耳门、丝竹空，住牙疼于顷刻；颊车、地仓穴，正口喎于片时。喉痛兮，液门、鱼际去疗，转筋兮，金门、丘墟来医。阳谷、侠溪，颔肿口噤并治；少商、曲泽，血虚口渴同施。通天去鼻内无闻之苦，复溜祛舌干口燥之悲。哑门、关冲，舌缓不语而要紧；天鼎、间使，失音嗫嚅而休迟。太冲泻唇喎以速愈，承浆泻牙疼而即移。项强多恶风，束骨相连于天柱；热病汗不出，大都更接于经渠。且如两臂顽麻，少海就傍于三里；半身不遂，阳陵远达于曲池。建里、内关，扫尽胸中之苦闷；听宫、脾俞，祛残心下之悲凄。久知胁肋疼痛，气户、华盖有灵；腹内肠鸣，下脘、陷谷能平。胸胁支满何疗，章门不用细寻。膈疼饮蓄难禁，膻中、巨阙便针。胸满更加噎塞，

①肝：原作“汗”，据《针灸聚英》卷四改。

中府、意舍所行；胸膈停留瘀血，肾俞、巨髎宜征。胸满项强，神藏、璇玑已试；背连腰痛，白环、委中曾经。脊强兮水道、筋缩，目眩①兮颧髎、大迎。痉病非颅囟而不愈，脐风须然谷而易醒。委阳、天池，腋肿针而速散；后溪、环跳，腿疼刺而即轻。梦魇不宁，厉兑相谐于隐白；发狂奔走，上脘同起于神门。惊悸怔忡，取阳交、解溪勿误；反张悲哭，仗天冲、大横须精。癫疾必身柱、本神之令，发热仗少冲、曲池之津。岁热时行，陶道复求肺俞理；风痫常发，神道须还心俞宁。湿寒湿热下髎定，厥寒厥热涌泉清。寒栗恶寒，二间疏通阴郄暗；烦心呕吐，幽门闭彻玉堂明。行间、涌泉，去消渴之肾竭；阴陵、水分，去水肿之脐盈。痨瘵传尸，趋魄户、膏肓之路；中邪霍乱，寻阴谷、三里之程。治疸消黄，谐后溪、劳宫而看；倦言嗜卧，往通里、大钟而明。咳嗽连声，肺俞须迎天突穴；小便赤涩，兑端独泻太阳经。刺长强于承山，善主肠风新下血；针三阴于气海，专司白浊久遗精。且如肓俞、横骨，泻五淋之久积；阴郄、后溪，治盗汗之多出。脾虚谷以不消，脾俞、膀胱俞觅；胃冷食而难化，魂门、胃俞堪责。鼻痔必取龈交，瘿气须求浮白。大敦、照海，患寒疝②而善蠲；五里、臂臑，生疬疮而能治。至阴、屋翳，疗痒疾之疼多；肩髃、阳溪，消瘾中③之热极。抑又论妇人经事改常，自有地机、血海；女子少气漏血，不

① 眩：《针灸聚英》卷四作"眴"。
② 疝：《针灸聚英》卷四作"疝"。
③ 瘾中：《针灸聚英》卷四作"瘾风"。

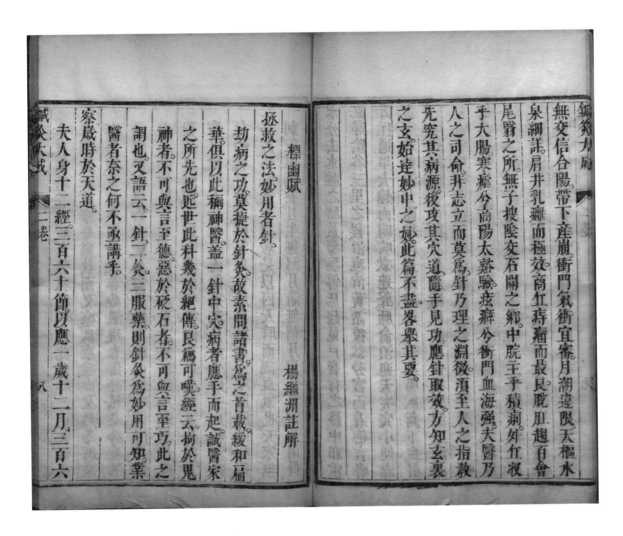

无交信、合阳。带下产崩，冲门、气冲宜审；月潮违限，天枢、水泉细详。肩井乳痈而极效，商丘痔瘤而最良。脱肛趋百会、尾翳之所，无子搜阴交、石关之乡。中脘主乎积痢，外丘收乎大肠。寒疟兮商阳、太溪验，痃癖兮冲门、血海强。夫医乃人之司命，非志士[1]而莫为；针乃理之渊微，须至人之指教。先究其病源，后攻其穴道，随手见功，应针取效。方知玄里之玄，始达妙中之妙。此篇不尽，略举其要。

标幽赋　杨继洲注解

拯救之法，妙用者针。

劫病之功，莫捷于针灸。故《素问》诸书，为之首载，缓、和、扁、华，俱以此称神医。盖一针中穴，病者应手而起，诚医家之所先也。近世此科几于绝传，良为可叹！经云：拘于鬼神者，不可与言至德；恶于砭石者，不可与言至巧。此之谓也。又语云：一针、二灸、三服药。则针灸为妙用可知。业医者，奈之何不亟讲乎？

察岁时于天道，

夫人身十二经，三百六十节，以应一岁十二月，三百六

①士：原作"立"，据《针灸聚英》卷四改。

十日。岁时者，春暖、夏热、秋凉、冬寒，此四时之正气。苟或春应暖而反寒，夏应热而反凉，秋应凉而反热，冬应寒而反暖，是故冬伤于寒，春必温病；春伤于风，夏必飧泄；夏伤于暑，秋必痎疟；秋伤于湿，上逆而咳。岐伯曰：凡刺之法，必候日月星辰四时八正之气，气定乃刺焉。是故天温日阳，则人血淖液而卫气浮，故血易泻，气易行；天寒日阴，则人血凝泣而卫气沉。月始生，则气血始清，卫气始行；月廓满，则气血实，肌肉坚；月廓空，则肌肉减，经络虚，卫气去，形独居。是以因天时而调血气也。天寒无刺，天温无灸，月生无泻，月满无补，月廓空无治，是谓得天时而调之。若月生而泻，是谓脏虚；月满而补，血气洋溢；络有留血，名曰重实。月廓空而治，是谓乱经。阴阳相错，真邪不别，沉以留止，外虚内乱，淫邪乃起。又曰：天有五运，金水木火土也；地有六气，风寒暑湿燥热也。

定形气于予心。

经云：凡用针者，必先度其形之肥瘦，以调其气之虚实，实则泻之，虚则补之，必先定其血脉，而后调之。形盛脉细，少气不足以息者危。形瘦脉大，胸中多气者死。形气相得者生，不调者病，相失者死，是故色脉不顺而莫针。戒之戒之！

春夏瘦而刺淺秋冬肥而刺深

經云病有沉浮刺有淺深各至其理無過其道過之則
內傷不及則外壅壅則賊邪從之淺深不得反爲大賊
內傷五臟後生大病故曰春病在毫毛腠理夏病在皮
膚故春夏之人陽氣輕浮肌肉瘦薄血氣未盛宜刺之
淺秋病在肉脉冬病在筋骨秋冬則陽氣收藏肌肉肥
厚血氣充滿刺之宜深又云春刺十二井夏刺十二榮
季夏刺十二俞秋刺十二經冬刺十二合以配木火土
金水理見子午流注

不窮經絡陰陽多逢刺禁

經有十二手太陰肺少陰心厥陰心包絡太陽小腸少
陽三焦陽明大腸足太陰脾少陰腎厥陰肝太陽膀胱
少陽膽陽明胃也絡有十五肺絡列缺心絡通里心包
絡內關小腸絡支正三焦絡外關大腸絡偏歷脾絡公
孫腎絡大鍾肝絡蠡溝膀胱絡飛揚膽絡光明胃絡豐
隆陰蹻絡照海陽蹻絡申脉脾之大絡大包督脉絡長
強任脉絡屏翳也陰陽者天之陰陽平旦至日中天之
陽陽中之陽也日中至黃昏天之陽陽中之陰也合夜
至雞鳴天之陰陰中之陰也雞鳴至平旦天之陰陰中
之陽也故人亦應之至於人身外爲陽內爲陰背爲陽

春夏瘦而刺浅，秋冬肥而刺深。

经云：病有沉浮，刺有浅深，各至其理，无过其道，过之则内伤，不及则外壅，壅则贼邪从之，浅深不得，反为大贼。内伤五脏，后生大病。故曰春病在毫毛腠理，夏病在皮肤。故春夏之人，阳气轻浮，肌肉瘦薄，血气未盛，宜刺之浅；秋病在肉脉，冬病在筋骨，秋冬则阳气收藏，肌肉肥浓，血气充满，刺之宜深。又云：春刺十二井，夏刺十二荥，季夏刺十二俞，秋刺十二经，冬刺十二合，以配木火土金水。理见《子午流注》。

不穷经络阴阳，多逢刺禁。

经有十二：手太阴肺，少阴心，厥阴心包络，太阳小肠，少阳三焦，阳明大肠；足太阴脾，少阴肾，厥阴肝，太阳膀胱，少阳胆，阳明胃也。络有十五：肺络列缺，心络通里，心包络内关，小肠络支正，三焦络外关，大肠络偏历，脾络公孙，肾络大钟，肝络蠡沟，膀胱络飞扬，胆络光明，胃络丰隆，阴跷络照海，阳跷络申脉，脾之大络大包，督脉络长强，任脉络屏翳也。阴阳者，天之阴阳，平旦至日中，天之阳，阳中之阳也。日中至黄昏，天之阳，阳中之阴也。合夜至鸡鸣，天之阴，阴中之阴也。鸡鸣至平旦，天之阴，阴中之阳也。故人亦应之。至于人身，外为阳，内为阴，背为阳，

大小腸三焦膀胱也。如脉之衰弱者其氣多虛為痒為
麻也。脉之盛大者其血多實為腫為痛也。然臟腑居位
平內而經絡播行平外虛則補其母也實則瀉其子也。
若心病虛則補肝木也實則瀉脾土也至於本經之中
而亦有子母焉假如心之虛者取本經少衝以補之少
衝者井木也木能生火也。實取神門以瀉之。神門者俞
土也火能生土也。諸經莫不皆然要之不離乎五行相
生之理當細思之。

原夫起自中焦水初下漏太陰為始至厥陰而方終穴
出雲門抵期門而最後。

腹為陰手足皆以赤白肉分之。五臟為陰六腑為陽春
夏之病在陽秋冬之病在陰背固為陽陽中之陽心也。
陽中之陰肺也腹固為陰陰中之陰腎也陰中之陽肝
也陰中之至陰脾也。此皆陰陽表裏內外雌雄相輸應
也是以應天之陰陽學者苟不明此經絡陰陽升降左
右不同之理如病在陽明反攻厥陰病在太陽反攻太
陰遂致賊邪未除本氣受蔽則有勞無功反犯禁刺

既論臟腑虛實須向經尋
欲知臟腑之虛實必先診其脉之盛衰既如脉之盛衰
又必辨其經脉之上下臟者心肝脾肺腎也腑者膽胃

腹为阴，手足皆以赤白肉分之。五脏为阴，六腑为阳，春夏之病在阳，秋冬之病在阴。背固为阳，阳中之阳，心也；阳中之阴，肺也。腹固为阴，阴中之阴，肾也；阴中之阳，肝也；阴中之至阴，脾也。此皆阴阳表里，内外雌雄，相输应也，是以应天之阴阳。学者苟不明此经络，阴阳升降，左右不同之理，如病在阳明，反攻厥阴，病在太阳，反攻太阴，遂致贼邪未除，本气受蔽，则有劳无功，反犯禁刺。

既论脏腑虚实，须向经寻。

欲知脏腑之虚实，必先诊其脉之盛衰，既知脉之盛衰，又必辨其经脉之上下。脏者，心、肝、脾、肺、肾也。腑者，胆、胃、大小肠、三焦、膀胱也。如脉之衰弱者，其气多虚，为痒为麻也。脉之盛大者，其血多实，为肿为痛也。然脏腑居位乎内，而经络播行乎外，虚则补其母也，实则泻其子也。若心病，虚则补肝木也，实则泻脾土也。至于本经之中，而亦有子母焉。假如心之虚者，取本经少冲以补之，少冲者井木也，木能生火也；实取神门以泻之，神门者俞土也，火能生土也。诸经莫不皆然，要之不离乎五行相生之理，当细思之！

原夫起自中焦，水初下漏，太阴为始，至厥阴而方终；穴出云门，抵期门而最后。

此言人之氣脈行於十二經為一周除任督之外計三
百九十三穴一日一夜有百刻分於十二時每一時有
八刻二分每一刻計六十分一時共計五百分每日寅
時手太陰肺經生自中焦中府穴出於雲門起至少商
穴止卯時手陽明大腸經自商陽起至迎香止辰時足
陽明胃經自頭維至厲兌巳時足太陰脾經自隱白至
大包午時手太陰心經自極泉至少衝未時手太陽小
腸經自少澤至聽宮申時足太陽膀胱經自睛明至至
陰酉時足少陰腎經自湧泉至俞府戌時手厥陰心包
絡經自天池至中衝亥時手少陽三焦經自關衝至耳

門子時足少陽膽經自童子髎至竅陰丑時足厥陰肝
經自大敦至期門而終週而復始與滴漏無差也
正經十二別絡走三百餘支
十二經者即手足三陰三陽之正經也別絡者除十五
絡又有橫絡孫絡不知其紀散走於三百餘支脈也
正側仰伏氣血有六百餘候
此言經絡或正或側或仰或伏而氣血循行孔穴一周
於身榮行脈中三百餘候衛行脈外三百餘候
手足三陽手走頭而頭走足手足三陰足走腹而胸走手
此言經絡陰升陽降氣血出入之機男女無以異

此言人之气脉，行于十二经为一周，除任、督之外，计三百九十三穴。一日一夜有百刻，分于十二时，每一时有八刻二分，每一刻计六十分，一时共计五百分。每日寅时，手太阴肺经生自中焦中府穴，出于云门起，至少商穴止；卯时手阳明大肠经，自商阳起至迎香止；辰时足阳明胃经，自头维至厉兑；巳时足太阴脾经，自隐白至大包；午时手太阴心经，自极泉至少冲；未时手太阳小肠经，自少泽至听宫；申时足太阳膀胱经，自睛明至至阴；酉时足少阴肾经，自涌泉至俞府；戌时手厥阴心包络经，自天池至中冲；亥时手少阳三焦经，自关冲至耳门；子时足少阳胆经，自瞳子髎至窍阴；丑时足厥阴肝经，自大敦至期门而终。周而复始，与滴漏无差也。

正经十二，别络走三百余支；

十二经者，即手足三阴、三阳之正经也。别络者，除十五络，又有横络、孙络，不知其纪，散走于三百余支脉也。

正侧仰伏，气血有六百余候。

此言经络，或正或侧，或仰或伏，而气血循行孔穴，一周于身，荣行脉中三百余候，卫行脉外三百余候。

手足三阳，手走头而头走足；手足三阴，足走腹而胸走手。

此言经络，阴升阳降，气血出入之机，男女无以异。

要識迎隨湏明逆順

迎隨者要知榮衛之流注經脈之往來也明其陰陽之
經逆順而取之迎者以針頭朝其源而逆之隨者以針
頭從其流而順之是故逆之者爲瀉爲迎順之者爲補
爲隨若能知迎知隨令氣必和和氣之方必在陰陽升
降上下源流往來逆順之道明矣

況夫陰陽氣血多少之爲最厥陰太陽少氣多血太陰少陰
少血多氣而又氣多血少者少陽之分氣盛血多者陽明
之位

此言三陰三陽氣血多少之不同取之必記爲最要也

先詳多少之宜次察應至之氣

凡用針者先明上文氣血之多少次觀針氣之來應

輕滑慢而未來沉澀緊而已至

輕浮滑虛慢遲入針之後值此三者乃眞氣之未到沉
重澀滯緊實入針之後值此三者是正氣之已來

既至也量寒熱而留疾

留住也疾速也此言正氣既至必審寒熱而施之故經
云刺熱湏至寒者必留針陰氣隆至乃呼之去徐其穴
不閉刺寒湏至熱者陽氣隆至乃針氣必熱乃呼之去疾
其穴急捫之

要识迎随，须明逆顺。

迎随者，要知荣卫之流注，经脉之往来也。明其阴阳之经，逆顺而取之。迎者以针头朝其源而逆之，随者以针头从其流而顺之。是故逆之者为泻、为迎，顺之者为补、为随。若能知迎知随，令气必和，和气之方，必在阴阳，升降上下，源流往来，逆顺之道明矣。

况夫阴阳，气血多少为最。厥阴、太阳，少气多血；太阴、少阴，少血多气；而又气多血少者，少阳之分；气盛血多者，阳明之位。

此言三阴、三阳，气血多少之不同，取之必记为最要也。

先详多少之宜，次察应至之气。

凡用针者，先明上文气血之多少，次观针气之来应。

轻滑慢而未来，沉涩紧而已至。

轻浮、滑虚、慢迟，入针之后值此三者，乃真气之未到；沉重、涩滞、紧实，入针之后，值此三者，是正气之已来。

既至也，量寒热而留疾；

留，住也；疾，速也。此言正气既至，必审寒热而施之。故经云：刺热须至寒者，必留针，阴气隆至，乃呼之，去徐，其穴不闭；刺寒须至热者，阳气隆至，针气必热，乃吸[1]之，去疾，其穴急扪之。

①吸：原作"呼"，据《针灸大全》改。

未至也，據虛實而候氣。

氣之未至，或進或退，或按或提，導之引之，候氣至穴而方行補瀉。經曰：虛則推內進搓，以補其氣；實則循捫彈努，以引其氣。

氣之至也，如魚吞鈎餌之沉浮；氣未至也，如閒處幽堂之深邃。

氣既至，則針有澀緊，似魚吞鈎，或沉或浮而動；其氣不來，針自輕滑，如閒居靜室之中，寂然無所聞也。

氣速至而速效，氣遲至而不治。

言下針若得氣來速，則病易痊，而效亦速也。氣若來遲，則病難愈而有不治之憂。故賦云：氣速效速，氣遲效遲，候之不至，必死無疑矣。

觀夫九針之法，毫針最微，七星上應，眾穴主持。

言九針之妙，毫針最精，上應七星，又為三百六十穴之針。

本形金也，有蠲邪扶正之道。

本形，言針也。針本出於金，古人以砭石，今人以鐵代之。蠲，除也。邪氣盛，針能除之。扶，輔也。正氣衰，針能輔之。

短長水也，有決凝開滯之機。

此言針有長短，猶水之長短，人之氣血凝滯而不通，猶

未至也，据虚实而候气。

气之未至，或进或退，或按或提，导之引之，候气至穴而方行补泻。经曰：虚则推内进搓，以补其气；实则循扪弹努，以引其气。

气之至也，如鱼吞钩饵之沉浮；气未至也，如闲处幽堂之深邃。

气既至，则针有涩紧，似鱼吞钩，或沉或浮而动；其气不来，针自轻滑，如闲居静室之中，寂然无所闻也。

气速至而速效，气迟至而不治。

言下针若得气来速，则病易痊，而效亦速也。气若来迟，则病难愈，而有不治之忧。故赋云：气速效速，气迟效迟，候之不至，必死无疑矣。

观夫九针之法，毫针最微，七星上应，众穴主持。

言九针之妙，毫针最精，上应七星，又为三百六十穴之针。

本形金也，有蠲邪扶正之道；

本形，言针也。针本出于金，古人以砭石，今人以铁代之。蠲，除也。邪气盛，针能除之。扶，辅也。正气衰，针能辅之。

短长水也，有决凝开滞之机。

此言针有长短，犹水之长短，人之气血凝滞而不通，犹

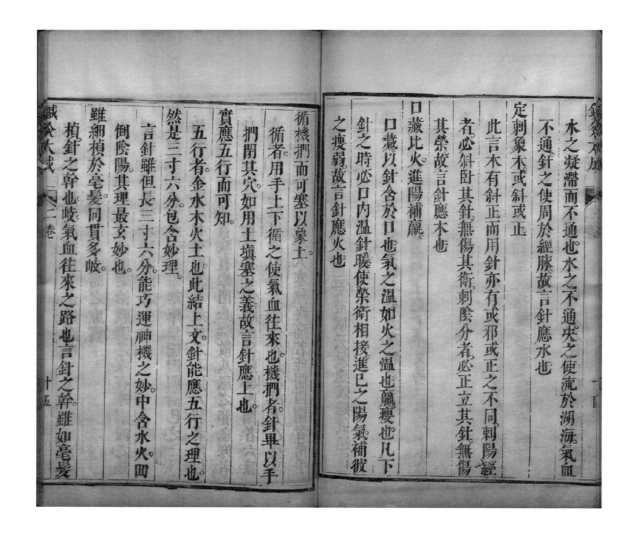

水之凝滞而不通也。水之不通，决之使流于湖海，气血不通，针之使周于经脉，故言针应水也。

定刺象木，或斜或正；

此言木有斜正，而用针亦有或斜或正之不同。刺阳经者，必斜卧其针，无伤其卫；刺阴分者，必正立其针，无伤其荣，故言针应木也。

口藏比火，进阳补羸。

口藏，以针含于口也。气之温，如火之温也。羸，瘦也。凡下针之时，必口内温针暖，使荣卫相接，进己之阳气，补彼之瘦弱，故言针应火也。

循机扪而可塞以象土，

循者，用手上下循之，使气血往来也。机扪者，针毕以手扪闭其穴，如用土填塞之义，故言针应土也。

实应五行而可知。

五行者，金、水、木、火、土也。此结上文，针能应五行之理也。

然是三寸六分，包含妙理；

言针虽但长三寸六分，能巧运神机之妙，中含水火，回倒阴阳，其理最玄妙也。

虽细桢于毫发，同贯多岐。

桢，针之干也。岐，气血往来之路也。言针之干，虽如毫发

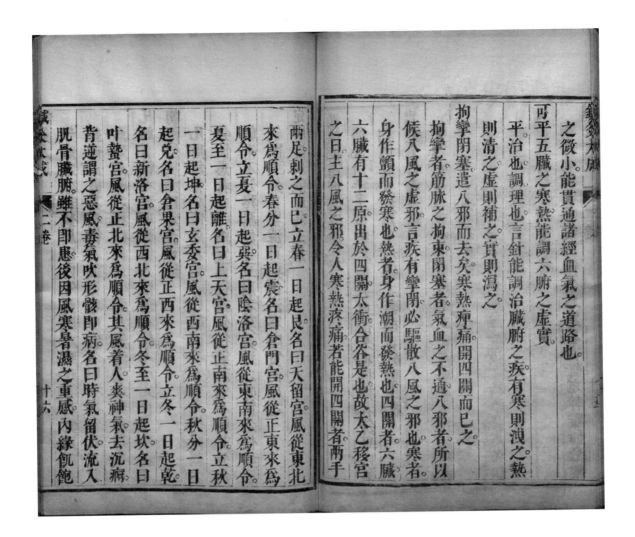

之微小，能贯通诸经血气之道路也。

可平五脏之寒热，能调六腑之虚实。

平，治也。调，理也。言针能调治脏腑之疾，有寒则泄①之，热则清之，虚则补之，实则泻之。

拘挛闭塞，遣八邪而去矣；寒热痹痛，开四关而已之。

拘挛者，筋脉之拘束。闭塞者，气血之不通。八邪者，所以候八风之虚邪，言疾有挛闭，必驱散八风之邪也。寒者，身作颤而发寒也。热者，身作潮而发热也。四关者，六脏，六脏有十二原，出于四关，太冲、合谷是也。故太乙移宫之日，主八风之邪，令人寒热疼痛，若能开四关者，两手两足，刺之而已。立春一日起艮，名曰天留宫，风从东北来为顺令；春分一日起震，名曰仓门宫，风从正东来为顺令；立夏一日起巽，名曰阴洛宫，风从东南来为顺令，夏至一日起离，名曰上天宫，风从正南来为顺令；立秋一日起坤，名曰玄委宫，风从西南来为顺令；秋分一日起兑，名曰仓果宫，风从正西来为顺令；立冬一日起乾，名曰新洛宫，风从西北来为顺令；冬至一日起坎，名曰叶蛰宫，风从正北来为顺令。其风着人爽神气，去沉疴。背逆谓之恶风毒气，吹形骸即病，名曰时气留伏。流入肌骨脏腑，虽不即患，后因风寒暑湿之重感，内缘饥饱

①泄：疑当作"温"。

针灸大成 ○八七
清康熙十九年刻本

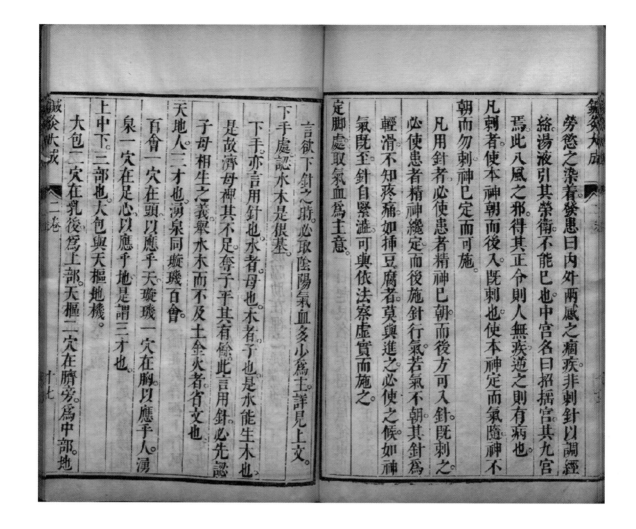

劳欲之染着，发患曰内外两感之痼疾，非刺针以调经络，汤液引其荣卫，不能已也。中宫名曰招摇宫，共九宫焉。此八风之邪，得其正令，则人无疾，逆之，则有病也。

凡刺者，使本神朝而后入；既刺也，使本神定而气随。神不朝而勿刺，神已定而可施。

凡用针者，必使患者精神已朝，而后方可入针，既针之，必使患者精神才定，而后施针行气。若气不朝，其针为轻滑，不知疼痛，如插豆腐者，莫与进之，必使①之候。如神气既至，针自紧涩，可与依法察虚实而施之。

定脚处，取气血为主意；

言欲下针之时，必取阴阳气血多少为主，详见上文。

下手处，认水木是根基。

下手，亦言用针也。水者母也，木者子也，是水能生木也。是故济母裨其不足，夺子平其有余，此言用针，必先认子母相生之义。举水木而不及土金火者，省文也。

天地人三才也，涌泉同璇玑、百会；

百会一穴在头，以应乎天；璇玑一穴在胸，以应乎人；涌泉一穴在足心，以应乎地，是谓三才也。

上中下三部也，大包与天枢、地机。

大包二穴在乳后，为上部；天枢二穴在脐旁，为中部；地

①使：《针灸大全》作"死"。

機二穴在足䟷寫下部是謂三部也

陽蹻陽維并督帶主肩背腰腿在表之病

陽蹻脉起於足跟中循外踝上入風池通足太陽膀胱

經申脉是也陽維脉者維持諸陽之會通手少陽三焦

經外關是也督脉者起於下極之腧并於脊裡上行風

府過腦循額至鼻入齗交通手太陽小腸經後谿是也

帶脉起於季脇回身一周如繫帶然通足少陽膽經臨

泣是也言此奇經四脉屬陽主治肩背腰腿在表之病

陰蹻陰維任衝脉去心腹脇肋在裡之疑疑者疾也

陰蹻脉亦起於足跟中循內踝上行至咽喉交貫衝脉

通足少陰腎經照海是也陰維脉者維持諸陰之交通

手厥陰心包絡經內關是也任脉起於中極之下循腹

上至咽喉通手太陰肺經列缺是也衝脉起於氣衝并

足少陰之經俠臍上行至胸中而散通足太陰脾經公

孫是也言此奇經四脉屬陰能治心腹脇肋在裡之疑

二陵二蹻二交似續而交五大

二陵者陰陵泉陽陵泉也二蹻者陰蹻陽蹻也二交者

陰交陽交也續接續也五大者五體也言此六穴遞相

交接於兩手兩足并頭也

兩間兩商兩井相依而別兩支

机二穴在足䟷，为下部，是谓三部也。

阳跷、阳维并督带，主肩背腰腿在表之病；

阳跷脉，起于足跟中，循外踝，上入风池，通足太阳膀胱经，申脉是也。阳维脉者，维持诸阳之会，通手少阳三焦经，外关是也。督脉者，起于下极之腧，并于脊里，上行风府过脑循额，至鼻入龈交，通手太阳小肠经，后溪是也。带脉起于季胁，回身一周，如系带然，通足少阳胆经，临泣是也。言此奇经四脉属阳，主治肩背腰腿在表之病。

阴跷、阴维、任、冲脉，去心腹胁肋在里之疑疑者，疾也。

阴跷脉，亦起于足跟中，循内踝，上行至咽喉，交贯冲脉，通足少阴肾经，照海是也。阴维脉者，维持诸阴之交，通手厥阴心包络经，内关是也。任脉起于中极之下，循腹上至咽喉，通手太阴肺经，列缺是也。冲脉起于气冲，并足少阴之经，侠脐上行至胸中而散，通足太阴脾经，公孙是也。言此奇经四脉属阴，能治心腹胁肋在里之疑。

二陵、二跷、二交，似续而交五大；

二陵者，阴陵泉、阳陵泉也。二跷者，阴跷、阳跷也；二交者，阴交、阳交也。续，接续也。五大者，五体也。言此六穴，递相交接于两手、两足并头也。

两间、两商、两井，相依而别两支。

两间者，二间、三间也。两商者，少商、商阳也。两井者，天井、肩井也。言六穴相依而分别于手之两支也。

大抵取穴之法，必有分寸，先审自意，次观肉分；

此言取量穴法，必以男左女右中指，与大指相屈如环，取内侧纹两角为一寸，各随长短大小取之，此乃同身之寸。先审病者是何病？属何经？用何穴？审于我意；次察病者，瘦肥长短，大小肉分，骨节发际之间，量度以取之。

或伸屈而得之，或平直而安定。

伸屈者，如取环跳之穴，必须伸下足，屈上足，以取之，乃得其穴。平直者，或平卧而取之，或正坐而取之，或正立而取之，自然安定，如承浆在唇下宛宛中之类也。

在阳部筋骨之侧，陷下为真；在阴分郄腘之间，动脉相应。

阳部者，诸阳之经也，如合谷、三里、阳陵泉等穴，必取侠骨侧指陷中为真也。阴分者，诸阴之经也，如手心、脚内、肚腹等穴，必以筋骨郄腘动脉应指，乃为真穴也。

取五穴用一穴而必端，取三经用一经而可正。

此言取穴之法，必须点取五穴之中，而用一穴，则可为端的矣。若用一经，必须取三经而正一经之是非矣。

头部与肩部详分，督脉与任脉易定。

头部与肩部，则穴繁多，但医者以自意详审，大小肥瘦

而分之督任二脉直行背腹中而有分寸則易定也

明標與本論刺深刺淺之經

標本者非止一端也有六經之標本有天地陰陽之標本有傳病之標本以人身論之則外爲標內爲本陽爲標陰爲本腑陽爲標臟陰爲本臟腑在內爲本經絡在外爲標也六經之標本者足太陽之本在足跟上五寸標在目足少陽之本在竅陰標在耳之類是也更有人身之臟腑陽氣陰血經絡各有標本以病論之先受病爲本後傳流爲標凡治病者先治其本後治其標餘症皆除矣謂如先生輕病後滋生重病亦先治其輕病也若有中滿無問標本先治中滿爲急若中滿大小便不利亦無標本先利大小便治中滿尤急也除此三者之外皆治其本不可不慎也從前來者實邪從後來者虛邪此子能令母實母能令子虛也治法虛則補其母實則瀉其子假令肝受心之邪是從前來者爲實邪也當瀉其火然直瀉火十二經絡中各有金木水火土也當木之本分其火也故標本論云本而標之先治其本後治其標既肝受火之邪先於肝經五穴瀉滎火行間也以藥論入肝經藥爲引用瀉心藥爲君也是治實邪病矣又假令肝受腎邪是爲從後來者爲虛邪當補其母

二十

而分之。督、任二脉，直行背腹中，而有分寸，则易定也。

明标与本，论刺深刺浅之经；

标本者，非止一端也，有六经之标本，有天地阴阳之标本，有传病之标本。以人身论之，则外为标，内为本；阳为标，阴为本；腑阳为标，脏阴为本；脏腑在内为本，经络在外为标也。六经之标本者，足太阳之本，在足跟上五寸，标在目；足少阳之本在窍阴，标在耳之类是也。更有人身之脏腑、阳气阴血、经络，各有标本。以病论之，先受病为本，后传流为标，凡治病者，先治其本，后治其标，余症皆除矣。谓如先生轻病，后滋生重病，亦先治其轻病也。若有中满，无问标本，先治中满为急。若中满、大小便不利，亦无标本，先利大小便，治中满尤急也。除此三者之外，皆治其本，不可不慎也。从前来者实邪，从后来者虚邪，此子能令母实，母能令子虚也。治法虚则补其母，实则泻其子，假令肝受心之邪，是从前来者，为实邪也，当泻其火；然直泻火，十二经络中，各有金、木、水、火、土也。当木之本，分其火也。故标本论云：本而标之，先治其本，后治其标。既肝受火之邪，先于肝经五穴，泻荥火行间也。以药论，入肝经药为引，用泻心药为君也。是治实邪病矣。又假令肝受肾邪，是为从后来者，为虚邪，当补其母，故《标本论》云：标而本之，先治其标，后治其本。肝木既受水邪，当先于肾经涌泉穴补木，是先治其标，后于肝经曲泉穴泻水，是后治其本，此先治其标者，推其至理，亦是先治其本也。以药论之，入肾经药为引，用补肝经药为君，是也。以得病之日为本，传病之日为标，亦是。

住痛移疼，取相交相贯之迳。

此言用针之法，有住痛移疼之功者也。先以针左行左转，而得九数，复以针右行右转，而得六数，此乃阴阳交贯之道也。经脉亦有交贯，如手太阴肺之列缺，交于阳明之路，足阳明胃之丰隆，走于太阴之迳，此之类也。

岂不闻脏腑病，而求门、海、俞、募之微；

门海者，如章门、气海之类。俞者，五脏六腑之俞也，俱在背部二行。募者，脏腑之募，肺募中府，心募巨阙，肝募期门，脾募章门，肾募京门，胃募中脘，胆募日月，大肠募天枢，小肠募关元，三焦募石门，膀胱募中极。此言五脏六腑之有病，必取此门、海、俞、募之最微妙矣。

经络滞，而求原、别、交、会之道。

原者，十二经之原也。别，阳别也。交，阴交也。会，八会也。夫十二原者，胆原丘墟，肝原太冲，小肠原腕骨，心原神门，胃原冲阳，脾原太白，大肠原合谷，肺原太渊，膀胱原京骨腎原太谿，三焦原陽池，包絡原大陵。八會者，血會膈俞，氣會膻中，脈會太淵，筋會陽陵泉，骨會大抒，髓會絕骨，臟會章門，腑會中脘也。此言經絡血氣凝結不通者，必取此原別交會之穴而刺之。

更窮四根三結，依標本而刺無不瘥。

根結者，十二經之根結也。靈樞經云：太陰根於隱白，結於大包也；少陰根於湧泉，結於廉泉也；厥陰根於大敦，結於玉堂也；太陽根於至陰，結於目也；陽明根於厲兌，結於鉗耳也；少陽根於竅陰，結於耳也；手太陽根於少澤，結於天窓支正也；手少陽根於關冲，結於天牖外關也；手陽明根於商陽，結於扶窓偏歷也。手三陰之經不載，不敢強註。又云：四根者，耳根鼻根乳根脚根也。三結者，胸結肢結便結也。此言能究根結之理，依上文標本之法刺之，則疾無不愈也。

但用八法五門外主客而針無不效。

針之八法，一迎隨，二轉針，三手指，四針投，五虛實，六動搖，七提按，八呼吸。身之八法，奇經八脈，公孫冲脈胃心胸八句是也。五門者，天干配合分於五也。甲與己合，乙與庚合之類是也。主客者，公孫主內關客之類是也。或以井滎俞經合爲五門，以邪氣爲賓客，正氣爲主人。先

骨，肾原太溪，三焦原阳池，包络原大陵。八会者，血会膈俞，气会膻中，脉会太渊，筋会阳陵泉，骨会大杼，髓会绝骨，脏会章门，腑会中脘也。此言经络血气凝结不通者，必取此原、别、交、会之穴而刺之。

更穷四根、三结，依标本而刺无不瘥；

根结者，十二经之根结也。《灵枢经》云：太阴根于隐白，结于太仓[1]也；少阴根于涌泉，结于廉泉也；厥阴根于大敦，结于玉堂也；太阳根于至阴，结于目也；阳明根于厉兑，结于钳耳也；少阳根于窍阴，结于耳也；手太阳根于少泽，结于天窗、支正也；手少阳根于关冲，结于天牖、外关也；手阳明根于商阳，结于扶突、偏历也。手三阴之经不载，不敢强注。又云：四根者，耳根、鼻根、乳根、脚根也。三结者，胸结、肢结、便结也。此言能究根结之理，依上文标本之法刺之，则疾无不愈也。

但用八法，五门，分主客而针无不效。

针之八法，一迎随，二转针，三手指，四针投，五虚实，六动摇，七提按，八呼吸。身之八法，奇经八脉，公孙、冲脉、胃心胸，八句是也。五门者，天干配合，分于五也。甲与己合，乙与庚合之类是也。主客者，公孙主，内关客之类是也。或以井荥俞经合为五门，以邪气为宾客，正气为主人。先

①太仓：原作"大包"，据《灵枢·根结篇》改。

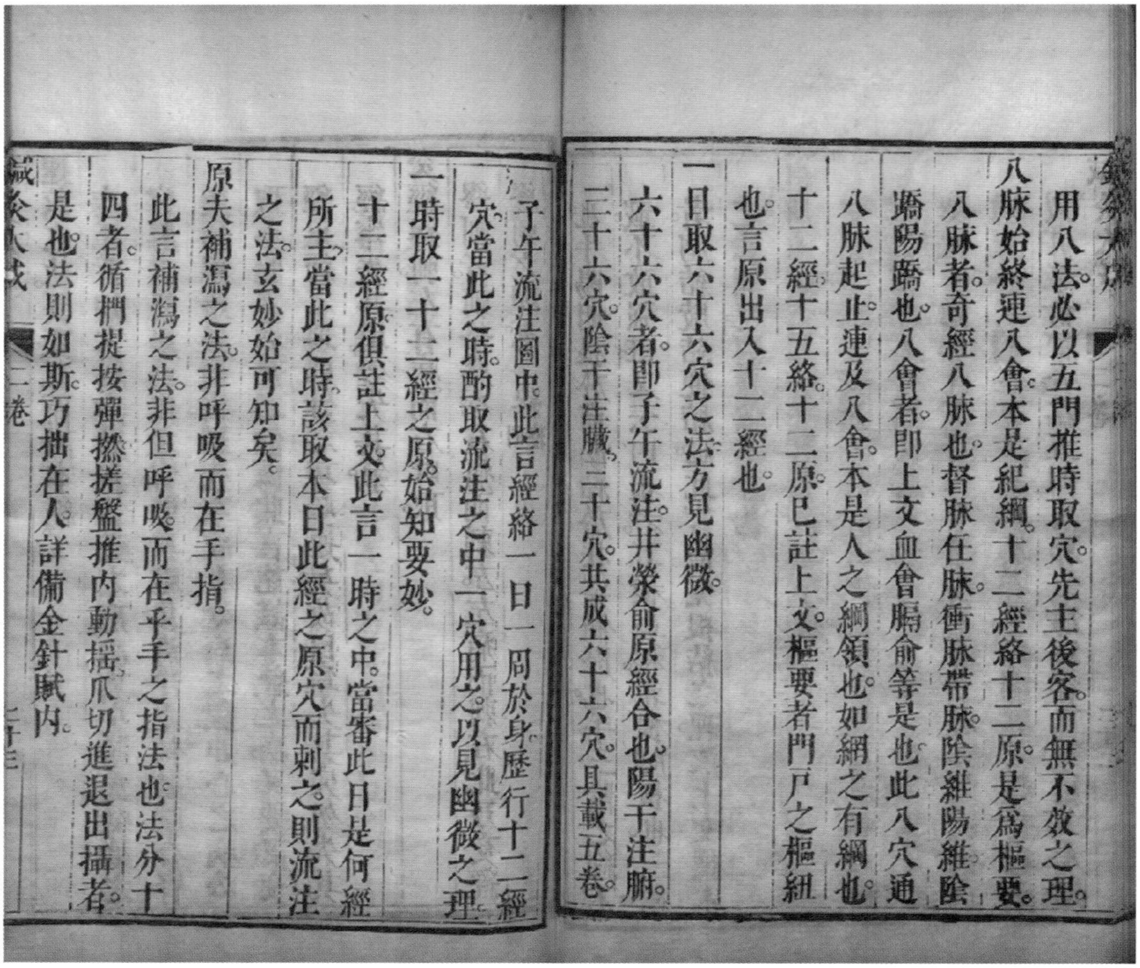
用八法必以五門推時取穴先主後客而無不效之理
八脉始終連八會本是紀綱十二經絡十二原是爲樞要
八脉者奇經八脉也督脉任脉衝脉帶脉陰維陽維陰蹻陽蹻也八會者即上文血會膈俞等是也此八穴通八脉起止連及八會本是人之綱領也如網之有綱也十二經十五絡十二原已註上文樞要者門戸之樞紐也言原出入十二經也
一日取六十六穴之法方見幽微
六十六穴者即子午流注井滎俞原經合也陽干注腑三十六穴陰干注臟三十穴共成六十六穴具載五卷子午流注圖中此言經絡一日一周於身歷行十二經穴當此之時酌取流注之中一穴用之以見幽微之理
一時取一十二經之原始知要妙
十二經原俱註上文此言一時之中當審此日是何經所主當此之時該取本日此經之原穴而刺之則流注之法玄妙始可知矣
原夫補瀉之法非呼吸而在手指
此言補瀉之法非但呼吸而在乎手之指法也法分十四者循捫提按彈撚搓盤推内動揺爪切進退出攝者是也法則如斯巧拙在人詳備金針賦内
鍼灸大成　二卷

用八法，必以五门推时取穴，先主后客，而无不效之理。

八脉始终连八会，本是纪纲；十二经络十二原，是为枢要。

八脉者，奇经八脉也。督脉、任脉、冲脉、带脉、阴维、阳维、阴跷、阳跷也。八会者，即上文血会膈俞等是也。此八穴通八脉起止，连及八会，本是人之纲领也。如网之有纲也。十二经、十五络、十二原已注上文。枢要者，门户之枢纽也。言原出入十二经也。

一日取六十六穴之法，方见幽微。

六十六穴者，即子午流注，井荥俞原经合也。阳干注腑，三十六穴，阴干注脏，三十穴，共成六十六穴，具载五卷子午流注图中。此言经络一日一周于身，历行十二经穴，当此之时，酌取流注之中一穴用之，以见幽微之理。

一时取一十二经之原，始知要妙。

十二经原，俱注上文。此言一时之中，当审此日是何经所主，当此之时，该取本日此经之原穴而刺之，则流注之法，玄妙始可知矣。

原夫补泻之法，非呼吸而在手指；

此言补泻之法，非但呼吸，而在乎手之指法也。法分十四者，循扪、提、按、弹、捻、搓、盘、推、内动摇、爪切、进、退、出、摄者是也。法则如斯，巧拙在人，详备《金针赋》内。

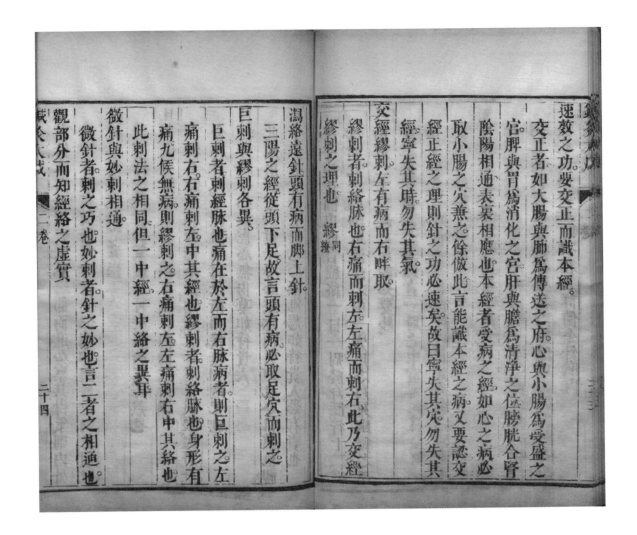

速效之功，要交正而识本经。

交正者，如大肠与肺为传送之府，心与小肠为受盛之官，脾与胃为消化之宫，肝与胆为清净之位，膀胱合肾，阴阳相通，表里相应也。本经者，受病之经，如心之病，必取小肠之穴兼之，余仿此。言能识本经之病，又要认交经正经之理，则针之功必速矣。故曰：宁失其穴，勿失其经；宁失其时，勿失其气。

交经缪刺，左有病而右畔取；

缪刺者，刺络脉也。右痛而刺左，左痛而刺右，此乃交经缪刺之理也。缪同缭。

泻络远针，头有病而脚上针。

三阳之经，从头下足，故言头有病，必取足穴而刺之。

巨刺与缪刺各异。

巨刺者，刺经脉也。痛在于左而右脉病者，则巨刺之，左痛刺右，右痛刺左，中其经也。缪刺者，刺络脉也。身形有痛，九候无病，则缪刺之，右痛刺左，左痛刺右，中其络也。此刺法之相同，但一中经，一中络之异耳。

微针与妙刺相通。

微针者，刺之巧也。妙刺者，针之妙也。言二者之相通也。

观部分而知经络之虚实。

言針入肉分，以天、人、地三部而進，必察其得氣則內外虛實可知矣，又云：察脈之三部，則知何經虛，何經實也。

視沉浮而辨臟腑之寒溫。

言下針之後，看針氣緩急，可決臟腑之寒熱也。

且夫先令針耀，而慮針損；次藏口內，而欲針溫。

言欲下針之時，必先令針光耀，看針莫有損壞；次將針含於口內，令針溫暖與榮衛相接，無相觸犯也。

目無外視，手如握虎；心無內慕，如待貴人。

此戒用針之士，貴乎專心誠意，而自重也。令目無他視，手如握虎，恐有傷也；心無他想，如待貴人，恐有責也。

左手重而多按，欲令氣散；右手輕而徐入，不痛之因。

下針之時，必先以左手大指爪甲於穴上切之，則令其氣散，以右手持針，輕輕徐入，此乃不痛之因也。

空心恐怯，直立側而多暈；

空心者，未食之前，此言無刺饑人，其氣血未定，則令人恐懼，有怕怯之心，或直立，或側臥，必有眩暈之咎也。

背目沉掐，坐臥平而沒昏。

此言欲下針之時，必令患人莫視所針之處，以手爪甲重切其穴，或臥或坐，而無昏悶之患也。

推於十干、十變，知孔穴之開闔；

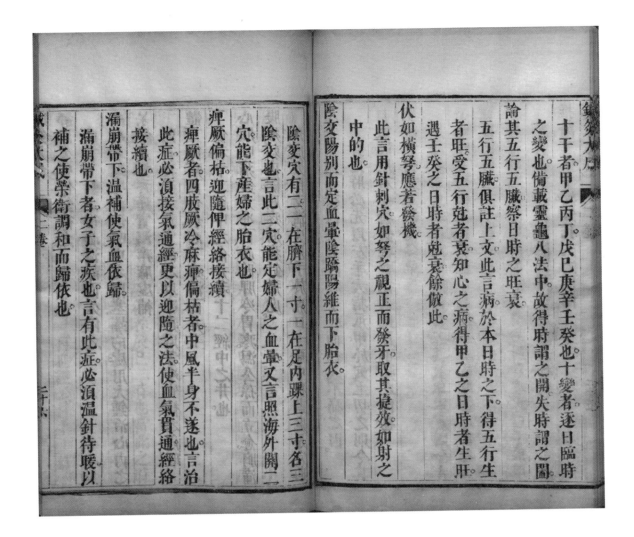

十干者，甲、乙、丙、丁、戊、己、庚、辛、壬、癸也。十变者，逐日临时之变也。备载《灵龟八法》中，故得时谓之开，失时谓之阖。

论其五行、五脏，察日时之旺衰。

五行五脏，俱注上文。此言病于本日时之下，得五行生者旺，受五行克者衰。知心之病，得甲乙之日时者生旺，遇壬癸之日时者克衰，余仿此。

伏如横弩，应若发机。

此言用针刺穴，如弩之视正而发牙[1]，取其捷效，如射之中的也。

阴交阳别而定血晕，阴跷、阳维而下胎衣。

阴交穴有二，一在脐下一寸，一在足内踝上三寸，名三阴交也，言此二穴，能定妇人之血晕。又言照海、外关二穴，能下产妇之胎衣也。

痹厥偏枯，迎随俾经络接续；

痹厥者，四肢厥冷麻痹。偏枯者，中风半身不遂也。言治此症，必须接气通经，更以迎随之法，使血气贯通，经络接续也。

漏崩带下，温补使气血依归。

漏崩带下者，女子之疾也。言有此症，必须温针待暖以补之，使荣卫调和而归依也。

---

①牙：据文意当为"矢"。

静以久留，停针待之。

此言下针之后，必须静而久停之。

必准者，取取照海治喉中之闭塞，端的处，用大钟治心内之呆痴。大抵疼痛实泻，痒麻虚补。

此言疼痛者，热宜泻之以凉；痒麻者，冷宜补之以暖。

体重节痛而俞居，心下痞满而井主。

俞者，十二经中之俞。井者，十二经中之井也。

心胀咽痛，针太冲而必除；脾冷胃疼，泻公孙而立愈。胸满腹痛刺内关，胁疼肋痛针飞虎。

飞虎穴即支沟穴，以手于虎口一飞，中指尽处是穴也。

筋挛骨痛而补魂门，体热劳嗽而泻魄户。头风头痛，刺申脉与金门；眼痒眼疼，泻光明于地五。泻阴郄止盗汗，治小儿骨蒸；刺偏历利小便，医大人水蛊。中风环跳而宜刺，虚损天枢而可取。

地五者，即地五会也。

由是午前卯后，太阴生而疾温；离左酉南，月朔死而速冷。

此以月生死为期，午前卯后者，辰、巳二时也。当此之时，太阴月之生也。是故月廓空无泻，宜疾温之。离左酉南者，未、申二时也。当此时分，太阴月之死也。是故月廓盈无补，宜速冷之。将一月而比一日也。经云：月生一日一痛，二日二痏，至十五日十五痏，十六日十四痏，十七日十三痏，渐退，至三十日二痏。月望已前谓之生，月望已后谓之死，午前谓之生，午后谓之死也。

循扪弹努，留吸母而坚长；

循者，用针之后，以手上下循之，使血气往来也。扪者，出针之后，以手扪闭其穴，使气不泄也。弹努者，以手轻弹而补虚也。留吸母者，虚则补其母，须待热至之后，留吸而坚长也。

爪下伸提，疾呼子而嘘短。

爪下者，切而下针也。伸提者，施针轻浮豆许曰提。疾呼子者，实则泻其子，务待寒至之后，去之速，而嘘且短矣。

动退空歇，迎夺右而泻凉；推内进搓，随济左而补暖。

动退，以针摇动而退，如气不行，将针伸提而已。空歇，撒手而停针，迎以针逆而迎夺，即泻其子也。如心之病，必泻脾子，此言欲泻必施此法也。推内进者，用针推内而入也。搓者，犹如搓线之状，慢慢转针，勿令太紧。随，以针顺而随之；济，则济其母也。如心之病，必补肝母，此言欲补必用此法也。此乃远刺寒热之法，故凡病热者，先使气至病所，次微微提退豆许，以右旋夺之，得针下寒而止。凡病寒者，先使气至病所，次徐徐进针，以左旋搓撞和之，得针下热而止。

慎之！大患危疾，色脉不顺而莫针；

慎之者，戒之也。此言有危笃之疾，必观其形色，更察其脉，若相反者，莫与用针，恐劳而无功，反获罪也。

寒热风阴，饥饱醉劳而切忌。

此言无针大寒、大热、大风、大阴雨、大饥、大饱、大醉、大劳，凡此之类，决不可用针，实大忌也。

望不补而晦不泻，弦不夺而朔不济；

望，每月十五日也。晦，每月三十日也。弦有上、下弦，上弦或初七、或初八，下弦或廿二、廿三也。朔，每月初一日也。凡值此日，不可用针施法也。如暴急之疾，则不拘矣。

精其心而穷其法，无灸艾而坏其皮；

此言灸也，勉医者宜专心究其穴法，无误于著艾之功，庶免于犯于禁忌，而坏人之皮肉矣。

正其理而求其原，勉投针而失其位。

此言针也，勉学者要明其针道之理，察病之原，则用针不失其所也。

避灸处而加四肢，四十有九；禁刺处而除六腧，二十有二。

禁灸之穴四十五，更加四肢之井，共四十九也。禁针之穴二十二，外除六腑之腧也。

抑又闻高皇抱疾未瘳，李氏刺巨阙而后苏；太子暴死为厥，越人针维会而复醒。肩井、曲池，甄权刺臂痛而复射；悬钟、环跳，华佗刺躄足而立行。秋夫针腰俞而鬼免沉疴，王纂针交俞而妖精立出。取肝俞与命门，使瞽士视秋毫之末；刺少阳与交别，俾聋夫听夏蚋之声。

此引先师用针，有此立效之功，以励学者用心之诚。

嗟夫！去圣逾远，此道渐坠。或不得意而散其学，或惩其能而犯禁忌。愚庸智浅，难契于玄言，至道渊深，得之者有几？偶述斯言，不敢示诸明达者焉，庶几乎童蒙之心启。

席弘赋 《针灸大全》

凡欲行针须审穴，要明补泻迎随诀，胸背左右不相同，呼吸阴阳男女别。气刺两乳求太渊，未应之时泻列缺；列缺头痛及偏正，重泻太渊无不应。耳聋气痞听会针，迎香穴泻功如神。谁知天突治喉风，虚喘须寻三里中。手连肩脊痛难忍，合谷针时要太冲。曲池两手不如意，合谷下针宜仔细。心疼手颤少海[1]间，若要除根觅阴市。但患伤寒两耳聋，金门、听会疾如风。五般肘痛寻尺泽，太渊针后却收功。手足上下针三里，食癖气块凭此取。鸠尾能治五般痫，若下涌泉人不死。胃中有积刺璇玑，三里功多人不知。阴陵

①少海：《针灸大全》作"气海"。

泉治心胸满，针到承山饮食思。大杼若连长强寻，小肠气痛即行针[1]。委中专治腰间痛，脚膝肿时寻至阴。气滞腰疼不能立，横骨、大都宜救急。气海专能治五淋，更针三里随呼吸。期门穴主伤寒患，六日过经尤未汗，但向乳根二肋间，又治妇人生产难。耳内蝉鸣腰欲折，膝下明存三里穴，若能补泻五会间，且莫向人容易说。睛明治眼未效时，合谷、光明安可缺。人中治癫功最高，十三鬼穴不须饶，水肿水分兼气海，皮内随针气自消。冷嗽先宜补合谷，却须针泻三阴交。牙疼腰痛[2]并咽痹，二间、阳溪疾怎逃。更有三间、肾俞妙，善除肩背浮风劳。若针肩井须三里，不刺之时气未调。最是阳陵泉一穴，膝间疼痛用针烧。委中腰痛脚挛急，取得其经血自调。脚痛膝肿针三里，悬钟、二陵、三阴交，更向太冲须引气，指头麻木自轻飘。转筋目眩针鱼腹，承山、昆仑立便消。肚疼须是公孙妙，内关相应必然瘳。冷风冷痹疾难愈，环跳腰间针与烧。风府、风池寻得到，伤寒百病一时消。阳明二日寻风府，呕吐还须上脘疗。妇人心痛心俞穴，男子疝癖三里高。小便不禁关元好，大便闭涩大敦烧。髋骨腿疼三里泻，复溜气滞便离腰。从来风府最难针，却用工夫度浅深，倘若膀胱气未散，更宜三里穴中寻。若是七疝小腹痛，照海、阴交、曲泉针。又不应时求气海，关

---

①针：《针灸大全》卷一作"迟"。
②牙疼腰痛：《针灸大全》卷一作"牙齿肿痛"。

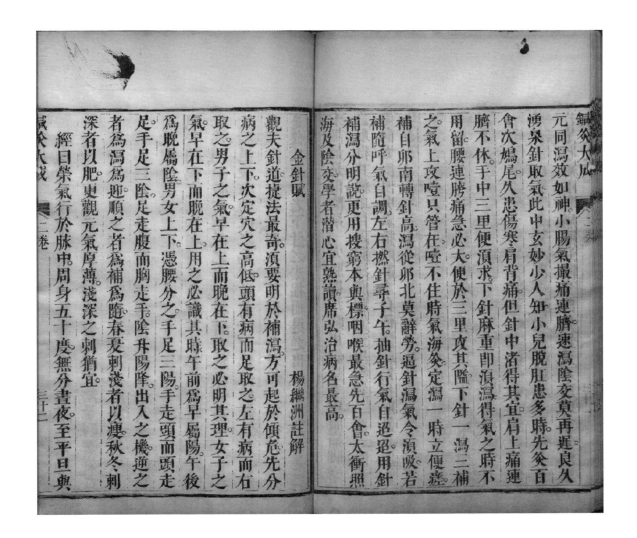

元同泻效如神。小肠气撮痛连脐，速泻阴交莫在迟，良久涌泉针取气，此中玄妙少人知。小儿脱肛患多时，先灸百会次鸠尾。久患伤寒肩背痛，但针中渚得其宜。肩上痛连脐不休，手中三里便须求，下针麻重即须泻，得气之时不用留。腰连胯痛急必大，便于三里攻其隘，下针一泻三补之，气上攻噎只管在，噎不住时气海灸，定泻一时立便瘥。补自卯南转针高，泻从卯北莫辞劳，逼针泻气令须吸，若补随呼气自调。左右拈针寻子午，抽针行气自迢迢，用针补泻分明说，更用搜穷本与标。咽喉最急先百会，太冲、照海及阴交。学者潜心宜熟读，席弘治病名最高。

金针赋 杨继洲注解

观夫针道，捷法最奇，须要明于补泻，方可起于倾危。先分病之上下，次定穴之高低。头有病而足取之，左有病而右取之。男子之气，早在上而晚在下，取之必明其理；女子之气，早在下而晚在上，用之必识其时。午前为早属阳，午后为晚属阴，男女上下，凭腰分之。手足三阳，手走头而头走足；手足三阴，足走腹而胸走手。阴升阳降，出入之机。逆之者为泻、为迎，顺之者为补、为随。春夏刺浅者以瘦，秋冬刺深者以肥。更观元气厚薄，浅深之刺犹宜。

经曰：荣气行于脉中，周身五十度，无分昼夜，至平旦与卫气会于手太阴。卫气行于脉外，昼行阳二十五度，夜行阴二十五度，平旦与荣气会于手太阴。是则卫气之行，但分昼夜，未闻分上下，男女脏腑经络，气血往来，未尝不同也。今分早晚何所据依？但此赋今人所尚，故录此以参其见。

原夫补泻之法，妙在呼吸手指。男子者，大指进前左转，呼之为补，退后右转，吸之为泻，提针为热，插针为寒；女子者，大指退后右转，吸之为补，进前[1]呼之为泻，插针为热，提针为寒。左与右各异，胸与背不同，午前者如此，午后者反之。是故爪而切之，下针之法；摇而退之，出针之法；动而进之，催针之法；循而摄之，行气之法。搓而去病，弹则补虚，肚腹盘旋，扪为穴闭。重沉豆许曰按，轻浮豆许曰提。一十四法，针要所备。补者一退三飞，真气自归；泻者一飞三退，邪气自避。补则补其不足，泻则泻其有余。有余者为肿为痛曰实，不足者为痒为麻曰虚。气速效速，气迟效迟，死生贵贱，针下皆知。贱者硬而贵者脆，生者涩而死者虚，候之不至，必死无疑。

此一段手法，详注四卷。

且夫下针之先，须爪按重而切之，次令咳嗽一声，随咳下针。凡补者呼气，初针刺至皮内，乃曰天才；少停进针，刺入

①进前：此下《针灸大全》卷一有"左转"二字，义长。

肉內是曰人才又停進鍼刺至筋骨之間名曰地才此為
極處就當補之再停良久却湏退鍼至人之分待氣沉緊
倒鍼朝病進退往來飛經走氣盡在其中矣凡瀉者吸氣
初鍼至於天少停進鍼直至於地得氣瀉之再停良久即湏
退鍼復至於人待氣沉緊倒鍼朝病法同前矣其或暈鍼
者神氣虛也以鍼補之口鼻氣回熱湯與之畧停少頃依
前再施

如刺肝經之穴暈即補肝之合穴針入即甦做此或
有投針氣暈者即補足三里或補人中大抵暈從心生
心不懼怕暈從何生如關聖刮骨療毒而色不變可知

及夫調氣之法下針至地之後復人之分欲氣上行將針
右撚欲氣下行將針左撚欲補先呼後吸欲瀉先吸後呼
氣不至者以手循攝以爪切掐以針搖動進撚搓彈直待
氣至以龍虎升騰之法按之在前使氣在後按之在後使
氣在前運氣走至疼痛之所以納氣之法扶針直插復向
下納使氣不回若關節阻澁氣不過者以龍虎龜鳳通經
接氣大段之法驅而運之仍以循攝爪切無不應矣此通
仙之妙

龍虎龜鳳等法亦註四卷

況夫出針之法病勢既退針氣微鬆病未退者針氣始根

鍼灸大成 二卷 三十四

肉内，是曰人才；又停进针，刺至筋骨之间，名曰地才。此为极处，就当补之，再停良久，却须退针至人之分，待气沉紧，倒针朝病，进退往来，飞经走气，尽在其中矣。凡泻者吸气，初针至天，少停进针，直至于地，得气泻之，再停良久，即须退针，复至于人，待气沉紧，倒针朝病，法同前矣。其或晕针者，神气虚也，以针补之，口鼻气回，热汤与之，略停少顷，依前再施。

如刺肝经之穴，晕，即补肝之合穴，针入即苏，余仿此。或有投针气晕者，即补足三里，或补人中，大抵晕从心生，心不惧怕，晕从何生？如关圣刮骨疗毒，而色不变可知。

及夫调气之法，下针至地之后，复人之分，欲气上行，将针右捻；欲气下行，将针左捻；欲补先呼后吸，欲泻先吸后呼。气不至者，以手循摄，以爪切掐，以针摇动，进捻搓弹，直待气至。以龙虎升腾之法，按之在前，使气在后，按之在后，使气在前。运气走至疼痛之所，以纳气之法，扶针直插，复向下纳，使气不回。若关节阻涩，气不过者，以龙虎龟凤通经接气，大段之法，驱而运之，仍以循摄爪切，无不应矣。此通仙之妙。

龙虎龟凤等法，亦注四卷。

况夫出针之法，病势既退，针气微松，病未退者，针气始根，推之不动，转之不移，此为邪气吸拔其针，乃真气未至[1]，不可出之；出之者其病即复，再须补泻，停以待之，直候微松，方可出针豆许，摇而停之。补者吸之去疾，其穴急扪；泻者呼之去徐，其穴不闭。欲令凑密，然后吸气，故曰：下针贵迟，太急伤血；出针贵缓，太急伤气，以上总要，于斯尽矣。

《医经小学》云：出针不可猛出，必须作三四次，徐转出之则无血，若猛出必见血也。《素问》补遗篇注云：动气至而即出针，此猛出也。然与此不同，大抵经络有凝血，欲大泻者当猛出。若寻常补泻，当依此可也。亦不可不辨。

考夫治病，其法有八：一曰烧山火，治顽麻冷痹，先浅后深，凡九阳而三进三退，慢提紧按，热至，紧闭插针，除寒之有准。二曰透天凉，治肌热骨蒸，先深后浅，用六阴而三出三入，紧提慢按，寒至[2]，徐徐举针，退热之可凭。皆细细搓之，去病准绳。三曰阳中隐阴，先寒后热，浅而深，以九六之法，则先补后泻也。四曰阴中隐阳，先热后寒，深而浅，以六九之方，则先泻后补也。补者直须热至，泻者务待寒侵，犹如搓线，慢慢转针，法浅则用浅，法深则用深，二者不可兼而紊之也。五曰子午捣臼，水蛊膈气，落穴之后，调气均匀，针行上下，九入六出，左右转之，千遭自平。六曰进气之诀，腰背肘膝痛，浑身走注疼，刺九分，行九补，卧针五七吸，待气[3]上下，亦可

① 真气未至：原作"至气真至"，据《针灸大全》及《针灸聚英》卷四改。
② 寒至：原无，据《针灸聚英》卷四补。《针灸大全》卷一亦无此二字。
③ 气：原无，据《针灸聚英》补。

龍虎交戰左撚九而右撚六是亦住痛之針七曰留氣之
訣痞癖癥瘕刺七分用純陽然後乃直插針氣來深刺提
針再停八曰抽添之訣癱瘓瘡癩取其要穴使九陽得氣
提按搜尋大要運氣過遍扶針直插復向下納回陽倒陰
指下玄微胸中活法一有未應及復再施

若夫過關過節催運氣以飛經走氣其法有四一曰青龍
擺尾似手搖船舵不進不退一左一右慢慢撥動二曰白虎
搖頭似手搖鈴退方進圓兼之左右搖而振之三曰蒼龜
探穴如入土之象一退三進鑽剔四方四曰赤鳳迎源展
翅之儀入針至地提針至天候針自搖復進其元上下左

右四圍飛旋病在上吸而退之病在下呼而進之
已上手法乃大畧也其始末當參考四卷

至夫久患偏枯通經接氣之法有定息寸數手足三陽上
九而下十四過經四寸手足三陰上七而下十二過經五
寸在乎搖動出納呼吸同法驅運氣血頃刻周流上下通
接可使寒者煖而熱者涼痛者止而脹者消若開渠之決
水立時見功何傾危之不起哉雖然病有三因皆從氣血
針分八法不離陰陽蓋經脉晝夜之循環呼吸往來之不
息和則身體康健否則疾病競生譬如天下國家地方山
海田園江河谿谷值歲時風雨均調則水道疏利民物安

龙虎交战，左捻九而右捻六，是亦住痛之针。七曰留气之诀，痞癖癥瘕，刺七分，用纯阳，然后乃直插针，气来深刺，提针再停。八曰抽添之诀，瘫痪疮癞，取其要穴，使九阳得气，提按搜寻，大要运气周遍，扶针直插，复向下纳，回阳倒阴，指下玄微，胸中活法，一有未应，反复再施。

若夫过关过节催运气，以飞经走气，其法有四：一曰青龙摆尾，如扶船舵，不进不退，一左一右，慢慢拨动。二曰白虎摇头，似手摇铃，退方进圆，兼之左右，摇而振之。三曰苍龟探穴，如入土之象，一退三进，钻剔四方。四曰赤凤迎源，展翅之仪，入针至地，提针至天，候针自摇，复进其元，上下左右，四围飞旋，病在上吸而退之，病在下呼而进之。

以上手法，乃大略也。其始末当参考四卷。

至夫久患偏枯，通经接气之法，有定息寸数。手足三阳，上九而下十四，过经四寸；手足三阴，上七而下十二，过经五寸，在乎摇动出纳，呼吸同法，驱运气血，顷刻周流，上下通接，可使寒者暖而热者凉，痛者止而胀者消。若开渠之决水，立时见功，何倾危之不起哉？虽然，病有三因，皆从气血，针分八法，不离阴阳。盖经脉昼夜之循环，呼吸往来之不息，和则身体康健，否则疾病竞生。譬如天下国家地方，山海田园，江河溪谷，值岁时风雨均调，则水道疏利，民安物

阜其或一方一所風雨不均遭以旱潦使水道湧竭不通
災疢遂至人之氣血受病三因亦猶方所之於旱潦也蓋
針砭所以通經脉均氣血蠲邪扶正故曰捷法最奇者哉
嗟夫軒岐古遠盧扁久亡此道幽深非一言而可盡斯文
細密在久習而能通豈世上之常辭庸流之泛術得之者
若科之及第而悅於心用之者如射之發中而應於目述
自先聖傳之後學用針之士有志於斯果能洞造玄微而
盡其精妙則世之伏枕之痾有緣者遇針其病皆隨手而
愈矣

玉龍賦　聚英

夫參博以為要輯簡而舍煩總玉龍以成賦信金針以獲
安原夫卒暴中風頂門百會脚氣連延里絕三交頭風鼻
淵上星可用耳聾腮腫聽會偏高攢竹頭維治目疼頭痛
乳根俞府療氣嗽痰哮風市陰市驅腿脚之乏力陰陵陽
陵除膝腫之難熬二白醫痔漏間使剿疟疾大敦去疝氣
膏肓補虛勞天井治瘰癧癮疹神門治呆痴笑咷咳嗽風
痰太淵列缺宜刺尫羸喘促璇玑氣海當知期門大敦能
治堅疝疝氣勞宮大陵可療心悶瘡痍心悸虛煩刺三里
時疫痎疟尋後溪絕骨三里陰交脚氣宜此睛明太陽魚

阜[1]。其或一方一所，风雨不均，遭以旱潦，使水道涌竭不通，灾疢遂至。人之气血，受病三因，亦犹方所之于旱潦也。盖针砭所以通经脉，均气血，蠲邪扶正，故曰捷法最奇者哉。嗟夫！轩岐古远，卢扁久亡，此道幽深，非一言而可尽，斯文细密，在久习而能通。岂世上之常辞，庸流之泛术，得之者若科之及第，而悦于心；用之者如射之发中，而应于目。述自先圣，传之后学，用针之士，有志于斯，果能洞造玄微，而尽其精妙，则世之伏枕之痾，有缘者遇针，其病皆随手而愈矣。

玉龙赋 《聚英》

夫参博以为要，辑简而舍烦，总玉龙以成赋，信金针以获安。原夫卒暴中风，顶门、百会；脚气连延，里、绝、三交。头风鼻渊，上星可用；耳聋腮肿，听会偏高。攒竹、头维，治目疼头痛；乳根、俞府，疗气嗽[2]痰哮。风市、阴市，驱腿脚之乏力；阴陵、阳陵，除膝肿之难熬。二白医痔漏，间使剿疟疾；大敦去疝气，膏肓补虚劳。天井治瘰疬瘾疹，神门治呆痴笑咷。咳嗽风痰，太渊、列缺宜刺；尫羸喘促，璇玑、气海当知。期门、大敦，能治坚疝疝气；劳宫、大陵，可疗心闷疮痍。心悸虚烦刺三里，时疫痎疟寻后溪。绝骨、三里、阴交，脚气宜此；睛明、太阳、鱼

---

①民安物阜：原作"民物安阜"，据《针灸聚英》卷四及《针灸大全》卷一改。
②气嗽：原作"嗽气"，据《针灸聚英》卷四乙转。

尾，目症凭兹。老者便多，命门兼肾俞而着艾；妇人乳肿，少泽与太阳之可推。身柱蠲嗽，能除脊痛；至阳却疸，善治神疲。长强、承山，灸痔最妙；丰隆、肺俞，痰嗽称奇。风门主伤冒①寒邪之嗽，天枢理感患脾泄之危。风池、绝骨，而疗乎伛偻；人中、曲池，可治其痿伛。期门刺伤寒未解，经不再传；鸠尾针癫痫已发，慎其妄施。阴交、水分、三里，蛊胀宜刺；商丘、解溪、丘墟，脚痛堪追。尺泽理筋急之不用②，腕骨疗手腕之难移。肩脊痛兮，五枢兼于背缝；肘挛疼兮，尺泽合于曲池。风湿传于两肩，肩髃可疗；壅热盛乎三焦，关冲最宜。手臂红肿，中渚、液门要辨；脾虚黄疸，腕骨、中脘何疑。伤寒无汗，攻复溜宜泻；伤寒有汗，取合谷当随。欲调饱满之气逆，三里可胜；要起六脉之沉匿，复溜称神。照海、支沟，通大便之秘；内庭、临泣，理小腹之膜③。天突、膻中医喘嗽，地仓、颊车疗口㖞。迎香攻鼻窒为最，肩井除臂痛如拿。二间治牙疼，中魁理翻胃而即愈；百劳止虚汗，通里疗心惊而即瘥。大小骨空，治眼烂能止冷泪；左右太阳，医目疼善除血翳。心俞、肾俞，治腰肾虚乏之梦遗；人中、委中，除腰脊痛闪之难制。太溪、昆仑、申脉，最疗足肿之迍；涌泉、关元、丰隆，为治尸劳之例。印堂治其惊搐，神庭理乎头风。大陵、人中频泻，口气全除；带脉、关元多灸，肾败堪攻。腿脚重疼，针髋骨、膝关、膝眼；

①冒：原作"胃"，据《针灸聚英》卷四改。
②用：原作"幸"，据《针灸聚英》卷四改。
③膜：原作"脂"，据《针灸聚英》卷四改。

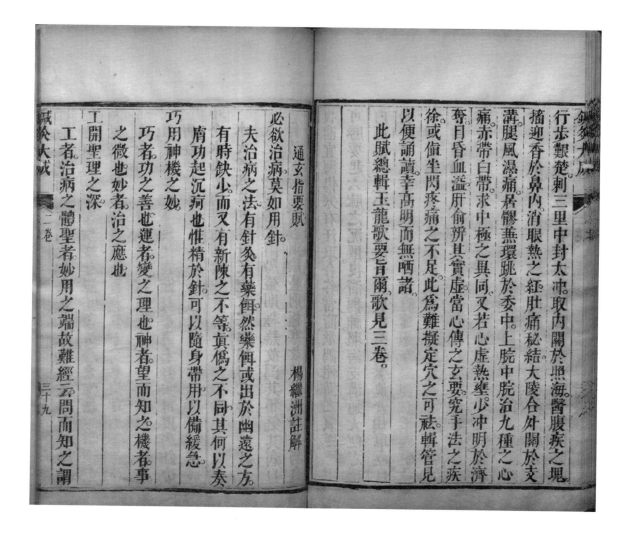

行步艰楚，刺三里、中封、太冲。取内关于照海，医腹疾之块；搐迎香于鼻内，消眼热之红。肚痛秘结，大陵合外关于支沟；腿风湿痛，居髎兼环跳于委中。上脘、中脘，治九种之心痛；赤带白带，求中极之异同。又若心虚热壅，少冲明于济夺；目昏血溢，肝俞辨其实虚。当心传之玄要，究手法之疾徐。或值挫①闪疼痛之不定②，此为难拟定穴之可祛。辑管见以便诵读，幸高明而无哂诸。

　　此赋总辑《玉龙歌》要旨尔，歌见三卷。

通玄指要赋　杨继洲注解

必欲治病，莫如用针。

　　夫治病之法，有针灸，有药饵，然药饵或出于幽远之方，有时缺少，而又有新陈之不等，真伪之不同，其何以奏肤功，起沉疴也？惟精于针，可以随身带用，以备缓急。

巧运神机之妙。

　　巧者，功之善也；运者，变之理也。神者，望而知之。机者，事之微也。妙者，治之应也。

工开圣理之深。

　　工者，治病之体。圣者，妙用之端。故《难经》云：问而知之谓

---

① 挫：原作"坐"，据《针灸聚英》卷四改。
② 定：原作"足"，据《针灸聚英》卷四改。

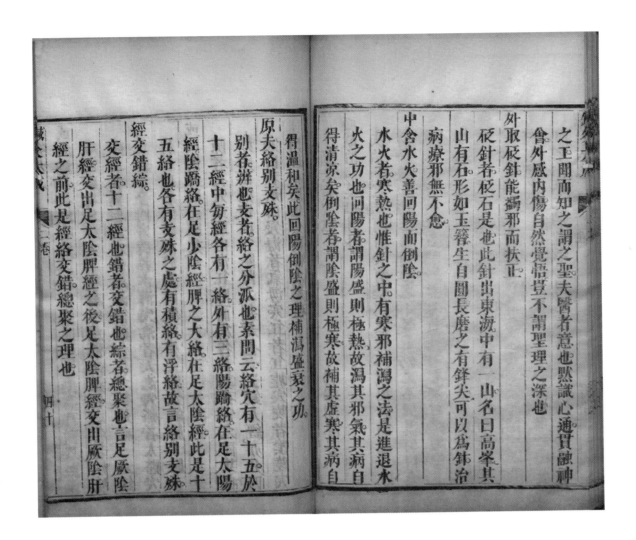

之工，闻而知之谓之圣。夫医者意也，默识心通，贯融神会，外感内伤，自然觉悟，岂不谓圣理之深也。

外取砭针，能蠲邪而扶正；

砭针者，砭石是也。此针出东海，中有一山，名曰高峰，其山有石，形如玉簪，生自圆长，磨之有锋尖，可以为针，治病疗邪无不愈。

中含水火，善回阳而倒阴。

水火者，寒热也。惟针之中，有寒邪①补泻之法，是进退水火之功也。回阳者，谓阳盛则极热，故泻其邪气，其病自得清凉矣。倒阴者，谓阴盛则极寒，故补其虚寒，其病自得温和矣。此回阳倒阴之理，补泻盛衰之功。

原夫络别支殊，

别者，辨也。支者，络之分派也。《素问》云：络穴有一十五，于十二经中每经各有一络。外有三络：阳跷络，在足太阳经；阴跷络，在足少阴经；脾之大络，在足太阴经。此是十五络也，各有支殊之处，有积络，有浮络，故言络别支殊。

经交错综，

交经者，十二经也。错者，交错也。综者，总聚也。言足厥阴肝经，交出足太阴脾经之后，足太阴脾经，交出厥阴肝经之前，此是经络交错，总聚之理也。

---

①邪：据文意，当作"热"。

或溝池谿谷以岐異，

岐者路也。其脈穴之中，有呼爲溝、池、谿、谷之名者，如岐路之各異也。若水溝、風池、後谿、合谷之類是也。一云《銅人經》乃分四穴。溝者水溝穴，池者天池穴，谿者太谿穴，谷者陽谷穴。所謂四穴同治，而分三路，皆皈於一原。

或山海丘陵而隙共。

隙者，孔穴或取山、海、丘、陵而爲名者，其孔穴之同共也。如承山、照海、商丘、陰陵之類是也。一云《銅人經》亦分四穴；山者承山穴，海者氣海穴，丘者丘墟穴，陵者陰陵穴。四經相應，包含萬化之衆也。

斯流派以難揆，在條綱而有統。

此言經絡貫通，如水流之分派，雖然難以揆度，在條目綱領之提挈，亦有統緒也。故書云：若綱有條而不紊。一云經言井榮俞原經合，甲日起甲戌時，乃膽受病，竅陰所出爲井金，俠谿所溜爲榮水，臨泣所注爲俞木，丘墟所過爲原，陽輔所行爲經火，陽陵泉所入爲合土。凡此流注之道者，須看日脚，陰日刺五穴，陽日刺六穴。

理繁而昧，縱補瀉以何功？

蓋聖人立意，垂法於後世，使其自曉也。若心無主持，則義理繁亂，而不能明解，縱依補瀉之法，亦有何效？或云：

假如小腸實則瀉小海虛則補後谿大腸實則瀉二間
虛則補曲池膽實則瀉陽輔虛則補俠谿此之謂也中
工治病已成之後惟不知此理不明虛實妄投針藥此
乃醫之誤也

法捷而明曰迎隨而得用

夫用針之法要在識其通變提而能明自然於迎隨之
間而得施爲之妙也

且如行步難移太衝最奇人中除脊膂之強痛神門去
性之呆癡風傷項急始求於風府頭暈目眩要覓於風池
耳閉湏聽會而治也眼痛則合谷以推之胸結身黃取涌

泉而即可腦昏目赤瀉攢竹以便見兩肘之拘攣仗
曲池而平掃四肢之懈惰憑照海以消除牙齒痛呂細堪
治頭項強承漿可保太白宣通於氣衝太白脾家真土也
陵開通於水道阴陵泉真水也腹膨而脹奪內庭兮休遲
轉而疼瀉承山而在早大抵腳腕痛昆侖解愈股膝疼阴
市能醫癇發癲狂兮憑後谿而療理瘧生寒熱兮仗間使
以扶持期門罷胸滿血膨而可已勞宫退胃翻心痛亦何
疑稽夫大敦去七疝之偏墜王公謂此三里却五勞之羸
瘦華陀言斯固知腕骨袪黃然骨瀉腎行間治膝腫目疾
尺澤去肘疼筋緊目昏不見二間宜取鼻窒無聞迎香可

鍼灸大成　二卷　四十二

假如小肠，实则泻小海，虚则补后溪；大肠实则泻二间，虚则补曲池；胆实则泻阳辅，虚则补侠溪，此之谓也。中工治病已成之后，惟不知此理，不明虚实，妄投针药，此乃医之误也。

法捷而明，自迎随而得用。

夫用针之法，要在识其通变，捷而能明，自然于迎随之间，而得施为之妙也。

且如行步难移，太冲最奇。人中除脊膂之强痛，神门去心性之呆痴。风伤项急，始求于风府；头晕目眩，要觅于风池。耳闭须听会而治也，眼痛则合谷以推之。胸结身黄，取涌泉而即可；脑昏目赤，泻攒竹以便①宜。但见两肘之拘挛，仗曲池而平扫；四肢之懈惰，凭照海以消除。牙齿痛，吕细堪治；头项强，承浆可保。太白宣通于气冲太白脾家真土也，能生肺金，阴陵开通于水道阴陵泉，真水也，滋济万物。腹膨而胀，夺内庭兮休迟；筋转而疼，泻承山而在早。大抵脚腕痛，昆仑解愈；股膝疼，阴市能医。痫发癫狂兮，凭后溪而疗理；疟生寒热兮，仗间使以扶持。期门罢胸满血膨而可已，劳宫退胃翻心痛亦何疑！稽夫大敦去七疝之偏坠，王公谓此；三里却五劳之羸瘦，华佗言斯。固知腕骨祛黄，然骨泻肾，行间治膝肿目疾，尺泽去肘疼筋紧。目昏不见，二间宜取；鼻窒无闻，迎香可

①便：原作"偏"，据《针灸聚英》卷四改。

引。肩井除两臂难任；丝竹疗头疼不忍。咳嗽寒痰，列缺堪治；眵䁾冷泪，临泣尤准头临泣穴。眵，音炽；䁾，音蔑

髋骨将腿痛以祛残，

髋骨二穴，在委中上三寸，髀枢中，垂手取之，治腿足疼痛，针三分。一云：跨骨在膝膑上一寸，两筋空处是穴，刺入五分，先补后泻，其病自除，此即梁丘穴也，更治乳痈。按此两解，俱与经外奇穴不同，并存，以俟知者。

肾俞把腰疼而泻尽。

以见越人治尸厥于维会，随手而苏；

维会二穴，在足外踝上三寸，内应足少阳胆经。尸厥者，卒丧之症，其病口噤气绝，状如死，不识人。昔越人过虢，虢太子死未半日，越人诊太子脉曰：太子之病为尸厥也。脉乱故形如死，太子实未死也。乃使弟子子阳，礛针砥石，以取外三阳、五会，有间，太子苏，二旬而复。故天下尽以扁鹊能生死人。鹊闻之曰：此自当生者，吾能使之生耳。又云：乃玉泉穴，在脐下四寸是穴，手之三阳脉，维于玉泉，是足三阳脉会。治卒中尸厥，恍惚不省人事，血淋下瘕，小便赤涩，失精梦遗，脐腹疼痛，结如盆杯，男子阳气虚惫，疝气水肿，贲豚抢心，气急而喘。经云：太子尸厥，越人刺维会而复苏。此即玉泉穴。真起死回生奇术。

太衝二穴其子隨手而下此說與銅人之文又不相同

伯之言故今言姙婦不可針此穴昔文伯見一婦人臨産症危視之乃子死在腹中刺足三陰交二穴又瀉足

是瀉足三陰交補手陽明合谷其胎應針而落果如文

男一女太子性暴欲剖腹視之文伯止曰臣請針之於

人太子胗之曰是一女子令徐文伯胗之文伯曰是一

灸三壯針三分昔宋太子善醫術出苑遊逢一懷娠

文伯瀉死胎於陰交應針而隕

治之針入八分留五呼得氣即瀉更宜多灸為妙

使胞和暖或産後惡露不止月事不調血結成塊盡能

婦人血氣癥瘕堅積臍下冷痛子宮斷緒四慶剌有孕

太衝二穴其子隨手而下此說與銅人之文又不相同

雖云諸疼痛皆以為實諸痒麻皆以為虛此大畧也未

盡其善其中有豐肥堅硬而得其疼痛之疾者亦未有虛

羸氣弱而感其疼痛之病者非執而斷之仍要推其得

病之原別其內外之感然後真知其虛實也實者瀉之

虛者補之

聖人於是察麻與痛分實與虛

實則自外而入也虛則自內而出歟

夫冒風寒中暑濕此四時者或因一時所感而受病者

謂實邪此疾蓋是自外而入於內也多憂慮少心血因

針灸大成　卷之二　四十四

妇人血气癥瘕坚积，脐下冷痛，子宫断绪，四度刺有孕，使胞和暖，或产后恶露不止，月事不调，血结成块，尽能治之。针八分，留五呼，得气即泻，更宜多灸为妙。

文伯泻死胎于阴交，应针而陨。

灸三壮，针三分。昔宋太子善医术，出苑游，逢一怀娠女人，太子诊之曰：是一女子。令徐文伯诊之，文伯曰：是一男一女。太子性暴，欲剖腹视之。文伯止曰。臣请针之，于是泻足三阴交，补手阳明合谷，其胎应针而落。果如文伯之言。故今言妊妇不可针此穴。昔文伯见一妇人临产症危，视之，乃子死在腹中，刺足三阴交二穴，又泻足太冲二穴，其子随手而下。此说与《铜人》之文又不相同。

圣人于是察麻与痛，分实与虚。

虽云诸疼痛皆以为实，诸痒麻皆以为虚，此大略也，未尽其善。其中有丰肥坚硬，而得其疼痛之疾者；亦有虚羸气弱，而感其疼痛之病者。非执而断之，仍要推其得病之原，别其内外之感，然后真知其虚实也。实者泻之，虚者补之。

实则自外而入也，虚则自内而出欤！

夫冒风寒，中暑湿，此四时者，或因一时所感而受病者，谓实邪，此疾盖是自外而入于内也。多忧虑，少心血，因内伤而致病者，谓虚邪，此疾盖是自内而出于外也。此分虚实内外之理也。一云：夫疗病之法，全在识见，痒麻为虚，虚当补其母；疼痛为实，实当泻其子。且如肝实，泻行间二穴，火乃肝木之子；肝虚，补曲泉二穴，水乃肝木之母。胃实，泻厉兑二穴，金乃胃土之子；胃虚，补解溪二穴，火乃胃土之母。三焦实，泻天井二穴；三焦虚，补中渚二穴。膀胱实，泻束骨二穴；膀胱虚，补至阴二穴。故经云：虚羸痒麻，气弱者补之；丰肥坚硬，疼痛肿满者泻之。凡刺之要，只就本经，取井荣俞原经合，行子母补泻之法，乃为枢要。深知血气往来多少之道，取穴之法，各明其部分，即依本经而刺，无不效也。

故济母而裨其不足，夺子而平其有余。

裨者，补也。济母者，盖补其不足也。夺子者，夺去其有余也。此补母泻子之法，按《补泻经》云：只非刺一经而已。假令肝木之病，实则泻心火之子，虚则补肾水之母，其肝经自得安矣。五脏仿此。一云：虚当补其母，实当泻其子。故知肝胜脾，肝有病必传与脾，圣人治未病，当先实脾，使不受肝之贼邪，子母不许相传，大概当实其母，正气以增，邪气必去。气血往来，无偏伤，伤则疴疾蜂起矣。

观二十七之经络，一一明辨；

經者十二經也絡者十五絡也共計二十七之經絡相
隨上下流行觀之者一一明辨也

據四百四之疾症件件皆除

岐伯云凡人禀乾坤而立身隨陰陽而造化按八節而
榮順四時而易調神養氣習性咽津故得安和四大舒
緩或一脉不調則衆疾俱動四大不和百病皆生凡人
之一身總計四百四病不能一一具載然變症雖多但
依經用法件件皆除也

故得夭枉都無躋斯民於壽域

躋者登也夭者短也枉者悮傷其命也夫醫之道若能
明此用針之理除疼痛迅若手拈破鬱結渙如冰釋既
得如此之妙自此之後並無夭枉之病故斯民皆使登
長壽之域矣

幾微已判彰往古之玄書

幾微者奧妙之理也判開也彰明也玄妙也令奧妙之
理已煥然明著於前使後學易曉

抑又聞心胸病求掌後之大陵肩背患責肘前之三里
痹腎敗取足陽明之土連臍腹痛瀉足少陰之水脊間心
後者針中渚而立痊脇下肋邊者刺陽陵而即止頭項痛
擬後谿以安然腰脚疼在委中而已矣夫用針之士於此

四十六

经者，十二经也。络者，十五络也。共计二十七之经络相随，上下流行。观之者，一一明辨也。

据四百四之疾症，件件皆除。

岐伯云：凡人禀乾坤而立身，随阴阳而造化，按八节而荣，顺四时而易，调神养气，习性咽津，故得安和，四大舒缓。或一脉不调，则众疾俱动，四大不和，百病皆生。凡人之一身，总计四百四病，不能一一具载，然变症虽多，但依经用法，件件皆除也。

故得夭枉都无，跻斯民于寿域；

跻者，登也。夭者，短也。枉者，误伤其命也。夫医之道，若能明此用针之理，除疼痛迅若手拈，破郁结涣如冰释。既得如此之妙，自此之后，并无夭枉之病。故斯民皆使登长寿之域矣。

几微已判，彰往古之玄书。

几微者，奥妙之理也。判，开也。彰，明也。玄，妙也。令奥妙之理，已焕然明著于前，使后学易晓。

抑又闻心胸病，求掌后之大陵；肩背患，责肘前之三里。冷痹肾败，取足阳明之土；连脐腹痛，泻足少阴之水。脊间心后者，针中渚而立痊；胁下肋边者，刺阳陵而即止。头项痛，拟后溪以安然；腰脚①疼，在委中而已矣。夫用针之士，于此

---

①脚：《针灸大全》卷一作"背"。

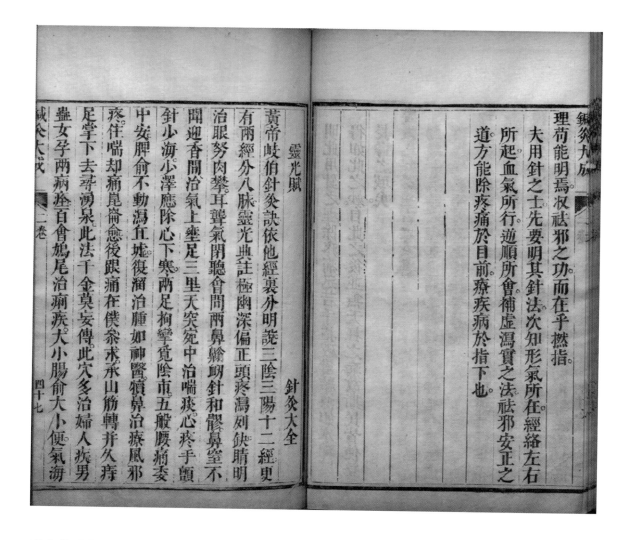

理苟能明焉，收祛邪之功，而在乎捻指。

夫用针之士，先要明其针法，次知形气所在，经络左右所起，血气所行，逆顺所会，补虚泻实之法，祛邪安正之道，方能除疼痛于目前，疗疾病于指下也。

灵光赋 《针灸大全》

黄帝岐伯针灸诀，依他经里分明说：三阴、三阳十二经，更有两经分八脉，灵光典注极幽深，偏正头疼泻列缺。睛明治眼努肉攀，耳聋气闭听会间；两鼻䶁衄针禾髎，鼻窒不闻迎香间。治气上壅足三里，天突宛中治喘痰；心疼手颤针少海，少泽应除心下寒。两足拘挛觅阴市，五般腰痛委中安。脾俞不动泻丘墟，复溜治肿如神医；犊鼻治疗风邪疼，住喘却[1]痛昆仑愈。后跟痛在仆参求。承山筋转并久痔。足掌下去寻涌泉，此法千金莫妄传；此穴多治妇人疾，男蛊女孕两病痊。百会、鸠尾治痢疾，大、小肠俞大小便；气海、

---

①却：《针灸大全》卷一作"脚"。

血海疗五淋，中脘、下脘治腹坚。伤寒过经期门愈，气刺两乳求太渊；大敦二穴主偏坠，水沟、间使治邪癫。吐血定喘补尺泽，地仓能止两流涎；劳宫医得身劳倦，水肿水分灸即安。五指不伸中渚取，颊车可灸[1]牙齿愈；阴跷、阳跷两踝边，脚气四穴先寻取；阴、阳陵泉亦主之，阴跷、阳跷与三里；诸穴一般治脚气，在腰玄机宜正取。膏肓岂止治百病，灸则玄功病须愈。针灸一穴数病除，学者尤宜加仔细。悟得明师流注法，头目有病针四肢。针有补泻明呼吸，穴应五行顺四时。悟得人身中造化，此歌依旧是筌蹄。

兰[2]江赋　杨继洲著

担截之中数几何？有担有截起沉疴。我今咏此兰江赋，何用三车五辐歌。先将此[3]法为定例，流注之中分次第。胸中之病内关担，脐下公孙用法拦。头部须还寻列缺，痰涎壅塞及咽干。噤口咽[4]风针照海，三棱出血刻时安。伤寒在表并头痛，外关泻动自然安。眼目之症诸疾苦，更须临泣用针担。后溪专治督脉病，癫狂此穴治还轻，申脉能除寒与热，头风偏正及心惊。耳鸣鼻衄胸中满，好把金针此穴寻；但遇痒麻虚即补，如逢疼痛泻而迎。更有伤寒真妙诀，三阴须要刺阳经；无汗更将合谷补，复溜穴泻好施针。倘若

---

① 灸：《针灸大全》卷一作"针"。
② 兰：《针灸聚英》卷四作"拦"。
③ 此：《针灸聚英》卷四作"八"。
④ 咽：《针灸聚英》卷四作"喉"。

汗多流不绝，合谷收补效如神。四日太阴宜细辨，公孙、照海一同行；再用内关施截①法，七日期门妙用针。但治伤寒皆用泻，要知《素问》坦然明。流注之中分造化，常将水火土金平。水数亏兮宜补肺，水之泛滥土能平。春夏井荥刺宜浅，秋冬经合更宜深。天地四时同此数②，三才常用记心胸；天地人部次第入，仍调各部一般匀。夫弱妇强亦有克，妇弱夫强亦有刑；皆在本经担与截，泻南补北亦须明。经络明时知造化，不得师传枉费心。不遇至人应莫度，天宝岂可付非人。按定气血病人呼，重③搓数十把针扶；战提④摇起向上使，气自流行病自无。

流注指微赋 窦氏

　　疾居荣卫，扶救者针。观虚实于肥瘦，辨四时之浅深。是见取穴之法，但分阴阳而溪谷；迎随逆顺，须晓气血而升沉。○原夫指微论中，赜义成赋，知本时之气开，说经络之流注。每披文而参其法，篇篇之旨审寻⑤。复按经而察其言，字字之功明谕。疑隐皆知，虚实总附，移疼住痛如有神，针下获安。暴疾沉疴至危笃，刺之勿误。○详夫阴日血引，值阳气留⑥口温针；阳日气引，逢阴血暖牢寒濡。深求诸经十二作数，络脉十五为周；阴俞六十脏主，阳穴七二腑收。刺阳经者，可卧针而取；夺血络者，先俾指而柔。逆为迎而顺为

---

①截：原作"绝"，据《针灸聚英》卷四改。
②数：原作"类"，据《针灸聚英》卷四改。
③重：原作"撞"，据《针灸聚英》卷四改。
④提：原作"推"，据《针灸聚英》卷四改。
⑤寻：原作"存"，据《针灸聚英》卷四改。
⑥留：《针灸大全》卷一作"流"。

随，呼则泻而吸则补。浅恙新疴，用针之因，淹疾延患，着灸之由。躁烦药饵而难拯，必取八会；痛肿奇经而畜邪，奸蛾砭瘰。○况夫甲胆乙肝，丁火壬水，生我者号母，我生者名子。春井夏荥乃邪在，秋经冬合方刺矣。犯禁忌而病复，用日衰而难已。孙络在于肉分，血行出于支里。闷昏针晕，经虚补络须然；痛实痒虚，泻子随母要指。想夫先贤迅效，无出于针；今人愈疾，岂难于医。徐文伯泻孕于苑内，斯由甚速；范九思疗咽于江夏，闻见言稀。○大抵古今遗迹，后世皆师，王纂针魅而立康，獭从被[1]出；秋夫疗鬼而获效，魂免伤悲。既而感指幽微，用针真诀，孔窍详于筋骨肉分，刺要察于久新寒热。接气通经，短长依法，里外之绝，嬴盈必别。勿刺大劳，使人气乱而神瘅；慎妄呼吸，防他针昏而闭血。又以常寻古义，由有藏机，遇高贤真趣，则超然得悟；逢达人示教，则表我扶危。男女气脉，行分时合，度养子时刻注，穴须依今。详定疗病之宜，神针法式；广搜难素之秘密文辞，深考诸家之肘函妙臆。故称庐江流注之指微，以为后学之模规[2]。

①被：原作"彼"，据《杨敬斋针灸全书》卷上及《针灸大全》改。
②模规：《杨敬斋针灸全书》卷上及《针灸大全》作"规则"。

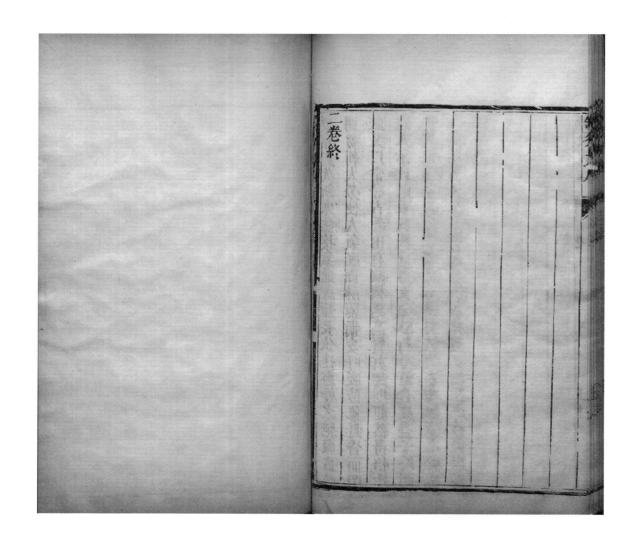

一卷終

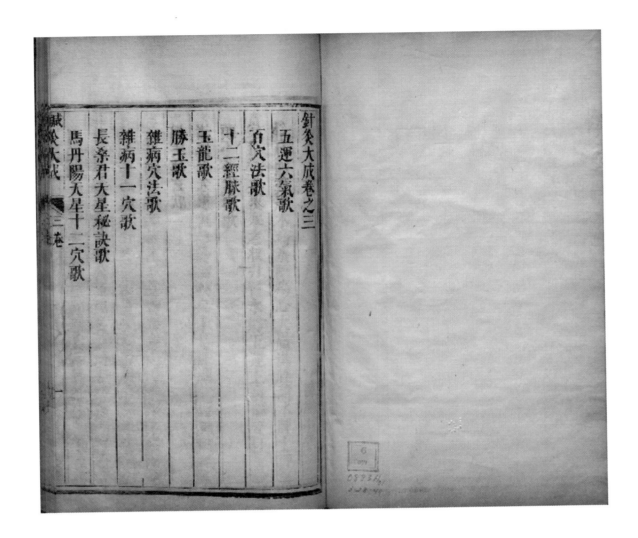

《针灸大成》卷之三

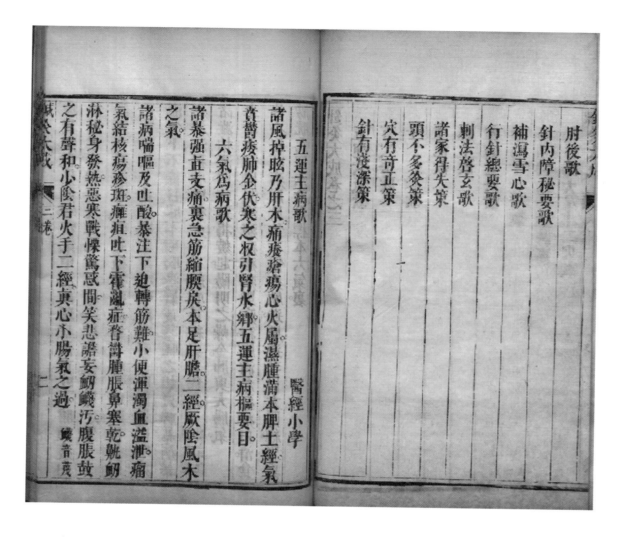

五运主病歌《医经小学》

诸风掉眩乃肝木，痛痒疮疡心火属，湿肿满本脾土经，气贲郁痿肺金伏，寒之收引肾水乡，五运主病枢要目。

六气为病歌

诸暴强直支痛，里急筋缩膊戾，本足肝胆二经，厥阴风木之气。

诸病喘呕及吐酸，暴注下迫转筋难，小便混浊血溢泄，瘤气结核痈疹斑。痈疽吐下霍乱症，瞀郁肿胀鼻塞干，衄衊淋秘身发热，恶寒战栗惊惑间。笑悲谵妄衄衊污，腹胀鼓之有声和，少阴君火手二经，真心小肠气之过。衊，音篾痉与强直积饮瘾，霍乱中满诸膈痞，体重吐下胕肿痿，肉如泥之按不起。太阴湿土二足经，脾与从中胃之气。

诸热瞀瘛筋惕惕，悸动搐搦瘛疭极，暴瘖冒昧躁扰狂，骂詈惊骇气上逆。胕肿疼酸嚏呕疮，喉痹耳鸣聋欲闭，呕痛溢食下不能，目昧不明瞤瘛翳。或禁栗之如丧神，暴病暴死暴注利，少阳相火手二经，心包络与三焦气。瞀，音茂；瘛，音记

诸涩枯涸闭，干劲揭皴起，阳明之燥金，肺与大肠气。

上下水液出澄冷，癥瘕癞疝坚痞病，腹满急痛痢白清，食已不饥吐痢腥，屈伸不便与厥逆，厥逆禁固太阳经。肾与膀胱为寒水，阴阳标本六气里。

百穴法歌 《神应经》

手之太阴经属肺，尺泽肘中约纹是，列缺侧腕寸有半，经渠寸口陷脉记。太渊掌后横纹头，鱼际节后散脉里，少商大指内侧寻，爪甲如韭此为的。

手阳明经属大肠，食指内侧号商阳，本节前取二间定，本节后勿三间忘。歧骨陷中寻合谷，阳溪腕中上侧详，三里、曲池下二[1]寸，曲池曲肘外辅当，肩髃肩端两骨觅，五分侠孔取迎香。髃，音鱼

足阳明兮胃之经，头维、本神寸五分，颊车耳下八分是，地仓侠吻四分临，伏兔、阴市上三寸，阴市膝上三寸针。三里

---

[1] 二：原作"三"，据明万历二十九年赵文炳刻本（简称"明刻本"）改。

膝下三寸取，上廉里下三寸主，下廉上廉下三寸，解溪腕上系鞋处，冲阳陷谷上二寸，陷谷庭后二寸举，内庭次指外间求，厉兑如韭足次指。

足之太阴经属脾，隐白大指内角宜，大都节后白肉际，太白核骨下陷①为。公孙节后一寸得，商丘踝下前取之，内踝三寸阴交穴，阴陵膝内辅下施。

手少阴兮心之经，少海肘内节后明，通里掌后才一寸，神门掌后锐骨精。

手太阳②兮小肠索，小指之端取少泽，前谷外侧本节前，后溪节后仍外侧。腕骨腕前起骨下，阳谷锐下腕中得，小海肘端去五分，听宫耳珠如菽侧。

太阳膀胱何处看，晴明目眦内角畔，攒竹两眉头陷中，络却后发四寸半。肺俞三椎膈俞七，肝俞九椎之下按，肾俞十四椎下旁，膏肓四五三分算。委中膝腘约纹中，承山腨下分肉断，昆仑踝下后五分，金门踝下陷中撰。申脉踝下筋骨间，可容爪甲慎勿乱。腨，音善

少阴肾兮安所觅？然谷踝前骨下识，太溪内踝后五分，照海踝下四分的。复溜内踝上二寸，向后五分太溪直。

手厥阴兮心包络，曲泽肘内横纹作，间使掌后三寸求，内关二寸始无错，大陵掌后两筋间，中冲中指之端度。

①核骨下陷：原作"后一下一"，据明刻本改。
②阳：原作"阴"，据明刻本改。

手少阳兮三焦论，小次指间名液门，中渚次指本节后，阳池表腕有穴存。腕后二寸外关络，支沟腕后三寸闻，天井肘上一寸许，角孙耳廓开口分。丝竹眉后陷中按，耳门耳缺非虚文。

足少阳胆取听会，耳前陷中分明揣，目上入发际五分，临泣之穴于斯在。目窗泣上寸半存，风池发后际中论，肩井骨前看寸半，带脉肋下寸八分。环跳髀枢寻宛宛，风市髀外两筋显，阳陵膝下一寸求，阳辅踝上四寸远。绝骨踝上三寸从，丘墟踝前有陷中，临泣侠溪后寸半，侠溪小次岐骨缝。

厥阴肝经果何处？大敦拇指有毛聚，行间骨尖动脉中，太冲节后有脉据，中封一寸内踝前，曲泉纹头两筋著。章门脐上二寸量，横取六寸看两傍，期门乳傍一寸半，直下寸半二肋详。

督脉水沟鼻柱下，上星入发一寸者，百会正在顶之巅，风府后发一寸把。哑门后发际五分，大椎第一骨上存，腰俞二十一椎下，请君仔细详经文。

任脉中行正居腹，关元脐下三寸录，气海脐下一寸半，神阙脐中随所欲。水分脐上一寸求，中脘脐上四寸取，膻中两乳中间索，承浆宛宛唇下搜。

十二经脉歌 《聚英》

手太阴肺中焦生，下络大肠出贲门，上膈属肺从肺系，系横出腋臑中行。肘臂寸口上鱼际，大指内侧爪甲根，支络还从腕内[1]出，接次指属阳明经。此经多气而少血，是动则病喘与咳[2]，肺胀膨膨缺盆痛，两手交督为臂厥。所生病者为气嗽，喘渴烦心胸满结，臑臂之内[3]前廉痛，小便频数掌中热。气虚肩背痛而寒，气盛亦疼风汗出，欠伸少气不足息，遗矢无度溺色赤。臑，音铙

阳明之脉手大肠，次指内侧起商阳，循指上廉[4]出合谷，两筋歧骨循臂肪。入肘外廉循臑外，肩端前廉柱骨旁，从肩下入缺盆内，络肺下膈属大肠。支从缺盆直上颈，斜贯颊前下齿当，环出人中交左右，上侠鼻孔注迎香。此经气盛血亦盛，是动颊肿并齿痛；所生病者为鼽衄，目黄口干喉痹生。大指次指难为用，肩前臑外痛相仍，气有余兮脉热肿，虚则寒栗病偏增。

胃足阳明交鼻起，下循鼻外下入齿，还出侠口绕承浆，颐后大迎颊车里。耳前发际至额颅，支下人迎缺盆底，下膈入胃络脾宫，直者缺盆下乳内。一支幽门循腹中，下行直合气冲逢，遂由髀关抵膝膑，胻跗中指内关同。一支下膝注三里，前出中指外关通，一支别走足跗指，大趾之端经

---

① 内：原作"后"，据《针灸聚英》卷四改。
② 喘与咳：《针灸聚英》卷四作"咳与嗽"。
③ 内：《针灸聚英》卷四作"外"。
④ 廉：原作"连"，据《灵枢·经脉篇》改。

盡已此經多氣復多血是動欠伸面顏黑悽悽惡寒畏見
人忽聞木音心驚惕登高而歌棄衣走甚則腹脹仍賁響
凡此諸疾皆骭厥所生病者為狂瘧溫淫汗出鼻流血口
喎唇裂又喉痹膝臏疼痛腹脹結氣膺伏兔胻外廉足跗
中指俱痛徹有餘消穀溺色黃不足身前寒振慄胃房脹
滿食不消氣盛身前皆有熱　骭音幹
太陰脾起足大指上循內側白肉際核骨之後內踝前上
臑循胻經膝裏股內前廉入腹中屬脾絡胃與膈通俠喉
連舌散舌下支絡從胃注心宮此經氣盛而血衰是動其
病氣所為食入即吐胃脘痛更兼身體痛難移腹脹善噫

舌本強得後與氣快然衰所生病者舌亦痛體重不食亦
如之煩心心下仍急痛泄水溏瘕寒瘧隨不臥強立股膝
腫疸發身黃大指痿
手少陰脈起心中下膈直與小腸通支者還從肺系走直
上喉嚨繫目瞳直者上肺出腋下臑後肘內少海從臂內
後廉抵掌中銳骨之端注少衝多氣少血屬此經是動心
脾痛難任渴欲飲水咽乾燥所生臑痛目如金脅臂之內
後廉痛掌中有熱向經尋
手太陽經小腸脈小指之端起少澤循手外廉出踝中循
臂骨出肘內側上循臑外出後廉直過肩解繞肩胛交肩

尽已。此经多气复多血，是动欠伸面颜黑。凄凄恶寒畏见人，忽闻木音心惕，登高而歌弃衣走，甚则腹胀仍贲响。凡此诸疾皆骭厥，所生病者为狂疟，温淫汗出鼻流血，口㖞唇裂又喉痹，膝膑疼痛腹胀结，气膺伏兔胻外廉，足跗中指俱痛彻，有余消谷溺色黄，不足身前寒振栗，胃房胀满食不消，气盛身前皆有热。骭，音干

太阴脾起足大指，上循内侧白肉际，核骨之后内踝前，上臑①循胻经膝里。股内前廉入腹中，属脾络胃与膈通，侠喉连舌散舌下，支络从胃注心宫。此经气盛而血衰，是动其病气所为，食入即吐胃脘痛，更兼身体痛难移，腹胀善噫舌本强，得后与气快然衰。所生病者舌亦痛，体重不食亦如之，烦心心下仍急痛，泄水溏瘕寒疟随，不卧强立股膝肿，疸发身黄大指痿。

手少阴脉起心中，下膈直与小肠通，支者还从肺系走，直上喉咙系目瞳。直者上肺出腋下，臑后肘内少海从，臂内后廉抵掌中，锐骨之端注少冲。多气少血属此经，是动心脾痛难任，渴欲饮水咽干燥，所生臑痛目如金，胁臂之内后廉痛，掌中有热向经寻。

手太阳经小肠脉，小指之端起少泽，循手外廉出踝中，循臂骨出肘内侧。上循臑外出后廉，直过肩解绕肩胛，交肩

①臑：《灵枢·经脉》作"臑"。

下入缺盆内，向腋络心循咽嗌。下膈抵胃属小肠，一支缺盆贯颈颊，至目锐眦却入耳，复从耳前仍上颊，抵鼻升至目内眦，斜络于颧别络接。此经少气还多血，是动则病痛咽嗌，颔下肿兮不可顾，肩如拔兮臑似折。所生病主肩臑痛，耳聋目黄肿腮颊，肘臂之外后廉痛，部分犹当细分别。

足太阳经膀胱脉，目内眦上起额尖，支者巅上至耳角，直者从巅脑后悬。络脑还出别下项，仍循肩膊侠脊边，抵腰脊肾膀胱内，一支下与后阴连。贯臀斜入委中穴，一支膊内左右别，贯胛侠脊过髀枢，臀内后廉腘中合，下贯腨内外踝后，京骨之下指外侧。此经血多气犹少，是动头疼不可当，项如拔兮腰似折，髀枢痛彻脊中央，腘如结兮腨如裂，是为踝厥筋乃伤。所生疟痔小指废，头囟顶痛目色黄，腰尻腘脚疼连背，泪流鼻衄及癫狂。腘，音谷

足经肾脉属少阴，小指斜趋涌泉心，然骨之下内踝后，别入跟中腨内侵。出腘内廉上股内，贯脊属肾膀胱临，直者属肾贯肝膈，入肺循喉舌本寻；支者从肺络心内，仍至胸中部分深。此经多气而少血，是动病饥不欲食，喘嗽唾血喉中鸣，坐而欲起面如垢，目视䀮䀮气不足，心悬如饥常惕惕。所生病者为舌干，口热咽痛气贲逼，股内后廉并脊疼，心肠烦痛疸而澼，痿厥嗜卧体怠惰，足下热痛皆肾厥。

之期
手厥陰心主起胸屬包下膈三焦宮支者循胸出脇
下連腋三寸同仍上抵腋循臑內太陰少陰兩經中指透
中衝支者別小指次指絡相通此經少氣原多血是動則
病手心熱肘臂攣急腋下腫甚則胸脇支滿結心中澹澹
或大動善笑目黃面赤色所生病者為煩心心痛掌熱病
缺盆膻中分散絡心包膈裏穿支者膻中缺盆上上項耳
出臂外兩骨間肘後臑外循肩上少陽之後交別傳下入
手經少陽三焦脈起自小指次指端兩指歧骨手腕表上
後耳角旋屈下至頤仍注頰一支出耳入耳前却從上關

交曲頰至目內皆乃盡焉此經少血還多氣是動耳鳴喉
腫痺所生病者汗自出耳後痛兼目銳眥肩臑肘臂外皆
疼小指次指亦如廢
足脈少陽膽之經始從兩目銳眥生抵頭循角下耳後
空風池次第行手少陽前至肩上交少陽右上缺盆支者
耳後貫耳內出走耳前銳眥循一支銳眥大迎下合手少
陽抵項根下加頰車缺盆合入胸貫膈絡肝經屬膽仍從
胸裏過下入氣衝毛際縈橫入髀厭環跳內直者缺盆下
腋膺過季脇下髀厭內出膝外廉是陽陵外輔絕骨踝前
過足跗小指次指分一支別從大指去三毛之際接肝經

手厥阴心主起胸，属包下膈三焦宫，支者循胸出胁下，胁下连腋三寸同。仍上抵腋循臑内，太阴、少阴两经中，指透中冲支者别，小指次指络相通。此经少气原多血，是动则病手心热，肘臂挛急腋下肿，甚则胸胁支满结。心中澹澹或大动，善笑目黄面赤色，所生病者为烦心，心痛掌热病之则。

手经少阳三焦脉，起自小指次指端，两指歧骨手腕表，上出臂外两骨间。肘后臑外循肩上，少阳之后交别传，下入缺盆膻中分，散络心包膈里穿。支者膻中缺盆上，上项耳后耳角旋，屈下至颐仍注颊，一支出耳入耳前，却从上关交曲颊，至目内眥乃尽焉。此经少血还多气，是动耳鸣喉肿痹，所生病者汗自出，耳后痛兼目锐眥，肩臑肘臂外皆疼，小指次指亦如废。

足脉少阳胆之经，始从两目锐眥生，抵头循角下耳后，脑空风池次第行。手少阳前至肩上，交少阳右上缺盆，支者耳后贯耳内，出走耳前锐眥循。一支锐眥大迎下，合手少阳抵项根，下加颊车缺盆合，入胸贯膈络肝经。属胆仍从胁里过，下入气冲毛际萦，横入髀厌环跳内，直者缺盆下腋膺。过季胁下髀厌内，出膝外廉是阳陵，外辅绝骨踝前过，足跗小指次指分。一支别从大指去，三毛之际接肝经。

此经多气而少血，是动口苦善太息，心胁疼痛难转移，面尘足热体无泽。所生头痛连锐眥；缺盆肿痛并两腋，马刀挟瘿生两旁，汗出振寒痎疟疾，胸胁髀膝至胫骨，绝骨踝痛及诸节。痎，音皆

厥阴足脉肝所终，大指之端毛际丛，足跗上廉太冲分，踝前一寸入中封。上踝交出太阴后，循腘内廉阴股冲，环绕阴器抵小腹，侠胃属肝络胆逢。上贯膈里布胁肋，侠喉颃颡目系同，脉上巅会督脉出，支者还生目系中。下络颊里环唇内，支者便从膈肺通。此经血多气少焉，是动腰疼俯仰难，所生病者为胸满，呕吐洞泄小便难，或时遗溺并狐疝，男疝女人小腹肿，面尘脱色及咽干。临症还须仔细看。

玉龙歌　杨继洲注解

扁鹊授我玉龙歌，玉龙一试绝沉疴，玉龙之歌真罕得，流传千载无差讹。我今歌此玉龙诀，玉龙一百二十穴，看者行针殊妙绝，但恐时人自差别。补泻分明指下施，金针一刺显明医，伛者立伸偻者起，从此名扬天下知。

凡患伛者，补曲池，泻人中；患偻者，补风池，泻绝骨。

中风不语最难医，发际顶门穴要知，更向百会明补泻，即时苏醒免灾危。

顶门即囟会也，禁针，灸五壮。百会先补后泻，灸七壮，艾

如麦大。

鼻流清涕名鼻渊，先泻后补疾可痊，若是头风并眼痛，上星穴内刺无偏。

上星穴流涕并不闻香臭者，泻俱得气补。

头风呕吐眼昏花，穴取神庭始不差，孩子慢惊何可治，印堂刺入艾还加。

神庭入三分，先补后泻。印堂入一分，沿皮透左右攒竹，大哭效，不哭难。急惊泻，慢惊补。

头项强痛难回顾，牙疼并作一般看，先向承浆明补泻，后针风府即时安。

承浆宜泻，风府针不可深。

偏正头风痛难医，丝竹金针亦可施，沿皮向后透率谷，一针两穴世间稀。

偏正头风有两般，有无痰饮细推观，若然痰饮风池刺，倘无痰饮合谷安。

风池刺一寸半，透风府穴，此必横刺方透也，宜先补后泻，灸十一壮。合谷穴针至劳宫，灸二七壮。

口眼㖞斜最可嗟，地仓妙穴连颊车，㖞左泻右依师正，㖞右泻左莫令斜。

灸地仓之艾，如绿豆，针向颊车，颊车之针，向透地仓。

不闻香臭从何治？迎香两穴可堪攻，先补后泻分明效，一针未出气先通。

耳聋气闭痛难言，须刺翳风穴始痊，亦治项上生瘰疬，下针泻动即安然。

耳聋之症不闻声，痛痒蝉鸣不快情，红肿生疮须用泻，宜从听会用针行。

偶尔失音言语难，哑门一穴两筋间，若知浅针莫深刺，言语音和照旧安。

眉间疼痛苦难当，攒竹沿皮刺不妨，若是眼昏皆可治，更针头维即安康。

攒竹宜泻，头维入一分，沿皮透两额角，疼泻，眩晕补。

两睛红肿痛难熬，怕日羞明心自焦，只刺睛明、鱼尾穴，太阳出血自然消。

睛明针五分，后略向鼻中，鱼尾针透鱼腰，即童子髎，俱禁灸。如虚肿不宜去血。髎，音撩

眼痛忽然血贯睛，羞明更涩最难睁，须得太阳针血出，不用金刀疾自平。

心血炎上两眼红，迎香穴内刺为通，若将毒血搐出后，目内清凉始见功。

内迎香二穴，在鼻孔中，用芦叶或竹叶，搐入鼻内，出血

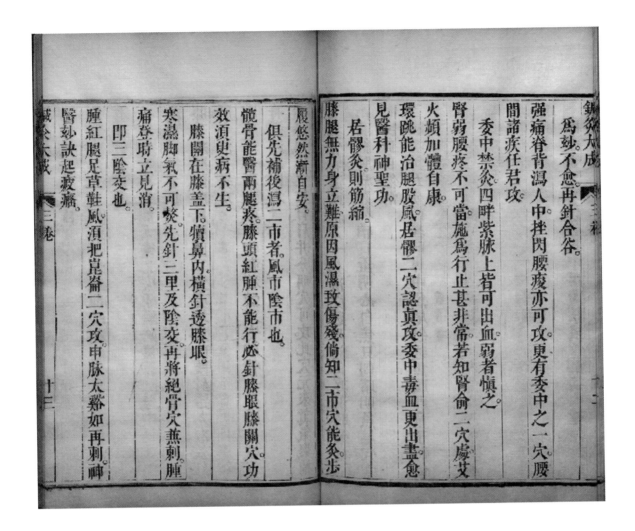

为妙，不愈再针合谷。

强痛脊背泻人中，挫闪腰酸亦可攻，更有委中之一穴，腰间诸疾任君攻。

委中禁灸，四畔紫脉上皆可出血，弱者慎之。

肾弱腰疼不可当，施为行止甚非常，若知肾俞二穴处，艾火频加体自康。

环跳能治腿股风，居髎二穴认真攻，委中毒血更出尽，愈见医科神圣功。

居髎灸则筋缩。

膝腿无力身立难，原因风湿致伤残，倘知二市穴能灸，步履悠然渐自安。

俱先补后泻。二市者，风市、阴市也。

髋骨能医两腿疼，膝头红肿不能行，必针膝眼、膝关穴，功效须臾病不生。

膝关在膝盖下，犊鼻内，横针透膝眼。

寒湿脚气不可熬，先针三里及阴交，再将绝骨穴兼刺，肿痛登时立见消。

即三阴交也。

肿红腿足草鞋风，须把昆仑二穴攻，申脉、太溪如再刺，神医妙诀起疲癃。

外昆针透内吕。

脚背疼起丘墟穴，斜针出血即时轻，解溪再与商丘识，补泻行针要辨明。

行步艰难疾转加，太冲二穴效堪夸，更针三里、中封穴，去病如同用手爪。

膝盖红肿鹤膝风，阳陵二穴亦堪攻，阴陵针透尤收效，红肿全消见异功。

腕中无力痛艰难，握物难移体不安，腕骨一针虽见效，莫将补泻等闲看。

急疼两臂气攻胸，肩井分明穴可攻，此穴元来真气聚，补多泻少应其中。

此二穴针二寸效，乃五脏真气所聚之处，倘或体弱针晕，补足三里。

肩背风气连臂疼，背缝二穴用针明，五枢亦治腰间痛，得穴方知疾顿轻。

背缝二穴，在背肩端骨下，直腋缝尖，针二寸，灸七壮。

两肘拘挛筋骨连，艰难动作欠安然，只将曲池针泻动，尺泽兼行见圣传。

尺泽宜泻不灸。

肩端红肿痛难当，寒湿相争气血旺，若向肩髃明补泻，管君多灸自安康。

筋急不開手難伸，尺澤從來要認真，頭面縱有諸樣症，一針合谷效通神。

腹中氣塊痛難當，穴法宜向內關防，八法有名陰維穴，腹中之疾永安康。

先補後瀉，不灸。如大便不通，瀉之即通。

腹中疼痛亦難當，大陵、外關可消詳，若是脇疼并閉結，支溝奇妙效非常。脾家之症最可憐，有寒有熱兩相煎，間使二穴針瀉動，熱瀉寒補病俱痊。

間使透針支溝，如脾寒可灸。

九種心痛及脾疼，上脘穴內用神針，若還脾敗中脘補，兩針神效免災侵。

痔漏之疾亦可憎，表裏急重最難禁，或痛或痒或下血，二白穴在掌中尋。

二白四穴，在掌後，去橫紋四寸，兩穴相對，一穴在大筋內，一穴大筋外，針五分，取穴用稻心從項後圍至結喉，取草摺齊，當掌中大指虎口紋，雙圍轉兩筋頭，點到掌後臂草盡處是，即間使後一寸，郄門穴也。灸二七壯，針宜瀉，如不愈灸騎竹馬。

君多灸自安康。

筋急不开手难伸，尺泽从来要认真，头面纵有诸样症，一针合谷效通神。

腹中气块痛难当，穴法宜向内关防，八法有名阴维穴，腹中之疾永安康。

先补后泻，不灸。如大便不通，泻之即通。

腹中疼痛亦难当，大陵、外关可消详，若是胁疼并闭结，支沟奇妙效非常。脾家之症最可怜，有寒有热两相煎，间使二穴针泻动，热泻寒补病俱痊。

间使透针支沟，如脾寒可灸。

九种心痛及脾疼，上脘穴内用神针，若还脾败中脘补，两针神效免灾侵。

痔漏之疾亦可憎，表里急重最难禁，或痛或痒或下血，二白穴在掌中寻。

二白四穴，在掌后，去横纹四寸，两穴相对，一穴在大筋内，一穴大筋外，针五分，取穴用稻心从项后围至结喉，取草折齐，当掌中大指虎口纹，双围转两筋头，点到掌后臂草尽处是，即间使后一寸，郄门穴也。灸二七壮，针宜泻，如不愈，灸骑竹马。

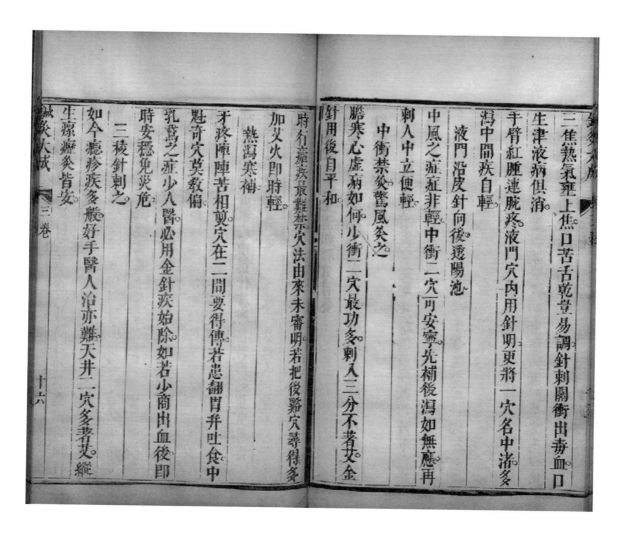

三焦热气壅上焦，口苦舌干岂易调，针刺关冲出毒血，口生津液病俱消。

手臂红肿连腕疼，液门穴内用针明，更将一穴名中渚，多泻中间疾自轻。

液门沿皮针向后，透阳池。

中风之症症非轻，中冲二穴可安宁，先补后泻如无应，再刺人中立便轻。

中冲禁灸，惊风灸之。

胆寒心虚病如何？少冲二穴最功多，刺入三分不著艾，金针用后自平和。

时行疟疾最难禁，穴法由来未审明，若把后溪穴寻得，多加艾火即时轻。

热泻寒补。

牙疼阵阵苦相煎，穴在二间要得传，若患翻胃并吐食，中魁奇穴莫教偏。

乳鹅之症少人医，必用金针疾始除，如若少商出血后，即时安稳免灾危。

三棱针刺之。

如今瘾疹疾多般，好手医人治亦难，天井二穴多著艾，纵生瘰疬灸皆安。

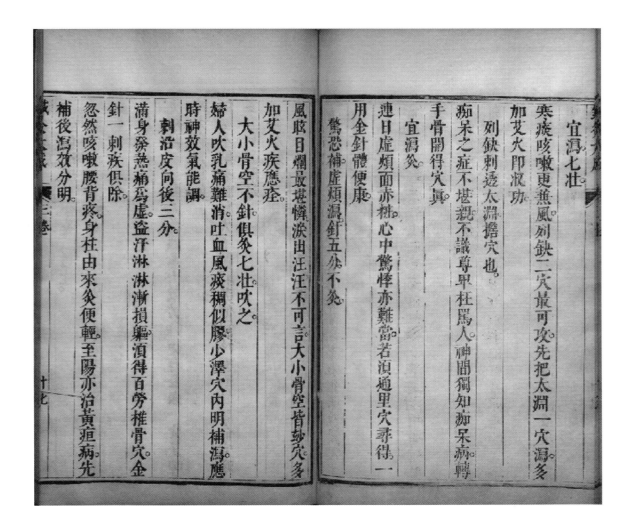

宜瀉七壮。

寒痰咳嗽更兼风，列缺二穴最可攻，先把太渊一穴瀉，多加艾火即收功。

列缺刺透太渊，担穴也。

痴呆之症不堪亲，不识尊卑枉骂人，神门独治①痴呆病，转手骨开得穴真。

宜瀉灸。

连日虚烦面赤妆，心中惊悸亦难当，若须通里穴寻得，一用金针体便康。

惊恐补，虚烦瀉，针五分，不灸。

风眩目烂最堪怜，泪出汪汪不可言，大、小骨空皆妙穴，多加艾火疾应痊。

大、小骨空不针，俱灸七壮，吹之。

妇人吹乳痛难消，吐血风痰稠似胶，少泽穴内明补瀉，应时神效气能调。

刺沿皮向后三分。

满身发热痛为虚，盗汗淋淋渐损躯，须得百劳椎骨穴，金针一刺疾俱除。

忽然咳嗽腰背疼，身柱由来灸便轻，至阳亦治黄疸病，先补后瀉效分明。

① 神门独治：原作"神间独知"，据明刻本改。

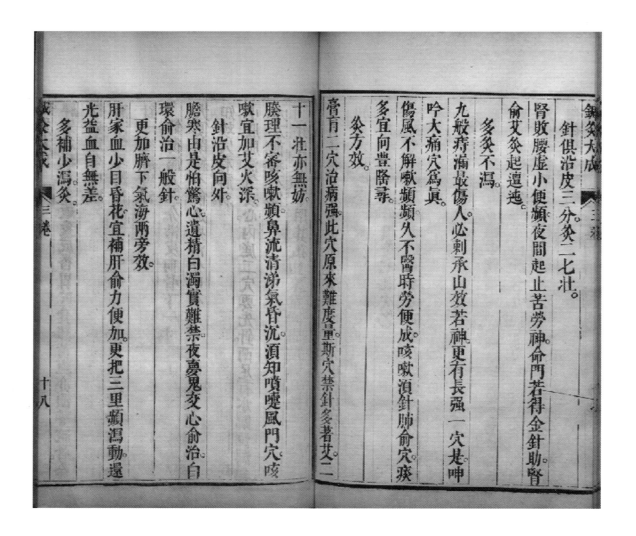

针俱沿皮三分，灸二七壮。

肾败腰虚小便频，夜间起止苦劳神，命门若得金针助，肾俞艾灸起遭迍。

多灸不泻。

九般痔漏最伤人，必刺承山效若神，更有长强一穴是，呻吟大痛穴为真。

伤风不解嗽频频，久不医时劳便成，咳嗽须针肺俞穴，痰多宜向丰隆寻。

灸方效。

膏肓二穴治病强，此穴原来难度量，斯穴禁针多著艾，二十一壮亦无妨。

腠理不密咳嗽频，鼻流清涕气昏沉，须知喷嚏风门穴，咳嗽宜加艾火深。

针沿皮向外。

胆寒由是怕惊心，遗精白浊实难禁，夜梦鬼交心俞治，白环俞治一般针。

更加脐下气海两旁效。

肝家血少目昏花，宜补肝俞力便加，更把三里频泻动，还光益血自无差。

多补少泻，灸。

鍼灸大成　卷三

脾家之症有多般致成番胃吐食難黃疸亦須尋腕骨金針必定奪中脘

無汗傷寒瀉復溜汗多宜將合谷收若然六脉皆微細金針一補脉還浮

針復溜入三分沿皮向骨下一寸

大便閉結不能通照海分明在足中更把支溝來瀉動方知妙穴有神功

小腹脹滿氣攻心內庭二穴要先針兩足有水臨泣瀉無水方能病不侵

針口用油不閉其孔

七般疝氣取大敦穴法由來指側間諸經具載三毛處不遇師傳隔萬山

傳尸勞病最難醫湧泉出血免災危痰多須向豐隆瀉氣喘丹田亦可施

渾身疼痛疾非常不定穴中細審詳有筋有骨須淺刺灼艾臨時要度量

不定穴即痛處

勞宮穴在掌中尋滿手生瘡痛不禁心胸之病大陵瀉氣攻胸腹一般針

哮喘之症最難當夜間不睡氣遑遑天突妙穴宜尋得膻

鍼灸大成　卷三　十九

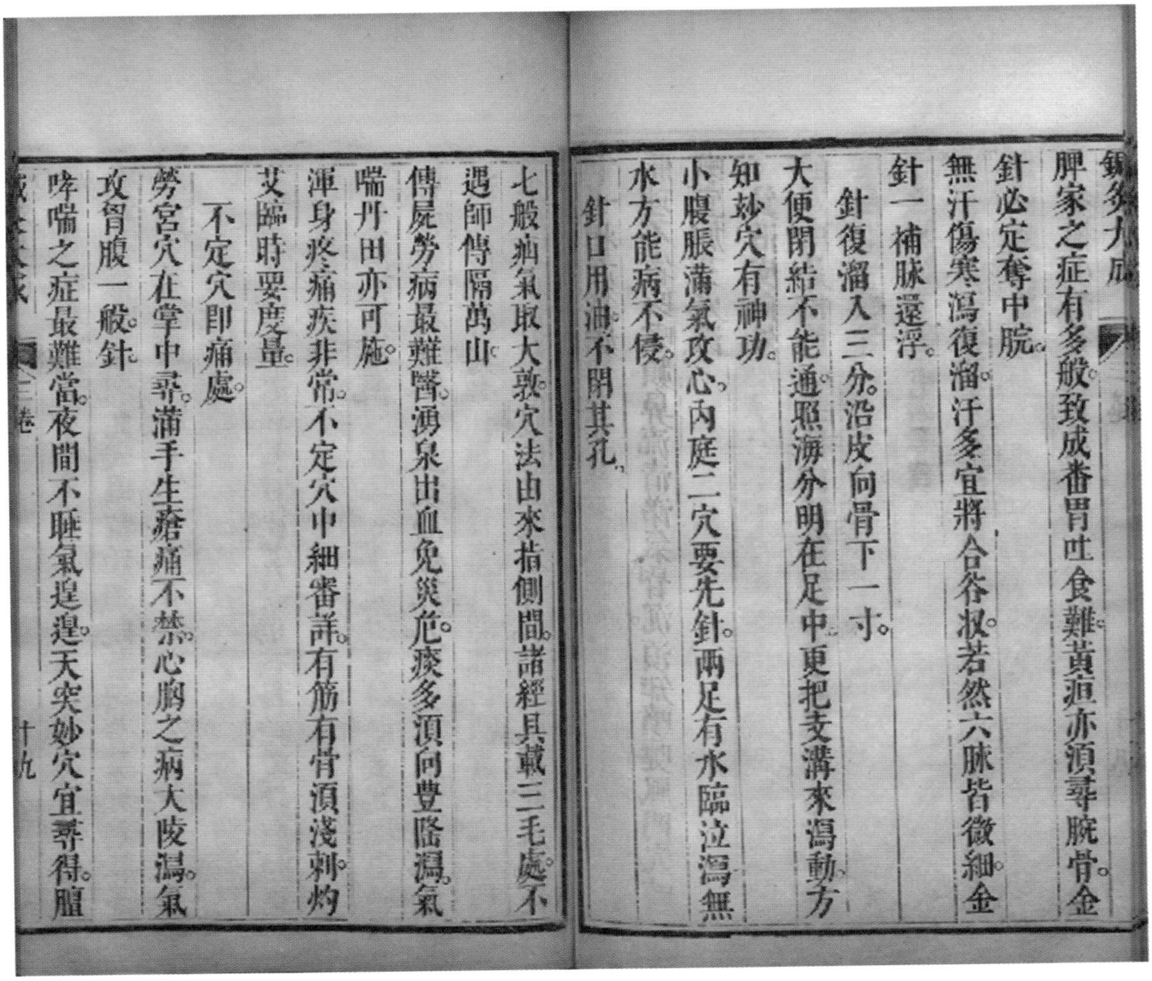

脾家之症有多般，致成番胃吐食难，黄疸亦须寻腕骨，金针必定夺中脘。

无汗伤寒泻复溜，汗多宜将合谷收，若然六脉皆微细，金针一补脉还浮。

针复溜入三分，沿皮向骨下一寸。

大便闭结不能通，照海分明在足中，更把支沟来泻动，方知妙穴有神功。

小腹胀满气攻心，内庭二穴要先针，两足有水临泣泻，无水方能病不侵。

针口用油，不闭其孔。

七般疝气取大敦，穴法由来指侧间，诸经具载三毛处，不遇师传隔万山。

传尸劳病最难医，涌泉出血免灾危，痰多须向丰隆泻，气喘丹田亦可施。

浑身疼痛疾非常，不定穴中细审详，有筋有骨须浅刺，灼艾临时要度量。

不定穴即痛处。

劳宫穴在掌中寻，满手生疮痛不禁，心胸之病大陵泻，气攻胸腹一般针。

哮喘之症最难当，夜间不睡气追追，天突妙穴宜寻得，膻

中著艾便安康。

 鸠尾独治五般痫，此穴须当仔细观，若然著艾宜七壮，多则伤人针亦难。

  非高手毋轻下针。

 气喘急急不可眠，何当日夜苦忧煎，若得璇玑针泻动，更取气海自安然。

  气海先补后泻。

 肾强疝气发甚频，气上攻心似死人，关元兼刺大敦穴，此法亲传始得真。

 水病之疾最难熬，腹满虚胀不肯消，先灸水分并水道，后针三里及阴交。

 肾气冲心得几时，须用金针疾自除，若得关元并带脉，四海谁不仰明医。

 赤白妇人带下难，只因虚败不能安，中极补多宜泻少，灼艾还须着意看。

  赤泻，白补。

 吼喘之症嗽痰多，若用金针疾自和，俞府乳根一样刺，气喘风痰渐渐磨。

 伤寒过经尤未解，须向期门穴上针，忽然气喘攻胸膈，三里泻多须用心。

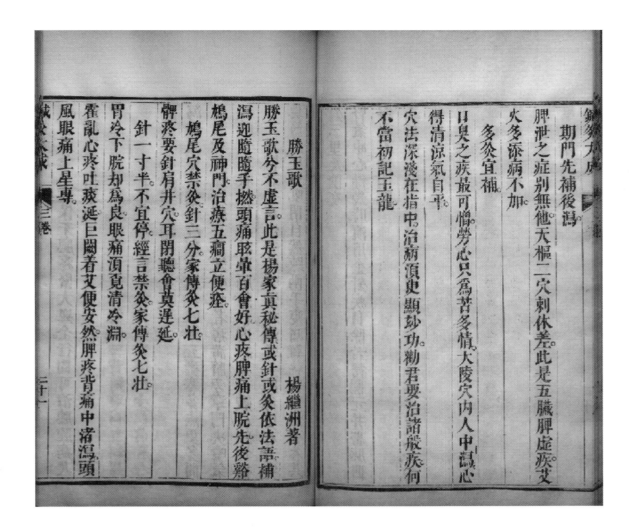

期门先补后泻。

脾泄之症别无他，天枢二穴刺休差，此是五脏脾虚疾，艾火多添病不加。

多灸宜补。

口臭之疾最可憎，劳心只为苦多情，大陵穴内人中泻，心得清凉气自平。

穴法深浅在指中，治病须臾显妙功，劝君要治诸般疾，何不当初记玉龙。

胜玉歌　杨继洲著

胜玉歌兮不虚言，此是杨家真秘传，或针或灸依法语，补泻迎随随手捻。

头痛眩晕百会好，心疼脾痛上脘先，后溪鸠尾及神门，治疗五痫立便痊。

鸠尾穴禁灸，针三分，家传灸七壮。

髀疼要针肩井穴，耳闭听会莫迟延。

针一寸半，不宜停。经言禁灸，家传灸七壮。

胃冷下脘却为良，眼痛须觅清冷渊。

霍乱心疼吐痰涎，巨阙着艾便安然，脾疼背痛中渚泻，头风眼痛上星专。

头项强急承浆保，牙腮疼紧大迎全，行间可治膝肿病，尺泽能医筋拘挛。

若人行步苦艰难，中封、太冲针便痊，脚背痛时商丘刺，瘰疬少海天井边。筋疼闭结支沟穴，颔肿喉闭少商前，脾心痛急寻公孙，委中驱疗脚风缠。

泻却人中及颊车，治疗中风口吐沫，五疟寒多热更多，间使、大杼真妙穴；经年或变劳怯者，痞满脐旁章门决。噫气吞酸食不投，膻中七壮除膈热，目内红痛苦皱眉，丝竹、攒竹亦堪医。若是痰涎并咳嗽，治却须当灸肺俞，更有天突与筋缩，小儿吼闭自然疏。两手酸疼难执物，曲池、合谷共肩髃，臂疼背痛针三里，头风头痛灸风池，肠鸣大便时泄泻，脐旁两寸灸天枢。诸般气症从何治，气海针之灸亦宜，小肠气痛归来治，腰痛中空穴最奇。

中空穴，从肾俞穴量下三寸，各开三寸是穴，灸十四壮，向外针一寸半，此即膀胱经之中髎也。

腿股转酸难移步，妙穴说与后人知，环跳、风市及阴市，泻却金针病自除。

阴市虽云禁灸，家传亦灸七壮。

热疮臁内年年发，血海寻来可治之，两膝无端肿如斗，膝眼、三里艾当施。两股转筋承山刺，脚气复溜不须疑，踝跟

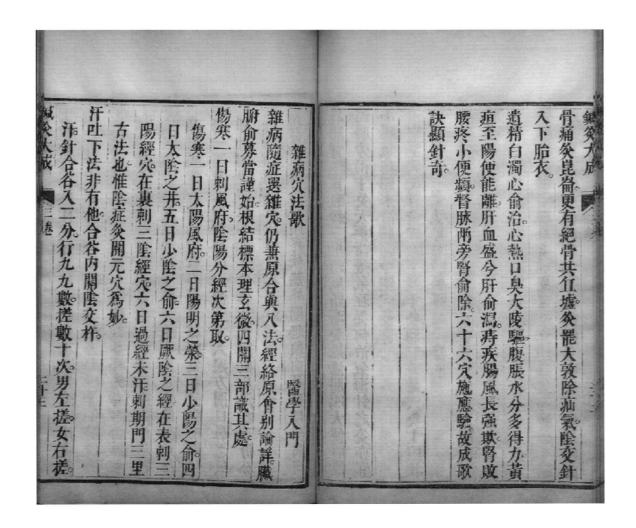

骨痛灸昆仑，更有绝骨共丘墟，灸罢大敦除疝气，阴交针入下胎衣。

遗精白浊心俞治，心热口臭大陵驱，腹胀水分多得力，黄疸至阳便能离。肝血盛兮肝俞泻，痔疾肠风长强欺，肾败腰疼小便频，督脉两旁肾俞除，六十六穴施应验，故成歌诀显针齐。

杂病穴法歌《医学入门》

杂病随症选杂穴，仍兼原合与八法，经络原会别论详，脏腑俞募当谨始，根结标本理玄微，四关三部识其处。

伤寒一日刺风府，阴阳分经次第取。

伤寒一日太阳风府，二日阳明之荣，三日少阳之俞，四日太阴之井，五日少阴之俞，六日厥阴之经。在表刺三阳经穴，在里刺三阴经穴，六日过经未汗，刺期门、三里，古法也。惟阳症灸关元穴为妙。

汗吐下法非有他，合谷内关阴交杵。

汗，针合谷入二分，行九九数，搓数十次，男左搓，女右搓，得汗行泻法，汗止身温出针。如汗不止，针阴市，补合谷。○吐，针内关入三分，先补六次，泻三次，行子午捣臼法三次，提气上行，又推战一次，病人多呼几次，即吐；如吐不止，补九阳数，调匀呼吸，三十六度，吐止，徐出针，急扪穴；吐不止，补足三里。○下，针三阴交入三分，男左女右，以针盘旋，右转六阴数毕，用口鼻闭气，吞鼓腹中，将泻插一下，其人即泄，鼻吸手泻三十六遍，方开口鼻之气，插针即泄；如泄不止，针合谷，升九阳数。凡汗、吐、下，仍分阴阳补泻，就流注穴行之尤妙。

一切风寒暑湿邪，头疼发热外关起，头面耳目口鼻病，曲池合谷为之主，偏正头疼左右针左痛针右，列缺太渊不用补，头风目眩项掋强，申脉金门手三里。赤眼迎香出血奇，临泣太冲合谷侣眼肿血烂，泻足临泣，耳聋临泣补足与金门，合谷俱泻针后听人语。鼻塞鼻痔及鼻渊，合谷、太冲俱泻随手取，口噤㖞斜流涎多，地仓颊车仍可举。口舌生疮舌下窍，三棱刺血非粗卤舌下两边紫筋，舌裂出血寻内关，太冲阴交走上部，舌上生胎合谷当，手三里治舌风舞，牙风面肿颊车神，合谷泻足临泣泻不数。二陵二跷与二交，头项手足互相与，两井两商二三间，手上诸风得其所，手指连肩相引疼，合谷太冲能救苦。手三里治肩连脐，脊间心后称中渚，冷嗽只宜补合谷，三阴交泻即时住。霍乱中脘可入深，三里内庭泻几许，心痛翻胃刺劳宫热，寒者少泽细手指补。心痛手战少海求，若要除根阴市睹，太渊列缺穴相连，能祛气痛刺两乳。胁痛只须阳陵泉，腹痛公孙内关尔，疟疾素问分各经，危氏刺指舌红紫。

足太阳疟，先寒后热，汗出不已，刺金门。足少阳疟，寒热心惕，汗多，刺侠溪。足阳明疟，寒久乃热，汗出喜见火光，刺冲阳。足太阴疟，寒热善呕，呕已乃衰，刺公孙。足少阴疟，呕吐甚欲闭户，刺大钟。足厥阴疟，少腹满，小便不利，刺太冲。心疟刺神门，肝疟中封，脾疟商丘，肺疟列缺，肾疟太溪，胃疟厉兑。危氏刺手十指及舌下紫肿筋出血。

痢疾合谷三里宜，甚者必须兼中膂白痢合谷，赤痢小肠俞，赤白足三里、中膂，心胸痞满阴陵泉，针到承山饮食美，泄泻肚腹诸般疾，足三里内庭功无比。水肿水分与复溜，

俱泻水分，先用小针，次用大针，以鸡翎管透之，水出浊者死，清者生，急服紧皮丸敛之。此乡村无药，粗人体实者针之；若高人则禁针。○取血法：先用针补入地部，少停泻出人部，少停复补入地部，少停泻出针，其瘀血自出。虚者只有黄水出，若脚上肿大，欲放水者，仍用此法，于复溜穴上取之。

胀满中脘三里揣。

《内经》针腹，以布缠缴。针家另有盘法：先针入二寸五分，退出二寸，只留五分在内盘之。如要取上焦包络之病，用针头迎向上刺入二分补之，使气攻上；若脐下有病，针头向下，退出二分泻之。此特备古法，初学不可轻用。

腰痛环跳委中神，若连背痛昆仑武。腰连腿疼腕骨升，三里降下随拜跪补腕骨，泻足三里，腰连脚痛怎生医补，环跳泻行间与风市。脚膝诸痛羡行间，三里申脉金门侈，脚若转筋眼发花，然谷承山法自古。两足难移先悬钟，条口后针能步履，两足酸麻补太溪，仆参内庭盘跟楚。脚盘痛泻内庭，脚跟痛泻仆参。脚连胁腋痛难当，环跳阳陵泉内杵，冷风湿痹针环跳，阳陵三里烧针尾烧三五壮知痛即止。七疝大敦与太冲，五淋血海通男妇，大便虚秘补支沟，泻足三里效可拟。热秘气秘先长强，大敦阳陵堪调护，小便不通阴陵泉，三里泻下溺如注。内伤食积针手足三里，璇玑相应块亦消，脾病气血先合谷，后刺三阴针用烧。一切内伤内关穴，痰火积块退烦潮，吐血尺泽功无比，衄血上星与禾髎。喘急列缺足三里，呕噎阴交不可饶，劳宫能治五般痫，更刺涌泉疾若挑。神门专治心痴呆，人中间使祛癫妖，尸厥百会一穴美，更针隐白效昭昭外用笔管吹耳。妇人通经泻合谷，三里至阴催孕妊虚补合谷，攒竹丝空主头疼，偏正皆宜向此针，更去大都除泻动，风池针刺三分深；曲池合谷先针泻，永与除病病不侵，依此下针无不应，管教随手便安宁。头风头痛与牙疼，合谷三间两穴寻，更向大都针眼痛，太渊穴内用针行，牙疼三分针吕细，齿痛依前指上明，更推大都左之右，交互相迎仔细迎。听会兼之与听宫，七分针泻耳中聋，耳门又泻三分许，更加七壮灸听宫，大肠经内将针泻，曲池合谷七分中，医者若能明此理，针下之时便见功。

杂病十一穴歌 聚英

厄胎阴交不可缓，胞衣照海内关寻俱泻。小儿惊风少商穴，人中涌泉泻莫深，痈疽初起审其穴，只刺阳经不刺阴。阳经谓痛从背出者，当从太阳经至阴、通谷、束骨、昆仑、委中五穴选用。从鬓出者，当从少阳经窍阴、侠溪、临泣、阳辅、阳陵泉五穴选用。从髭出者，当从阳明经厉兑、内庭、陷谷、冲阳、解溪五穴选用。从胸出者，则以绝骨一穴治之。凡痈疽已破，尻神朔望不忌。伤寒流注分手足，太冲、内庭可浮沉，熟此筌蹄手要活，得后方可度金针，又有一言真秘诀，上补下泻值千金。

死胎阴交不可缓，胞衣照海内关寻俱泻。小儿惊风少商穴，人中涌泉泻莫深，痈疽初起审其穴，只刺阳经不刺阴。

阳经谓痛从背出者，当从太阳经至阴、通谷、束骨、昆仑、委中五穴选用。从鬓出者，当从少阳经窍阴、侠溪、临泣、阳辅、阳陵泉五穴选用。从髭出者，当从阳明经厉兑、内庭、陷谷、冲阳、解溪五穴选用。从胸①出者，则以绝骨一穴治之。凡痈疽已破，尻神朔望不忌。

伤寒流注分手足，太冲、内庭可浮沉，熟此筌蹄手要活，得后方可度金针，又有一言真秘诀，上补下泻值千金。

杂病十一穴歌 《聚英》

攒竹丝空主头疼，偏正皆宜向此针，更去大都除泻动，风池针刺三分深；
曲池合谷先针泻，永与除病病不侵，依此下针无不应，管教随手便安宁。
头风头痛与牙疼，合谷三间两穴寻，更向大都针眼痛，太渊穴内用针行；
牙疼三分针吕细，齿痛依前指上明，更推大都左之右，交互相迎仔细迎②。
听会兼之与听宫，七分针泻耳中聋，耳门又泻三分许，更加七壮灸听宫；
大肠经内将针泻，曲池合谷七分中，医者若能明此理，针下之时便见功。

① 胸：《医学入门》作"脑"。
② 迎：原作"穷"，据《针灸聚英》卷四改。

肩背并和肩膊疼，曲池合谷七分深，未愈尺泽加一寸，更于三间次第行；
各入七分于穴内，少风二府刺心经，穴内浅深依法用，当时瘰疬两之轻。
咽喉以下至于脐，胃脘之中百病危，心气痛时胸结硬，伤寒呕哕闷涎随；
列缺下针三分许，三分针泻到风池，二指三间并三里，中冲还刺五分依。
汗出难来刺①腕骨，五分针泻要君知，鱼际经渠并通里，一分针泻汗淋漓；
二指三间及三里，大指各刺五分宜，汗至如若通遍体，有人明此是良医。
四肢无力中邪风，眼涩难开百病攻，精神昏倦多不语，风池合谷用针通；
两手三间随后泻，三里兼之与太冲，各入五分于穴内；迎随得法有奇功。
风池手足指诸间，右瘫偏风左曰痪，各刺五分随后泻，更灸七壮便身安；
三里阴交行气泻，一寸三分量病看，每穴又加三七壮，自然瘫痪即时安。
肘痛将针刺曲池，经渠合谷共相宜，五分针刺于二穴，疟病缠身便得离；
未愈更加三间刺，五分深刺莫忧疑，又兼气痛憎寒热，间使行针莫用迟。
腿胯腰疼痞气攻，髋骨穴内七分穷，更针风市兼三里，一寸三分补泻同；
又去阴交泻一寸，行间仍刺五分中，刚柔

---

① 刺：原作"到"，据《针灸聚英》卷四改。

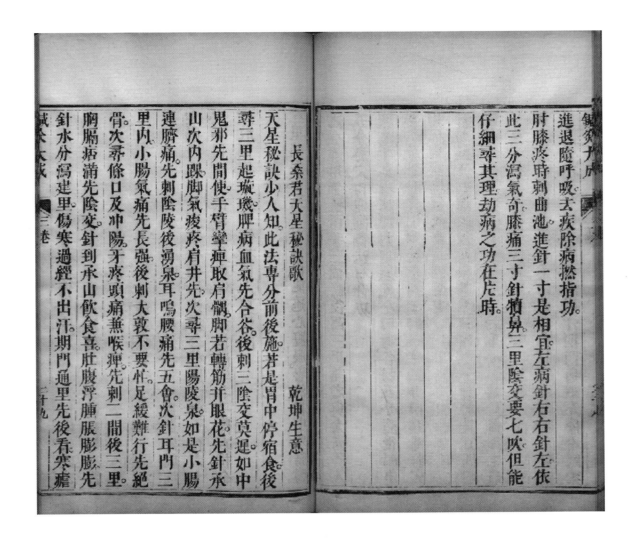

进退随呼吸，去疾除病拈指功。

　　肘膝疼时刺曲池，进针一寸是相宜，左病针右右针左，依此三分泻气奇；

　　膝痛三寸针犊鼻，三里阴交要七次①，但能仔细寻其理，劫病之功在片时。

长桑君天星秘诀歌 《乾坤生意》

　　天星秘诀少人知，此法专分前后施，若是胃中停宿食，后寻三里起璇玑。

　　脾病血气先合谷，后刺三阴交莫迟，如中鬼邪先间使，手臂挛痹取肩髃。

　　脚若转筋并眼花，先针承山次内踝，脚气酸疼肩井先，次寻三里阳陵泉；

　　如是小肠连脐痛，先刺阴陵后涌泉。耳鸣腰痛先五会，次针耳门三里内。

　　小肠气痛先长强，后刺大敦不要忙，足缓难行先绝骨，次寻条口及冲阳。

　　牙疼头痛兼喉痹，先刺二间后三里，胸膈痞满先阴交，针到承山饮食喜；

　　肚腹浮肿胀膨膨，先针水分泻建里。伤寒过经不出汗，期门通里先后看，

　　寒疟

---

①次：原作"吹"，据《针灸聚英》卷四改。

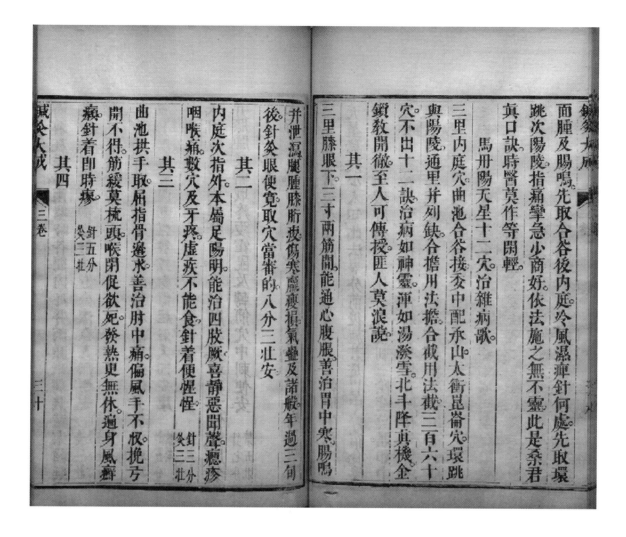

面肿及肠鸣，先取合谷后内庭。冷风湿痹针何处？先取环跳次阳陵；
指痛挛急少商好，依法施之无不灵。此是桑君真口诀，时医莫作等闲轻。

马丹阳天星十二穴治杂病歌

三里内庭穴，曲池合谷接，委中配承山，太冲昆仑穴，环跳与阳陵，通里并列缺。
合担用法担，合截用法截，三百六十穴，不出十二诀。治病如神灵，浑如汤泼雪；
北斗降真机，金锁教开彻，至人可传授，匪人莫浪说。
其一：
三里膝眼下，三寸两筋间。能通心腹胀，善治胃中寒，肠鸣并泄泻，腿肿膝胻酸，
伤寒羸瘦损，气蛊及诸般。年过三旬后，针灸眼便宽。取穴当审的，八分三壮安。
其二：
内庭次指外，本属足阳明。能治四肢厥，喜静恶闻声，瘾疹咽喉痛，数欠[1]及牙疼，
疟疾[2]不能食，针着便醒醒。针三分，灸三壮
其三：
曲池拱手取，屈肘[3]骨边求。善治肘中痛，偏风手不收，挽弓开不得，筋缓莫梳头，
喉闭促欲死，发热更无休，遍身风癣癞，针着即时瘥。针五分，灸三壮
其四：

---

① 欠：原作"穴"，据《针灸聚英》卷四改。
② 疟疾：原作"虚疾"，据《千金要方》卷三十"内庭主疟不能食"改。
③ 肘：原作"指"，据《针灸聚英》卷四改。

合谷在虎口，两指歧骨间。头疼并面肿，疟病热还寒，齿龋鼻衄血，口噤不开言。
针入五分深，令人即便安。灸三壮

其五：
委中曲腘里，横纹脉中央。腰痛不能举，沉沉引脊梁，酸疼筋莫展，风痹复无常，
膝头难伸屈，针入即安康。针五分，禁灸

其六：
承山名鱼腹，腨肠分肉间。善治腰疼痛，痔疾大便难，脚气并膝肿，辗转战疼酸；
霍乱及转筋，穴中刺便安。针七分，灸①五壮。

其七：
太冲足大指，节后二寸中。动脉知生死，能医惊痫风，咽喉并心胀，两足不能行。
七疝偏坠肿，眼目似云朦，亦能疗腰痛，针下有神功。针三分，灸三壮

其八：
昆仑足外踝，跟骨上边寻。转筋腰尻痛，暴喘满冲心，举步行不得，一动即呻吟，
若欲求安乐，须于此穴针。针五分，灸三壮

其九：
环跳在髀枢，侧卧屈足取。折腰莫能顾，冷风并湿痹，腿胯连腨痛，转侧重欷歔。
若人针灸后，顷刻病消除。针二寸，灸五壮

其十：
阳陵居膝下，外臁一寸中。膝肿并麻木，冷痹及偏风，举足

①灸：原作"禁"，据明刻本改。

不能起，坐卧似衰翁，针入六分止，神功妙不同。灸三壮

其十一：

通里腕侧后，去腕一寸中。欲言声不出，懊恼及怔忡；实则四肢重，头腮面颊红。

虚则不能食，暴瘖面无容。毫针微微刺，方信有神功。针三分，灸三壮

其十二：

列缺腕侧上，次指手交叉。善疗偏头患，遍身风痹麻；痰涎频壅上，口噤不开牙。

若能明补泻，应手即如拿。针三分，灸五壮

四总穴歌

肚腹三里留，腰背委中求，头项寻列缺，面口合谷收。

肘后歌 《聚英》

头面之疾针至阴，腿脚有疾风府寻，心胸有病少府泻，脐腹有病曲泉针。

肩背诸疾中渚下，腰膝强痛交信凭，胁肋腿痛[1]后溪妙，股膝肿起泻太冲。

阴核发来如升大，百会妙穴真可骇。顶心头痛眼不开，涌泉下针定[2]安泰。

鹤膝肿劳难移步，尺泽能舒筋骨疼，更有一穴曲池妙，根寻源流可调停；

其患若要便安愈，加以风府可用针。更有手臂拘挛急，尺泽刺深去不仁；

腰背若患挛急风，曲池一寸五分攻。五痔原因热血作，承山须下病无踪；

哮喘发来寝不得，丰隆刺入三分深。狂言盗汗如见鬼，惺惺间使便下针。骨寒

①痛：原作"叉"，据《针灸聚英》卷四改。
②定：原作"足"，据《针灸聚英》卷四改。

髓冷火来烧，灵道妙穴分明记，疟疾寒热真可畏，须知虚实可用意；

间使宜透支沟中，大椎[1]七壮合圣治；连日频频发不休，金门刺深七分是。

疟疾三日得一发，先寒后热无他语，寒多热少取复溜，热多寒少用间使。

或患伤寒热未休[2]，牙关风壅药难投，项强反张目直视，金针用意列缺求。

伤寒四肢厥逆冷，脉气无时仔细寻，神奇妙穴真有二，复溜半寸顺骨行。

四肢回还脉气浮，须晓阴阳倒换求，寒则须补绝骨是，热则绝骨泻无忧；

脉若浮洪当泻解，沉细之时补便瘳。百合伤寒最难医，妙法神针用意推；

口噤眼合药不下，合谷一针效甚奇。狐惑伤寒满口疮，须下黄连犀角汤；

虫在脏腑食肌肉，须要神针刺地仓。伤寒腹痛虫寻食，吐蛔乌梅可难攻；

十日九日必定死，中脘回还胃气通。伤寒痞气结胸中，两目昏黄汗不通；

涌泉妙穴三分许，速使周身汗自通。伤寒痞结胁积痛，宜用期门见深功；

当汗不汗合谷泻，自汗发黄复溜凭。飞虎一穴通痞气，祛风引使安宁。

刚柔二痉最乖张，口禁眼合面红妆，热血流入心肺腑，须要金针刺少商。

中满如何去得根，阴包如刺效如神，不论老幼依法用，须教患者便抬身。

打扑伤损破伤风，先于痛处下针攻，后向承山立作效，甄权留下意无穷。

腰腿疼痛十年春，应针不了便醒醒，大都引气探根本，服

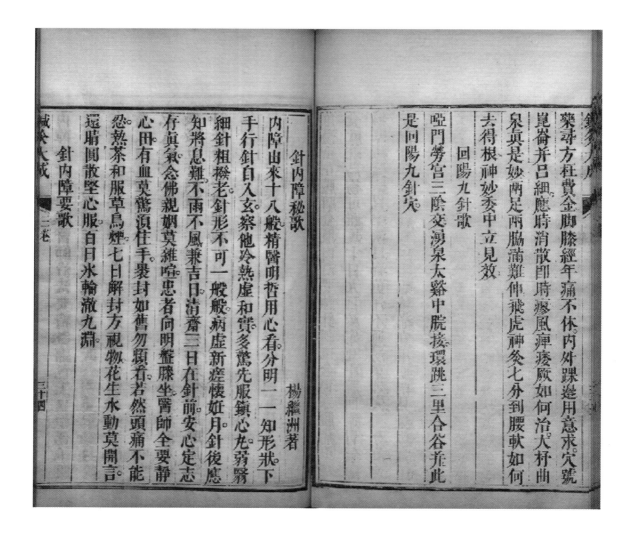

药寻方枉费金。

脚膝经年痛不休，内外踝边用意求，穴号昆仑并吕细，应时消散即时瘳。
风痹痿厥如何治？大杼曲泉真是妙，两足两胁满难伸，飞虎神针[1]七分到，
腰软如何去得根，神妙委中立见效。

回阳九针歌

哑门劳宫三阴交，涌泉太溪中脘接，环跳三里合谷并，此是回阳九针穴。

针内障秘歌　杨继洲著

内障由来十八般，精医明哲用心看，分明一一知形状，下手行针自入玄。
察他冷热虚和实，多惊先服镇心丸，弱翳细针粗拨老，针形不可一般般。
病虚新瘥怀妊月，针后应知将息难，不雨不风兼吉日，清斋三日在针前。
安心定志存真气，念佛亲姻莫杂喧，患者向明盘膝坐，医师全要静心田。
有血莫惊须住手，裹封如旧勿频看，若然头痛不能忍，热茶和服草乌烟。
七月解封方视物，花生水动莫开言，还睛圆散坚心服，百日冰轮澈九渊。

针内障要歌

---

①针：原作"灸"，据《针灸聚英》卷四改。

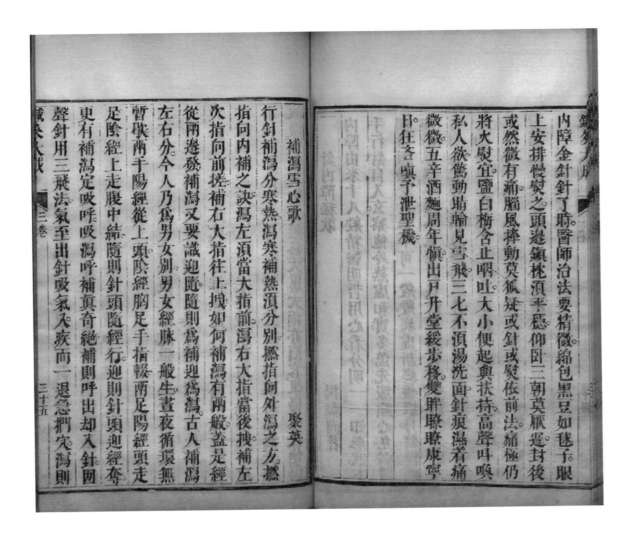

内障金针针了时，医师治法要精微，绵包黑豆如球子，眼上安排慢熨之，
头边镇枕须平稳，仰卧三朝莫厌迟。封后或然微有痛，脑风牵动莫狐疑，
或针或熨依前法，痛极仍将火熨宜。盐白梅含止咽吐，大小便起与扶持，
高声叫唤私人欲，惊动睛轮见雪飞。三七不须汤洗面，针痕湿着痛微微，
五辛酒面周年慎，出户升堂缓步移，双眸瞭瞭康宁日，狂斋嗔予泄圣机。

补泻雪心歌 《聚英》

　　行针补泻分寒热，泻寒补热须分别，捻指向外泻之方，捻指向内补之诀。
　　泻左须当大指前，泻右大指当后拽。补左次指向前搓，补右大指往上拽。
　　如何补泻有两般，盖是经从两边发，补泻又要识迎随，随则为补迎为泻，
　　古人补泻左右分，今人乃为男女别。男女经脉一般生，昼夜循环无暂歇，
　　两手阳经上走头[1]，阴经胸走[2]手指辍，两足阳经头走足，阴经上走腹中结。
　　随则针头随经行，迎则针头迎经夺，更有补泻定吸呼，吸泻呼补真奇绝。
　　补则呼出却入针，要知[3]针用三飞法，气至出针吸气入，疾而一退急扪穴。泻则

①上走头：原作"从上头"，据《针灸聚英》卷四改。
②走：原作"足"，据《针灸聚英》卷四改。
③要知：原作"团声"，据《针灸聚英》卷四改。

吸氣方入針圜聲祖氣通身達氣至出針呼氣出徐而三
退穴開撩此訣出自梓桑君我今受汝心已雪正是補瀉
玄中玄莫向人前輕易說　　圜音和去聲

行針總要歌

黃帝金針法最奇短長肥瘦在臨時但將他手橫紋處
寸寸尋求審用之身體心胸或是短或是長求穴
看紋還有理醫工此理要推詳定穴行針細認認瘦肥短
小豈同羣肥人針入三分半瘦體當用二分不肥不瘦
不相同如此之人但着中只在二三分內取用之無失且
收功大饑大飽宜避忌大風大雨亦須容饑傷榮氣飽傷腑

臍更看人神俱避之妙針之法世間稀多少醫工不得知
寸寸人身皆是穴但開筋骨莫狐疑有筋有骨傍針去無
骨無筋須透之見病行針仔細必明升降闔開時邪入
五臟湏早遏祟侵六脉浪翻飛烏烏稷稷空中墮靜意冥
冥起發機先補真陽元氣足次瀉餘邪九度噓同身逐穴
歌中取捷法昭然徑不迷百會三陽頂之中五會天滿名
相同前頂之上寸五取百病能祛理中風灸後火燥衝雙
目四畔刺血令宣通井泉要洗原針穴針刺無如灸有功
前頂寸五三陽前甄權曾云一寸言棱針出血頭風愈
油揩根病自瘥囟會頂前寸五深八歲兒童不可針囟門

鍼灸大成　三卷　三十六

吸气方入针，要知阻[1]气通身达，气至出针呼气出，徐而三退穴开禁。

此诀出自梓桑君，我今受汝心已雪，正是补泻玄中玄，莫向人前轻易说。

行针总要歌

黄帝金针法最奇，　短长肥瘦在临时，　但将他手横纹处，　分寸寻求审用之。

身体心胸或是短，　身体心胸或是长，　求穴看纹还有理，　医工此理要推详。

定穴行针须细认，　瘦肥短小岂同群，　肥人针入三分半，　瘦体须当用二分。

不肥不瘦不相同，　如此之人但着中，　只在二三分内取，　用之无失且收功。

大饥大饱宜避忌，　大风大雨亦须容，　饥伤荣气饱伤腑，　更看人神俱避之。

妙针之法世间稀，　多少医工不得知，　寸寸人身皆是穴，　但开筋骨莫狐疑。

有筋有骨傍针去，　无骨无筋须透之，　见病行针须仔细，　必明升降合开时。

邪入五脏须早遏，　祟侵六脉浪翻飞，　乌乌稷稷空中堕，　静意冥冥起发机，

先补真阳元气足，　次泻余邪九度嘘，　同身逐穴歌中取，　捷法昭然径不迷。

百会三阳顶之中，　五会天满名相同，　前顶之上寸五取，　百病能祛理中风，

灸后火燥冲双目，　四畔刺血令宣通，　井泉要洗原针穴，　针刺无如灸有功。

前顶寸五三阳前，　甄权曾云一寸言，　棱针出血头风愈，　盐油楷根病自瘥。

囟会顶前寸五深，　八岁儿童不可针，　囟门

①要知阻气：原作"圜声祖气"，据《针灸聚英》卷四改。

未合那堪灸，二者须当记在心。上星会前一寸斟，神庭星前发际寻，
诸风灸庭为最妙，庭星宜灸不宜针。印堂穴并两眉攒，素髎面正鼻柱端，
动脉之中定禁灸，若燃此穴鼻鼾酸。水沟鼻下名人中，兑端张口上唇宫，
龈交二龈中间取，承浆下唇宛内踪，炷艾分半悬浆灸，大则阳明脉不隆。
廉泉宛上定结喉，一名舌本立重楼，同身捷法须当记，他日声名播九州。

行针指要歌

或针风，先向风府百会中；或针水，水分侠脐上边取；或针结，针着大肠泄水穴。
或针劳，须向膏肓及百劳；或针虚，气海丹田委中奇；或针气，膻中一穴分明记。
或针嗽，肺俞风门须用灸；或针痰，先针中脘三里间；或针吐，中脘气海膻中补，
番胃吐食一般医，针中有妙少人知。

刺法启玄歌

十二阴阳气血，凝滞全凭针炳，细推十干五行，谨按四时八节。出入要知先后，
开合慎毋妄别，左手按穴分明，右手持针亲切。刺荣无伤卫气，刺卫无伤荣血，
循扪引导之因，呼吸调和寒热。补即慢慢出针，泻即徐徐闭穴。发明难素玄微，
俯仰岐黄秘诀，若能劳心劳力，必定愈明愈哲。譬如闭户造车，端正出门合辙，
倘逢志士细推，不是知音莫说，

了却个中规模，便是医中俊杰。烱，同爇

针法歌

先说平针法，含针口内温，按揉令气散，掐穴故教深，持针安穴上，令他嗽一声，随嗽归天部，停针再至人，再停归地部，待气候针沉，气若不来至，指甲切其经，次提针向病，补退天地人。

补必随经刺，令他吹气频，随吹随左转，逐归天地人，待气停针久，三弹更熨温，出针口吸气，急急闭其门。泻欲迎经取，吸则内其针，吸时须右转，依次进天人，转针仍复吸，依法要停针，出针吹口气，摇动大其门。

策 诸家得失策[1]

杨承学试卷

问：人之一身，犹之天地。天地之气，不能以恒顺，而必待于范围之功，人身之气，不能以恒平，而必待于调摄之技。故其致病也，既有不同，而其治之，亦不容一律，故药与针灸不可缺一者也。然针灸之技，昔之专门者固各有方书，若《素问》《针灸图》《千金方》《外台秘要》，与夫补泻灸刺诸法，以示来世矣。其果何者而为之原欤？亦岂无得失去取于其间欤？诸生以是名家者，请详言之！

对曰：天地之道，阴阳而已矣。夫人之身，亦阴阳而已矣。阴阳者，造化之枢纽，人类之根柢也，惟阴阳得其理则气和，

---

[1] 诸家得失策：原无，据目录补。

气和则形亦以之和矣。如其拂而戾焉，则赞助调摄之功，自不容已矣。否则，在造化不能为天地立心，而化工以之而息；在夫人不能为生民立命，而何以臻寿考无疆之休哉。此固圣人赞化育之一端也，何可以医家者流而小之耶？愚尝观之易曰：大哉乾元，万物资始；至哉坤元，万物资生。是一元之气，流行于天地之间，一合一辟，往来不穷，行而为阴阳，布而为五行，流而为四时，而万物由之以化生，此则天地显仁藏用之常，固无庸以赞助为也。然阴阳之施化，不能以无愆，而雨旸寒暑，不能以时若，则范围之功，不能无待于圣人也。故易曰：后以裁成天地之道，辅相天地之宜，以左右民，此其所以人无夭札，物无疵厉，而以之收立命之功矣。然而吾人同得天地之理以为理，同得天地之气以为气，则其元气流行于一身之间，无异于一元之气流行于天地间也。夫何喜怒哀乐心思嗜欲之汩于中，寒暑风雨温凉燥湿之侵于外，于是有疾在腠理者焉，有疾在血脉者焉，有疾在肠胃者焉。然而疾在肠胃，非药饵不能以济；在血脉，非针刺不能以及；在腠理，非熨焫不能以达，是针灸药者，医家之不可缺一者也。夫何诸家之术惟以药，而于针灸则并而弃之，斯何以保其元气，以收圣人寿民之仁心哉？然是针与灸也，亦未易言也。孟子曰：离娄之明，不以规矩，不能成方圆；师旷之聪，不以六律，不能正五音。若古之方书，固离娄之规矩，师旷之六律也。故不溯其源，则无以得古人立法之意，不穷其流，则何以知后世变法之弊。今以古之方书言之，有《素问》《难经》焉，有《灵枢》《铜人图》焉。有《千金方》、有《外台秘要》焉，有《金兰循经》、有《针灸杂集》焉。然《灵枢》之图，或议其太繁而杂；于《金兰循经》，或嫌其太简而略；于《千金方》，或诋其不尽伤寒之数；于《外台秘要》，或议其为医之蔽；于《针灸杂集》，或论其未尽针灸之妙，溯而言之，则惟素、难为最要。盖素、难者，医家之鼻祖，济生之心法，垂之万世而无弊者也。夫既由素、难以溯其源，又由诸家以穷其流，探脉络，索荣卫，诊表里，虚则补之，实则泻之，热则凉之，寒则温之，或通其气血，或维其真元，以律天时，则春夏刺浅，秋冬刺深也。以袭水土则湿致高原，热处风凉也。以取诸人，肥则刺深，瘠则刺浅也。又由是而施之以动摇进退，搓弹摄按之法，示之以喜怒忧惧，思劳醉饱之忌，穷之以井荥俞经合之源，究之以主客标本之道，迎随开合之机。夫然后阴阳和，五气顺，荣卫固，脉络绥，而凡腠理血脉，四体百骸，一气流行，而无壅滞痿痹之患矣。不犹圣人之裁成辅相，而一元之气，周流于天地之间乎。先儒曰：吾之心正，则天地之心亦正，吾之气顺，则天

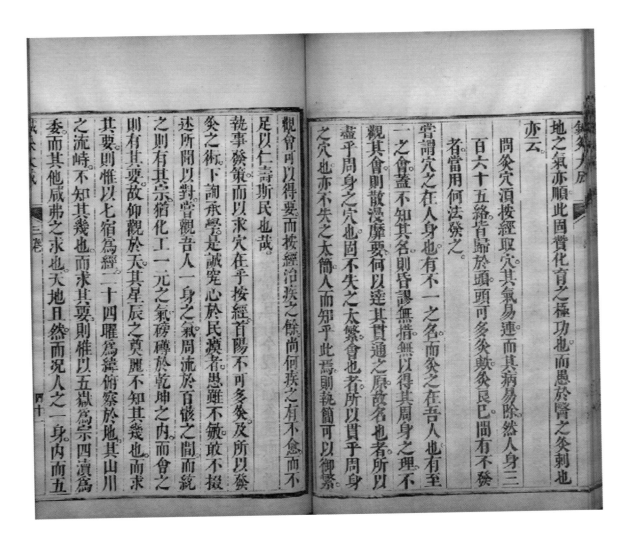

地之气亦顺。此固赞化育之极功也，而愚于医之灸刺也亦云。

头不多灸策[1]

问：灸穴须按经取穴，其气易连而其病易除，然人身三百六十五络，皆归于头，头可多灸欤？灸良已，间有不发者，当用何法发之？

尝谓穴之在人身也，有不一之名，而灸之在吾人也，有至一之会。盖不知其名，则昏谬无措，无以得其周身之理，不观其会，则散漫靡要，何以达其贯通之原。故名也者，所以尽乎周身之穴也，固不失之太繁；会也者，所以贯乎周身之穴也，亦不失之太简。人而知乎此焉，则执简可以御繁，观会可以得要，而按经治疾之余，尚何疾之有不愈，而不足以仁寿斯民也哉。

执事发策，而以求穴在乎按经，首阳不可多灸及所以发灸之术，下询承学，是诚究心于民瘼者。愚虽不敏，敢不掇述所闻以对。尝观吾人一身之气，周流于百骸之间，而统之则有其宗，犹化工一元之气，磅礴于乾坤之内，而会之则有其要。故仰观于天，其星辰之奠丽，不知其几也，而求其要，则惟以七宿为经，二十四曜为纬；俯察于地，其山川之流峙，不知其几也，而求其要则惟以五岳为宗，四渎为委，而其他咸弗之求也。天地且然，而况人之一身？内而五

①头不多灸策：原无，据目录补。

脏六腑，外而四体百形，表里相应，脉络相通，其所以生息不穷，而肖形于天地者，宁无所网维统纪于其间耶！故三百六十五络，所以言其烦也，而非要也；十二经穴，所以言其法也，而非会也。总而会之，则人身之气有阴阳，而阴阳之运有经络，循其经而按之，则气有连属，而穴无不正，疾无不除。譬之庖丁解牛，会则其凑，通则其虚，无假斤斫之劳，而顷刻无全牛焉。何也？彼固得其要也。故不得其要，虽取穴之多，亦无以济人；苟得其要，则虽会通之简，亦足以成功，惟在善灸者加之意焉耳。自今观之，如灸风而取诸风池、百会，灸劳而取诸膏肓、百劳；灸气而取诸气海；灸水而取诸水分；欲去腹中之病，则灸三里；欲治头目之疾，则灸合谷；欲愈腰腿，则取环跳、风市；欲拯手臂，则取肩髃、曲池。其他病以人殊，治以疾异，所以得之心而应之手者，罔不昭然，有经络在焉。而得之则为良医，失之则为粗工，凡以辨诸此也。至于首为诸阳之会，百脉之宗，人之受病固多，而吾之施灸宜别，若不察其机而多灸之，其能免夫头目旋眩，还视不明之咎乎？不审其地而并灸之，其能免夫气血滞绝，肌肉单薄之忌乎？是百脉之皆归于头，而头之不可多灸，尤按经取穴者之所当究心也。若夫灸之宜发，或发之有速而有迟，固虽系于人之强弱不同，而吾所以治之者，可不为之所耶？观东垣灸三里七壮不发，而复灸以五壮即发，秋夫灸中脘九壮不发，而渍以露水，熨以热履，煏以赤葱，即万无不发之理，此其见之《图经》《玉枢》诸书，盖班班具载可考而知者。吾能按经以求其原，而又多方以致其发，自无患乎气之不连，疾之不疗，而于灼艾之理，斯过半矣。抑愚又有说焉，按经者法也，而所以神明之者心也。苏子有言：一人饮食起居，无异于常人，而愀然不乐，问其所苦，且不能自言，此庸医之所谓无足忧，而扁鹊、仓公之所望而惊焉者。彼惊之者何也？病无显情，而心有默识，诚非常人思虑所能测者。今之人徒曰：吾能按经，吾能取穴。而不于心焉求之，譬诸刻舟而求剑，胶柱而鼓瑟，其疗人之所不能疗者，吾见亦罕矣。然而善灸者奈何？静养以虚此心，观变以运此心，旁求博采以扩此心，使吾心与造化相通，而于病之隐显，昭然无遁情焉。则由是而求孔穴之开合，由是而察气候之疾徐，由是而明呼吸补泻之宜，由是而达迎随出入之机，由是而酌从卫取气，从荣置气之要，不将从手应心，得鱼兔而忘筌蹄也哉！此又岐黄之秘术，所谓百尺竿头进一步者，不识执事以为何如？

穴有奇正策[1]

问：九针之法，始于岐伯，其数必有取矣。而灸法独无数

①穴有奇正策：原无，据目录补。

焉，乃至定穴，均一審慎，所謂奇穴，又皆不可不知也。試言以考術業之專工

嘗謂針灸之療疾也有數有法而惟精于數法之原者斯足以窺先聖之心聖人之定穴足以窺先聖之心聖人之定穴也有奇有正而惟通於奇正之外者斯足以神濟世之術何也法者針灸所立之規正之外者斯足以神濟世之術何也法者針灸所立之規而數也者所以紀其法以運用於不窮者也穴者針灸所而數也者所以紀其法以運用於不窮者也穴者針灸所定之方而奇也者所以翊夫正以旁通於不測者也定之方而奇也者所以翊夫正以旁通於不測者也肇於聖人固精蘊之所寓而定穴兼夫奇正尤智巧之所肇於聖人固精蘊之所寓而定穴兼夫奇正尤智巧之所存善業醫者果能因法以詳其數緣正以通其奇而於聖存善業醫者果能因法以詳其數緣正以通其奇而於聖人心學之要所以默蘊於數法奇正之中者又皆神而明人心學之要所以默蘊於數法奇正之中者又皆神而明

之焉尚何術之有不精而不足以康濟斯民也哉
執事發策而以針灸之數法奇穴下詢承學蓋以術業之專工者望諸生也而愚豈其人也雖然一介之士苟存心於愛物於人必有所濟愚固非工於醫業者而一念濟物之心特惓惓焉
矧以明問所及敢無一言以對夫針灸之法果何所昉乎粵稽上古之民太朴未散元醇未漓與草木蓁蓁然與鹿豕杯杯然方將相忘於渾噩之天而何有於疾又何有於針灸之施也自羲農以還人漸流於不古而朴者散醇者漓內焉傷於七情之動外焉感於六氣之侵而眾疾胥此乎交

尝谓针灸之疗疾也，有数有法，而惟精于数法之原者，斯足以窥先圣之心。圣人之定穴也，有奇有正，而惟通于奇正之外者，斯足以神济世之术，何也？法者，针灸所立之规，而数也者，所以纪其法，以运用于不穷者也。穴者，针灸所定之方，而奇也者，所以翊夫正以旁通于不测者也。数法肇于圣人，固精蕴之所寓，而定穴兼夫奇正，尤智巧之所存。善业医者，果能因法以详其数，缘正以通其奇，而于圣人心学之要，所以默蕴于数法奇正之中者，又皆神而明之焉，尚何术之有不精，而不足以康济斯民也哉？

执事发策，而以针灸之数法奇穴，下询承学，盖以术业之专工者望诸生也。而愚岂其人哉？虽然，一介之士，苟存心于爱物，于人必有所济，愚固非工于医业者，而一念济物之心，特惓惓焉。

矧以明问所及，敢无一言以对。夫针灸之法，果何所昉乎？粤稽上古之民，太朴未散，元醇未漓，与草木蓁蓁然，与鹿豕杯杯然，方将相忘于浑噩之天，而何有于疾，又何有于针灸之施也。自羲、农以还，人渐流于不古，而朴者散，醇者漓，内焉伤于七情之动，外焉感于六气之侵，而众疾胥此乎交

作矣。岐伯氏有忧之，于是量其虚实，视其寒温，酌其补泻，而制之以针刺之法焉，继之以灸火之方焉。至于定穴，则自正穴之外，又益之以奇穴焉。非故为此纷纷也，民之受疾不同，故所施之术或异，而要之非得已也，势也，势之所趋，虽圣人亦不能不为之所也已。然针固有法矣，而数必取于九者，何也？盖天地之数，阳主生，阴主杀，而九为老阳之数，则期以生人，而不至于杀人者，固圣人取数之意也。今以九针言之，燥热侵头身，则法乎天，以为鑱针，头大而末锐焉。气满于肉分，则法乎地，以为圆针，身圆而末锋焉。锋如黍米之锐者为锃针，主按脉取气法乎人也。刃有三隅之象者为锋针，主泻导痛血，法四时也。鈹针以法音，而末如剑锋者，非所以破痈脓乎？利针以法律，而支似毫毛者，非所以调阴阳乎？法乎星则为毫针，尖如蚊虻，可以和经络，却诸疾也。法乎风则为长针，形体锋利，可以去深邪，疗痹痿也。至于燔针之刺，则其尖如挺，而所以主取大气不出关节者，要亦取法于野而已矣。所谓九针之数，此非其可考者耶！然灸亦有法矣，而独不详其数者，何也？盖人之肌肤，有厚薄，有深浅，而火不可以概施，则随时变化而不泥于成数者，固圣人望人之心也。今以灸法言之，有手太阴之少商焉，灸不可过多，多则不免有肌肉单薄之忌。

有足厥阴之章门焉，灸不可不及，不及则不免有气血壅滞之嫌。至于任之承浆也，督之脊中也，手之少冲，足之涌泉也，是皆由之少商焉，而灸之过多，则致伤矣。脊背之膏肓也，腹中之中脘也，足之三里，手之曲池也，是皆犹之章门焉，而灸之愈多，则愈善矣。所谓灸法之数，此非其仿佛者耶！夫有针灸，则必有会数法之全，有数法则必有所定之穴，而奇穴者，则又旁通于正穴之外，以随时疗症者也。而其数维何？吾尝考之《图经》，而知其七十有九焉，以鼻孔则有迎香，以鼻柱则有鼻准，以耳上则有耳尖，以舌下则有金津、玉液，以眉间则有鱼腰，以眉后则有太阳，以手大指则有骨空，以手中指则有中魁；至于八邪、八风之穴，十宣、五虎之处，二白、肘尖、独阴、囊底、鬼眼、髋骨、四缝、中泉、四关，凡此皆奇穴之所在。而九针之所刺者，刺以此也。灸法之所施者，施以此也。苟能即此以审慎之，而临症定穴之余，有不各得其当者乎？虽然，此皆迹也，而非所以论于数法奇正之外也。圣人之情，因数以示，而非数之所能拘，因法以显，而非法之所能泥，用定穴以垂教，而非奇正之所能尽，神而明之，亦存乎其人焉耳。故善业医者，苟能旁通其数法之原，冥会其奇正之奥，时可以针而针，时可以灸而灸，时可以补而补，时可以泻而泻，或针灸可并举，则并举之，或补泻可并行，则并行之，治法因乎人，不因乎数，变通随乎症，不随乎法，定穴主乎心，不主乎奇正之陈迹。譬如老将用兵，运筹攻守，坐作进退，皆运一心之神以为之。而凡鸟占云祲、金版六韬之书，其所具载方略，咸有所不拘焉。则兵惟不动，动必克敌；医惟不施，施必疗疾。如是虽谓之无法可也，无数可也，无奇无正亦可也，而有不足以称神医于天下也哉！管见如斯，惟执事进而教之！

针有深浅策[①]

问：病有先寒后热者，先热后寒者，然病固有不同，而针刺之法，其亦有异乎？请试言之。

对曰：病之在夫人也，有寒热先后之殊，而治之在吾人也，有同异后先之辨。盖不究夫寒热之先后，则谬焉无措，而何以得其受病之源；不知同异之后先，则漫焉无要，而何以达其因病之治。此寒热之症，得之有先后者，感于不正之气，而适投于腠理之中，治寒热之症，得之有后先者，乘其所致之由，而随加以补泻之法，此则以寒不失之惨，以热则不过于灼，而疾以之而愈矣。是于人也，宁不有济矣乎？请以一得之愚，以对扬明问之万一，何如？盖尝求夫人物之所以生也，本之于太极，分之为二气，其静而阴也，而复有阳以藏于其中；其动

①针有深浅策：原本无，据目录补。

而阳也，而复有阴以根于其内，惟阴而根乎阳也，则往来不穷，而化生有体；惟阳而根乎阴也，则显藏有本，而化生有用。然而气之营运也，不能无愆和之异，而人之罹之也，不能无寒热之殊，是故有先寒后热者，有先热后寒者。先寒后热者，是阳隐于阴也，苟徒以阴治之，则偏于阴，而热以之益炽矣。其先热后寒者，是阴隐于阳也，使一以阳治之，则偏于阳，而寒以之益惨矣。夫热而益炽，则变而为三阳之症，未可知也。夫寒而益惨，则传而为三阴之症，未可知也。而治之法，当何如哉？吾尝考之《图经》，受之父师，而先寒后热者，须施以阳中隐阴之法焉。于用针之时，先入五分，使行九阳之数，如觉稍热，更进针令入一寸，方行六阴之数，以得气为应。夫如是，则先寒后热之病可除矣。其先热后寒者，用以阴中隐阳之法焉。于用针之时，先入一寸，使行六阴之数，如觉微凉，即退针，渐出五分，却行九阳之数，亦以得气为应。夫如是，则先热后寒之疾瘳矣。夫曰先曰后者，而所中有荣有卫之殊；曰寒曰热者，而所感有阳经阴经之异。使先热后寒者，不行阴中隐阳之法，则失夫病之由来矣。是何以得其先后之宜乎？如先寒后热者，不行阳中隐阴之法，则不达夫疾之所致矣。其何以得夫化裁之妙乎？抑论寒热之原，非天之伤人，乃人之自伤耳。经

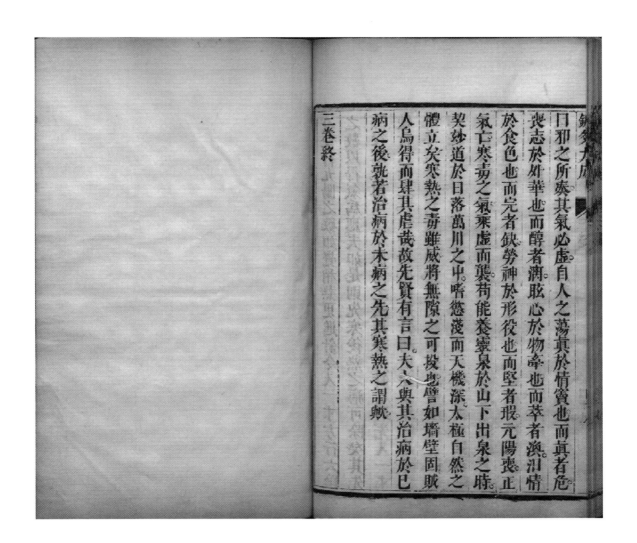

曰：邪之所凑，其气必虚。自人之荡真于情窦也，而真者危；丧志于外华也，而醇者漓；眩心于物牵也，而萃者涣；汩情于食色也，而完者缺；劳神于形役也，而坚者瑕。元阳丧，正气亡，寒毒之气，乘虚而袭。苟能养灵泉于山下，出泉之时，契妙道于日落，万川之中，嗜欲浅而天机深，太极自然之体立矣。寒热之毒虽威，将无隙之可投也。譬如墙壁固，贼人乌得而肆其虐哉？故先贤有言曰：夫人与其治病于已病之后，孰若治病于未病之先，其寒热之谓欤？

三卷终

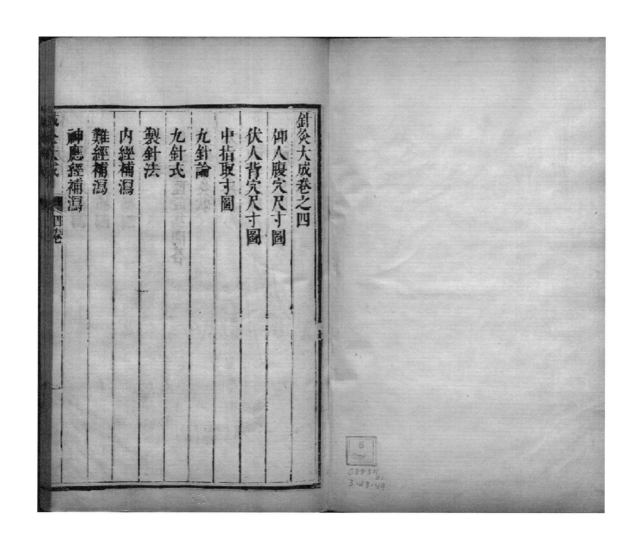

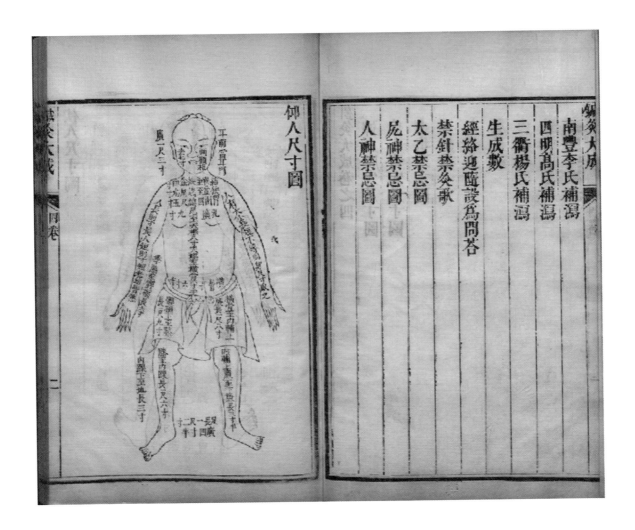

仰人尺寸圖

仰人尺寸图（图见上）

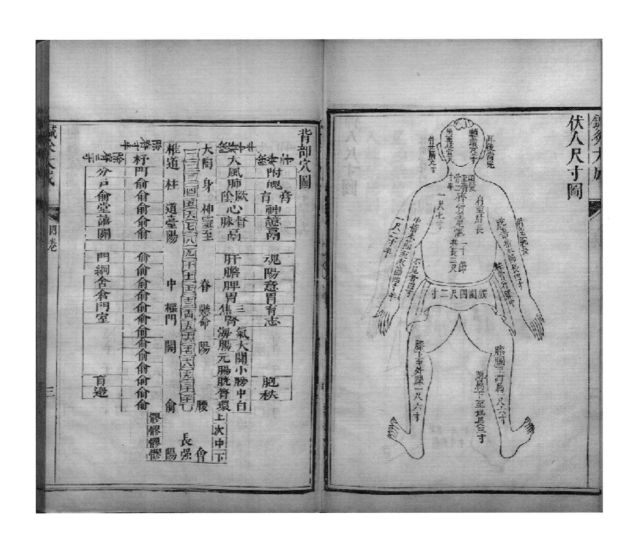

伏人尺寸图 （图见上）

背部穴图 （图见上）

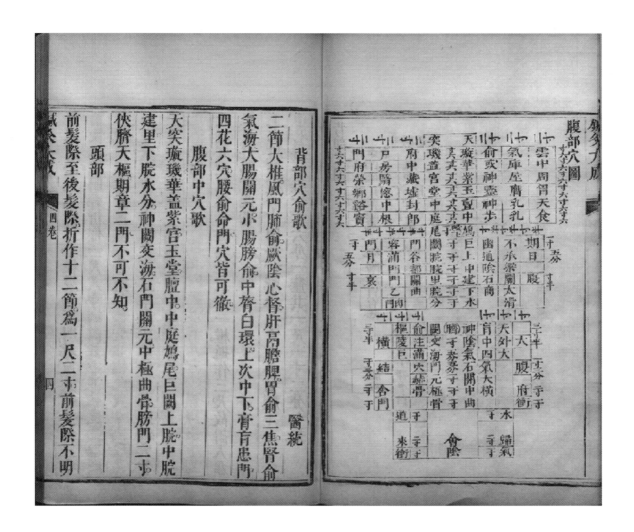

腹部穴图（图见上）

背部穴俞歌《医统》

二节大椎，风门肺俞，厥阴心督，肝膈胆脾，胃俞三焦，肾俞气海，大肠关元，小肠膀俞，中膂白环，上次中下，膏肓患门，四花六穴，腰俞命门，穴皆可彻。

腹部中穴歌

天突璇玑，华盖紫宫，玉堂膻中，中庭鸠尾，巨阙上脘，中脘建里，下脘水分，神阙交海，石门关元，中极曲骨，膀门二寸，侠脐天枢，期章二门，不可不知。

头部

前发际至后发际，折作十二节，为一尺二寸。前发际不明

者取眉心直上行三寸後髮際不明者取大椎上行三寸前後俱不明者折作一尺八寸頭部直寸並依此法取眼

內眥角至外眥角為一寸頭部橫穴並依此穴寸法取

神庭穴至曲差穴曲差穴至本神穴本神穴至頭維穴各一寸半自神庭至頭維共四寸半

背部

大椎穴至尾骶骨穴共計二十一椎通作三尺故謂人為三尺之軀者此也

上七椎每椎一寸四分一釐共九寸八分七釐

中七椎每椎一寸六分一釐共一尺一寸二分七釐

下七椎每椎一寸二分六釐共八寸八分二釐

第二行俠脊各一寸半除脊一寸共折作四寸分兩旁

第三行俠脊各三寸除脊一寸共折作七寸分兩旁

腹部

膺部腹部橫寸並用對乳間橫折作八寸膺腹橫寸取穴悉依上法直寸取穴依中行心蔽骨下至臍共折八寸人無蔽骨者取歧骨下至臍心共折九寸取之臍下至毛際橫骨折作五寸天突至膻中折作八寸下行一寸六分為中庭上取天突下至中庭共折九寸六分

手足部並背部橫寸並用中指寸取之

者，取眉心直上行三寸。后发际不明者，取大椎上行三寸。前后俱不明者，折作一尺八寸。头部直寸，并依此法取。眼内眦角至外眦角为一寸，头部横穴，并依此穴寸法取。

神庭穴至曲差穴，曲差穴至本神穴，本神穴至头维穴各一寸半，自神庭至头维共四寸半。

背部

大椎穴至尾骶骨穴，共计二十一椎，通作三尺，故谓人为三尺之躯者，此也。

上七椎，每椎一寸四分一厘，共九寸八分七厘。

中七椎，每椎一寸六分一厘，共一尺一寸二分七厘。

下七椎，每椎一寸二分六厘，共八寸八分二厘。

第二行，侠脊各一寸半，除脊一寸，共折作四寸，分两旁。

第三行，侠脊各三寸，除脊一寸，共折作七寸，分两旁。

腹部

膺部腹部横寸，并用对乳间横折作八寸。膺腹横寸取穴，悉依上法。直寸取穴，依中行心蔽骨下至脐，共折八寸。人无蔽骨者，取歧骨下至脐心，共折九寸取之。脐下至毛际横骨，折作五寸。天突至膻中，折作八寸，下行一寸六分为中庭，上取天突，下至中庭，共折九寸六分。

手足部并背部横寸，并用中指寸取之。

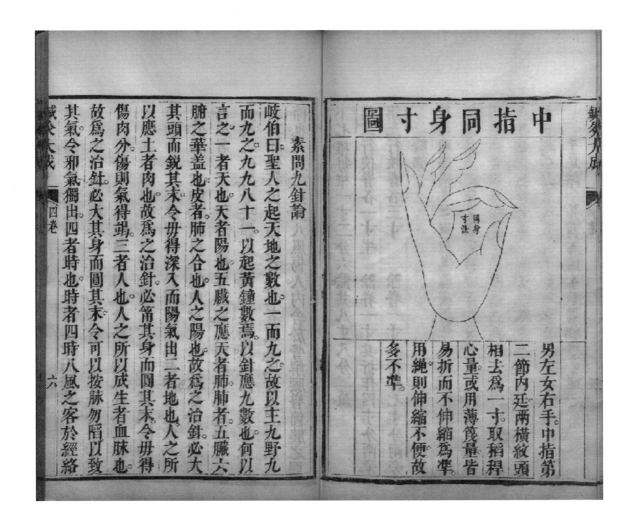

中指同身寸图（图见上）

　　男左女右，手中指第二节内廷，两横纹头相去为一寸。取稻秆心量，或用薄篾量，皆易折而不伸缩为准，用绳则伸缩不便，故多不准。

《素问》九针论

　　岐伯曰：圣人之起天地之数也，一而九之，故以立[①]九野，九而九之，九九八十一，以起黄钟数焉。以针应九数也。何以言之？一者，天也。天者，阳也。五脏之应天者肺，肺者，五脏六腑之华盖也，皮者，肺之合也，人之阳也，故为之治针，必大其头而锐其末，令毋得深入而阳气出。二者，地也。人之所以应土者肉也。故为之治针，必筒其身而圆其末，令毋得伤肉分，伤则气得竭。三者，人也。人之所以成生者，血脉也。故为之治针，必大其身而圆其末，令可以按脉勿陷，以致其气，令邪气独出。四者，时也。时者，四时八风之客于经络

---

①立：原作"主"，据《灵枢·九针论》改。

中为瘤①病者也。故为之治针，必筒其身而锋其末，令可以泻热出血而瘤病竭。五者，音也。音者，冬夏之分，分于子午，阴与阳别，寒与热争，两气相搏，合为痈脓者。故为之治针，必令其末如剑锋，可以取大脓。六者，律也。律者，调阴阳四时而合十二经脉，虚邪客于经络，而为暴痹者也。故为之治针，必令尖如氂，且圆且锐，中身微大，以取暴气。七者，星也。星者，人之七窍，邪之所客于经为痛痹，舍于经络者也。故为之治针，令尖如蚊虻喙，静以徐往，微以久留，正气因之，真邪俱往，出针而养者也。八者，风也。风者，人之股肱八节也。八正之虚风，八风伤人，内舍于骨解腰脊节腠之间为深痹也。故为之治针，必长其身，锋其末，可以取深邪远痹。九者，野也。野者，人之节解皮肤之间也。淫邪流溢于身，如风水之状而溜，不能过于机关大节者也。故为之治针，令尖如挺，其锋微圆，以取大气之不能过于关节者也。一天、二地、三人、四时、五音、六律、七星、八风、九野，身形亦应之。针有所宜，故曰九针。人皮应天，人肉应地，人脉应人，人筋应时，人声应音，人阴阳合气应律，人齿面目应星，人出入气应风，人九窍三百六十五络应野。故一针皮，二针肉，三针脉，四针筋②，五针骨，六针调阴阳，七针益③精，八针除风，九针通九窍，除三百六十五节气，此之谓有所主也。

———

①瘤：原作"溜"，据《甲乙经》卷五并参后文"瘤病竭"改。
②四针筋：原作"四针五脏筋"，据《素问·脉解篇》改。
③益：原作"应"，据《素问·针解篇》改。

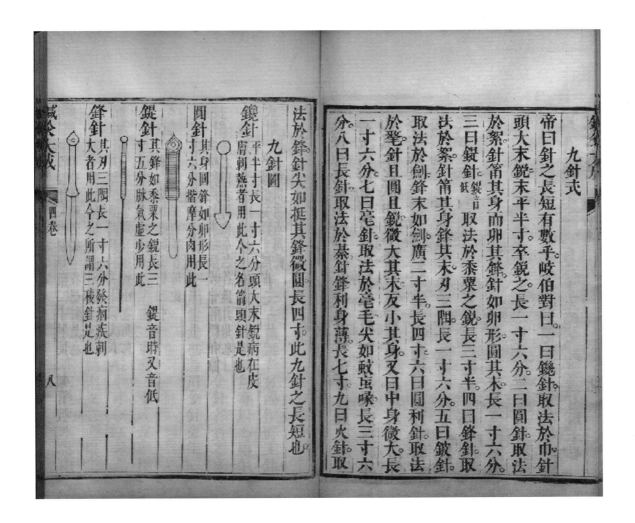

九针式

帝曰：针之长短有数乎？岐伯对曰：一曰镵针，取法于巾针，头大末锐，末平半寸卒锐之，长一寸六分。二曰圆针，取法于絮针，筒其身而卵其锋，针如卵形，圆其末，长一寸六分。三曰鍉针鍉音低，取法于黍粟之锐，长三寸半。四曰锋针，取法于絮针，筒其身锋其末，刃三隅，长一寸六分。五曰铍针，取法于剑，锋末如剑，广二寸半，长四寸。六曰圆利针，取法于氂针，且圆且锐，微大其末，反小其身，又曰中身微大，长一寸六分。七曰毫针，取法于毫毛，尖如蚊虻喙，长三寸六分。八曰长针，取法于綦针，锋利身薄，长七寸。九曰火针，取法于锋针，尖如挺，其锋微圆，长四寸。此九针之长短也。

九针图

镵针　平半寸，长一寸六分，头大末锐，病在皮肤，刺热者用此，今之名箭头针是也。
（图见上）

圆针　其身圆，锋如卵形，长一寸六分。揩摩分肉用此。（图见上）

鍉针　其锋如黍粟之锐，长三寸五分，脉气虚少用此。（图见上）

锋针　其刃三隅，长一寸六分，发痼疾刺大者用此，今之所谓三棱针是也。（图见上）

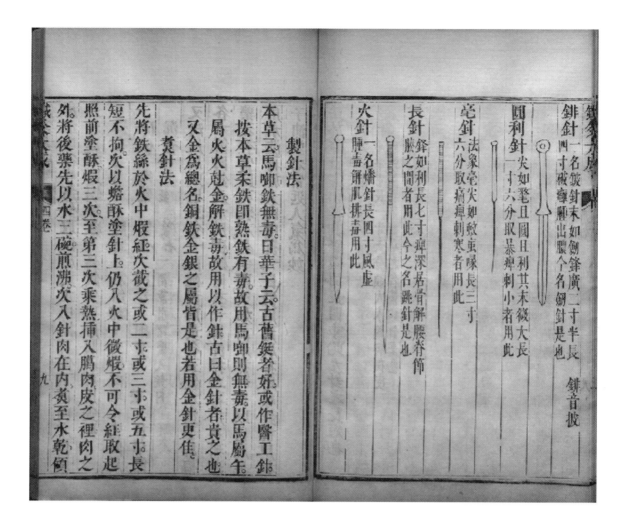

铍针　一名铍针。末如剑锋，广二寸半，长四寸，破痈肿出脓，今名剑针是也。_{铍，音披}（图见上）

圆利针　尖如氂且圆且利，其末微大，长一寸六分，取暴痹刺小者用此。　（图见上）

毫针　法象毫，尖如蚊虻喙，长三寸六分，取痛痹刺寒者用此。　（图见上）

长针　锋如利，长七寸，痹深居骨解腰脊节腠之间者用此，今之名跳针是也。　（图见上）

火针　一名燔针，长四寸，风虚肿毒，解肌排毒用此。　（图见上）

制针法

《本草》云：马衔铁无毒。《日华子》云：古旧铤者好，或作医工针。

按：本草柔铁即熟铁，有毒，故用马衔则无毒。以马属午，属火，火克金，解铁毒，故用以作针。古曰：金针者，贵之也。又金为总名，铜、铁、金银之属皆是也。若用金针更佳。

煮针法

先将铁丝于火中煅红，次截之，或二寸，或三寸，或五寸，长短不拘。次以蟾酥涂针上，仍入火中微煅，不可令红，取起，照前涂酥煅三次，至第三次，乘热插入腊肉皮之里，肉之外，将后药先以水三碗煎沸，次入针肉在内，煮至水干，倾

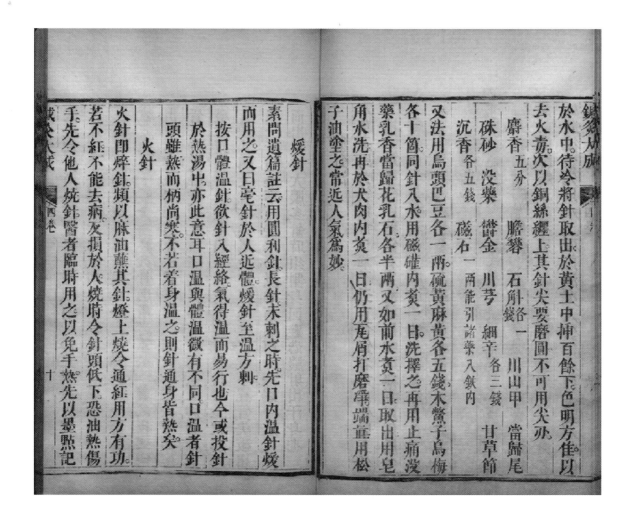

于水中，待冷，将针取出。于黄土中插百余下，色明方佳，以去火毒，次以铜丝缠上，其针尖要磨圆，不可用尖刃。

麝香五分　胆矾　石斛各一钱　川山甲　当归尾　朱砂　没药　郁金　川芎　细辛各三钱　甘草节　沉香各五钱　磁石一两。能引诸药入铁内

又法：用乌头、巴豆各一两，硫黄、麻黄各五钱，木鳖子、乌梅各十个，同针入水，用瓷罐内煮一日，洗择之，再用止痛没药、乳香、当归、花乳石各半两，又如前水煮一日，取出，用皂角水洗，再于犬肉内煮一日，仍用瓦屑打磨净端直，用松子油涂之，常近人气为妙。

暖针

《素问》遗篇注云：用圆利针、长针，未刺之时，先口内温针，暖而用之。又曰：毫针于人近体，暖针至温方刺。

按：口体温针，欲针入经络，气得温而易行也。今或投针于热汤中，亦此意耳。口温与体温微有不同，口温者针头虽热，而柄尚寒，不若着身温之，则针通身皆热矣。

火针

火针即焠针，频以麻油蘸其针，灯上烧令通红，用方有功。若不红，不能去病，反损于人。烧时令针头低下，恐油热伤手，先令他人烧针，医者临时用之，以免手热。先以墨点记

穴道，使针时无差。火针甚难，须有临阵之将心，方可行针。先以左手按穴，右手用针，切忌太深，恐伤经络，太浅不能去病，惟消息取中耳。凡行火针，必先安慰病人，令勿惊惧，较之与灸一般，灸则疼久，针则所疼不久，一针之后，速便出针，不可久留，即以左手速按针孔，则能止疼。人身诸处皆可行火针，惟面上忌之。火针不宜针脚气，反加肿痛，宜破痈疽发背，溃脓在内，外面皮无头者，但按毒上软处以溃脓，其阔大者，按头尾及中以墨点记，宜下三针，决破出脓，一针肿上，不可按之，即以手指从两旁捺之。令脓随手而出，或肿大脓多，针时须侧身回避，恐脓射出污身也。

温针

王节斋曰：近有为温针者，乃楚人之法。其法针穴上，以香白芷作圆饼，套针上，以艾灸之，多以取效。然古者针则不灸，灸则不针。夫针而加灸，灸而且针，此后人俗法。此法行于山野贫贱之人，经络受风寒致病者，或有效，只是温针通气而已。于血宜衍，于疾无与也。古针法最妙，但今无传，恐不得精高之人，误用之则危拙出于顷刻。惟灸得穴，有益无害，允宜行之。○近见衰弱之人，针灸并用，亦无妨。

治折针法

一用磁石即吸铁石引其肉中，针即出。

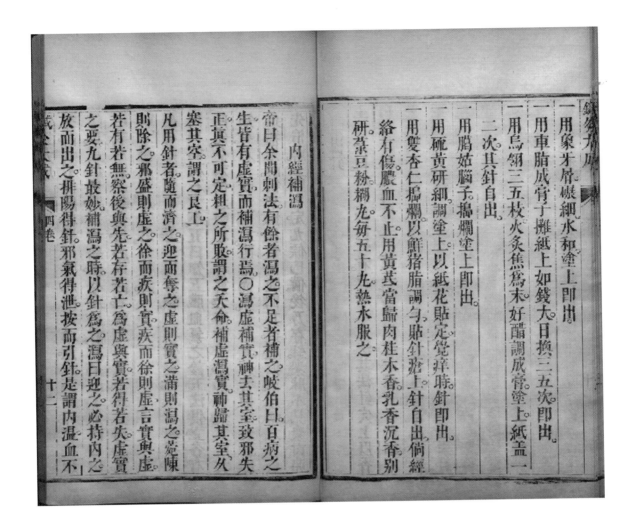

一用象牙屑碾细，水和涂上即出。

一用车脂成膏子，摊纸上如钱大，日换三五次，即出。

一用鸟翎三五枝，火炙焦为末，好醋调成膏，涂上，纸盖一二次，其针自出。

一用腊姑脑子，捣烂涂上即出。

一用硫黄研细，调涂上，以纸花贴定，觉痒时，针即出。

一用双杏仁捣烂，以鲜猪脂调匀，贴针疮上，针自出。倘经络有伤，脓血不止，用黄芪、当归、肉桂、木香、乳香、沉香，别研绿豆粉糊丸，每五十丸，热水服之。

《内经》补泻

帝曰：余闻刺法，有余者泻之，不足者补之。岐伯曰：百病之生，皆有虚实，而补泻行焉。○泻虚补实，神去其室，致邪失正，真不可定，粗之所败，谓之天命。补虚泻实，神归其室，久塞其空，谓之良工。

凡用针者，随而济之，迎而夺之，虚则实之，满则泻之，菀陈则除之，邪盛则虚之。徐而疾则实，疾而徐则虚。言实与虚，若有若无。察后与先，若存若亡。为虚与实，若得若失。虚实之要，九针最妙。补泻之时，以针为之。泻曰迎之，必持内之，放而出之，排阳得针，邪气得泄。按而引针，是谓内温，血不得散，气不得出也。补曰随之，随之之意，若忘若行若按，如蚊虻止，如留还，去如弦绝，令左属右，其气故止。外门已闭，中气乃实，必无留血，急①取诛之。刺之而气不至，无问其数，刺之而气至，乃去之，勿复针。

针有悬布天下者五：一曰治神，二曰知养身，三曰知毒药，四曰制砭石大小，五曰知五脏血气之诊。五法俱立，各有所先。今末世之刺也，虚者实之，满者泄之，此皆众工所共知也。若夫法天则，地随应而动，和之者若响，随之者若影，道无鬼神，独来独往。帝曰：愿闻其道？岐伯曰：凡刺之真，必先治神，五脏已定，九候已备，后乃存针。众脉不见，众凶弗闻，外内相得，无以形先，可玩往来，乃施于人；人有虚实，五虚勿近，五实勿远。至其当发，间不容瞋②。手动若务，针耀而匀，静意视义，观适之变，是谓冥冥，莫知其形。见其乌乌，见其稷稷，从见其飞，不知其谁？伏如横弩，起而发机。

刺虚者须其实，刺实者须其虚，经气已至，慎守勿失，浅深在志，远近若一，如临深渊，手如握虎，神无营于众物，义无邪下，必正其神。○用针之要，易陈而难入。粗守形，上守神，神乎神，客在门。未睹其疾，恶知其原？刺之微，在速迟。粗守关，上守机，机之动，不离其空。空中之机，清净而微。其来不可逢，其往不可追。知机之道者，不可挂以发。不知机道，相

①急：原作"必"，据《灵枢·九针十二原》改。
②瞋：原作"瞋"，据《素问·宝命全形论》改。

之不发。知其往来，要与之期。粗之暗乎。妙哉，工独有之。往者为逆，来者为顺，明知逆顺，正行无问，迎而夺之，恶得无虚？随而济之，恶得无实？迎之随之，以意和之，针道毕矣。

凡用针者，虚则实之，满则泄之，菀陈则除之，邪盛则虚之。大要曰：持针之道，坚者为实，正指直刺，无针左右。神在秋毫，属意病者。审视血脉，刺之无殆。方刺之时，必在悬阳，及与两卫。神属勿去，知病存亡。血脉者在腧横居，视之独澄，切之独坚。

刺虚则实之者，针下热也，气实乃热也。满则泄之者，针下寒也[1]。菀陈则除之者，出恶血也。邪盛则虚之者，出针勿按也。徐而疾则实者，徐出针而疾按之也。疾而徐则虚者，疾出针而徐按之也。言实与虚者，察血气多少也。若有若无者，疾不可知也。察后与先者，知病先后也。若存若亡者，脉时有无也。为虚与实者，工勿失其法也。若得若失者，离其法也。虚实之要，九针最妙者，谓其各有所宜也。补泻之时者，与气开阖相合也。九针之名各有不同形者，针穷其所当补泻也。刺实须其虚者，留针阴气隆至，乃去针也。刺虚须其实者，阳气隆至，针下热，乃去针也。经气已至慎守勿失者，勿变更也。浅深在志者，知病之内外也。远近如一者，浅深其候等也。如临深渊者，不敢堕也。手如握虎者，欲其壮

[1]针下寒也：此下《素问·针解篇》有"气虚乃寒也"五字。

也。神无营于众物者，静志观病人，无左右视也。义无邪下者，欲端以正也。必正其神者，欲瞻病人目，制其神，令气易行也。

所谓易陈者，易言也。难入者，难著于人也。粗守形者，守刺法也。上守神者，守人之血气有余不足，可补泻也。神客者，正邪共会也。神者，正气也。客者，邪气也。在门者，邪循正气之所出入也。未睹其疾者，先知邪正何经之疾也。恶知其原者，先知何经之病，所取之处也。刺之微在速迟者，徐疾之意。粗守关者，守四肢而不知血气正邪之往来也。上守机者，知守气也。机之动不离其空者，知气之虚实，用针之徐疾也。空中之机清净而微者，针以得气，密意守气勿失也。其来不可逢者，气盛不可补也。其往不可追者，气虚不可泻也。不可挂以发者，言气易失也。扣之不发者，言不知补泻之意。血气已尽，而气不下也。知其往来者，知气之逆顺盛虚也。要与之期者，知气之可取之时也。粗之暗者，冥冥不知气之微密也。妙哉，工独有之者，尽知针意也。往者为逆者，言气之虚而小，小者逆也。来者为顺者，言形气之平，平者顺也。明知逆顺正行无问者，言知所取之处也。迎[1]而夺之者，泻也。随而济之者，补也。所谓虚则实之者，气口虚而当补之也。满则泄之者，气口盛而当泻之也。菀陈

---

①迎：原作"逆"，据《灵枢·小针解》改。

则除之者，去血脉也。邪盛则虚之者，言诸经有盛者，皆泻其邪也。徐而疾则实者，言徐内而疾出也。疾而徐则虚者，言疾内而徐出也。言实与虚，若有若无者，言实者气，虚者无气也。察后与先，若存若亡者，言气之虚实，补泻之先后，察其气之已下与常存也。为虚与实，若得若失者，言补者似[1]然若有得也，泻者恍然若有失也。是故工之用针[2]也，知气之所在，而守其门户，明于调气补泻所在，徐疾之意，所取之处。泻必用圆，切而转之，其气乃行，疾而徐出，邪气乃出，伸而逆之，摇大其穴，气出乃疾。补必用方，外引其皮，令当其门，左引其枢，右推其肤，微旋而徐推之，必端以正，安以静，坚心无解，欲微以留，气而疾出之，推其皮，盖其外门，神气乃存，用针之要，无忘其神。

泻必用方者，以气方盛也，以月方满也，以日方温也，以身方定也，以息方吸而内针；乃复候其方吸而转针，乃复候其方呼而徐引针，故曰泻必用方[3]。补必用圆者，圆者行也；行者移也。刺必中其荣，复以吸排针也，故圆与方非针也。

泻实者，气盛乃内针，针与气俱内，以开其门，如利其户，针与气俱出，精气不伤，邪气乃下，外门不闭，以出其实，摇大其道，如利其路，是谓大泻。必切而出，大气乃屈，持针勿置，以定其意，候呼内针，气出针入，针孔四塞，精无从出，方实而疾出针，气入针出，热不

①似：原作"佀"，据《灵枢·小针解》改。
②针：原作"诚"，据《针灸节要》卷二改。
③必用方：原脱，据上下文及《素问·八正神明论》补。

得还，闭塞其门，邪气布散，精气乃得存，动气候时，近气不失，远气乃来，是谓追之。

吸则内针，无令气忤，静以久留，无令邪布。吸则转针，以得气为故，候呼引针，呼尽乃出①，大气皆出，故命曰泻。扪而循之，切而散之，推而按之，弹而努之，爪而下之，通而取之，外引其门，以闭其神，呼尽内针，静以久留，以气至为故，如待所贵，不知日暮，其气已至，适而自护，候吸引针，气不得出，各在所处，推阖其门，令神气存，大气留止，故命曰补。

补泻弗失，与天地一。经气已至，慎守勿失，浅深在志，远近如一，如临深渊，手如握虎，神无营于众物。持针之道，欲端以正，安以静，先知虚实，而行疾徐，左手执骨，右手循之，无与肉裹。泻欲端以正，补必闭肤，辅针导气，邪得淫泆，真气得居。帝曰：捍皮开腠理奈何？岐伯曰：因其分肉，左别其肤，微内而徐端之，适神不散，邪气得出。

知其气所在，先得其道，稀而疏之，稍深以留，故能徐入之。大热在上，推而下之，从下②上者，引而去之，视先痛者常先取之。大寒在外，留而补之。入于中者，从合泻之。上气不足，推而扬之。下气不足，积而从之。寒入于中，推而行之。

夫实者，气入也。虚者，气出也。气实者，热也。气虚者，寒也。入实者，左手开针孔也。入虚者，右手闭针孔也。

---

① 出：《素问·离合真邪论》作"去"。
② 从下：原无，据《灵枢·官能篇》补。

形氣不足，病氣有餘，是邪盛也，急瀉之。形氣有餘，病氣不足，急補之。形氣不足，病氣不足①。此陰陽俱不足也，不可刺；刺之則重不足，重不足則陰陽俱竭，血氣皆盡，五臟空虛，筋骨髓枯，老者絕滅，壯者不復矣。形氣有餘，病氣有餘，此謂陰陽俱有餘也，急瀉其邪，調其虛實。故曰有餘者瀉之，不足者補之，此之謂也。故曰刺不知逆順，真邪相搏，滿而補之，則陰陽四溢，腸胃充郭，肝肺內䐃，陰陽相錯；虛而瀉之，則經脈空虛，血氣竭枯，腸胃聶辟，皮膚薄著，毛腠夭焦，予知死期。䐃，音嗔

凡用針之類，在于調氣。氣積于胃，以通榮衛，各行其道，宗氣留于海。其下者，注②于氣沖，其直者，走于息道。故厥在于足，宗氣不下，脈中之血，凝而留止③，弗之火④調，弗能取之。

散氣可收，聚氣可布，深居靜處，占神往來，閉戶塞牖，魂魄不散，專意一神，精氣之分，毋聞人聲，以收其精，必一其神，令志在針。淺而留之，微而浮之，以移其神，氣至乃休。男內女外，堅拒勿出，謹守勿內，是謂得氣。

刺之而氣不至，無問其數，刺之而氣至，乃去之，勿復針。針各有所宜，各不同形，各任其所，為刺之要。氣至而有效，效之信，若風之吹雲明乎若見蒼天，刺之道畢矣。

用針者，必先察其經絡之虛實，切而循之，按而彈之，視其應動者，乃復取之而下之。六經調者謂之不病，雖病謂之

①急補之……不足：原脫，據《靈樞·根結篇》補。
②注：原作“經”，據《靈樞·刺節真邪篇》改。
③凝而留止：原作“流而不止”，據《靈樞·刺節真邪篇》改。
④火：原作“大”，據《靈樞·刺節真邪篇》改。

自已，一经上实下虚而不通者，此必有横络盛加于大经，令之不通，视而泻之，此所谓解结也。上寒下热，先刺其项太阳久留之，已刺即熨项与肩胛令热下合乃止，此所谓推而上之者也。上热下寒，视其脉虚而陷下于经者取之，气下乃止，此所谓引而下之者也。大热偏身，狂而妄见、妄闻、妄语，视足阳明及大络取之，虚者补之，血而实者泻之。因其偃卧，居其头前，以两手四指侠按颈[1]动脉，久持之，卷而切推，下至缺盆中而复止如前，热去乃止，此所谓推而散之者也。

帝曰：余闻刺法言曰：有余者泻之，不足者补之，何谓有余？何谓不足？岐伯曰：有余有五，不足亦有五，帝欲何问？帝曰：愿尽闻之；岐伯曰：神有有余，有不足，气有有余，有不足，血有有余，有不足，形有有余，有不足，志有有余，有不足，凡此十者，其气不等也。帝曰：人有精气津液，四肢九窍，五脏十六部，三百六十五节，乃生百病，百病之生，皆有虚实。今夫子乃言有余有五，不足亦有五，何以生之乎？岐伯曰：皆生于五脏也。夫心藏神，肺藏气，肝藏血，脾藏肉，肾藏志，而此成形。志意通，内连骨髓而成身[2]形五脏。五脏之道，皆出于经隧，以行血气。血气不和，百病乃变化而生，是故守经隧焉。帝曰：神有余不足何如？岐伯曰：神有余则笑不休，神不足

① 颈：原作"头"，据《灵枢·刺节真邪篇》改。
② 身：原无，据《素问·调经论》补。

摩勿釋，出針視之曰：我將深之。適人必革，精氣自伏，邪氣散亂，無所休息，氣泄腠理，真氣乃相得。帝曰：血有餘不足奈何？岐伯曰：血有餘則怒，不足則恐，血氣未并，五臟安定，孫絡水溢，則經有留血。帝曰：補瀉奈何？岐伯曰：血有餘則瀉其盛經，出其血；不足則補其虛經，內針其脉中，久留而視，脉大疾出其針，無令血泄。帝曰：刺留血奈何？岐伯曰：視其血絡，刺出其血，無令惡血得入於經，以成其疾。帝曰：形有餘不足奈何？岐伯曰：形有餘則腹脹，涇溲不利；不足則四肢不用，血氣未并，五臟安定，肌肉蠕動，命曰微風。帝曰：補瀉奈何？岐伯曰：形有餘則瀉其陽經，不足則補其陽絡。

則悲。血氣未并，五臟安定，邪客於形，洒淅起於毫毛，未入於經絡也。故命曰神之微。帝曰：補瀉奈何？岐伯曰：神有餘則瀉其小絡之穴出血，勿之深斥，無中其大經，神氣乃平。神不足者，視其虛絡，按而致之，刺而利之，無出其血，無泄其氣，以通其經，神氣乃平。帝曰：刺微奈何？岐伯曰：按摩勿釋，着針勿斥，移氣於不足，神氣乃得復。帝曰：氣有餘不足奈何？岐伯曰：氣有餘則喘咳上氣，不足則息利少氣，血氣未并，五臟安定，皮膚微病，命曰白氣微泄。帝曰：補瀉奈何？岐伯曰：氣有餘則瀉其經隧，無傷其經，無出其血，無泄其氣。不足則補其經隧，無出其氣。帝曰：刺微奈何？岐伯曰：按

则悲。血气未并，五脏安定，邪客于形，洒淅起于毫毛，未入于经络也。故命曰神之微。帝曰：补泻奈何？岐伯曰：神有余则泻其小络之穴出血，勿之深斥，无中其大经，神气乃平。神不足者，视其虚络，按而致之，刺而利之，无出其血，无泄其气，以通其经，神气乃平。帝曰：刺微奈何？岐伯曰：按摩勿释，着针勿斥，移气于不足，神气乃得复。帝曰：气有余不足奈何？岐伯曰：气有余则喘咳上气，不足则息利少气，血气未并，五脏安定，皮肤微病，命曰白气微泄。帝曰：补泻奈何？岐伯曰：气有余则泻其经隧，无伤其经，无出其血，无泄其气。不足则补其经隧，无出其气。帝曰：刺微奈何？岐伯曰：按摩勿释，出针视之曰：我将深之。适人必革，精气自伏，邪气散乱，无所休息，气泄腠理，真气乃相得。帝曰：血有余不足奈何？岐伯曰：血有余则怒，不足则恐，血气未并，五脏安定，孙络水溢，则经有留血。帝曰：补泻奈何？岐伯曰：血有余则泻其盛经，出其血；不足则补其虚经，内针其脉中，久留而视，脉大疾出其针，无令血泄。帝曰：刺留血奈何？岐伯曰：视其血络，刺出其血，无令恶血得入于经，以成其疾。帝曰：形有余不足奈何？岐伯曰：形有余则腹胀，泾溲不利；不足则四肢不用，血气未并，五脏安定，肌肉蠕动，命曰微风。帝曰：补泻奈何？岐伯曰：形有余则泻其阳经，不足则补其阳络。

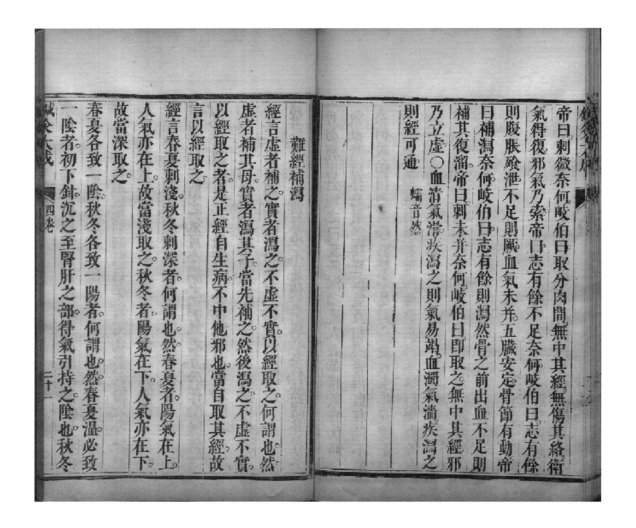

帝曰：刺微奈何？岐伯曰：取分肉间，无中其经，无伤其络，卫气得复，邪气乃索。帝曰：志有余不足奈何？岐伯曰：志有余则腹胀飧泄，不足则厥，血气未并，五脏安定，骨节有动。帝曰：补泻奈何？岐伯曰：志有余则泻然骨之前出血，不足则补其复溜。帝曰：刺未并奈何？岐伯曰：即取之无中其经，邪乃立虚。

血清气滑，疾泻之则气易竭；血浊气涩，疾泻之则经可通。蠕，音然

《难经》补泻

经言：虚者补之，实者泻之，不虚不实，以经取之，何谓也？然，虚者补其母，实者泻其子，当先补之，然后泻之。不虚不实，以经取之者，是正经自生病，不中他邪也，当自取其经，故言以经取之。

经言：春夏刺浅，秋冬刺深者，何谓也？然，春夏者，阳气在上，人气亦在上，故当浅取之。秋冬者，阳气在下，人气亦在下，故当深取之。

春夏各致一阴，秋冬各致一阳者，何谓也？然，春夏温，必致一阴者，初下针，沉之至肾肝之部，得气引持之阴也。秋冬

寒必致一陽者初內針淺而浮之至心肺之部得氣推內之陽也是謂春夏必致一陰秋冬必致一陽

經言刺榮無傷衛刺衛無傷榮何謂也然刺陽者臥針而刺之刺陰者先以左手攝按所針榮俞之處氣散乃內針是謂刺榮無傷衛刺衛無傷榮也

經言能知迎隨之氣可令調之調氣之方必在陰陽何謂也然所謂迎隨者知榮衛之流行經脈之往來隨其逆順而取之故曰迎隨調氣之方必在陰陽者知其內外表裏隨其陰陽而調之故曰調氣之方必在陰陽

諸井者肌肉淺薄氣少不足使也刺之奈何然諸井者木也榮者火也火者木之子當刺井者以榮瀉之故經言補者不可以為瀉瀉者不可以為補此之謂也

經言東方實西方虛瀉南方補北方何謂也然金木水火土當更相平東方木也西方金也木欲實金當平之火欲實水當平之土欲實木當平之金欲實火當平之水欲實土當平之東方肝也則知肝實西方肺也則知肺虛瀉南方火補北方水南方火火者木之子也北方水水者木之母也水勝火子能令母實母能令子虛故瀉火補水欲令金不得平木也經曰不能治其虛何問其餘此之謂也

金不得不字疑衍謂瀉火以抑木補水以濟金欲令金

二十二

寒，必致一阳者，初内针浅而浮之，至心肺之部，得气推内之阳也。是谓春夏必致一阴，秋冬必致一阳。

经言：刺荣无伤卫，刺卫无伤劳，何谓也？然，刺阳者，卧针而刺之；刺阴者，先以左手摄按所针荣俞之处，气散乃内针，是谓刺荣无伤卫，刺卫无伤荣也。

经言：能知迎随之气，可令调之，调气之方，必在阴阳，何谓也？然，所谓迎随者，知荣卫之流行，经脉之往来，随其逆顺而取之，故曰迎随。调气之方，必在阴阳者，知其内外表里，随其阴阳而调之，故曰调气之方，必在阴阳。

诸井者，肌肉浅薄，气少不足使也。刺之奈何？然，诸井者木也，荣者火也。火者木之子，当刺井者，以荣泻之。故经言补者，不可以为泻；泻者，不可以为补。此之谓也。

经言：东方实，西方虚，泻南方，补北方，何谓也？然，金木水火土，当更相平。东方木也，西方金也，木欲实，金当平之。火欲实，水当平之。土欲实，木当平之。金欲实，火当平之。水欲实，土当平之。东方肝也，则知肝实。西方肺也，则知肺虚。泻南方火，补北方水，南方火，火者木之子也。北方水，水者木之母也。水胜火，子能令母实，母能令子虚，故泻火补水，欲令金不得平木也。经曰：不能治其虚，何问其余。此之谓也。

金不得，"不"字疑衍。谓泻火以抑木，补水以济金，欲令金

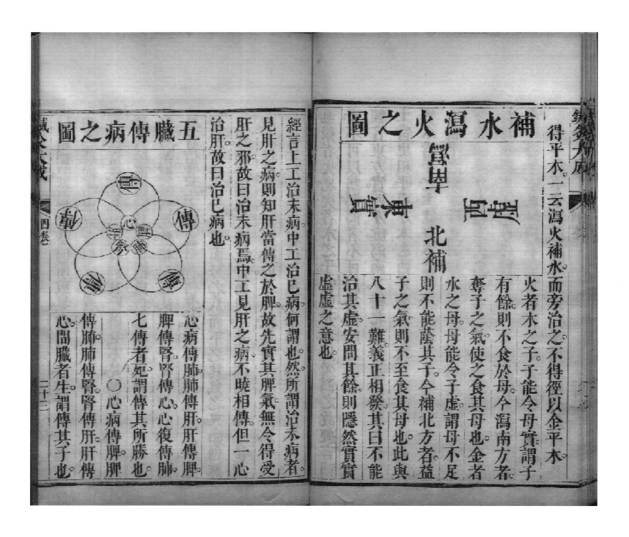

得平木。一云：泻火补水，而旁治之，不得径以金平木。

补水泻火之图（图见上）

火者木之子，子能令母实，谓子有余，则不食于母。今泻南方者，夺子之气，使之食其母也。金者水之母，母能令子虚，谓母不足则不能荫其子。今补北方者，益子之气，则不至食其母也。此与《八十一难》义正相发。其曰：不能治其虚，安问其余，则隐然实实虚虚之意也。

经言：上工治未病，中工治已病，何谓也？然，所谓治未病者，见肝之病，则知肝当传之于脾，故先实其脾气，无令得受肝之邪，故曰治未病焉。中工见肝之病，不晓相传，但一心治肝，故曰治已病也。

五脏传病之图（图见上）

心病传肺，肺传肝，肝传脾，脾传肾，肾传心，心复传肺，七传者死，谓传其所胜也。

心病传脾，脾传肺，肺传肾，肾传肝，肝传心，间脏者生，谓传其子也。

何謂補瀉當補之時何所取氣當瀉之時何所置氣然當
補之時從衛取氣當瀉之時從榮置氣其陽氣不足陰氣
有餘當先補其陽而後瀉其陰陰氣不足陽氣有餘當先
補其陰而後瀉其陽榮衛通行此其要也
針有補瀉何謂也然補瀉之法非必呼吸出內針也知為
針者信其左不知為針者信其右當刺之時先以左手壓
按所針榮俞之處彈而努之爪而下之其氣之來如動脈
之狀順針而刺之得氣因推而內之是謂補動而伸之是謂
瀉不得氣乃與男外女內不得氣是謂十死不治也
信其左謂善針者信用左手不知針法者自左手起也

經言迎而奪之惡得無虛隨而濟之惡得無實虛之與實
若得若失實之與虛若有若無何謂也然迎而奪之者瀉
其子也隨而濟之者補其母也假令心病瀉手心主俞
是謂迎而奪之者也補手心主井是謂隨而濟之者也所謂
實之與虛者牢濡之意也氣來實牢者為得濡虛者為失
故曰若得若失也
經言有見如入有見如出者何謂也然所謂有見如入者
謂左手見氣來至乃內針針入見氣盡乃出針是謂有見
如入有見如出也
經言無實實虛虛損不足而益有餘是寸口脉耶將病自

　　何谓补泻？当补之时，何所取气？当泻之时，何所置气？然，当补之时，从卫取气，当
泻之时，从荣置气。其阳气不足，阴气有余，当先补其阳，而后泻其阴。阴气不足，阳气有
余，当先补其阴，而后泻其阳。荣卫通行，此其要也。

　　针有补泻，何谓也？然，补泻之法，非必呼吸出内针也。知为针者信其左，不知为针者
信其右。当刺之时，先以左手压按所针荣俞之处，弹而努之，爪而下之，其气之来，如动脉
之状，顺针而刺之，得气因[1]推而内之，是谓补。动而伸之，是谓泻。不得气，乃与男外女
内，不得气，是谓十死不治也。

　　信其左，谓善针者，信用左手，不知针法者，自左手起也。

　　经言：迎而夺之，恶得无虚？随而济之，恶得无实？虚之与实，若得若失。实之与虚，
若有若无，何谓也？然，迎而夺之者，泻其子也。随而济之者，补其母也。假令心病泻手心
主俞，是谓迎而夺之者也。补手心主井，是谓随而济之者也。所谓实之与虚者，牢濡之意也。
气来实牢者为得，濡虚者为失，故曰若得若失也。

　　经言：有见如入，有见如出者，何谓也？然，所谓有见如入者，谓左手见气来至，乃内
针；针入见气尽乃出针，是谓有见如入，有见如出也。

　　经言：无实实虚虚，损不足而益有余。是寸口脉耶？将病自

———————————————
①因：原无，据《难经集注》补。

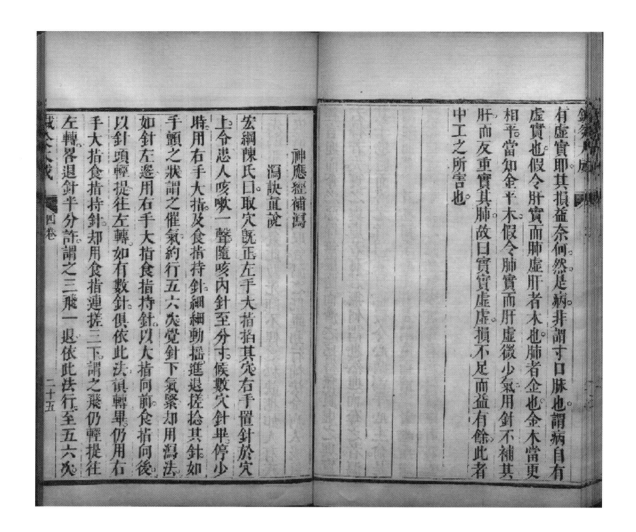

有虚实耶？其损益奈何？然，是病非谓寸口脉也，谓病自有虚实也。假令肝实而肺虚，肝者木也，肺者金也，金木当更相平，当知金平木，假令肺实而肝虚，微少气，用针不补其肝，而反重实其肺，故曰实实虚虚，损不足而益有余，此者中工之所害也。

《神应经》补泻

泻诀直说

宏纲陈氏曰：取穴既正，左手大指掐其穴，右手置针于穴上，令患人咳嗽一声，随咳内针至分寸，候数穴针毕，停少时，用右手大指及食指持针，细细动摇，进退搓捻其针，如手颤之状，谓之催气。约行五六次，觉针下气紧，却用泻法如针左边，用右手大指、食指持针，以大指向前，食指向后，以针头轻提往左转。如有数针，俱依此法。俱转毕，仍用右手大指、食指持针，却用食指连搓三下，谓之飞。仍轻提往左转，略退针半分许，谓之三飞一退。依此法行至五六次，觉针下沉紧，是气至极矣。再轻提往左转一二次，如针右边，以左手大指、食指持针，以大指向前，食指向后，依前法连搓三下，轻提针头向右转，是针右边泻法。欲出针时，令病人咳嗽一声，随咳出针，此之谓泻法也。

补诀直说

凡人有疾，皆邪气所凑，虽病人瘦弱，不可专行补法。经曰：邪之所凑，其气必虚。如患赤目等疾，明见其为邪热所致，可专行泻法。其余诸疾，只宜平补平泻，须先泻后补，谓之先泻邪气，后补真气，此乃先师不传之秘诀也。如人有疾，依前用手法催气取气，泻之既毕，却行补法，令病人吸气一口，随吸转针。如针左边，捻针头转向右边，以我之右手大指、食指持针，以食指向前，大指向后，仍捻针深入一二分，使真气深入肌肉之分。如针右边，捻针头转向左边，以我之左手大指、食指持针，以食指向前，大指向后，仍捻针深入一二分。如有数穴，依此法行之。既毕，停少时，却用手指于针头上，轻弹三下，如此三次，仍用我左手大指、食指持针，以大指连搓三下，谓之飞。将针深进一二分，以针头向左边，谓之一进三飞。依此法行至五六次，觉针下沉紧，或针下气热，是气至足矣。令病人吸气一口，随吸出针，急以手按其穴，此谓之补法也。

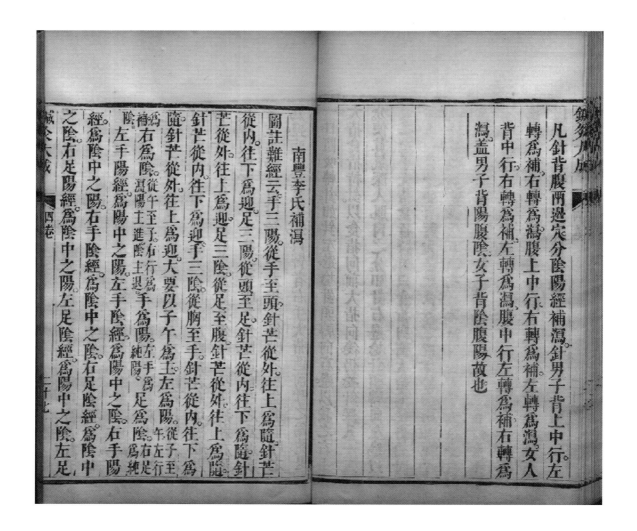

　　凡针背腹两边穴，分阴阳经补泻。针男子背上中行，左转为补，右转为泻。腹上中行，右转为补，左转为泻。女人背中行，右转为补，左转为泻。腹中行，左转为补，右转为泻。盖男子背阳腹阴，女子背阴腹阳，故也。

南丰李氏补泻

　　《图注难经》云：手三阳，从手至头，针芒从外，往上为随，针芒从内，往下为迎。足三阳，从头至足，针芒从内，往下为随，针芒从外，往上为迎。足三阴，从足至腹，针芒从外，往上为随，针芒从内，往下为迎。手三阴，从胸至手，针芒从内，往下为随，针芒从外，往上为迎。大要以子午为主，左为阳从子至午，左行为补，右为阴从午至子，右行为泻，阳主进，阴主退，手为阳左手为纯阳，足为阴右足为纯阴。左手阳经，为阳中之阳，左手阴经，为阳中之阴。右手阳经，为阴中之阳，右手阴经，为阴中之阴。右足阴经，为阴中之阴，右足阳经，为阴中之阳。左足阴经，为阳中之阴，左足阳经，为阳中之阳。今细分之，病者左手阳经，以医者右手大指进前_{盐指退后}，呼之为随_{午后}又以大指退后为随，进前即经之从外，退后即经之从内，退后吸之为迎。病者左手阴经，以医者右手大指退后，吸之为随，进前呼之为迎。病者右手阳经，以医者右手大指退后，吸之为随，进前呼之为迎。病人右手阴经，以医者右手大指进前，呼之为随，退后吸之为迎。病者右足阳经，以医者右手大指进前，呼之为随，退后吸之为迎。病者右足阴经，以医者右手大指退后，吸之为随，进前呼之为迎。病者左足阳经，以医者右手大指退后，吸之为随，进前呼之为迎。病者左足阴经，以医者右手大指进前，呼之为随，退后吸为之迎。男子午前皆然，午后与女人反之。

手上阳进阴退，足上阳退阴进，合六经起止故也。凡针起穴，针芒向上，气顺行之道。凡针止穴，针芒向下，气所止之处。左外右内，令气上行，右外左内，令气下行。或问午前补泻，与午后相反，男子补泻，与女人相反。盖以男子之气，早在上而晚在下，女人之气，早在下而晚在上，男女上下，平腰分之故也。至于呼吸，男女人我皆同，何亦有阴阳之分耶？盖有自然之呼吸，有使然之呼吸，入针出针，使然之呼吸也。转针如待贵人，如握虎尾，候其自然呼吸。若左手足候其呼而先转，则右手足，必候其吸而后转之；若右手足候其吸而先转，则左手足必候其呼而后转之，真阴阳一升一降之消息也。故男子阳经午前以呼为补，吸为泻。阴经以吸为补，呼为泻，午后反之。女人阳经午前以吸为补，呼为泻，阴经以呼为补，吸为泻，午后亦反之。或者又曰：补泻必资呼吸，假令尸厥中风，不能使之呼吸者，奈何？曰：候其自然之呼吸而转针，若当吸不转，令人以手掩其口鼻，鼓动其气可也。噫！补泻提插，分男女早晚，其理深微，原为奇经，不拘十二经常度，故参互错综如是。若流注穴，但分左右阴阳可也。尝爱《雪心歌》云：如何补泻有两般，盖是经从两边发，古人补泻左右分，今人乃为男女别。男女经脉一般生，昼夜循环无暂歇，此诀出自梓桑君，我今授汝心已雪。此子午兼八法而后全也。

　　然补泻之法，非必呼吸出内针也。有以浅深言者，经言：春夏宜浅，秋冬宜深。有以荣卫言者，经言：从卫取气，从荣置气。

　　补则从卫取气，宜轻浅而针，从其卫气随之于后，而济益其虚也。泻则从荣，弃置其气，宜重深而刺，取其荣气迎之于前，而泻夺其实也。然补之不可使太实，泻之不可使反虚，皆欲以平为期耳。又男子轻按其穴，而浅刺

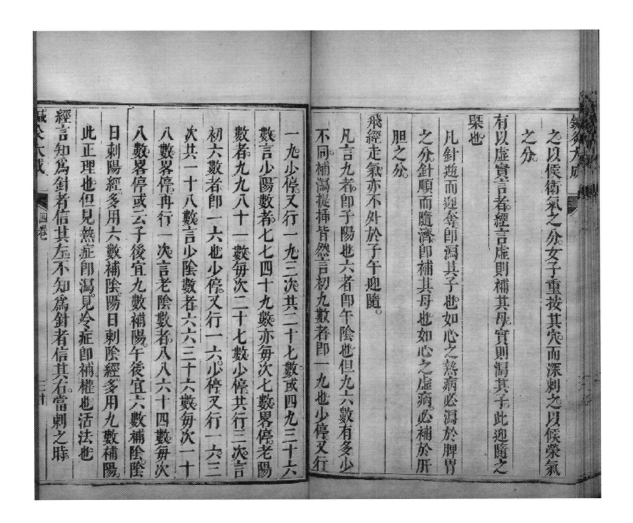

之，以候卫气之分。女子重按其穴，而深刺之，以候荣气之分。

有以虚实言者，经言：虚则补其母，实则泻其子。此迎随之概也。

凡针逆而迎夺，即泻其子也。如心之热病，必泻于脾胃之分，针顺而随济，即补其母也。如心之虚病，必补于肝胆之分。

飞经走气，亦不外于子午迎随。

凡言九者，即子阳也。六者，即午阴也。但九六数有多少不同，补泻提插皆然。言初九数者，即一九也，少停又行一九，少停又行一九，三次共二十七数，或四九三十六数。言少阳数者，七七四十九数，亦每次七数，略停。老阳数者，九九八十一数，每次二十七数，少停，共行三次。言初六数者，即一六也，少停又行一六，少停又行一六，三次共一十八数。言少阴数者，六六三十六数，每次一十八数，略停再行一次。言老阴数者，八八六十四数，每次八数，略停。或云：子后宜九数补阳，午后宜六数补阴。阴日刺阳经，多用六数补阴。阳日刺阴经，多用九数补阳。此正理也，但见热症即泻，见冷症即补，权也，活法也。

经言：知为针者信其左，不知为针者信其右。当刺之时，先将同身寸法比穴，以墨点记，后令患人饮食端坐，或偃卧，缓病必待天气温晴，则气易行。急病如遇大雷雨，亦不敢针。夜晚非急病，亦不敢针，若空心立针必晕。

必先以左手压按所针荥俞之处。

阳穴，以骨侧陷处，按之酸麻者为真。阴穴，按之有动脉应手者为真。

切而散之，爪而下之；

切者，以手爪掐按其所针之穴，上下四旁，令气血散。爪者，先以左手大指爪，重掐穴上，亦令气血散耳。然后用右手盐指顶住针尾，以中指、大指紧执针腰，以无名指略扶针头，却令患人咳嗽一声，随咳下针，刺入皮内，撒手停针十息，号曰天才。少时再进针，刺入肉内，停针十息，号曰人才。少时再进针至筋骨之间，停针十息，号曰地才。此为极处，再停良久，却令患人吸气一口，随吸退至人部，审其气至未，如针下沉重紧满者，为气已至。若患人觉痛则为实，觉酸则为虚。如针下轻浮虚活者，气犹未至，用后弹努循扪引之，引之气犹不至，针如插豆腐者死。凡除寒热病，宜于天部行气。经络病，宜于人部行气。麻痹疼痛，宜于地部行气。

弹而努之，扪而循之；

弹者补也，以大指与次指爪，相交而叠，病在上，大指爪轻弹向上；病在下，次指爪轻弹向下，使气速行，则气易至也。○努者，以大指次指捻针，连搓三下，如手颤之状，谓之飞。补者入针飞之，令患人闭气一口，着力努之；泻者提针飞之，令患人呼之，不必着力，一法二用，气自至者，不必用此弹努。○扪者，摩也，如痛处未除，即于痛处扪摩，使痛散也。复以飞针引之，除其痛也。又起针之时，以手按其穴，亦曰扪。○循者，用手于所针部分，随经络上下循按之，使气往来，推之则行，引之则至是也。

动而伸之，推而按之；

动者转动也，推者推转也，凡转针太急则痛，太慢则不去疾，所谓推动，即分阴阳左转右转之法也。伸者提也，按者插也，如补泻不觉气行，将针提起空如豆许，或再弹二三下以补之。紧战者，连用飞法三下，如觉针下紧满，其气易行，即用通法。若邪盛气滞，却用提插，先去病邪，而后通其真气。提者自地部提至人部天部，插者自天部插至人部地部。病轻提插初九数，病重者或少阳数、老阳数，愈多愈好。或问：治病全在提插，既云急提慢按如冰冷，慢提急按火烧身。又云：男子午前提针为热，插针为寒；午后提针为寒，插针为热。女人反之，其故何耶？盖提插补泻，无非顺阴阳也。午前顺阳性，提至天部则热；午后顺阴性，插至地部则热。奇效良方，有诗最明。

补泻提插活法：凡补针先浅入而后深，泻针先深入而后浅。凡提插急提慢按如冰冷，泻也；慢提急按火烧身，补也，或先提插而后补泻，或先补泻而后提插，可也。或补泻提插同用亦可也。如治〇久患瘫痪，顽麻冷痹，遍身走痛及癫风寒症，一切冷症，先浅入针，而后渐深入针，俱补老阳数，气行针下紧满，其身觉热带补，慢提急按老阳数，或三九而二十七数，即用通法，扳倒针头，令患人吸气五口，使气上行，阳回阴退，名曰进气法，又曰烧山火。

治风痰壅盛，中风，喉风，癫狂，疟疾，单热，一切热症，先深入针，而后渐浅退针，俱泻少阴数，得气觉凉带泻，急提慢按初六数，或三六一十八数，再泻再提，即用通法，徐徐提之，病除乃止，名曰透天凉。

治疟疾先寒后热，一切上盛下虚等症，先浅入针，行四九三十六数，气行觉热，深入行三六一十八数。如疟疾先热后寒，一切半虚半实等症，先深入针，行六阴数，气行觉凉渐退，针行九阳数，此龙虎交战法，俾阳中有阴，阴中有阳也。盖邪气常随正气而行，不交战，则邪不退而正不胜，其病复起。

治痃癖癥瘕气块，先针入七分，行老阳

鍼灸大成 / 卷四

數氣行便深入一寸，微伸提之，却退至原處，又得氣依前法再施，名曰留氣法。〇治水蠱膈氣脹滿落穴之後，補瀉調氣均勻，針行上下，九入六出，左右轉之，千遭自平，名曰子午搗臼。〇治損逆赤眼痛腫初起，先以大指進前撚入左，後以大指退後撚入右，一左一右，三九二十七數得氣向前，推轉內入，以大指彈其針尾引其陽氣，按而提之，其氣自行，未應再施，此龍虎交騰法也。〇雜病單針一穴，即於得氣後行之，起針際行之亦可。

通而取之

通者通其氣也，提插之後用之。如病人左手陽經，以醫者右手大指進前九數，却扳倒針頭帶補以大指努力，針嘴朝向病處，或上或下，或左或右，執住，直待病人覺熱方停。若氣又不通，以龍虎龜鳳飛經接氣之法，驅而運之。如病人左手陰經，以醫者右手大指退後九數，却扳倒針頭帶補以大指努力，針嘴朝病，執住，直待病人覺熱方停。右手陽經與左手陰經同法。右手陰經與左手陽經同法。左足陽經與右手陽經同法。左足陰經與右手陰經同法。右足陽經與左手陽經同法。右足陰經與左手陰經同法。如退潮，每一次先補六後瀉九，不拘次數，直待潮退為度。止痛同此法。癢麻虛補，疼痛實瀉。

三十四

数，气行便深入一寸，微伸提之，却退至原处，不得气，依前法再施，名曰留气法。

治水蛊膈气胀满，落穴之后，补泻调气均匀，针行上下，九入六出，左右转之，千遭自平，名曰子午捣臼。

治损逆赤眼，痛肿初起，先以大指进前捻入左，后以大指退后捻入右，一左一右，三九二十七数，得气向前，推转内入，以大指弹其针尾，引其阳气，按而提之，其气自行，未应再施，此龙虎交腾法也。

杂病单针一穴，即于得气后行之，起针际行之亦可。

通而取之。

通者通其气也，提插之后用之。如病人左手阳经，以医者右手大指进前九数，却扳倒针头，带补以大指努力，针嘴朝向病处，或上或下，或左或右，执住，直待病人觉热方停。若气又不通，以龙虎龟凤、飞经接气之法，驱而运之。如病人左手阴经，以医者右手大指退后九数，却扳倒针头，带补以大指努力，针嘴朝病，执住，直待病人觉热方停。右手阳经，与左手阴经同法。右手阴经，与左手阳经同法。左足阳经，与右手阳经同法。左足阴经，与右手阴经同法。右足阳经，与左手阳经同法。右足阴经，与左手阴经同法。如退潮，每一次先补六，后泻九，不拘次数，直待潮退为度。止痛同此法。痒麻虚补，疼痛实泻，此皆先正推衍《内经》通气之法，更有取气、斗气、接气之法。

取者，左取右，右取左，手取足，足取头，头取手足三阳，胸腹取手足三阴，以不病者为主，病者为应。如两手蜷挛，则以两足为应；两足蜷挛，则以两手为应。先下主针，后下应针，主针气已行，而后针应针，左边左手，左足同手法，右边亦然。先斗气、接气，而后取气，手补足泻，足补手泻，如搓索然。久患偏枯蜷挛甚者，必用此法于提插之后。徐氏曰：通气、接气之法，已有定息寸数，手足三阳，上九而下十四，过经四寸。手足三阴，上七而下十二，过经五寸。在乎摇动出纳，呼吸同法，上下通接，立时见功。所谓定息寸数者，手三阴经，从胸走手，长三尺五寸；手三阳经，从手走头，长五尺；足三阳经，从头走足，长八尺；足三阴经，从足走腹，长六尺五寸；阴阳两跷，从足走目，长七尺五寸；督脉长四尺五寸；任脉长四尺五寸，人一呼，气行三寸，一吸气行三寸，一呼一吸，谓之一息。针下随其经脉长短，以息计之，取其气到病所为度。

一曰青龙摆尾：以两指扳倒针头朝病，如扶舡舵，执之不转，一左一右，慢慢拨动九数或三九二十七数，其气遍体交流。

二曰白虎摇头：以两指扶起针尾，以肉内针头轻转，如下水船中之橹，振摇六数或三六一十八数，如欲氣前行按之在後欲氣後按之在前二法輕病亦可行之擺動血氣蓋龍為氣虎為血陽日先行龍而後虎陰日先行虎而後龍〇三曰蒼龜探穴以兩指倒針頭一退三進向上鑽剔一下向下鑽剔一下向左鑽剔一下向右鑽剔一下先上而下自左而右如入土之象〇四曰赤鳳迎源以兩指扶起針插入地部復提至天部候針自搖復進至人部上下左右四圍飛旋如展翅之狀病在上吸而退之病在下呼而進之又將大指爪從針尾刮至針腰此刮法也能移不忍痛可散積年風午後又從針腰刮至針尾又云病在上刮向上病在下刮向下有孿急者頻宜刮切循攝二法須連行三五次氣血各循經絡飛走之妙全在此處病邪從此退矣放針停半時辰久扶起針頭審看針下十分沉緊則瀉九補六如不甚緊則瀉六補九補瀉後針活即搖而出之〇攝者用大指隨經絡上下切之其氣自得通行搖而出之外引其門以閉其神搖者退也以兩指拿針尾向上下左右各搖振五七下提二七下能散諸風出針直待微鬆方可出針豆許如病邪吸針正氣未復再須補瀉停待如再難頻加刮切刮後連瀉三下次用搜法不論數橫搜如龍虎交騰一

如欲气前行，按之在后，欲气后行，按之在前，二法轻病亦可行之，摆动血气。盖龙为气，虎为血，阳日先行龙而后虎，阴日先行虎而后龙。

三曰苍龟探穴：以两指扳倒针头，一退三进，向上钻剔一下，向下钻剔一下，向左钻剔一下，向右钻剔一下，先上而下，自左而右，如入土之象。

四曰赤凤迎源：以两指扶起针，插入地部，复提至天部，候针自摇，复进至人部，上下左右，四围飞旋，如展翅之状。病在上，吸而退之；病在下，呼而进之。又将大指爪从针尾刮至针腰，此刮法也。能移不忍痛，可散积年风，午后又从针腰刮至针尾。又云：病在上刮向上，病在下刮向下。有孪急者，频宜刮切、循摄二法，须连行三五次，气血各循经络，飞走之妙，全在此处，病邪从此退矣。放针停半时辰久，扶起针头，审看针下十分沉紧，则泻九补六；如不甚紧，则泻六补九，补泻后针活，即摇而出之。

摄者，用大指随经络上下切之，其气自得通行。

摇而出之，外引其门，以闭其神。

摇者退也。以两指拿针尾，向上下左右各摇振五七下，提二七下，能散诸风，出针直待微松，方可出针豆许。如病邪吸针，正气未复，再须补泻停待；如再难，频加刮切，刮后连泻三下；次用搜法，不论数横搜，如龙虎交腾，一左一右，但手更快耳，直搜一上一下，如撚法而不转，泻刮同前；次用盘法，左转九次，右转六次，泻刮同前；次用子午捣臼，子后慢提，午后略快些，缓缓提插，摇出应针，次出主针，补者吸之，急出其针，便以左手大指，按其针穴，及穴外之皮，令针穴门户不开，神气内守，亦不致出血也。泻者呼之，慢出其针，勿令气泄，不用按穴。凡针起速，及针不停久待暮者，其病即复。

一：凡针晕者，神气虚也，不可起针，急以别针补之，用袖掩病人口鼻回气，内与热汤饮之，即苏，良久再针。甚者，针手膊上侧，筋骨陷中，即虾蟆肉上惺惺穴，或足三里穴，即苏。若起针，坏人。

二：凡针痛者，只是手粗，宜以左手扶住针腰，右手从容补泻。如又痛者，不可起针，令病人吸气一口，随吸将针捻活，伸起一豆即不痛，如伸起又痛，再伸起又痛，须索入针，便住痛。

三：凡断针者，再将原针穴边复下一针，补之即出，或用磁石引针出，或用药涂之。方见前

嗟夫！神针肇自上古，往昔岐伯已叹失其传矣，况后世乎？尚赖窦，徐二氏，能因遗文，以究其意，俾来学有所悟，而识其梗概，括为四段，聊为初学开关救危之用，尚期四方智者裁之。此补泻一段，其杂病穴法一段，见三卷。十四经穴歌一段，见六、七卷。治病要穴一段，见七卷

补泻一段，乃庐陵欧阳之后所授，与今时师不同。但考

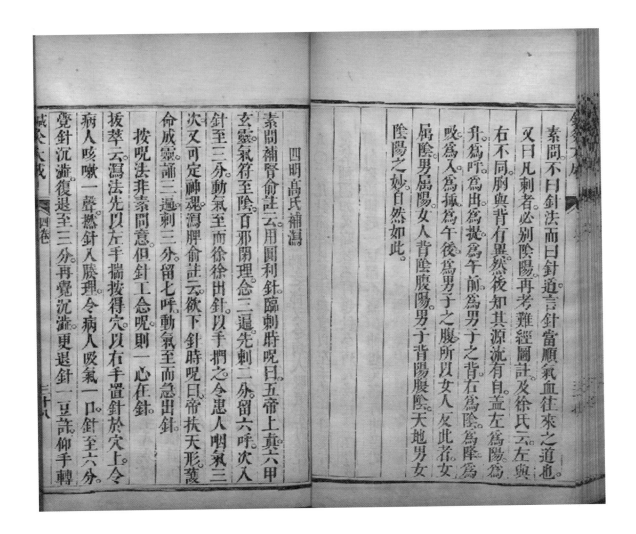

《素问》，不曰针法，而曰针道，言针当顺气血往来之道也。又曰：凡刺者，必别阴阳，再考《难经图注》及徐氏云：左与右不同，胸与背有异，然后知其源流有自。盖左为阳，为升、为呼、为出、为提、为午前、为男子之背；右为阴，为降、为吸、为入、为插、为午后、为男子之腹。所以女人反此者，女属阴，男属阳，女人背阴腹阳，男子背阳腹阴，天地男女阴阳之妙，自然如此。

四明高氏补泻

《素问》补肾俞注云：用圆利针，临刺时咒曰：五帝上真，六甲玄灵，气符至阴，百邪闭理。念三遍，先刺二分，留六呼，次入针至三分，动气至而徐徐出针，以手扪之，令患人咽气三次，又可定神魂。泻脾俞注云：欲下针时咒曰：帝扶天形，护命成灵。诵三遍，刺三分，留七呼，动气至而急出针。

　　按：咒法非《素问》意，但针工念咒则一心在针。

《拔萃》云：泻法先以左手揣按得穴，以右手置针于穴上，令病人咳嗽一声，拈针入腠理，令病人吸气一口，针至六分，觉针沉涩，复退至三分，再觉沉涩，更退针一豆许，仰手转

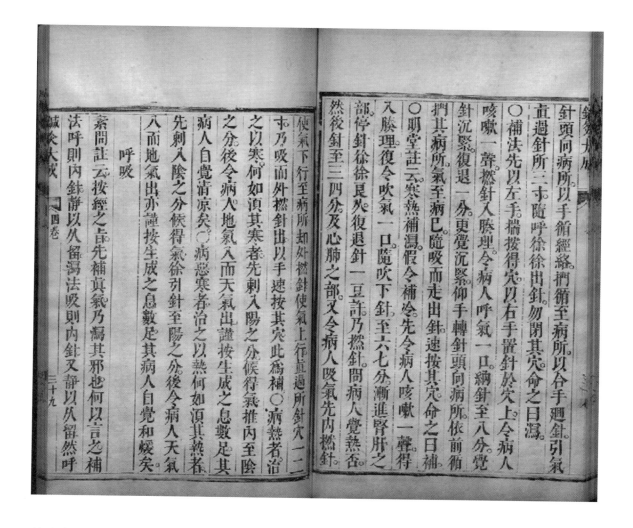

针头向病所，以手循经络，扪循至病所，以合手回针，引气直过针所三寸，随呼徐徐出针，勿闭其穴，命之曰泻。

补法先以左手揣按得穴，以右手置针于穴上，令病人咳嗽一声，捻针入腠理，令病人呼气一口，纳针至八分，觉针沉紧，复退一分，更觉沉紧，仰手转针头向病所，依前循扪其病所，气至病已，随吸而走出针，速按其穴，命之曰补。

《明堂》注云：寒热补泻，假令补冷，先令病人咳嗽一声，得入腠理，复令吹气一口，随吹下针至六七分，渐进肾肝之部，停针徐徐，良久复退针一豆许，乃捻针问病人觉热否？然后针至三四分，及心肺之部，又令病人吸气先内捻针，使气下行至病所，却外捻针，使气上行，直过所针穴一二寸，乃吸而外捻针出，以手速按其穴，此为补。

病热者，治之以寒，何如？须其寒者，先刺入阳之分，候得气推内至阴之分，后令病人地气入而天气出，谨按生成之息数足，其病人自觉清凉矣。

病恶寒者，治之以热，何如？须其热者，先刺入阴之分，候得气，徐引针至阳之分，后令病人天气入而地气出，亦谨按生成之息数足，其病人自觉和暖矣。

呼吸

《素问》注云：按经之旨，先补真气，乃泻其邪也，何以言之？补法呼则[①]内针，静以久留。泻法吸则内针，又静以久留。然呼

──────────

① 则：《针灸聚英》卷三作"尽"。

则次其吸，吸至^①则不兼呼，内针之候既同，久留之理复一，先补之义，昭然可知。

《拔萃》云：呼不过三，吸不过五。

《明堂》云：当补之时，候气至病所，更用生成之息数，令病人鼻中吸气，口中呼气，内自觉热矣。当泻之时，使气至病所，更用生成之息数，令病人鼻中出气，口中吸气，按所病脏腑之处，内自觉清凉矣。

神针八法：

心无内慕，如待贵宾，心为神也。医者之心，病者之心，与针相随上下，先虑针损，次将针尖含在口内，而令其温，又以左手按摩受疾之穴，如握虎之状，右手捻针，如持无力之刃，是用针之一法也。左捻九而右捻六，此乃住痛之二法也。进针之时，令病人咳嗽而针进，进针之三法也。针沉良久，待内不胀，气不行，照前施之，如气来裹针不下，乃实也，宜左捻而泻其实，如不散，令病人呼气三口，医者用手抓针自散；如针进无滞无胀，乃气虚也，令病人吸气，针宜右捻而补其虚，此补泻之四法也。其泻者有凤凰展翅：用右手大指、食指捻针头，如飞腾之象，一捻一放，此泻之五法也。其补者有饿马摇铃：用右手大指、食指捻针头，如饿马无力之状，缓缓前进则长，后退则短，此补之六法也。如病人晕针，用袖掩之，热汤

***

① 至：原无，据《针灸聚英》卷三补。

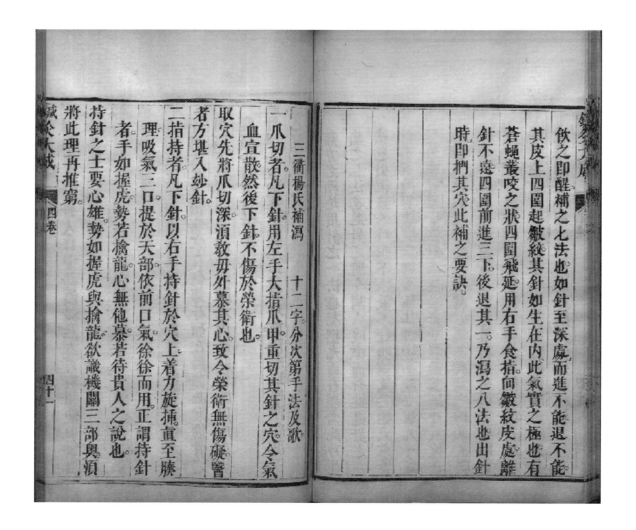

饮之即醒，补之七法也。如针至深处，而进不能，退不能，其皮上四围起皱纹，其针如生在内，此气实之极也，有苍蝇丛咬之状，四围飞延，用右手食指，向皱纹皮处，离针不远四围前进三下，后退其一，乃泻之八法也。出针时，即扪其穴，此补之要诀。

三衢杨氏补泻　十二字分次第手法及歌

一爪切者：凡下针，用左手大指爪甲，重切其针之穴，令气血宣散，然后下针，不伤于荣卫也。

取穴先将爪切深，须教毋外慕其心，致令荣卫无伤碍，医者方堪入妙针。

二指持者：凡下针，以右手持针，于穴上着力旋插，直至腠理，吸气三口，提于天部，依前口气，徐徐而用。正谓持针者手如握虎，势若擒龙，心无他慕，若待贵人之说也。

持针之士要心雄，势如握虎与擒龙，欲识机关三部奥，须将此理再推穷。

三口温者凡下針入口中必須温熱方可與刺使血氣調
和冷熱不相爭鬪也
温針一理最爲良口內調和納穴塲毋令冷熱相爭搏榮
衛宣通始得祥
四進針者凡下針要病人神氣定息數勻醫者亦如之切
不可太忙又須審穴在何部分如在陽部必取筋骨之
間陷下爲真如在陰分郄膕之內動脉相應以爪重切
經絡少待方可下手
進針理法取關機失經失穴豈堪施陽經取陷陰經脉三
思已定再思之
五指循者凡下針若氣不至用指於所屬部分經絡之路
上下左右循之使氣血往來上下均勻針下自然氣至
沉緊得氣即瀉之故也
循其部分理何明只爲針頭不緊沉推則行之引則止調
和血氣兩來臨
六爪攝者凡下針如針下邪氣滯澁不行者隨經絡上下
用大指爪甲切之其氣自通行也
攝法應知氣滯經須令爪切勿交輕上下通行隨經絡故
教學者要窮精
七針退者凡退針必在六陰之數分明三部之用斟酌不
鍼灸大成 四卷 四十二

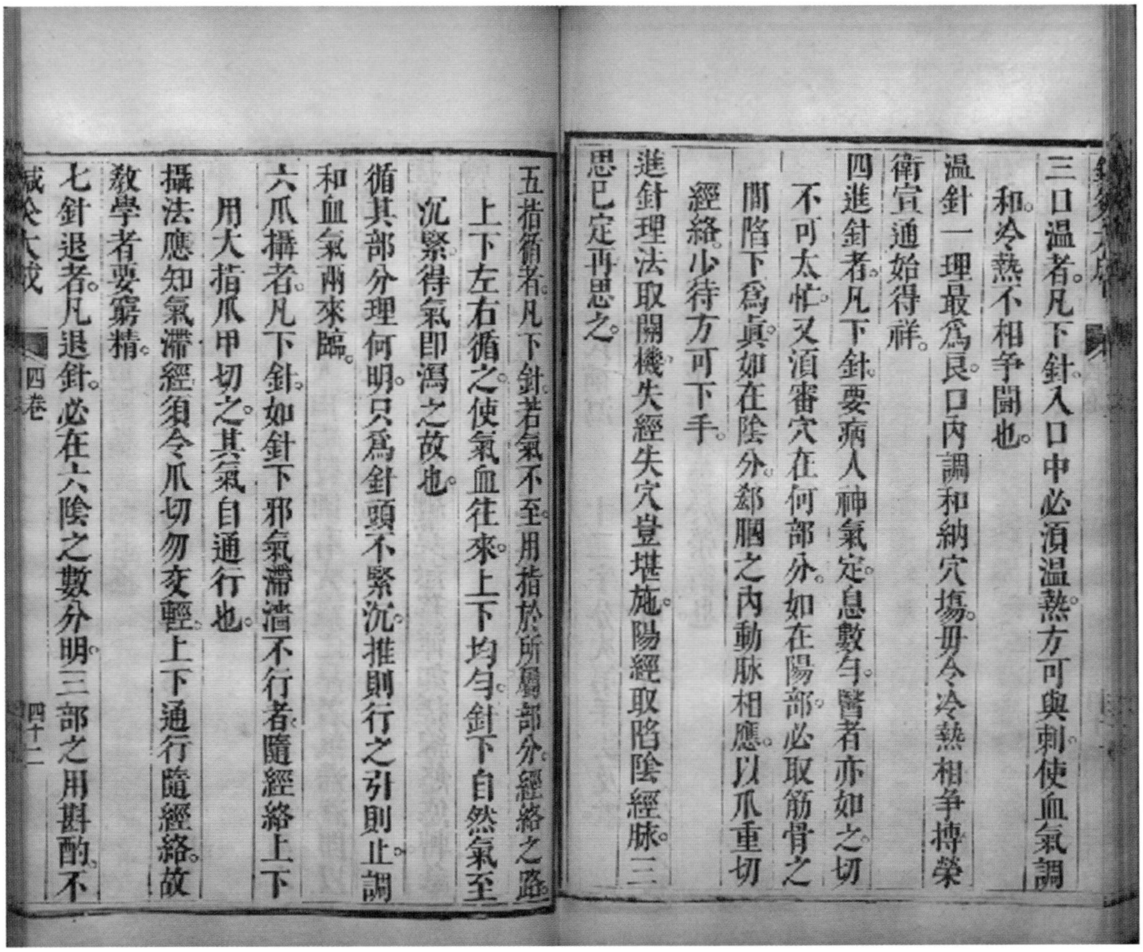

三口温者：凡下针，入口中必须温热，方可与刺，使血气调和，冷热不相争斗也。

温针一理最为良，口内调和纳穴场，毋令冷热相争搏，荣卫宣通始得祥。

四进针者：凡下针，要病人神气定，息数匀，医者亦如之，切不可太忙。又须审穴在何部分，如在阳部，必取筋骨之间陷下为真；如在阴分，郄腘之内，动脉相应，以爪重切经络，少待方可下手。

进针理法取关机，失经失穴岂堪施，阳经取陷阴经脉，三思已定再思之。

五指循者：凡下针，若气不至，用指于所属部分经络之路，上下左右循之，使气血往来，上下均匀，针下自然气至沉紧，得气即泻之故也。

循其部分理何明，只为针头不紧沉，推则行之引则止，调和血气两来临。

六爪摄者：凡下针，如针下邪气滞涩不行者，随经络上下，用大指爪甲切之，其气自通行也。

摄法应知气滞经，须令爪切勿交轻，上下通行随经络，故教学者要穷精。

七针退者：凡退针，必在六阴之数，分明三部之用，斟酌不

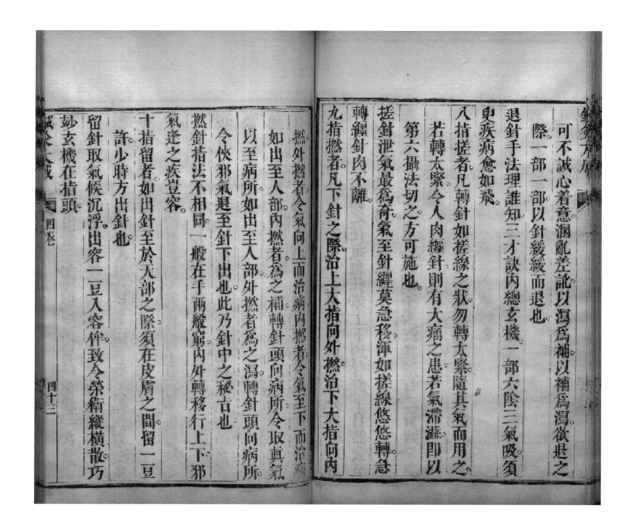

可不诚心着意，混乱差讹，以泻为补，以补为泻，欲退之际，一部一部以针缓缓而退也。

退针手法理谁知，三才诀内总玄机，一部六阴三气吸，须臾疾病愈如飞。

八指搓者：凡转针如搓线之状，勿转太紧，随其气而用之。若转太紧，令人肉缠针，则有大痛之患。若气滞涩，即以第六摄法切之，方可施也。

搓针泄气最为奇，气至针缠莫急移，浑如搓线悠悠转，急转缠针肉不离。

九指捻者：凡下针之际，治上大指向外捻，治下大指向内捻。外捻者，令气向上而治病；内捻者，令气至下而治病。如出至人部，内捻者为之补，转针头向病所，令取真气以至病所。如出至人部，外捻者为之泻，转针头向病所，令侠邪气退至针下出也。此乃针中之秘旨也。

捻针指法不相同，一般在手两般穷，内外转移行上下，邪气逢之疾岂容。

十指留者：如出针至于天部之际，须在皮肤之间留一豆许，少时方出针也。

留针取气候沉浮，出容一豆入容伴，致令荣卫纵横散，巧妙玄机在指头。

針灸大成

十一針搖者：凡出針三部，欲瀉之際，毋一部搖一次，計六搖而已。以指捻針，如扶人頭搖之狀，庶使孔穴開大也。

搖針三部六搖之，依次推排指上施，孔穴大開無窒礙，致令邪氣出如飛。

十二指拔者：凡持針欲出之時，待針下氣緩不沉緊，便覺輕滑，用指捻針，如拔虎尾之狀也。

拔針一法最為良，浮沉澀滑任推詳，勢猶取虎身中尾，此訣誰知蘊錦囊。

總歌曰：針法玄機口訣多，手法雖多亦不過，切穴持針溫口內，進針循攝退針搓，指捻瀉氣針留豆，搖令穴大拔如梭，醫師穴法叮嚀說，記此便為十二歌。

口訣：燒山火，能除寒，三進一退熱涌涌，鼻吸氣一口，呵五口。

燒山之火能除寒，一退三飛病自安，始是五分終一寸，三番出入慢提看。

凡用針之時，須捻運入五分之中，行九陽之數，其一寸者，即先淺後深也。若得氣，便行運針之道。運者男左女右，漸漸運入一寸之內，三出三入，慢提緊按，若覺針頭沉緊，其針插之時，熱氣復生，冷氣自除；未效，依前再施也。

四肢似水最難禁，憎①寒不住便來臨，醫師運起燒山火，患

---

① 憎：原作"增"，據《針灸聚英》卷四改。

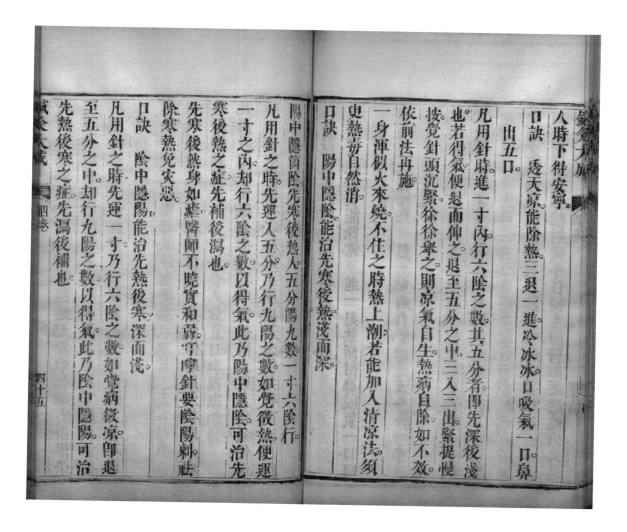

人时下得安宁。

口诀：透天凉，能除热，三退一进冷冰冰，口吸气一口，鼻出五口。

凡用针时，进一寸内，行六阴之数，其五分者，即先深后浅也。若得气，便退而伸之，退至五分之中，三入三出，紧提慢按，觉针头沉紧，徐徐举之，则凉气自生，热病自除；如不效，依前法再施。

一身浑似火来烧，不住之时热上潮，若能加入清凉法，须臾热毒自然消。

口诀：阳中隐阴，能治先寒后热，浅而深。

阳中隐个阴，先寒后热人，五分阳九数，一寸六阴行。凡用针之时，先运入五分，乃行九阳之数，如觉微热，便运一寸之内，却行六阴之数，以得气，此乃阳中隐阴，可治先寒后热之症，先补后泻也。

先寒后热身如疟，医师不晓实和弱，叮咛针要阴阳刺，祛除寒热免灾恶。

口诀：阴中隐阳，能治先热后寒，深而浅。

凡用针之时，先运一寸，乃行六阴之数，如觉病微凉，即退至五分之中，却行九阳之数，以得气，此乃阴中隐阳，可治先热后寒之症，先泻后补也。

先热后寒如疟疾，先阴后阳号通天，针师运起云雨泽，荣卫调和病自瘥。

补者直须热至，泻者直待寒侵，犹如搓线，慢慢转针，法在浅则当浅，法在深则当深，二者不可兼而紊乱也。

口诀：留气法，能破气，伸九提六。

留气运针先七分，纯阳[1]得气十分深，伸时用九提时六，癥瘕消溶气块匀。

凡用针之时，先运入七分之中，行纯阳之数，若得气，便深刺一寸中，微伸提之，却退至原处；若未得气，依前法再行，可治癥瘕气块之疾。

疟癖癥瘕疾宜休，却在医师志意求，指头手法为留气，身除疾痛再无忧。

口诀：运气法，能泻，先直后卧。

运气用纯阴，气来便倒针，令人吸五口，疼痛病除根。

凡用针之时，先行纯阴之数，若觉针下气满，便倒其针，令患人吸气五口，使针力至病所，此乃运气之法，可治疼痛之病。

运气行针好用工，遍身疼痛忽无踪，此法密传堪济世，论金宜值万千钟。

口诀：提气法，提气从阴微捻，能除冷麻之症。

①阳：原作"阴"，据下文改。

凡用针之时，先从阴数，似觉气至，微捻轻提其针，使针下经络气聚，可治冷麻之症。

提气从阴六数同，堪除顽痹有奇功，欲知奥妙先师诀，取次机关一掌中。

口诀：中气法，能除积，先直后卧，泻之。

凡用针之时，先行运气之法，或阳或阴，便卧其针，向外至痛疼，立起其针，不与内气回也。

中气须知运气同，一般造化两般功，手中运气叮咛使，妙理玄机起疲癃。

若关节阻涩，气不通者，以龙虎大段之法，通经接气，驱而运之，仍以循摄切摩，无不应矣。又按扪摩屈伸，导引之法而行。

口诀：苍龙摆尾手法，补。

苍龙摆尾行关节，回拨将针慢慢扶，一似江中船上舵，周身遍体气流普。

或用补法而就得气，则纯补；补法而未得气，则用泻，此亦人之活变也。

凡欲下针之时，飞气至关节去处，便使回拨者，将针慢慢扶之，如船之舵，左右随其气而拨之，其气自然交感，左右慢慢拨动，周身遍体，夺流不失其所矣。

苍龙摆尾气交流，气血夺来遍体周，任君体有千般症，一插须教疾病休。

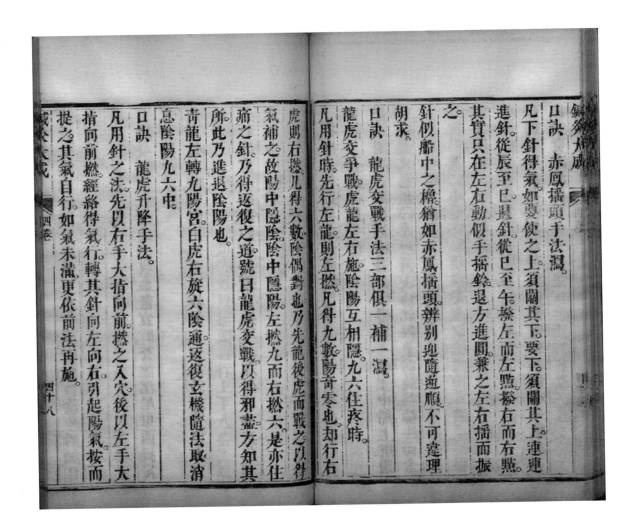

口诀：赤凤摇头手法，泻。

凡下针得气，如要使之上，须关其下，要下须关其上，连连进针，从辰至巳，退针，从巳至午，拨左而左点，拨右而右点，其实只在左右动，似手摇铃，退方进圆，兼之左右摇而振之。

针似船中之橹，犹如赤凤摇头，辨别迎随逆顺，不可违理胡求。

口诀：龙虎交战手法，三部俱一补一泻。

龙虎交争战，虎龙左右施，阴阳互相隐，九六住疼时。

凡用针时，先行左龙则左捻，凡得九数，阳奇零也。却行右虎则右捻，凡得六数，阴偶对也。乃先龙后虎而战之，以得气补之，故阳中隐阴，阴中隐阳，左捻九而右捻六，是亦住痛之针，乃得返复之道，号曰龙虎交战，以得邪尽，方知其所，此乃进退阴阳也。

青龙左转九阳宫，白虎右旋六阴通，返复玄机随法取，消息阴阳九六中。

口诀：龙虎升降手法。

凡用针之法，先以右手大指向前捻之，入穴后，以左手大指向前捻，经络得气行，转其针向左向右，引起阳气，按而提之，其气自行，如气未满，更依前法再施。

鍼灸大成
龍虎升騰撚妙法。氣行上下合交遷。依師口訣分明說。目下交君疾病痊。
口訣 五臟交經
五臟交經須氣溢。候他氣血散宣時。蒼龍擺尾東西撚。定穴五行君記之。
凡下針之時。氣行至溢。須要候氣血宣散。乃施蒼龍左右撚之可也。
五行定穴分經絡。如船解纜自通亨。必在針頭分造化。須交氣血自縱橫。
口訣 通關交經
通關交經蒼龍擺尾赤鳳搖頭補瀉得理。○先用蒼龍擺尾後用赤鳳搖頭運入關節之中後以補則用補中手法瀉則用瀉中手法使氣於其經便交
先用蒼龍來擺尾後用赤鳳以搖頭再行上下八指法關節宣通氣自流
口訣 膈角交經
膈角交經相尅相生
凡用針之時。欲得氣相生相尅者。或先補後瀉。或先瀉後補。隨其疾之虛實。病之寒熱。其邪氣自瀉除。真氣自補生。
膈角要相生。水火在君能。有症直在取。無病手中行。仰卧
鍼灸大成 卷四 四十九

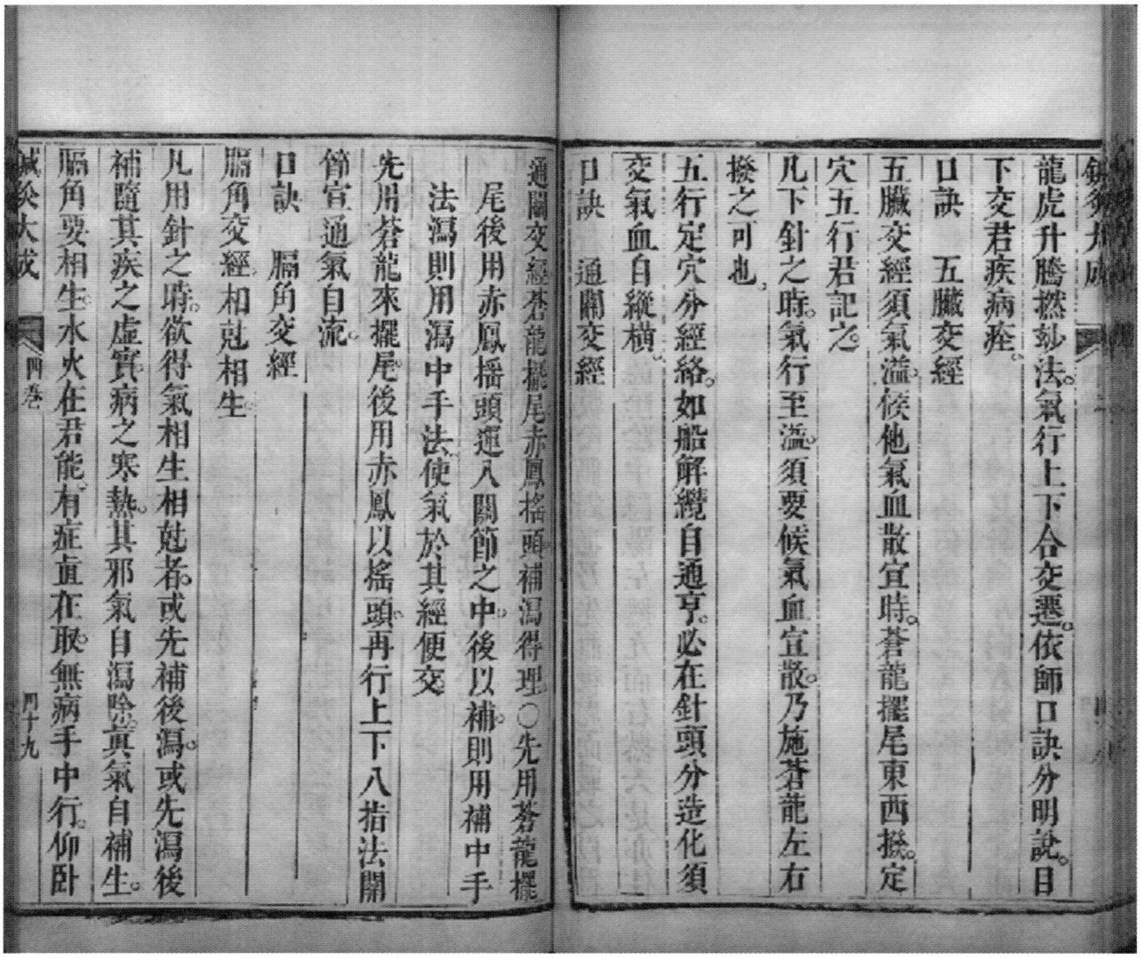

龙虎升腾捻妙法，气行上下合交迁，依师口诀分明说，目下交君疾病痊。

口诀：五脏交经。

五脏交经须气溢，候他气血散宣时，苍龙摆尾东西拨，定穴五行君记之。

凡下针之时，气行至溢，须要候气血宣散，乃施苍龙左右拨之可也。

五行定穴分经络，如船解缆自通亨，必在针头分造化，须交气血自纵横。

口诀：通关交经。

通关交经，苍龙摆尾，赤凤摇头，补泻得理。

先用苍龙摆尾，后用赤凤摇头，运入关节之中，后以补则用补中手法，泻则用泻中手法，使气于其经便交。

先用苍龙来摆尾，后用赤凤以摇头，再行上下八指法，关节宣通气自流。

口诀：膈角交经。

膈角交经，相克相生。

凡用针之时，欲得气相生相克者，或先补后泻，或先泻后补，随其疾之虚实，病之寒热，其邪气自泻除，真气自补生。膈角要相生，水火在君能，有症直在取，无病手中行，仰卧

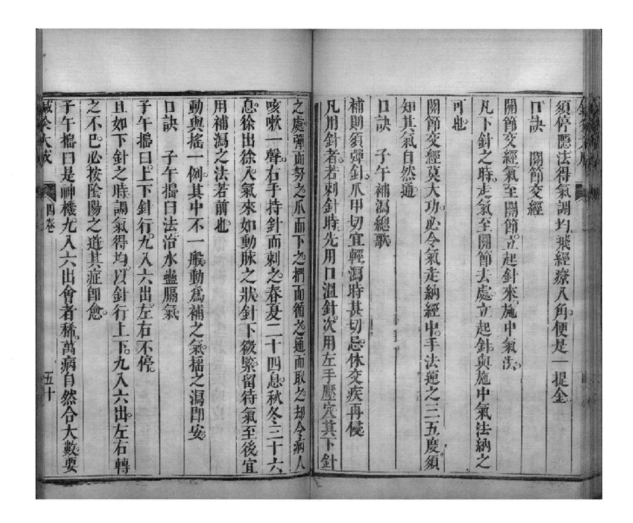

须停稳，法得气调均，飞经疗入角，便是一提金。

口诀：关节交经。

关节交经，气至关节，立起针来，施中气法。

凡下针之时，走气至关节去处，立起针，与施中气法纳之可也。

关节交经莫大功，必令气走纳经中，手法运之三五度，须知其气自然通。

口诀：子午补泻总歌。

补则须弹针，爪甲切宜轻，泻时甚切忌，休交疾再侵。

凡用针者，若刺针时，先用口温针，次用左手压穴，其下针之处，弹而努之，爪而下之，扪而循之，通而取之，却令病人咳嗽一声，右手持针而刺之，春夏二十四息，秋冬三十六息，徐出徐入，气来如动脉之状，针下微紧，留待气至后，宜用补泻之法若前也。

动与摇一例，其中不一般，动为补之气，摇为泻即安。

口诀：子午捣臼法，治水蛊膈气。

子午捣臼，上下针行，九入六出，左右不停。

且如下针之时，调气得均，以针行上下，九入六出，左右转之不已，必按阴阳之道，其症即愈。

子午捣臼是神机，九入六出会者稀，万病自然合大数，要

教患者笑嘻嘻。

口诀：子午前后交经换气歌。

子后要知寒与热，左转为补右为泻，提针为热插针寒，女人反此要分别；午后要知寒与热，右转为补左为泻，顺则为左逆为右，此是神仙真妙诀。

口诀：子午补泻歌。

每月午前皮上揭，有似滚汤煎冷雪，若要寒时皮内寻，不枉教君皮破裂。阴阳返复怎生知？虚实辨别临时诀，针头如弩似发机，等闲休与非人说。

口诀：子午倾针。

子午倾针，要识脉经，病在何脏，补泻法行。

凡欲下针之时，先取六指之诀，须知经络，病在何脏，用针依前补泻，出入内外，如有不应者何也？答曰：一日之内，有阴有阳，有阳中隐阴，有阴中隐阳，有日为阳，夜为阴，子一刻一阳生，午一刻一阴生，从子至午，故曰：子午之法也。

左转为男补之气，右转却为泻之记，女人反此不为真，此是阴阳补泻义。热病不瘳泻之须，冷病缠身补是奇，哮吼气来为补泻，气不至时莫急施。

补：随其经脉纳而按之，左手闭针穴，徐出针而疾按之。

泻：迎其经脉动而伸之，左手开针穴，疾出针而徐入之。经曰：随而济之，是为之补。迎而夺之，是为之泻。

《素问》云：刺实须其虚者，留针待阴气至，乃去针也。刺虚须其实者，留针待阳气备，乃去针也。

口诀：十二经络之病，欲针之时，实则泻之，虚则补之，热则疾之，寒则留之，陷则灸之，不虚不实，以经取之。

经云：虚则补其母而不足，实则泻其子而有余，当先补而后泻。假令人气在足太阳膀胱经，虚则补其阳，所出为井，属金，下针得气，随而济之，右手取针，徐出而疾扪之，是谓补也。实则泻其阳所注为俞，属木，下针得气，迎而夺之，左手开针穴，疾出针而徐扪之，是谓之泻也。

脏腑阴阳，呼吸内外，捻针补泻手法。

外捻随呼补脏虚，吸来里转泻实肥，六腑病加颠倒用，但依呼吸病还除。女人补虚呵内转，吸来外转泻实肥，依经三度调病气，但令呼吸莫令疏。

男子补虚呵外转🌀，吸来内转泻实肥☯，女人补虚呵内转☯，吸来外转泻实肥🌀。

进火：㊜。初进针一分，呼气一口，退三退，进三进，令病人鼻中吸气，口中呼气三次，把针摇动，自然热矣。如不应，依前导引。

进水：㊟。初进针一分，吸气一口，进三进，退三退，令病人鼻中出气，口中吸气三次，把针摇动，自然冷矣。如不应，依前导引之；再不应，依生成息数，按所病脏腑之数，自觉冷热应手。

下手八法口诀

揣：揣而寻之。凡点穴，以手揣摸其处，在阳部筋骨之侧，陷者为真。在阴部郄腘之间，动脉相应。其肉厚薄，或伸或屈，或平或直，以法取之，按而正之，以大指爪切掐其穴，于中庶得进退，方有准也。《难经》曰：刺荣毋伤卫，刺卫毋伤荣。又曰：刺荣无伤卫者，乃掐按其穴，令气散，以针而刺，是不伤其卫气也。刺卫无伤荣者，乃撮起其穴，以针卧而刺之，是不伤其荣血也。此乃阴阳补泻之大法也。

爪：爪而下之，此则《针赋》曰：左手重而切按，欲令气血得以宣散，是不伤于荣卫也。右手轻而徐入，欲不痛之因，此乃下针之秘法也。

搓：搓而转者，如搓线之貌，勿转太紧，转者左补右泻，以大指次指相合，大指往上，进为之左，大指往下，退为之右，此则迎随之法也。故经曰：迎夺右而泻凉，随济左而补暖。此则左右补泻之大法也。

弹：弹而努之，此则先弹针头，待气至，却退一豆许，先浅而后深，自外推内，补针之法也。

　　摇：摇而伸之，此乃先摇动针头，待气至，却退一豆许，乃先深而后浅，自内引外，泻针之法也。故曰：针头补泻。

　　扪：扪而闭之。经曰：凡补必扪而出之。故补欲出针时，就扪闭其穴，不令气出，使血气不泄，乃为真补。

　　循：循而通之。经曰：凡泻针，必以手指于穴上四傍循之，使令气血宣散，方可下针，故出针时，不闭其穴，乃为真泻。此提按补泻之法，男女补泻，左右反用。

　　捻：捻者，治上大指向外捻，治下大指向内捻。外捻者令气向上而治病，内捻者令气向下而治病。如出针，内捻者令气行至病所，外捻者令邪气至针下而出也。此下手八法口诀也。

生成数 《聚英》

　　天一生水，地六成之。地二生火，天七成之。天三生木，地八成之。地四生金，天九成之。天五生土，地十成之。

经络迎随设为问答[①] 杨继洲

　　问：经脉有奇经八脉

　　《难经》云：脉有奇经八脉者，不拘于十二经，何谓也？然，有阳维、有阴维、有阳跷、有阴跷、有冲、有任、有督、有带之脉，凡此八脉，皆不拘于经，故曰：奇经八脉也。经有十二，络有十五，凡二十七，气相随上下，何独不拘于经也。然，圣人图设沟

---

　①经络迎随设为问答：原本首句为"问经脉有奇经八脉，设为问答"，据目录改。

渠，通利水道，以备不然，天雨降下，沟渠溢满，当此之时，霈霖妄行，圣人不能复图也。此络脉满溢，诸经不能复拘也。

问：迎随之法

经曰：随而济之是为补，迎而夺之是为泻。夫行针者，当刺之时，用皮钱擦热针，复以口温针热，先以左手爪，按其所刺荣俞之穴，弹而努之，爪而下之，扪而循之，通而取之，令病人咳嗽一声，右手持针而刺之。春夏二十四息，先深后浅其浅深之故，注《标幽赋》内，秋冬三十六息，先浅后深，徐徐而入，气来如动脉之状，针下轻滑。未得气者，若鱼之未吞钩，既吞得气，宜用补泻。补，随其经脉，推而按内之，停针一二时，稍久，凡起针，左手闭针穴，徐出针而疾按之。泻，迎其经脉，提而动伸之，停针稍久，凡起针，左手开针穴，疾出针而徐按之。补针左转，大指努出；泻针右转，大指收入。补者先呼后吸，泻者先吸后呼。疼痛即泻，痒麻即补。

问：补针之要法

答曰：补针之法，左手重切十字缝纹，右手持针于穴上，次令病人咳嗽一声，随咳进针，长呼气一口，刺入皮三分。针手经络者，效春夏停二十四息。针足经络者，效秋冬停三十六息。催气针沉，行九阳之数，捻九撅九，号曰天才。少停呼气二口，徐徐刺入肉三分，如前息数足，又觉针沉紧，以生数行之，号曰人才。少停呼气三口，徐徐又插至筋骨之间三分，又如前息数足，复觉针下沉涩，再以生数行之，号曰地才。再推进一豆，谓之按，为截、为随也。此为极处，静以久留，却须退针至人部，又待气沉紧时，转针头向病所，自觉针下热，虚羸痒麻，病势各散，针下微沉后，转针头向上，插进针一豆许，动而停之，吸之乃去，徐入徐出，其穴急扪之。岐伯曰：下针贵迟，太急伤血，出针贵缓，太急伤气，正谓针之不伤于荣卫也。是则进退往来，飞经走气，尽于斯矣。

问：泻针之要法

凡泻针之法，左手重切十字纵纹三次，右手持针于穴上，次令病人咳嗽一声，随咳进针，插入三分，刺入天部，少停直入地部，提退一豆，得气沉紧，搓捻不动，如前息数尽，行六阴之数，捻六撅六，吸气三口回针，提出至人部，号曰地才。又待气至针沉，如前息数足，以成数行之，吸气二口回针，提出至天部，号曰人才。又待气至针沉，如前息数足，以成数行之，吸气回针，提出至皮间，号曰天才。退针一豆，谓之提，为担、为迎也。此为极处，静以久留，仍推进人部，待针沉紧气至，转针头向病所，自觉针下冷，寒热痛痒，病势各退，针下微松，提针一豆许，摇而停之，呼之乃去，疾入徐出，其穴不闭也。

问：经络

答曰：经脉十二，络脉十五，外布一身，为血气之道路也。其源内根于肾，乃生命之本也。根在内而布散于外，犹树木之有根本，若伤其根本，则枝叶亦病矣。苟邪气自外侵之，伤其枝叶，则亦累其根本矣。或病发内生，则其势必然，故言五脏之道，皆出经隧，以行血气，经为正经，络为支络，血气不和，百病乃生。但一经精气不足，便不和矣。故经曰：邪中于阳，则溜于经，自面与颈，则下阳明，自项与背，则下太阳，自颊与胁，则下少阳。邪中于阴，则溜于腑，自四末臂胻始，而入三阴，脏气实而不能容，故还之于腑。腑者，谓胆、胃、膀胱、大小肠也，故刺各有其道焉。针下察其邪正虚实以补泻之，随其经脉荣卫以迎随之，其道皆不有违也。凡中外之病，始自皮肤，血脉相传，内连腑脏，则四肢九窍，壅塞不通，内因之病，令气盛衰，外连经络，则荣卫倾移，上下左右，虚实生矣。经云：风寒伤形，忧恐忿怒伤气，气伤脏，乃病脏，寒伤形，乃应形，风伤筋，乃应筋，此形气内外之相应也。

外具阴阳：筋骨为阴，皮肤为阳。内具阴阳：五脏为阴，六腑为阳。

问：子午补泻

答曰：此乃宣行荣卫之法也。故左转从子，能外行诸阳，右转从午，能内行诸阴，人身则阳气受于四末，阴气受于五臟，亦外陽而內陰也。左轉從外則象天，右轉從內則象地，中提從中則象人，一左一右一提，則能使陰陽內外之氣，出入與上下相參往來，而榮衛自流通矣。男子生於寅。寅，陽也，以陽為主，故左轉順陽為之補，右轉逆陽為之瀉。女子生於申。申，陰也，以陰為主，故右轉順陰為之補，左轉逆陰為之瀉，此常法也。然病有陰陽寒熱之不同，則轉針取用出入，當適其所宜。假令病熱，則刺陽之經，以右為瀉，以左為補；病寒則刺陰之經，以右為補，左為瀉。此蓋用陰和陽，用陽和陰，通變之法也。大凡轉針逆順之道，當明於斯。子合穴：尺盛補之，順其入也。午榮穴：寸盛瀉之，順其出也。

問：針頭補瀉何如？

答曰：此乃補瀉之常法也。非呼吸而在手指，當刺之時，必先以左手壓按其所針榮俞之處，彈而努之，爪而下之，其氣之來，如動脈之狀，順針而刺之，得氣推而內之，是謂補。動而伸之，是謂瀉。夫實者氣入也，虛者氣出也。以陽生於外故入，陰生於內故出，此乃陰陽水火出入之氣所不同也，宜詳察之。此外有補針導氣之法，所謂捫而循之者，是於所刺經絡部分，上下循之，故令氣血舒緩，易得往來也。切而散之者，是用大指爪甲，左右於穴切之，腠理開舒，然後針也。推而按之者，是用右指捻針按住，近氣不失，則遠气乃来也。弹而努之者，是用指甲弹针，令脉气膹满，而得疾行至于病所也。爪而下之者，是用左手指爪连甲，按定针穴，乃使气散而刺荣，使血散而刺卫，则置针各有准也。通而取之者，是持针进退，或转或停，以使血气往来，远近相通，而后病可取也。外引其门以闭其神者，是先用左指收合针孔，乃放针，则经气不泄也。故曰：知为针者信其左，不知为针者信其右也。

问：候气之法何如？

答曰：用针之法，候气为先，须用左指，闭其穴门，心无内慕，如待贵人，伏如横弩，起若发机；若气不至，或虽至如慢，然后转针取之。转针之法，令患人吸气，先左转针，不至，左右一提也。更不至者，用男内女外之法，男即轻手按穴，谨守勿内；女即重手按穴，坚拒勿出，所以然者，持针居内是阴部，持针居外是阳部，浅深不同，左手按穴，是要分明。只以得气为度，如此而终不至者，不可治也。若针下气至，当察其邪正，分其虚实。经言：邪气来者紧而疾，谷气来者徐而和，但濡虚者即是虚，但牢实者即是实。此其诀也。

问：呼吸之理

答曰：此乃调和阴阳法也。故经言：呼者因阳出，吸者随阴入。虽此呼吸分阴阳，实由一气而为体，其气内历于五脏，外随于三焦，周布一身，循环经络，流注孔穴，顺其形气之方圆，然后为用不同耳。是故五脏之出入，以应四时。三焦之升降，而为荣卫。经脉之循环，以合天度。然则呼吸出入，乃造化之枢纽，人身之关楗[1]，针家所必用也。诸阳浅在经络，诸阴深在脏腑，补泻皆取呼吸，出内其针。盖呼则出其气，吸则入其气。欲补之时，气出针入，气入针出。欲泻之时，气入入针，气出出针。呼而不过三口，是外随三焦之阳。吸而不过五口，是内迎五脏之阴。先呼而后吸者，为阳中之阴；先吸而后呼者，为阴中之阳，乃各随其病气，阴阳寒热而用之，是为活法，不可误用也。

三阴之经：先吸后呼。三阳之经：先呼后吸。

问：迎随之理何如？

答曰：此乃针下予夺之机也。第一要知荣卫之流行。所谓诸阳之经，行于脉外；诸阳之络，行于脉内；诸阴之经，行于脉内；诸阴之络，行于脉外，各有浅深。立针以一分为荣，二分为卫，交互停针，以候其气，见气方至，速便退针引之，即是迎。见气已过，然后进针追之，即是随。故《刺法》云：动退空歇，迎夺右而泻凉，推内进搓，随济左而补暖。第二要知经脉之往来。所谓足之三阳，从头走足；足之三阴，从足走腹；手之三阴，从胸走手；手之三阳，从手走头。得气以针头逆

---

① 楗：原作"捷"，据乾隆丁巳本改。

其经脉之所来，动而伸之即是迎。以针头顺其经脉之所往，推而内之即是随。故经云：实者，绝而止之；虚者，引而起之。

凡下针之法，先用左手，揣穴爪按，令血气开舒，乃可内针。若欲出血，勿以爪按。右手持针于穴上，令患人咳嗽一声，捻之，一左一右，透入于膝理，此即是阳部奇分。《刺要》云：一分为荣。又云：方刺之时，必在悬阳，然后用其呼吸，徐徐推之，至于肌肉，以及分寸，此二者，即是阴部偶分。《刺要》又云：二分为卫，方刺之时，必在悬阳，及与两卫，神属勿去，知病存亡。却以左手按穴令定，象地而不动；右手持针，法天之运转。若得其气，左手按穴可重五两以来，右手存意捻针，而行补泻。惟血脉在俞横居，视之独澄，切之独坚，凡刺脉者，随其顺逆，不出血，则发针疾按之。凡刺浅深，惊针则止。凡行补泻谷气而已。

问：疾徐之理

答曰：此乃持针出入之法也。故经言：刺虚实者，徐而疾则实，疾而徐则虚。然此经有两解：所谓徐而疾者，一作徐内而疾出；一作徐出针而疾按之。所谓疾而徐者，一作疾内而徐出；一作疾出针而徐按之两说皆通。盖疾徐二字，一解作缓急之义，一解作久速之义，若夫不虚不实，出针入针之法，则亦不疾不徐，配乎其中可也。

问：补泻得宜。

答曰：大略补泻无逾三法。一则诊其脉之动静。假令脉急者，深内而久留之；脉缓者，浅内而疾发针；脉大者，微出其气；脉滑者，疾发针而浅内之；脉涩者，必得其脉，随其逆顺久留之，必先按而循之，已发针疾按其穴，勿出其血；脉小者，饮之以药。二则随其病之寒热。假令恶寒者，先令得阳气入阴之分，次乃转针退到阳分，令患人鼻吸口呼，谨按生成气息数足，阴气隆至，针下觉寒，其人自清凉矣。又有病道远者，必先使气直到病所，寒即进针少许，热即退针少许，然后却用生成息数治之。三则随其诊之虚实。假令形有肥有瘦，身有痛有麻痒，病作有盛有衰，穴下有牢有濡，皆虚实之诊也。若在病所，用别法取之，转针向上气自上，转针向下气自下，转针向左气自左，转针向右气自右，徐推其针气自往，微引其针气自来，所谓推之则前，引之则止，徐往微来以除之，是皆欲攻其邪气而已矣。

问：自取其经。

答曰：刺虚刺实，当用迎随，补其母而泻其子，若不虚不实者，则当以经取，谓其正经自得病，不中他邪，故自取其经也。其法右手存意持针，左手候其穴中之气，若气来至如动脉状，乃内针，要续续而入，徐徐而撞，入荣至卫，至若得气如鲔鱼食钩，即是病之气也，则随本经气血多少，酌量取之，略待少许，见气尽乃出针；如未尽，留针在门，然后出针。

经曰：有见如入，有见如出，此之谓也。

问：补者从卫取气，泻者从荣置气

答曰：十二经脉，皆以荣为根本，卫为枝叶，故欲治经脉，须调荣卫，欲调荣卫，须假呼吸。经曰：卫者阳也，荣者阴也。呼者阳也，吸者阴也。呼尽内针，静以久留，以气至为故者，即是取气于卫。吸则内针，以得气为故者，即是置气于荣也。

问：皮肉筋骨脉病。

答曰：百病所起，皆始于荣卫，然后淫于皮肉筋脉，故经言：是动①者，气也。所生病者，血也。先为是动，而后所生病也。由此推之，则知皮肉经脉，亦是后所生之病耳。是以刺法中但举荣卫，盖取荣卫逆顺，则皮骨肉筋之治在其中矣。以此思之，至于部分有浅深之不同，却要下针无过不及为妙也。

一曰皮肤，二曰肌肉，三曰筋骨。

问：刺有久速

答曰：此乃量病轻重而行，轻者一补一泻足矣，重者至再至三也。假令得病气而补泻之，其病未尽，仍复停针，候气再至，又行补泻。经言：刺虚须其实，刺实须其虚也。

①动：此下原有"脉"字，衍。据《难经》二十二难删。

问：诸家刺齐异同

答曰：《灵枢》所言：始刺浅之，以逐邪气，而来血气，谓绝皮以出阳邪也。后刺深之，以致阴气之邪，谓阴邪出者少，益深绝皮，致肌肉未入分肉间也。最后取刺极深之，以下谷气，谓已入分肉之间，则谷气出矣，此其旨也。余读《难经》，常见针师丁德用所注，乃言人之肌肉，皆有厚薄之处，但皮肤之上，为心肺之部，阳气所行；肌肉之下，为肝肾之部，阴气所行也。是说所以发挥《灵枢》之旨，却甚详明。至于孙氏《千金方》所言：针入一分，则知天地之气亦与始刺浅之，而来血气意合。针入二分，则知呼吸出入，上下水火之气，亦与后刺深之，以致阴气意合。针入三分，则知四时五行，五脏六腑逆顺之气，亦与最后极深，以下谷气意合，乃根本也。《玄珠密语》言：入皮三分，心肺之部，阳气所行。入皮五分，肾肝之部，阴气所行，取象三天两地之数。此说可谓详明矣。及夫后贤所著，则又有自一分，而累至于十分之说，此法益详且密矣。大抵博约不同，其理无异，互相发明，皆不必废。

问：阴阳居易之理

答曰：此则阴阳相乘之意也。以其阳入阴分，阴出阳分，相易而居，成其病也。推原所由，或因荣气衰少，而卫气内伐；或因卫气衰少，而荣气外溢。故令血气不守其位，一方气聚，则为一方实，一方气散，则为一方虚。其实者为痛，其虚者为痒。痛者阴也，痛而以手按之不得者，亦阴也，法当深刺之。痒则阳也，法当浅刺之。病在上者阳也，在下者阴也。病先起于阴者，法当先治其阴，而后治其阳也。病先起于阳者，法当先治其阳，而后治其阴也。

问：顺逆相反之由

答曰：此谓卫气独不得循于常道也，其名曰厥，为病不同，刺法当别。故经言：刺热厥者，若留针反为寒。刺寒厥者，若留针反为热。盖被逆气使然。由是言之，刺热厥者，宜二[1]刺阴，一刺阳。刺寒厥者，宜二[2]刺阳，一刺阴。惟其久病之人，则邪气入深，却当深入而久留，须间日而复刺之，必先调其左右，去其血脉。

问：虚实寒热之治

答曰：先诊人迎气口，以知阴阳有余不足，以审上下经络，循其部分之寒热，切其九候之变易，按其经络之所动，视其血脉之色状，无过则同，有过则异，脉急以行，脉大以弱，则欲要静，筋力无劳。凡气有余于上者，导而下之。不足于上者，推而扬之。经云：稽留不到者，因而迎之。下[3]气不足者，积而从之。大热在上者，推而下之。从下上[4]者，引而去之。大寒在外者，留而补之。入于中者，从合[5]泻之。上寒下热者，推而上之。上热下寒者，引而下之。寒与热争者，导而行之。菀陈

①二：原作"三"，据《灵枢·终始篇》改。
②二：原作"三"，据《灵枢·终始篇》改。
③下：原本无，据《灵枢·官能篇》补。
④上：原作"止"，据《灵枢·官能篇》改。
⑤合：原作"而"，据《灵枢·终始篇》改。

而血结者，刺而去之。

问：补者从卫取气，泻者从荣置气

卫气者，浮气也，专主于表。荣气者，精气也，专主于里。故经言：荣者水谷之精也，血气调和于五脏，洒陈于六腑，乃能入脉，循上下，贯五脏，络六腑也。卫者水谷之生也，悍疾滑利，不能入脉，故循皮肤之中，分肉之间，熏于肓膜，散于胸腹，逆其气则病，从其气则愈。如是则荣卫为中外之主，不亦大乎！安得不求其补泻焉。

问：刺阳者卧针而刺之，刺阴者按令阳散乃内针

答曰：刺阳部者，从其浅也，系属心肺之分。刺阴部者，从其深也，系属肾肝之分。凡欲行阳，浅卧下针，循而扪之，令舒缓，弹而努之，令气隆盛而后转针，其气自张布矣，以阳部主动故也。凡欲行阴，必先按爪，令阳气散，直深内针，得气则伸提之，其气自调畅矣，以阴部主静故也。

问：能知迎随之气，可令调之

答曰：迎随之法，因其中外上下，病道遥远而设也。是故当知荣卫内外之出入，经脉上下之往来，乃可行之。夫荣卫者阴阳也，经言：阳受气于四末，阴受气于五脏。故泻者先深而后浅，从内引持而出之。补者先浅而后深，从外推内而入之。乃是因其阴阳内外而进退针耳。至于经脉为流

行之道，手三阳经，从手上头；手三阴经，从胸至手；足三阳经，从头下足；足三阴经，从足入腹。故手三阳泻者，针芒望外，逆而迎之；补者针芒望内，顺而追之，余皆仿此。乃是因其气血往来，而顺逆行针也。大率言荣卫者，是内外之气出入。言经脉者，是上下之气往来。各随所在顺逆而为刺也。故曰迎随耳。

问：补泻之时，与气开阖相应否

答曰：此法非止推于十干之穴，但凡针入皮肤间，当阳气舒发之分谓之开。针至肉分间，当阴气封固之分谓之阖。然开中有阖，阖中有开，一开一阖之机，不离孔中，交互停针，察其气以为补泻。故《千金》言：卫外为阳部，荣内为阴部。

问：方[1]刺之时，必在悬阳，及与两卫，神属勿去，知病存亡。

答曰：悬阳，谓当腠理间朝针之气也。两卫，谓迎随呼吸出入之气也。神属不去，知病存亡，谓左手占候，以为补泻也。此古人立法，言多妙处。

问：容针空豆许

答曰[2]：此法正为迎随而设也。是以气至针下，必先提退空歇，容豆许，候气至，然后迎之、随之。经言：近气不失，远气乃来。

问：刺有大小。

① 方：原作"十"，据《灵枢·九针十二原篇》改。
② 答曰：原无，据上下文补。

答曰：有平补平泻，谓其阴阳不平而后平也。阳下之曰补，阴上之曰泻。但得内外之气调则已。有大补大泻，惟其阴阳俱有盛衰，内针于天地部内，俱补俱泻，必使经气内外相通，上下相接，盛气乃衰，此名：调阴换阳，一名：接气通经，一名：从本引末。审按其道以予之，徐往徐来以去之，其实一义也。

问：穴在骨所

答曰：初下针入腠理，得穴之时，随吸内针，乃可深知之。不然，气与针忤，不能进。又凡肥人内虚，要先补后泻；瘦人内实，要先泻后补。

问：补泻得宜

答曰：凡病在一方，中外相袭，用子午法补泻，左右转针是也。病在三阴三阳，用流注法补泻，荥俞呼吸出纳是也。二者不同。至于弹爪提按之类，无不同者，要明气血何如耳。

问：迎夺随济，固言补泻，其义何如？

答曰：迎者，迎其气之方来，如寅时气来注于肺，卯时气来注于大肠，此时肺大肠气方盛，而夺泻之也。随者，随其气之方去，如卯时气去注大肠，辰时气去注于胃肺与大肠，此时正虚，而济补之也。余仿此。

问：针入几分，留几呼？

苔曰：不如是之相拘，盖肌肉有淺深，病去有遲速，若肌肉厚實處則可深，淺薄虛則宜淺，病去則速出針，病滯則久留針為可耳。

問：補瀉有不在井榮俞經合者多，如何？

苔曰：如睛明、瞳子髎治目疼，聽宮、絲竹空、聽會治耳聾，迎香治鼻，地倉治口鵰，風池、頭維治頭項，古人亦有不係井榮俞經合者如此，盖以其病在上，取之上也。

問：經穴流注，按時補瀉，病在各經絡，按時能去病否？

苔曰：病著於經，其經自有虛實耳，補瀉虛實，亦自中病也。病有一針而愈，有數針始愈，盖病有新痼淺深，而新淺者，一針可愈，若深痼者，必屢針可除。丹溪、東垣有一劑愈者，有至數十劑而愈者，今人用一針不愈，則不再針矣。且病非獨出於一經一絡者，其發必有六氣之兼感，標本之差殊，或一針以愈其標，而本未盡除，或獨取其本，而標復尚作，必數針方絕其病之鄰也。

問：針形至微何能補瀉？

苔曰：如氣球然，方其未有氣也，則恢塌不堪蹴踢，及從竅吹之，則氣滿起胖，此虛則補之之義也。去其竅之所塞，則氣從竅出，復恢塌矣，此實則瀉之之義也。

問：內經治病湯藥少而針灸多何也

　　　答曰：不如是之相拘。盖肌肉有浅深，病去有迟速，若肌肉厚实处，则可深；浅薄处，则宜浅。病去则速出针，病滞则久留针为可耳。

　　　问：补泻有不在井荥俞经合者多，如何？

　　　答曰：如睛明、瞳子髎治目疼，听宫、丝竹空、听会治耳聋，迎香治鼻，地仓治口，风池、头维治头项，古人亦有不系井荥俞经合者如此。盖以其病在上，取之上也。

　　　问：经穴流注，按时补泻，病在各经络，按时能去病否？

　　　答曰：病著于经，其经自有虚实耳。补虚泻实，亦自中病也。病有一针而愈，有数针始愈。盖病有新痼浅深，而新浅者，一针可愈，若深痼者，必屡针可除。丹溪、东垣有一剂愈者，有至数十剂而愈者，今人用一针不愈，则不再针矣。且病非独出于一经一络者，其发必有六气之兼感，标本之差殊，或一针以愈其标，而本未尽除；或独取其本，而标复尚作，必数针方绝其病之邻也。

　　　问：针形至微何能补泻？

　　　答曰：如气球然，方其未有气也，则恢塌不堪蹴踢，及从窍吹之，则气满起胖，此虚则补之之义也。去其窍之所塞，则气从窍出，复恢塌矣，此实则泻之之义也。

　　　问：《内经》治病，汤药少而针灸多，何也？

答曰：《内经》，上古书也。上古之人，劳不至倦，逸不至流，食不肥鲜，以戕其内，衣不蕴热，以伤其外，起居有节，寒暑知避，恬澹虚无，精神内守，病安从生？虽有贼风虚邪，莫能深入，不过凑于皮肤，经滞气郁而已。以针行气，以灸散郁，则病随已，何待于汤液耶？当今之世，道德日衰，以酒为浆，以妄为常，纵欲以竭其精，多虑以散其真，不知持满，不解御神，务快其心，过于逸乐，起居无节，寒暑不避，故病多从内生，外邪亦易中也。经曰：针刺治其外，汤液治其内，病既属内，非汤液又不能济也。此和缓以后，方药盛行，而针灸兼用，固由世不古，若人非昔比，亦业针法之不精，传授之不得其诀耳。非古用针灸之多，今用针灸之少，亦非汤液之宜于今，而不宜于古也。学者当究心焉。

问：八法流注之要诀何如？

答曰：口诀固多，未能悉录，今先撮其最要者而言之：上古流传真口诀，八法原行只八穴。口吸生数热变寒，口呼成数寒变热。先呼后吸补自真，先吸后呼泻自捷。徐进疾退曰泻寒，疾进徐退曰补热。紧提慢按似冰寒，慢提紧按如火热。脉外阳行是卫气，脉内阴行是荣血。虚者徐而进之机，实者疾而退之说。补其母者随而济，泻其子者迎夺掣。但分迎夺与济随，实泻虚补不妄说。天部皮肤肌肉人，地

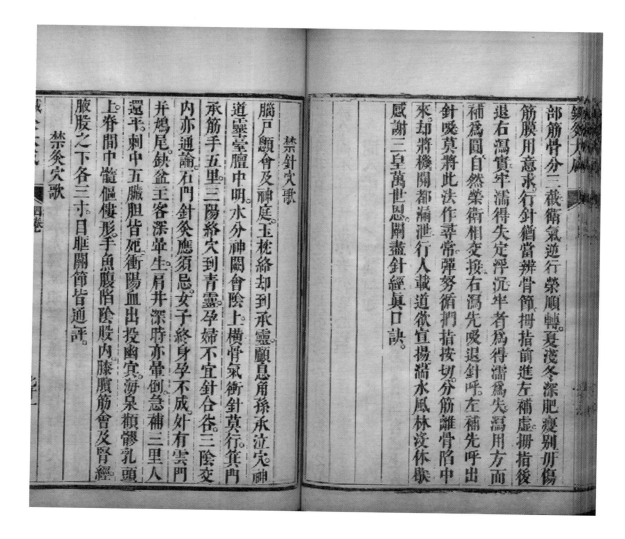

部筋骨分三截。卫气逆行荣顺转，夏浅冬深肥瘦别。毋伤筋膜用意求，行针犹当辨骨节。拇指前进左补虚，拇指后退右泻实。牢濡得失定浮沉，牢者为得濡为失。泻用方而补为圆，自然荣卫相交接。右泻先吸退针呼，左补先呼出针吸。莫将此法作寻常，弹努循扪指按切。分筋离骨陷中来，却将机关都漏泄。行人载道欲宣扬，湍水风林没休歇。感谢三皇万世恩，阐尽针经真口诀。

禁针穴歌

脑户、囟会及神庭，玉枕、络却到承灵，颅息、角孙、承泣穴，神道、灵台、膻中明。水分、神阙、会阴上，横骨、气冲针莫行，箕门、承筋、手五里，三阳络穴到青灵。孕妇不宜针合谷，三阴交内亦通论，石门针灸应须忌，女子终身孕不成。外有云门并鸠尾，缺盆主客深晕生，肩井深时亦晕倒，急补三里人还平。刺中五脏胆皆死，冲阳血出投幽冥，海泉、颧髎乳头上，脊间中髓伛偻形。手鱼腹陷阴股内，膝膑筋会及肾经，腋股之下各三寸，目眶关节皆通评。

禁灸穴歌

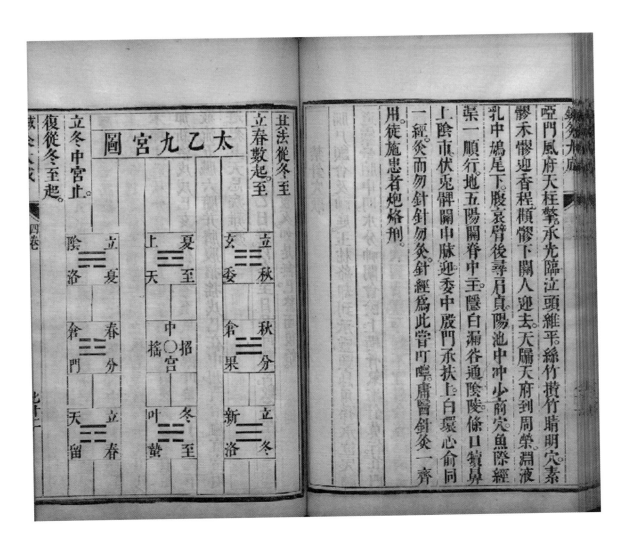

哑门风府天柱擎，承光临泣头维平，丝竹攒竹睛明穴，素髎禾髎迎香程。颧髎下关人迎去，天牖天府到周荣，渊液乳中鸠尾下，腹哀臂后寻肩贞。阳池中冲少商穴，鱼际经渠一顺行，地五阳关脊中主，隐白漏谷通阴陵。条口犊鼻上阴市，伏兔髀关申脉迎，委中殷门承扶上，白环心俞同一经。灸而勿针针勿灸，针经为此尝叮咛，庸医针灸一齐用，徒施患者炮烙刑。

太乙九宫图（图见上）

其法：从冬至、立春数起，至立冬、中宫止，复从冬至起。

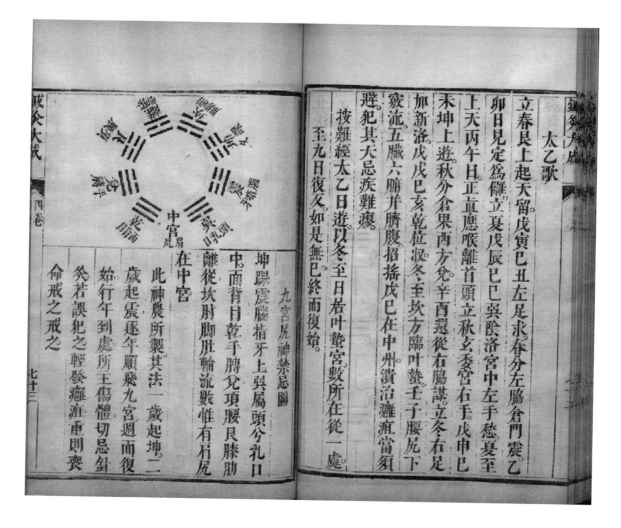

太乙歌

立春艮上起天留，戊寅己丑左足求，春分左胁仓门震，乙卯日见定为仇。

立夏戊辰己巳巽，阴洛宫中左手愁，夏至上天丙午日，正直膺喉离首头。

立秋玄委宫右手，戊申己未坤上游，秋分仓果西方兑，辛酉还从右胁谋。

立冬右足加新洛，戊戌己亥干位收，冬至坎方临叶蛰，壬子腰尻下窍流。

五脏六腑并脐腹，招摇戊巳在中州，溃治痈疽当须避，犯其天忌疾难瘳。

按《难经》太乙日游，以冬至日居叶蛰宫，数所在从一处至九日复反，如是无已，终而复始。

九宫尻神禁忌歌①

坤踝震腨指牙上，巽属头兮乳口中，面背目干手膊兑，项腰艮膝肋离从，坎肘脚肚轮流数，惟有肩尻在中宫。

九宫尻神禁忌图（图见上）

此神农所制。其法一岁起坤，二岁起震，逐年顺飞九宫，周而复始，行年到处，所主伤体，切忌针灸；若误犯之，轻发痈疽，重则丧命，戒之戒之！

① 九宫尻神禁忌歌：原无，据文例补。下同。

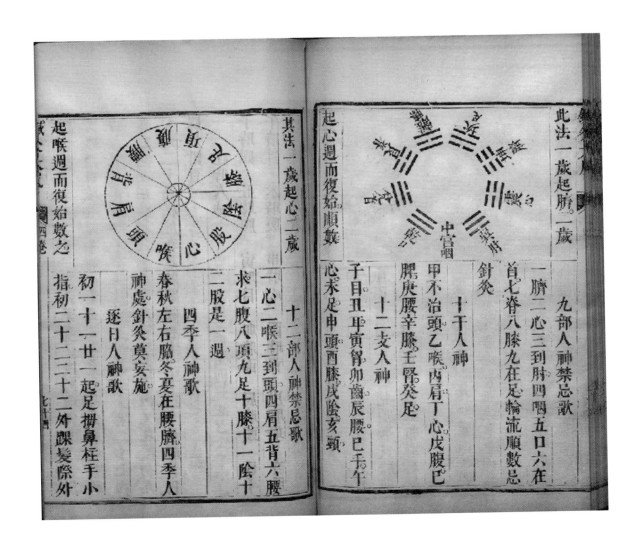

九部人神禁忌图（图见上）
此法：一岁起脐，二岁起心，周而复始，顺数。

九部人神禁忌歌
一脐二心三到肘，四咽五口六在首，七脊八膝九在足，轮流顺数忌针灸。

十干人神
甲不治头，乙喉，丙肩，丁心，戊腹，己脾，庚腰，辛膝，壬肾，癸足。

十二支人神
子目，丑耳，寅胸，卯齿，辰腰，巳手，午心，未足，申头，酉膝，戌阴，亥颈。
十二部人神禁忌图（图见上）
其法：一岁起心，二岁起喉，周而复始，数之。

十二部人神禁忌歌
一心二喉三到头，四肩五背六腰求，七腹八项九足十膝，十一阴十二股是一周。

四季人神歌
春秋左右胁，冬夏在腰脐，四季人神处，针灸莫妄施。

逐日人神歌
初一十一廿一起，足拇鼻柱手小指；初二十二二十二，外踝发际外踝位。初三十三二十三。股内牙齒足及肝。初四十四廿四又腰間胃脘陽明手。初五十五廿五并。口内遍身足陽明初六十六廿六同手掌胷前又在胷。初七十七二十七内踝氣衝及在膝。初八十八廿八辰腕内股内又在陰。初九十九二十九在尻在足膝脛後。初十二十三十日腰背内踝足跗覔。

逐時人神

子時踝 丑時腰。 寅時目。 卯時面 辰時頭 巳手
午時胷 未時腹。 申時心。 酉時背 戌時項 亥股

逐月血忌歌

行針須要明血忌正丑二寅三之未四申五卯六酉宫七辰八戌九居巳十亥十一月午當臘子更加逢日閉。

逐月血支歌

血支針灸仍須忌正丑二寅三卯位四辰五巳六午中。七未八申九酉部。十月在戌十一亥。十二月於子上議。

四季避忌日

春甲乙 夏丙丁 四季戊巳 秋庚辛 冬壬癸

男避忌日

壬辰 甲辰 乙巳 丙午 丁未 辛未 除日

戊日

鍼灸大成 卷四 七十五

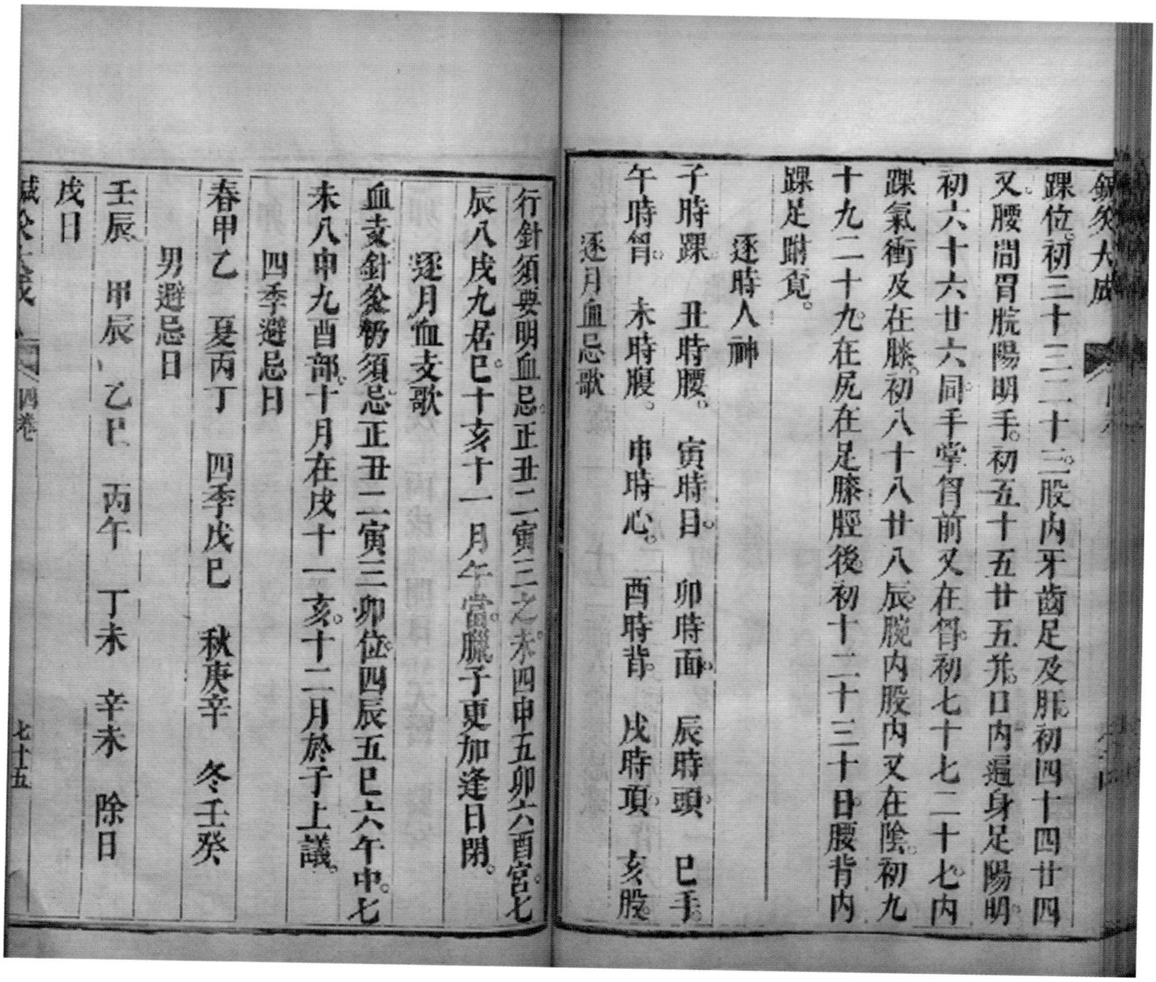

踝位；初三十三二十三，股内牙齿足及肝；初四十四廿四又，腰间胃脘阳明手；初五十五廿五并，口内遍身足阳明；初六十六廿六同，手掌胸前又在胸；初七十七二十七，内踝气冲及在膝；初八十八廿八辰，腕内股内又在阴；初九十九二十九，在尻在足膝胫后；初十二十三十日，腰背内踝足跗觅。

逐时人神

子时踝，丑时腰，寅时目，卯时面，辰时头，巳手；午时胸，未时腹，申时心，酉时背，戌时项，亥股。

逐月血忌歌

行针须要明血忌，正丑二寅三之未，四申五卯六酉宫，七辰八戌九居巳，十亥十一月午当，腊子更加逢日闭。

逐月血支歌

血支针灸仍须忌，正丑二寅三卯位，四辰五巳六午中，七未八申九酉部，十月在戌十一亥，十二月于子上议。

四季避忌日

春甲乙　夏丙丁　四季戊己　秋庚辛　冬壬癸

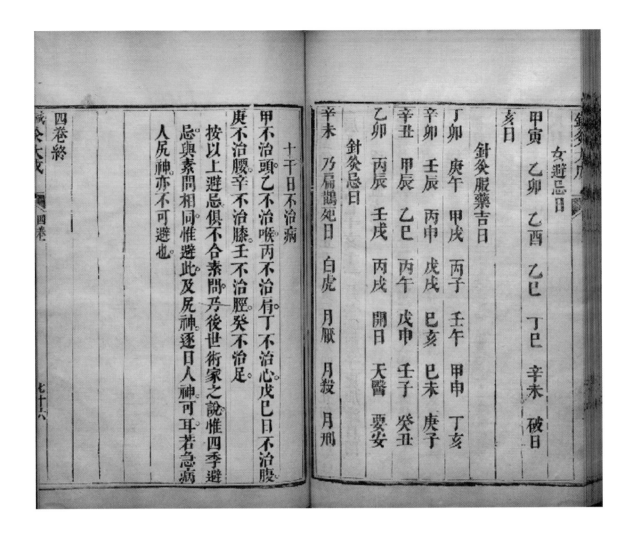

男避忌日

壬辰　甲辰　乙巳　丙午　丁未　辛未　除日　戌日

女避忌日

甲寅　乙卯　乙酉　乙巳　丁巳　辛未　破日　亥日

针灸服药吉日

丁卯　庚午　甲戌　丙子　壬午　甲申　丁亥　辛卯　壬辰　丙申　戊戌　己亥　己未　庚子　辛丑　甲辰　乙巳　丙午　戊申　壬子　癸丑　乙卯　丙辰　壬戌　丙戌　开日　天医　要安

针灸忌日

辛未乃扁鹊死日　白虎　月厌　月杀　月刑

十干日不治病

甲不治头，乙不治喉，丙不治肩，丁不治心，戊巳日不治腹，庚不治腰，辛不治膝，壬不治胫，癸不治足。

按：以上避忌俱不合《素问》，乃后世术家之说。惟四季避忌与《素问》相同。惟避此及尻神、逐日人神，可耳。若急病，人尻神亦不可避也。卷终

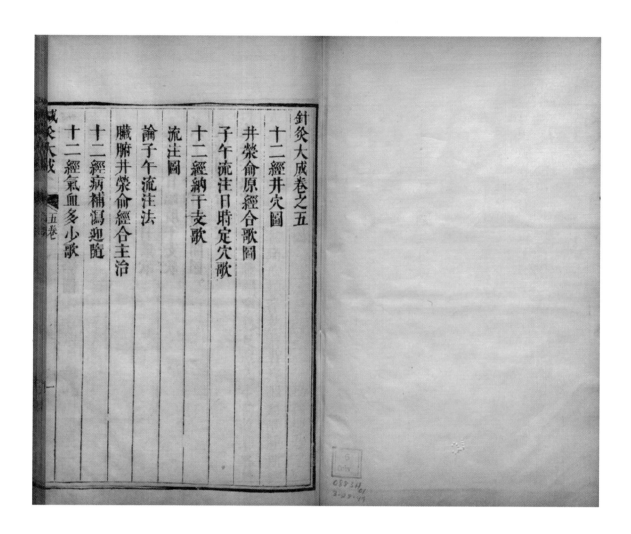

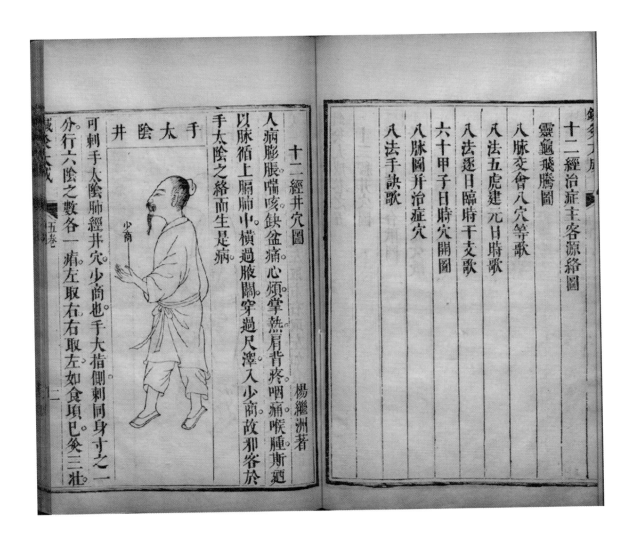

十二经井穴 杨继洲著

手太阴井（图见上）

人病膨胀，喘咳，缺盆痛，心烦，掌热，肩背疼，咽痛喉肿。斯乃以脉循胃[1]上膈入[2]肺中，横过腋关，穿过尺泽入少商，故邪客于手太阴之络，而生是病。

可刺手太阴肺经井穴少商也，手大指侧。刺同身寸之一分，行六阴之数各一痏，左取右，右取左，如食顷已。灸三壮。

---

①胃：原无，据《灵枢·经脉篇》补。

②入：原无，据《灵枢·经脉篇》补。

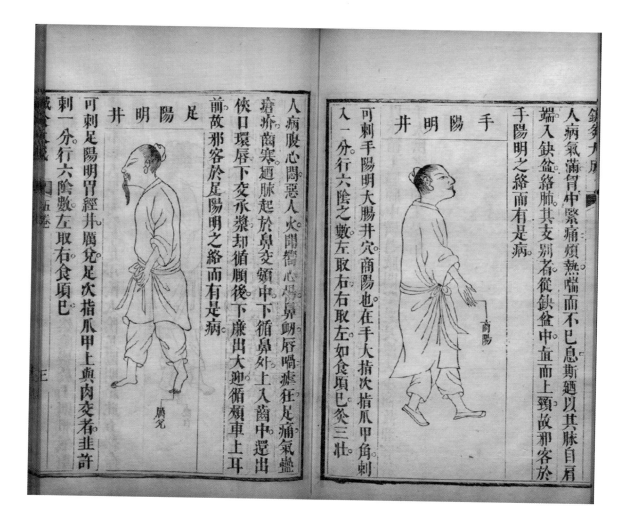

手阳明井（图见上）

人病气满，胸中紧痛，烦热，喘而不已息。斯乃以其脉自肩端入缺盆，络肺；其支别者从缺盆中直而上颈，故邪客于手阳明之络，而有是病。

可刺手阳明大肠井穴商阳也，在手大指次指爪甲角。刺入一分，行六阴之数，左取右，右取左，如食顷已。灸三壮。

足阳明井（图见上）

人病腹心闷，恶人火，闻响心惕，鼻衄唇喝，疟狂，足痛，气蛊，疮疥，齿寒。乃脉起于鼻交頞中，下循鼻外，上入齿中，还出侠口环唇，下交承浆。却循颐后下廉，出大迎，循颊车，上耳前，故邪客于足阳明之络，而有是病。

可刺足阳明胃经井厉兑，足次指爪甲上与肉交者韭许。刺一分，行六阴数，左取右，食顷已。

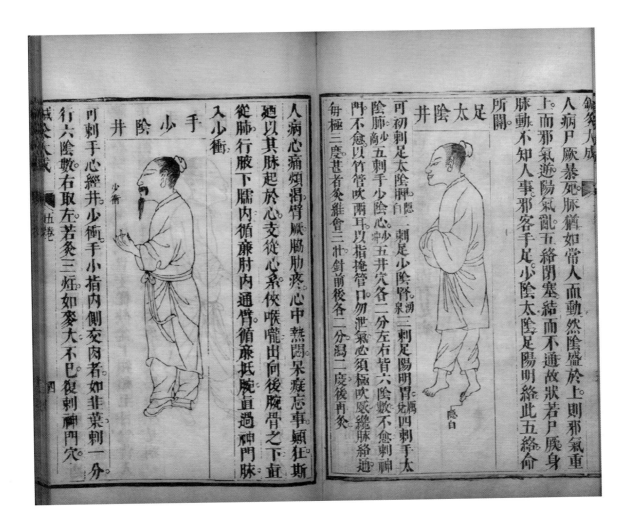

足太阴井（图见上）

人病尸厥暴死，脉犹如常人而动，然阴盛于上，则邪气重上，而邪气逆，阳气乱，五络闭塞，结而不通，故状若尸厥，身脉动，不知人事，邪客手足少阴、太阴、足阳明络，此五络，命所关。

可初刺足太阴脾隐白，二刺足少阴肾涌泉，三刺足阳明胃厉兑，四刺手太阴肺少商，五刺手少阴心少冲，五井穴各二分，左右皆六阴数。不愈，刺神门；不愈，以竹管吹两耳，以指掩管口，勿泄气，必须极吹蘦，才脉络通，每极三度。甚者灸维会三壮。针前后各二分，泻二度，后再灸。

手少阴井（图见上）

人病心痛烦渴，臂厥，胁肋疼，心中热闷，呆痴忘事，颠狂。斯乃以其脉起于心，支从心系侠喉咙，出向后腕骨之下，直从肺，行腋下臑内，循廉肘内通臂，循廉抵腕，直过神门脉，入少冲。

可刺手心经井少冲，手小指内侧交肉者如韭叶。刺一分，行六阴数，右取左，若灸三炷，如麦大，不已，复刺神门穴。

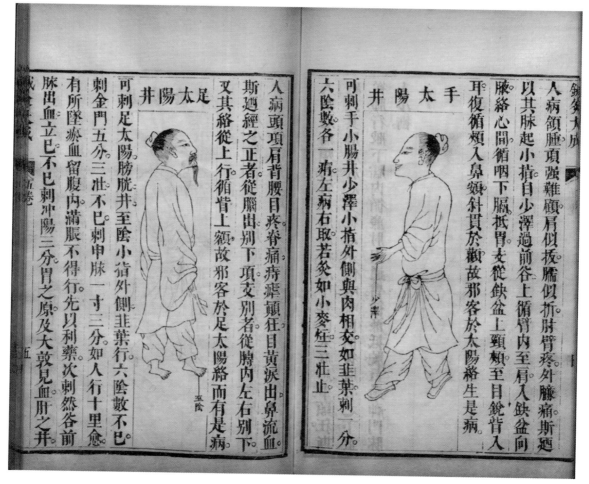

手太阳井（图见上）

人病颔肿，项强难顾，肩似拔，臑似折，肘臂疼，外廉痛。斯乃以其脉起小指，自少泽过前谷，上循臂内至肩入缺盆，向腋，络心间，循咽下膈，抵胃；支从缺盆上颈颊，至目锐眦入耳，复循颊入鼻頞，斜贯于颧，故邪客于手[1]太阳络，生是病。

可刺手小肠井少泽，小指外侧与肉相交如韭叶。刺一分，六阴数各一痏，左病右取。若灸如小麦炷，三壮止。

足太阳井（图见上）

人病头项肩背腰目疼，脊痛，痔疟，颠狂，目黄泪出，鼻流血。斯乃经之正者，从脑出，别下项；支别者，从膊内左右别下，又其络从上行，循眦上额，故邪客于足太阳络，而有是病。

可刺足太阳膀胱井至阴，小指外侧韭叶。行六阴数，不已，刺金门五分，灸[2]三壮；不已，刺申脉三分[3]，如人行十里愈。有所坠，瘀血留腹内，满胀不得行，先以利药，次刺然谷前脉出血立已。不已，刺冲阳三分，胃之原，及大敦见血，肝之井。

① 手：原无，据上下文补。
② 灸：原无，据上下文补。
③ 三分：原作"一寸三分"，据《甲乙经》改。

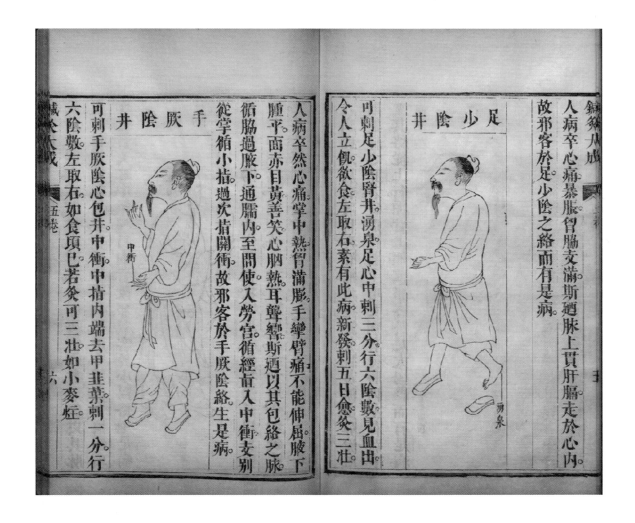

足少阴井（图见上）

人病卒心痛，暴胀，胸胁支满。斯乃脉上贯肝膈，走于心内，故邪客于足少阴之络，而有是病。

可刺足少阴肾井涌泉，足心中。刺三分，行六阴数，见血出，令人立饥欲食，左取右。素有此病，新发，刺五日愈，灸三壮。

手厥阴井（图见上）

人病卒然心痛，掌中热，胸满膨，手挛臂痛，不能伸屈，腋下肿平，面赤目黄，善笑，心胸热，耳聋响。斯乃以其包络之脉，循胁过腋下，通膈内，至间使入劳宫，循经直入中冲；支别从掌循小指，过次指关冲，故邪客于手厥阴络，生是病。

可刺手厥阴心包井中冲，中指内端去甲韭叶。刺一分，行六阴数，左取右，如食顷已。若灸可三壮，如小麦炷。

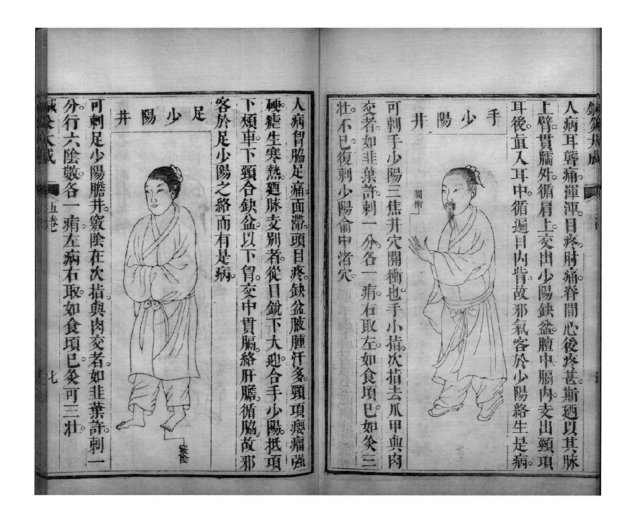

手少阳井（图见上）

人病耳聋痛，浑浑目疼，肘痛，脊间心后疼甚。斯乃以其脉上臂，贯臑外循肩上，交出足[1]少阳缺盆、膻中、膈内；支出颈项耳后，直入耳中；循遍目内眦，故邪气客于手[2]少阳络，生是病。

可刺手少阳三焦井穴关冲也，手小指次指去爪甲与肉交者如韭叶许。刺一分，各一痏，右取左，如食顷已。如灸三壮不已，复刺少阳俞中诸穴。

足少阳井（图见上）

人病胸胁足痛，面滞，头目疼，缺盆腋肿汗多，颈项瘿瘤强硬，疟生寒热。乃脉支别者，从目锐下大迎，合手少阳抵项，下颊车，下颈合缺盆以下胸，交中贯膈，络肝胆，循胁，故邪客于足少阳之络，而有是病。

可刺足少阳胆井窍阴，在小指[2]次指与肉交者如韭叶许。刺一分，行六阴数，各一[3]，左病右取，如食顷已。灸可三壮。

①足：原无，据上下文补。
②手：原无，据上下文补。
③小指：原无，据《灵枢·本输》补。

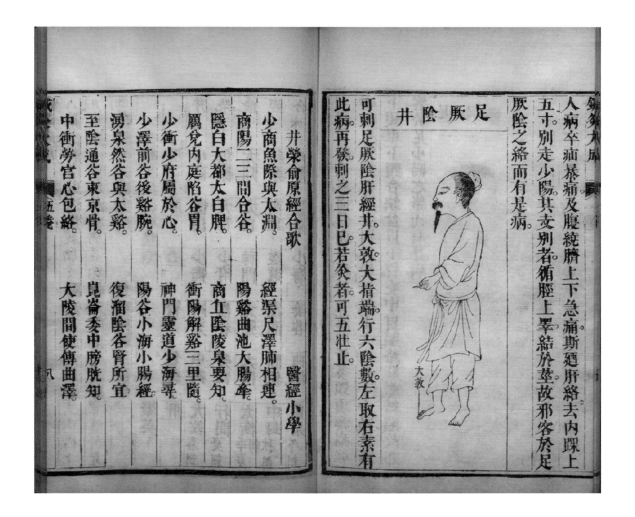

足厥阴井 （图见上）

人病卒疝暴痛，及腹绕脐上下急痛。斯乃肝络去内踝上五寸，别走少阳；其支别者，循胫上睾，结于茎，故邪客于足厥阴之络，而有是病。

可刺足厥阴肝经井穴大敦，大指端。行六阴数，左取右，素有此病，再发，刺之三日已。若灸者，可五壮止。

井荥俞原经合歌 《医经小学》

少商鱼际与太渊，经渠尺泽肺相连，商阳二三间合谷，阳溪曲池大肠牵。

隐白大都太白脾，商丘阴陵泉要知，厉兑内庭陷谷胃，冲阳解溪三里随。

少冲少府属于心，神门灵道少海寻，少泽前谷后溪腕，阳谷小海小肠经。

涌泉然谷与太溪，复溜阴谷肾所宜，至阴通谷束京骨，昆仑委中膀胱知。

中冲劳宫心包络，大陵间使传曲泽，

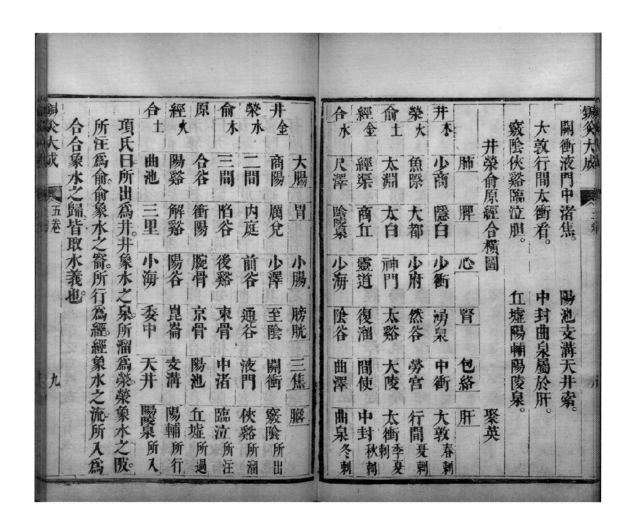

关冲液门中渚焦，阳池支沟天井索。

大敦行间太冲看，中封曲泉属于肝，窍阴侠溪临泣胆，丘墟阳辅阳陵泉。

井荣俞原经合横图 《聚英》

（图见上）

项氏曰：所出为井，井象水之泉。所溜为荥，荥象水之陂。所注为俞，俞象水之窬。所行为经，经象水之流。所入为合，合象水之归。皆取水义也。

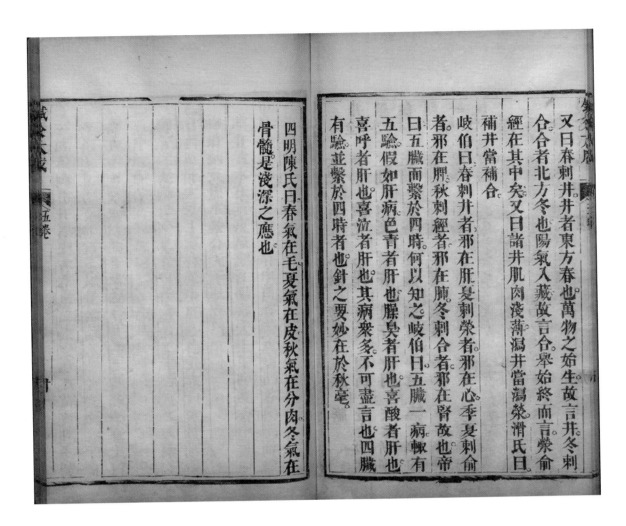

又曰：春刺井，井者东方春也，万物之始生，故言井。冬刺合，合者北方冬也，阳气入藏，故言合。举始终而言，荣、俞、经在其中矣。又曰：诸井肌肉浅薄，泻井当泻荣。滑氏曰：补井当补合。

岐伯曰：春刺井者，邪在肝。夏刺荣者，邪在心。季夏刺俞者，邪在脾。秋刺经者，邪在肺。冬刺合者，邪在肾，故也。帝曰：五脏而系于四时，何以知之？岐伯曰：五脏一病，辄有五验，假如肝病，色青者肝也，臊臭者肝也，喜酸者肝也，喜呼者肝也，喜泣者肝也。其病众多，不可尽言也。四脏有验，并系于四时者也。针之要妙，在于秋毫。

四明陈氏曰：春气在毛，夏气在皮，秋气在分肉，冬气在骨髓，是浅深之应也。

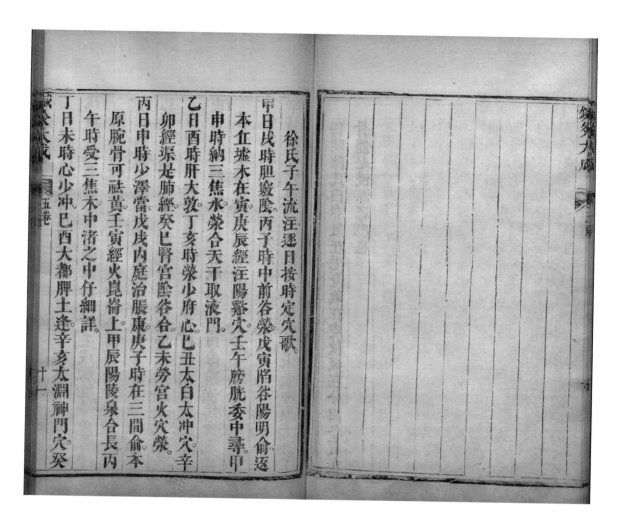

徐氏子午流注逐日按时定穴歌

甲日戌时胆窍阴，丙子时中前谷荥，戊寅陷谷阳明俞，返本丘墟木在寅，

庚辰经注阳溪穴，壬午膀胱委中寻，甲申时纳三焦水，荥合天干取液门。

乙日酉时肝大敦，丁亥时荥少府心，己丑太白太冲穴，辛卯经渠是肺经，

癸巳肾宫阴谷合，乙未劳宫火穴荥。

丙日申时少泽当，戊戌内庭治胀康，庚子时在三间俞，本原腕骨可祛黄，

壬寅经火昆仑上，甲辰阳陵泉合长，丙午时受三焦木，中渚之中仔细详。

丁日未时心少冲，己酉大都脾土逢，辛亥太渊神门穴，癸

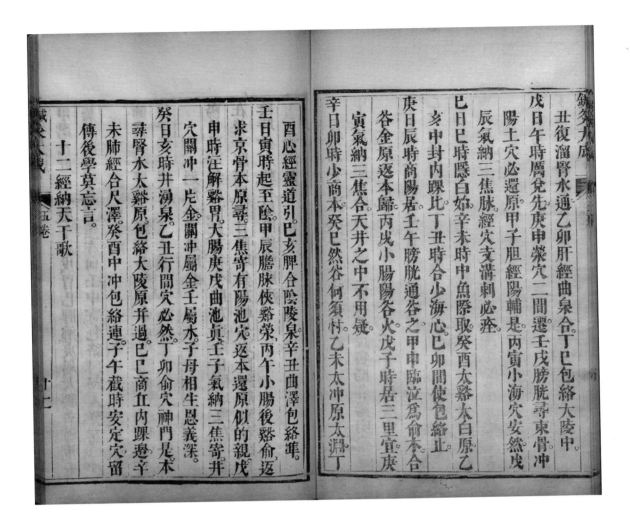

丑复溜肾水通，乙卯肝经曲泉合，丁巳包络大陵中。

戊日午时厉兑先，庚申荥穴二间迁，壬戌膀胱寻束骨，冲阳土穴必还原，
甲子胆经阳辅是，丙寅小海穴安然，戊辰气纳三焦脉，经穴支沟刺必痊。

己日巳时隐白始，辛未时中鱼际取，癸酉太溪太白原，乙亥中封内踝比，
丁丑时合少海心，己卯间使包络止。

庚日辰时商阳居，壬午膀胱通谷之，甲申临泣为俞木，合谷金原返本归，
丙戌小肠阳谷火，戊子时居三里宜，庚寅气纳三焦合，天井之中不用疑。

辛日卯时少商本，癸巳然谷何须忖，乙未太冲原太渊，丁酉心经灵道引，
己亥脾合阴陵泉，辛丑曲泽包络准。

壬日寅时起至阴，甲辰胆脉侠溪荥，丙午小肠后溪俞，返求京骨本原寻，
三焦寄有阳池穴，返本还原似的¹亲，戊申时注解溪胃，大肠庚戌曲池真，
壬子气纳三焦寄，井穴关冲一片金，关冲属金壬属水，子母相生恩义深。

癸日亥时井涌泉，乙丑行间穴必然，丁卯俞穴神门是，本寻肾水太溪原，
包络大陵原并过，己巳商丘内踝边，辛未肺经合尺泽，癸酉中冲包络连，
子午截时安定穴，留传后学莫忘言。

十二经纳天干歌

---

① 的：据"子午流注针法"，疑当作"嫡"。

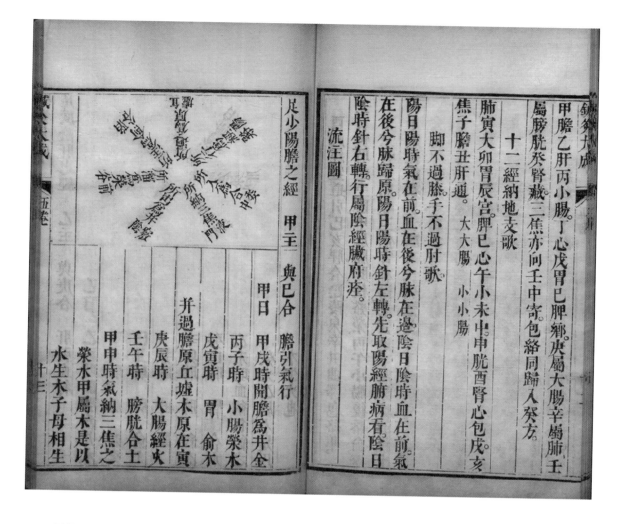

甲胆乙肝丙小肠，丁心戊胃己脾乡，庚属大肠辛属肺，壬属膀胱癸肾藏，
三焦亦向壬中寄，包络同归入癸方。

十二经纳地支歌

肺寅大卯胃辰宫，脾巳心午小未中，申胱酉肾心包戌，亥焦子胆丑肝通。

脚不过膝手不过肘歌

阳日阳时气在前，血在后兮脉在边，阴日阴时血在前，气在后兮脉归原，阳日阳时针左转，先取阳经腑病看，阴日阴时针右转，行属阴经脏腑痊。

流注图

足少阳胆之经（图见上），甲主，与己合，胆引气行。

甲日　甲戌时，开胆为井金。

丙子时，小肠荥水。

戊寅时，胃俞木，并过胆原丘墟，木原在寅。

庚辰时，大肠经火。

壬午时，膀胱合土。

甲申时，气纳三焦之荥水，甲属木，是以水生木，子母相生。

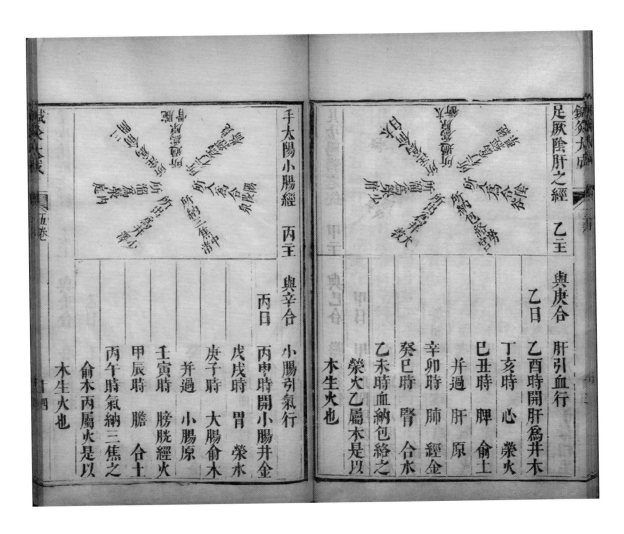

足厥阴肝之经（图见上），乙主，与庚合，肝引血行。

乙日　乙酉时，开肝为井木。

丁亥时，心荥火。

己丑时，脾俞土，并过肝原。

辛卯时，肺，经金。

癸巳时，肾，合水。

乙未时，血纳包络之荥火，乙属木，是以木生火也。

手太阳小肠经（图见上），丙主，与辛合，小肠引气行。

丙日　丙申时，开小肠井金，

戊戌时，胃荥水。

庚子时，大肠俞木，并过小肠原。

壬寅时，膀胱经火。

甲辰时，胆合土。

丙午时，气纳三焦之俞木，丙属火，是以木生火也。

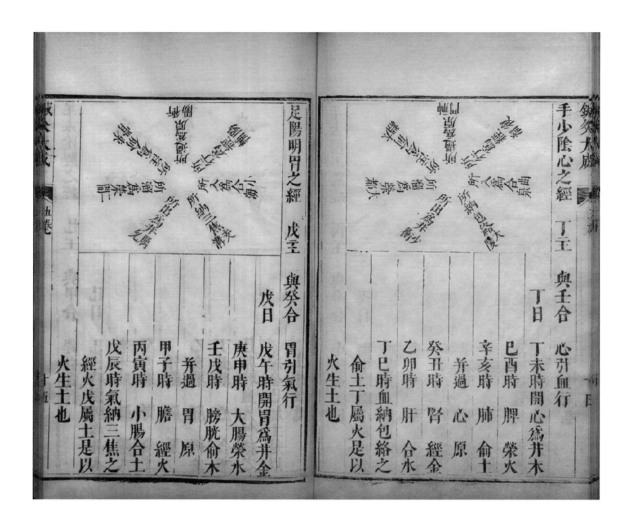

手少阴心之经（图见上），丁主，与壬合，心引血行。

丁日　丁未时开心为井木。

己酉时，脾荥火。

辛亥时，肺俞土，并过心原。

癸丑时，肾经金。

乙卯时，肝合水。

丁巳时，血纳包络之俞土，丁属火，是以火生土也。

足阳明胃之经（图见上），戊主，与癸合，胃引气行。

戊日　戊午时，开胃为井金。

庚申时，大肠荥水。

壬戌时，膀胱俞木，并过胃原。

甲子时，胆经火。

丙寅时，小肠合土。

戊辰时，气纳三焦之经火，戊属土，是以火生土也。

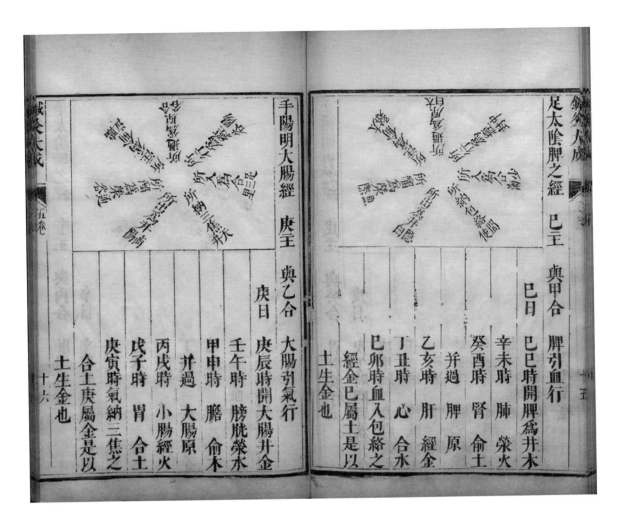

足太阴脾之经（图见上），己主，与甲合，脾引血行。

己日　己巳时，开脾为井木。

辛未时，肺荣火。

癸酉时，肾俞土，并过脾原。

乙亥时，肝经金。

丁丑时，心合水。

己卯时，血入包络之经金，己属土，是以土生金也。

手阳明大肠经（图见上），庚主，与乙合，大肠引气行。

庚日　庚辰时，开大肠井金。

壬午时，膀胱荣水。

甲申时，胆俞木，并过大肠原。

丙戌时，小肠经火。

戊子时，胃合土。

庚寅时，气纳三焦之合，土庚属金，是以土生金也。

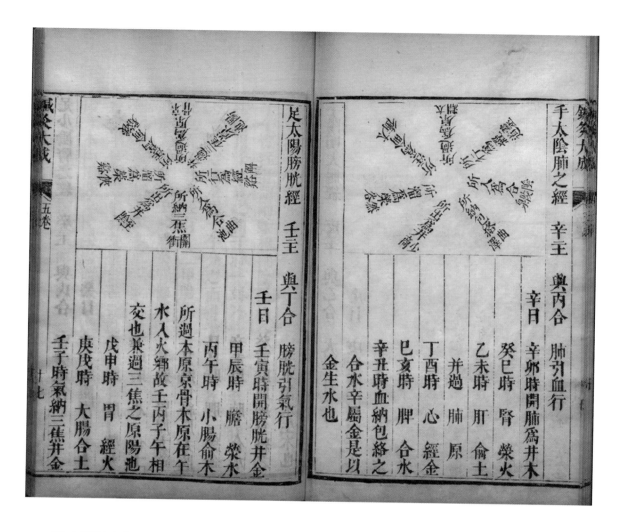

手太阴肺之经（图见上），辛主，与丙合，肺引血行。

辛日　辛卯时，开肺为井木。

癸巳时，肾荥火。

乙未时，肝俞土，并过肺原。

丁酉时，心经金。

己亥时，脾合水。

辛丑时，血纳包络之合水，辛属金，是以金生水也。

足太阳膀胱经（图见上），壬主，与丁合，膀胱引气行。

壬日　壬寅时，开膀胱井金。

甲辰时，胆荥水。

丙午时，小肠俞木，所过本原京骨木原在午，水入火乡，故壬丙子午相交也，兼过三焦之原阳池。

戊申时，胃经火。

庚戌时，大肠合土。

壬子时，气纳三焦井金。

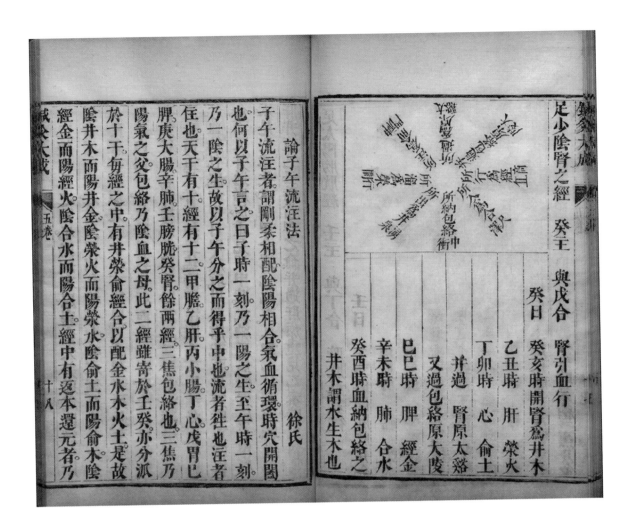

足少阴肾之经（图见上），癸主，与戊合，肾引血行。

癸日　癸亥时，开肾为井木。

乙丑时，肝荥火。

丁卯时，心俞土，并过肾原太溪，又过包络原大陵。

己巳时，脾经金。

辛未时，肺合水。

癸酉时，血纳包络之井木，谓水生木也。

论子午流注法　徐氏

　　子午流注者，谓刚柔相配，阴阳相合，气血循环，时穴开阖也。何以子午言之？曰：子时一刻，乃一阳之生；至午时一刻，乃一阴之生，故以子午分之而得乎中也。流者，往也。注者，住也。天干有十，经有十二：甲胆、乙肝、丙小肠、丁心、戊胃、己脾、庚大肠、辛肺、壬膀胱、癸肾。余两经，三焦、包络也。三焦乃阳气之父，包络乃阴血之母，此二经虽寄于壬癸，亦分派于十干。每经之中，有井、荥、俞、经、合，以配金、水、木、火、土，是故阴井木而阳井金，阴荥火而阳荥水，阴俞土而阳俞木，阴经金而阳经火，阴合水而阳合土。经中有返本还元者，乃十二经出入之门也。阳经有原，遇俞穴并过之，阴经无原，以俞穴即代之。是以甲出丘墟，乙太冲之例。又按《千金》云：六阴经亦有原穴，乙中都，丁通里，己公孙，辛列缺，癸水泉，包络内关是也。故阳日气先行，而血后随也。阴日血先行，而气后随也。得时为之开，失时为之阖。阳干注腑，甲、丙、戊、庚、壬而重见者，气纳于三焦；阴干注脏，乙、丁、己、辛、癸而重见者，血纳包络。如甲日甲戌时，以开胆井。至戊寅时正当胃俞，而又并过胆原。重见甲申时，气纳三焦，荥穴属水，甲属木，是以水生木，谓甲合还元化本。又如乙日乙酉时，以开肝井。至己丑时当脾之俞，并过肝原。重见乙未时，血纳包络荥穴属火，乙属木，是以木生火也。余仿此，俱以子午相生，阴阳相济也。阳日无阴时，阴日无阳时，故甲与己合，乙与庚合，丙与辛合，丁与壬合，戊与癸合也。何谓甲与己合？曰：中央戊己属土，畏东方甲乙之木所克，戊乃阳为兄，己属阴为妹。戊兄遂将己妹，嫁与木家，与甲为妻，庶得阴阳和合，而不相伤，所以甲与己合。余皆然。子午之法，于此尽矣。

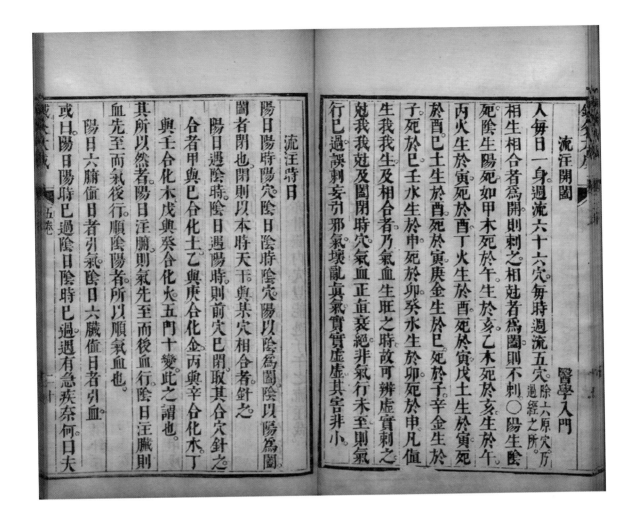

流注开阖 《医学入门》

人每日一身周流六十六穴，每时周流五穴除六原穴，乃过经之所。相生相合者为开，则刺之。相克者为阖，则不刺。阳生阴死，阴生阳死。如甲木死于午，生于亥。乙木死于亥，生于午。丙火生于寅，死于酉。丁火生于酉，死于寅。戊土生于寅，死于酉。己土生于酉，死于寅。庚金生于巳，死于子。辛金生于子，死于巳。壬水生于申，死于卯。癸水生于卯，死于申。凡值生我我生，及相合者，乃气血生旺之时，故可辨虚实刺之。克我我克，及阖闭时穴，气血正直衰绝，非气行未至，则气行已过，误刺妄引邪气，坏乱真气，实实虚虚，其害非小。

流注时日

阳日阳时阳穴，阴日阴时阴穴，阳以阴为阖，阴以阳为阖，阖者闭也。闭则以本时天干，与某穴相合者针之。

> 阳日遇阴时，阴日遇阳时，则前穴已闭，取其合穴针之。合者，甲与己合化土，乙与庚合化金，丙与辛合化水，丁与壬合化木，戊与癸合化火，五门十变，此之谓也。

其所以然者，阳日注腑，则气先至而血后[1]行；阴日注脏，则血先至而气后行。顺阴阳者，所以顺气血也。

> 阳日六腑值日者引气，阴日六脏值日者引血。

或曰：阳日阳时已过，阴日阴时已过，遇有急疾奈何？曰：夫

---

① 血后：原作"后血"，据《医学入门》卷一乙正。

妻子母互用，必适其病为贵耳。

妻闭则针其夫，夫闭则针其妻；子闭针其母，母闭针其子。必穴与病相宜，乃可针也。

噫！用穴则先主而后客，用时则弃主而从宾。

假如甲日胆经为主，他穴为客，针必先主后客，其甲戌等时主穴不开，则针客穴。

按日起时，循经寻穴，时上有穴，穴上有时，分明实落，不必数上衍数，此所以宁守子午，而舍尔灵龟也。

灵龟八法，专为奇经八穴而设。其图具后。但子午法，其理易明，其穴亦肘膝内穴，岂能逃子午之流注哉！

脏腑井荥俞经合主治《聚英》

假令得弦脉，病人善洁胆为清净之府故耳，面青善怒，此胆病也。若心下满，当刺窍阴井，身热当刺侠溪荥，体重节痛刺临泣俞，喘嗽寒热刺阳辅经，逆气而泄刺阳陵泉合，又总刺丘墟原。

假令得弦脉，病人淋溲，便难，转筋，四肢满闭，脐左①有动气，此肝病也。若心下满刺大敦井，身热刺行间荥，体重节痛刺太冲俞，喘嗽寒热刺中封经，逆气而泄刺曲泉合。

假令得浮洪脉，病人面赤，口干喜笑，此小肠病也。若心下满刺少泽井，身热刺前谷荥，体重节痛刺后溪俞，喘嗽

① 脐左：《针灸聚英》卷二作"脐右"。

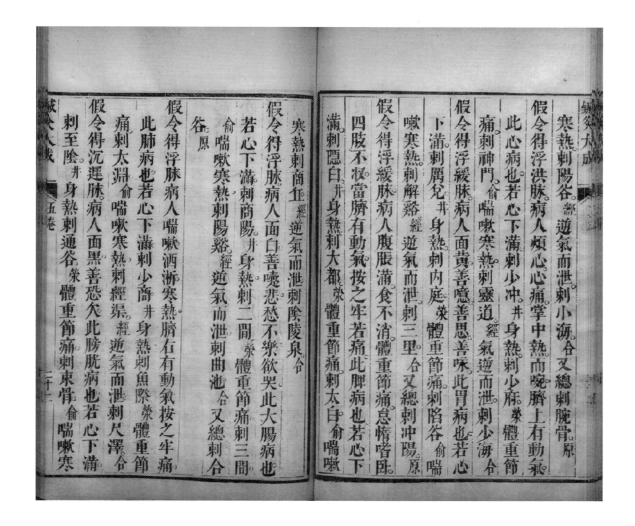

寒热刺阳谷_经，逆气而泄刺小海_合，又总刺腕骨_原。

假令得浮洪脉，病人烦心，心痛，掌中热而哕，脐上有动气，此心病也。若心下满刺少冲_井，身热刺少府_荥，体重节痛刺神门_俞，喘嗽寒热刺灵道_经，逆气而泄刺少海_合。

假令得浮缓脉，病人面黄，善噫，善思，善沫①，此胃病也。若心下满刺厉兑_井，身热刺内庭_荥，体重节痛刺陷谷_俞，喘嗽寒热刺解溪_经，逆气而泄刺三里_合，又总刺冲阳_原。

假令得浮缓脉，病人腹胀满，食不消，体重节痛，怠惰嗜卧，四肢不收，当脐有动气，按之牢若痛，此脾病也。若心下满刺隐白_井，身热刺大都_荥，体重节痛刺太白_俞，喘嗽寒热刺商丘_经，逆气而泄刺阴陵泉_合。

假令得浮脉，病人面白，善嚏，悲愁不乐欲哭，此大肠病也。若心下满刺商阳_井，身热刺二间_荥，体重节痛刺三间_俞，喘嗽寒热刺阳溪_经，逆气而泄刺曲池_合，又总刺合谷_原。

假令得浮脉，病人喘嗽，洒淅寒热，脐右有动气，按之②痛，此肺病也。若心下满刺少商_井，身热刺鱼际_荥，体重节痛刺太渊_俞，喘嗽寒热刺经渠_经，逆气而泄刺尺泽_合。

假令得沉迟脉，病人面黑，善恐欠，此膀胱病也。若心下满刺至阴_井，身热刺通谷_荥，体重节痛刺束骨_俞，喘嗽寒

①沫：原作"咏"，据《针灸聚英》卷二改。
②牢：此下《针灸聚英》卷二有"若"字。

热刺昆仑经，逆气而泄刺委中合，又总刺京骨原。

假令得沉迟脉，病人逆气，小腹急痛，泄如下重，足胫寒而逆，脐下有动气，按之牢若痛，此肾病也。若心下满刺涌泉井，身热刺然谷荥，体重节痛刺太溪俞，喘嗽寒热刺复溜经，逆气而泄刺阴谷合。

总论

纪氏曰：井之所治，不以五脏六腑，皆主心下满。荥之所治，不以五脏六腑，皆主身热。俞之所治，不以五脏六腑，皆主体重节痛。经之所治，不以五脏六腑，皆主喘嗽寒热。合之所治，不以五脏六腑，皆主逆气而泄。

十二经是动所生病补泻迎随 《聚英》

《内经》曰：十二经病，盛则泻之，虚则补之，热则疾之，寒则留之，不盛不虚，以经取之。又曰：迎而夺之，随而济之。又曰：虚则补其母，实则泻其子。《难经》曰：经脉行血气，通阴阳，以荣于其身者也。其始平旦从中焦，注手太阴肺寅、阳明大肠卯，阳明注足阳明胃辰、太阴脾巳，太阴注手少阴心午、手太阳小肠未，太阳注足太阳膀胱申、少阴肾酉，少阴注手厥阴包络戌、少阳三焦亥，少阳注足少阳胆子、厥阴肝丑，厥阴复注于手太阴明日寅时，如环无端，转相灌溉。

又曰：迎随者，知荣卫流行，经脉往来，随其顺逆而取之也。

十二经之原歌

甲出丘墟乙太冲，丙居腕骨是原中，丁出神门原内过，戊胃冲阳气可通，己出太白庚合谷，辛原本出太渊同，壬归京骨、阳池穴，癸出太溪、大陵中。

三焦行于诸阳，故置一俞曰原。又曰：三焦者，水谷之道路，原气之别使也。主通行三气，经历五脏六腑。原者三焦之尊号，故所止辄为原也。

按《难经》云：五脏六腑之有病者，皆取其原。王海藏曰：假令补肝经，于本经原穴补一针太冲穴是；如泻肝经，于本经原穴亦泻一针。余仿此。

十二经病井荥俞经合补虚泻实

手太阴肺经，属辛金。起中府，终少商，多气少血，寅时注此。

是动病邪在气，气留而不行，为是动病：肺胀满[1]膨膨而喘咳，缺盆中痛，甚则交两手而瞀，是谓臂厥。瞀，音茂

所生病邪在血，血壅而不濡，为所生病：咳嗽上气，喘喝[2]烦心，胸满，臑臂内前廉痛，掌中热。○气盛有余，则肩背痛，风寒疑寒字衍汗出中风，小便数而欠。寸口大三倍于人迎。○虚则肩背痛寒，少气不足以息，溺色变，辛遗矢无度，寸口反小于人迎也。

补虚则补之用卯时随而济之，太渊，为俞土，土生金，为母。经曰：

---

①满：原无，据《灵枢·经脉》及《针灸聚英》卷二补。
②喝：原作"渴"，据《针灸聚英》卷二改。

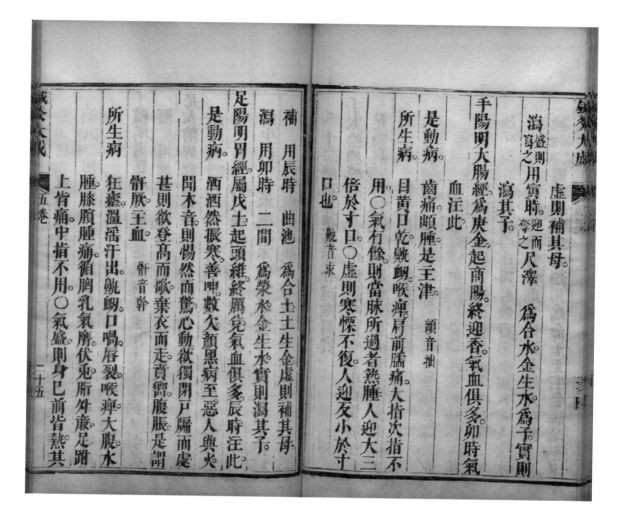

虚则补其母。

泻盛则泻之用寅时迎而夺之，尺泽，为合水，金生水，为子，实则泻其子。

手阳明大肠经，为庚金。起商阳，终迎香，气血俱多，卯时气血注此。

是动病：齿痛，颐肿。是主津。颐，音拙

所生病：目黄，口干，鼽衄，喉痹，肩前臑痛，大指次指不用。○气有余则当脉所过者热肿，人迎大三倍于寸口；○虚则寒栗不复，人迎反小于寸口也。鼽，音求

补：用辰时，曲池，为合土。土生金，虚则补其母。

泻：用卯时，二间，为荥水，金生水，实则泻其子。

足阳明胃经，属戊土。起头维，终厉兑，气血俱多，辰时注此。

是动病：洒洒然振寒，善呻[1]数欠，颜黑。病至恶人与火，闻木音则惕然而惊，心动欲，独闭户牖而处。甚则欲登高而歌，弃衣而走，贲响腹胀，是谓骭厥。是主血。骭，音干

所生病：狂疟温淫，汗出鼽衄，口喎唇胗[2]，颈肿，喉痹，大腹水肿，膝膑肿痛。循胸乳、气街[3]、伏兔、胻外廉、足跗上皆痛。中指不用。○气盛则身以前皆热，其

① 呻：《针灸聚英》卷二及《甲乙经》俱作"伸"。
② 胗：原作"裂"，据《灵枢·经脉篇》及《针灸聚英》卷二改。
③ 气街：原作"气膺"，据《灵枢·经脉篇》及《针灸聚英》卷二改。

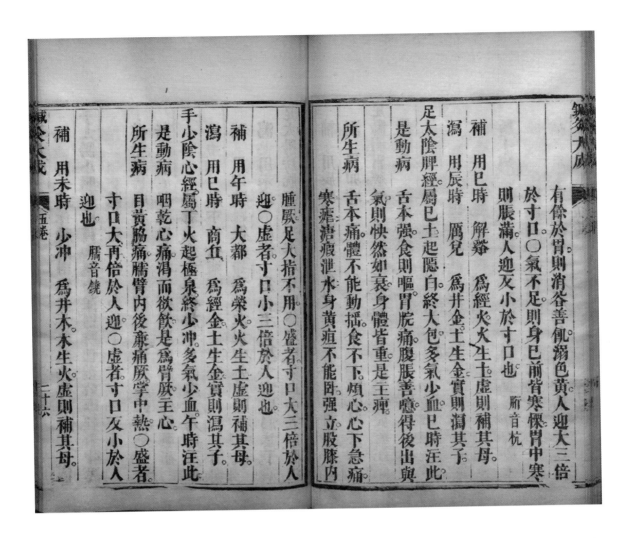

有余于胃，则消谷善饥，溺色黄。人迎大三倍于寸口。○气不足，则身以前皆寒栗，胃中寒则胀满，人迎反小于寸口也。胻，音杭

补：用巳时，解溪，为经火。火生土，虚则补其母。

泻：用辰时，厉兑，为井金。土生金，实则泻其子。

足太阴脾经，属己土。起隐白，终大包，多气少血，巳时注此。

是动病：舌本强，食则呕，胃脘痛，腹胀善噫，得后出与气则快[1]然如衰，身体皆重。是主脾[2]。○所生病：舌本痛，体不能动摇，食不下，烦心，心下急痛，寒疟，溏瘕泄，水闭[3]，黄疸不能卧，强立股膝内肿、厥，足大指不用。○盛者，寸口大三倍于人迎。○虚者，寸口小于人迎也。

补：用午时，大都，为荥火。火生土，虚则补其母。

泻：用巳时，商丘，为经金。土生金，实则泻其子。

手少阴心经，属丁火。起极泉，终少冲。多气少血，午时注此。

是动病：嗌干心痛，渴而欲饮，是为臂厥。是主心。○所生病：目黄胁痛，臑臂内后廉痛、厥，掌中热痛[4]。○盛者，寸口大再倍于人迎。○虚者，寸口反小于人迎也。臑，音铙

补：用未时，少冲，为井木。木生火，虚则补其母。

① 快：原作"快"，据《灵枢·经脉篇》及《针灸聚英》卷二改。
② 脾：原作"痹"，据《灵枢·经脉篇》及《针灸聚英》卷二改。
③ 闭：原作"身"，据《灵枢·经脉篇》改。
④ 痛：原本无，据《灵枢·经脉篇》补。

泻：用午时，神门，为俞土。火生土，实则泻其子。

手太阳小肠经，属丙火。起少泽，终听宫。多血少气，未时注此。

是动病：嗌痛，颔肿，不可回顾，肩似拔，臑似折。是主液。

所生病：耳聋目黄，颊肿，颈、颔、肩、臑、肘、臂外后廉痛。○盛者，人迎大再倍于寸口。○虚者，人迎反小于寸口也。

补：用申时，后溪，为俞木。木生火，虚则补其母。

泻：用未时，小海，为合土。火生土，实则泻其子。

足太阳膀胱经，属壬水。起睛明，终至阴。多血少气，申时注此。

是动病：头痛目①似脱，项似拔，脊痛，腰似折，髀不可以曲，腘如结，腨似裂，是为踝厥。是主筋。腘，音谷；腨，音善

所生病：痔、疟、狂、癫疾，头囟项痛，目黄，泪出，衄衊，项、背、腰、尻、腘、腨、脚皆痛，小指不用。○盛者，人迎大再倍于气口。○虚者，人迎反小于寸口也。

补：用酉时，至阴，为井金。金生水，虚则补其母。

泻：用申时，束骨，为俞水。水生木，实则泻其子。

足少阴肾经，属癸水。起涌泉，终俞府。多气少血，酉时注此。

是动病：饥不欲食，面黑如炭色，咳唾则有血，呜呜②而

①目：原无，据《灵枢·经脉篇》补。
②呜呜：《灵枢·经脉篇》作"喝喝"。

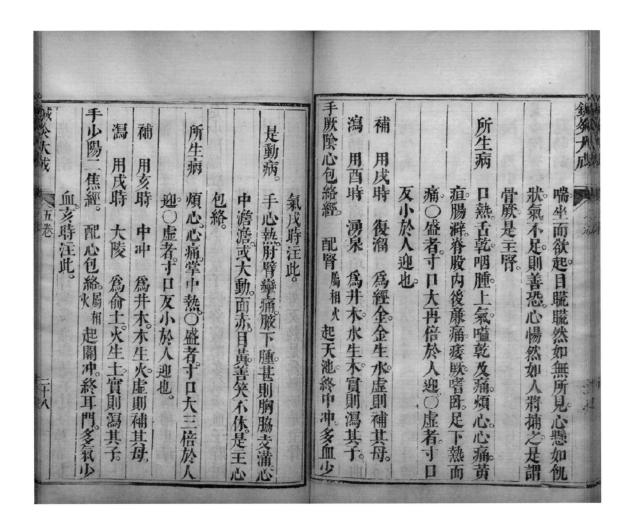

喘，坐而欲起，目䀮䀮然如无所见，心悬如饥状，气不足则善恐，心惕然如人将捕之，是谓骨厥。是主肾。

所生病：口热，舌干，咽肿，上气，嗌干及痛，烦心，心痛，黄疸，肠澼，脊、股内后廉痛，痿厥嗜卧，足下热而痛。〇盛者，寸口大再倍于人迎。〇虚者，寸口反小于人迎也。

补：用戌时，复溜，为经金。金生水，虚则补其母。

泻：用酉时，涌泉，为井木。水生木，实则泻其子。

手厥阴心包络经，配肾属相火。起天池，终中冲。多血少气，戌时注此。

是动病：手心热，肘臂挛痛，腋下肿。甚则胸胁支满，心中澹澹，或大动，面赤，目黄，喜笑不休。是主心包络。

所生病：烦心，心痛，掌中热。〇盛者，寸口大三倍①于人迎。〇虚者，寸口反小于人补也。

补：用亥时，中冲，为井木。木生火，虚则补其母。

泻：用戌时，大陵，为俞土。火生土，实则泻其子。

手少阳三焦经，配心包络属相火。起关冲，终耳门，多气少血，亥时注此。

---

①三倍：《灵枢·经脉篇》作"一倍"。

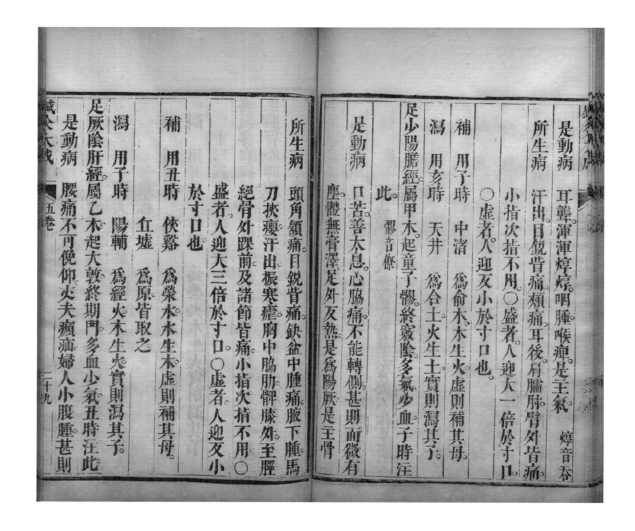

是动病：耳聋，浑浑焞焞，咽肿喉痹。是主气。焞，音吞

所生病：汗出，目锐眦痛，颊痛，耳后、肩、臑、肘、臂外皆痛，小指次指不用。○盛者，人迎大一倍于寸口。○虚者，人迎反小于寸口也。

补：用子时，中渚，为俞木。木生火，虚则补其母。

泻：用亥时，天井，为合土。火生土，实则泻其子。

足少阳胆经，属甲木。起瞳子髎，终窍阴。多气少血，子时注此。髎，音僚

是动病：口苦，善太息，心胁痛，不能转侧，甚则面微有尘，体无膏泽，足外反热，是为阳厥。是主骨。

所生病：头角颔痛，目锐眦痛，缺盆中肿痛，腋下肿，马刀挟瘿，汗出振寒，疟，胸中、胁肋、髀、膝外至胫绝骨、外踝前及诸节皆痛，小指次指不用。○盛者，人迎大三倍[1]于寸口。○虚者，人迎反小于寸口也。

补：用丑时，侠溪，为荥水。水生木，虚则补其母。丘墟为原，皆取之。

泻：用子时，阳辅，为经火。木生火，实则泻其子。

足厥阴肝经，属乙木。起大敦，终期门。多血少气，丑时注此。

是动病：腰痛不可俯仰，丈夫癀疝，妇人小腹肿，甚则

①三倍：《灵枢·经脉篇》作"一倍"。

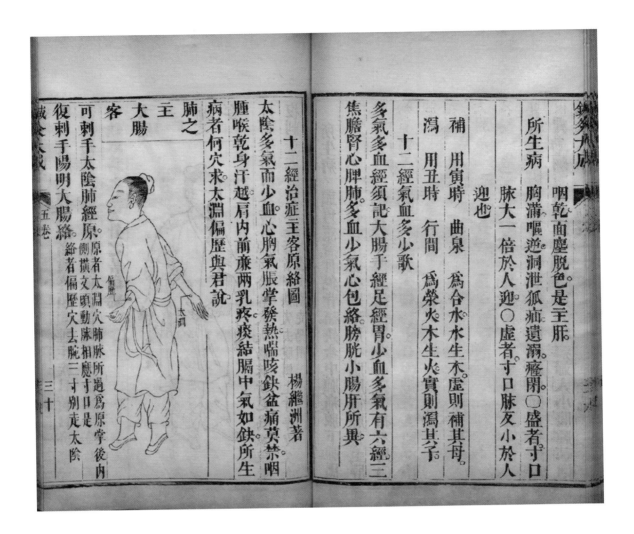

咽干，面尘脱色。是主肝。

　　所生病：胸满，呕逆，洞泄，狐疝，遗溺，癃闭。○盛者，寸口脉大一倍于人迎；○虚者，寸口脉反小于人迎也。

　　补：用寅时，曲泉，为合水。水生木，虚则补其母。

　　泻：用丑时，行间，为荥火。木生火，实则泻其子。

十二经气血多少歌

　　多气多血经须记，大肠手经足经胃。少血多气有六经，三焦胆肾心脾肺。

　　多血少气心包络，膀胱小肠肝所异。

十二经治症主客原络图　　杨继洲著

　　肺之主大肠客（图见上）

　　太阴多气而少血，心胸气胀掌发热，喘咳缺盆痛莫禁，咽肿喉干身汗越，

　　肩内前廉两乳疼，痰结膈中气如缺，所生病者何穴求，太渊偏历与君说。

　　可刺手太阴肺经原原者，太渊穴，肺脉所过为原。掌后内侧横纹头，动脉相应寸口是，复刺手阳明大肠络络者，偏历穴，去腕三寸，别走太阴。

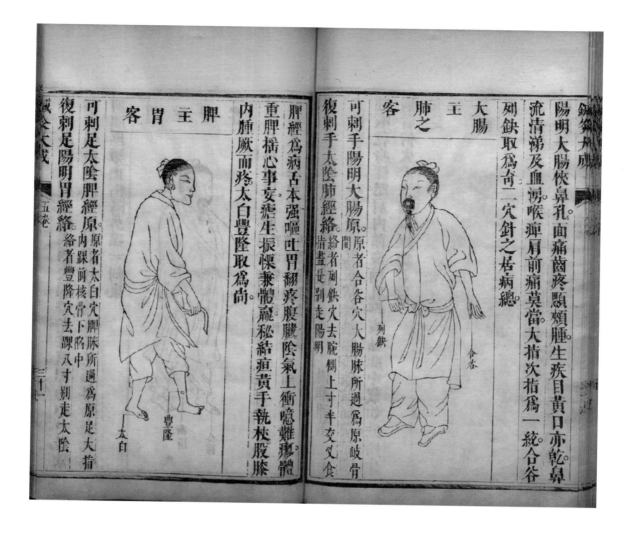

大肠主肺之客（图见上）

阳明大肠侠鼻孔，面痛齿疼腮颊肿，生疾目黄口亦干，鼻流清涕及血涌，

喉痹肩前痛莫当，大指次指为一统，合谷列缺取为奇，二穴针之居病总。

可刺手阳明大肠原原者，合谷穴，大肠脉所过为原，歧骨间，复刺手太阴肺经络络者，列缺穴，去腕侧上寸半，交叉食指尽是，别走阳明。

脾主胃客（图见上）

脾经为病舌本强，呕吐胃翻疼腹胀[1]，阴气上冲噫难瘳，体重不[2]摇心事妄，

疟生振栗兼体羸，秘结疸黄手执杖，股膝内肿厥而疼，太白丰隆取为尚。

可刺足太阴脾经原原者，太白穴，脾脉所过为原，足大指内踝前，核骨下陷中，复刺足阳明胃经络络者，丰隆穴，去踝八寸，别走太阴。

---

①胀：原作"脏"，据《灵枢·经脉篇》改。
②不：原作"脾"，据《灵枢·经脉篇》改。

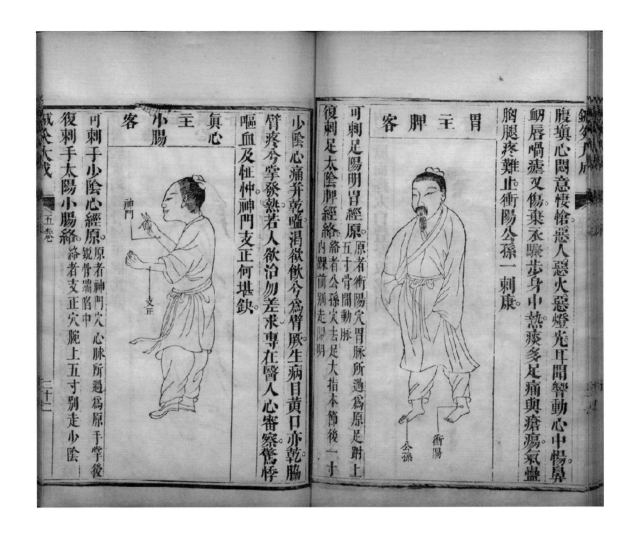

胃主脾客（图见上）

腹填[1]心闷意凄怆，恶人恶火恶灯光，耳闻响动心中惕，鼻衄唇喎疟又伤，

弃衣骤步身中热，痰多足痛与疮疡，气蛊胸腿疼难止，冲阳公孙一刺康。

可刺足阳明胃经原原者，冲阳穴，胃脉所过为原，足跗上五寸，骨间动脉，复刺足太阴脾经络络者，公孙穴，去足大指本节后一寸，内踝前，别走阳明。

真心主小肠客（图见上）

少阴心痛并干噫，渴欲饮分为臂厥，生病目黄口亦干，胁臂疼分掌发热，

若人欲治勿差求，专在医人心审察，惊悸呕血及怔忡，神门支正何堪缺。

可刺手少阴心经原原者，神门穴，心脉所过为原，手掌后锐骨端陷中，复刺手太阳小肠络络者，支正穴，腕上五寸，别走少阴。

---

① 填：当作"膜"。

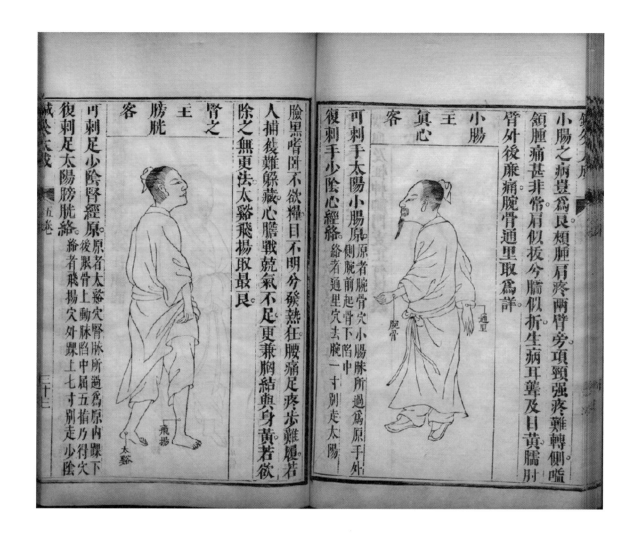

小肠主真心客（图见上）

小肠之病岂为良，颊肿肩疼两臂旁，项颈强疼难转侧，嗌颔肿痛甚非常，

肩似拔兮臑似折，生病耳聋及目黄，臑肘臂外后廉痛，腕骨通里取为详。

可刺手太阳小肠原原者，腕骨穴，小肠脉所过为原，手外侧腕前起骨下陷中，复刺手少阴心经络络者，通里穴，去腕一寸，别走太阳。

肾之主膀胱客（图见上）

脸黑嗜卧不欲粮，目不明兮发热狂，腰痛足疼步难履，若人捕获难躲藏，

心胆战兢气不足，更兼胸结与身黄，若欲除之无更法，太溪飞扬取最良。

可刺足少阴肾经原原者，太溪穴，肾脉所过为原，内踝下后跟骨上，动脉陷中，屈五指乃得穴，复刺足太阳膀胱络络者，飞扬穴，外踝上七寸，别走少阴。

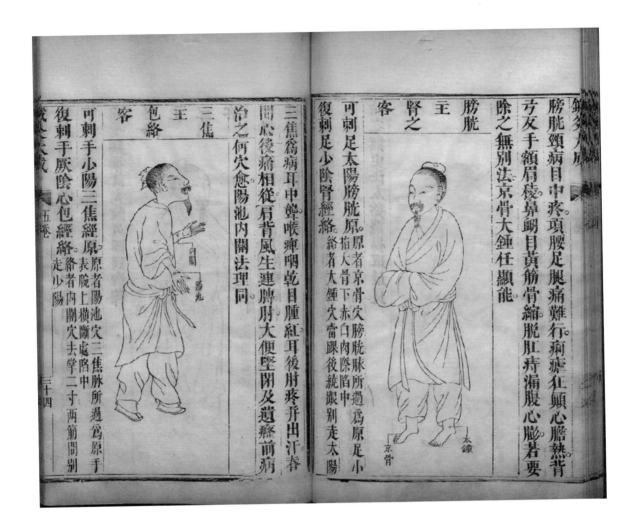

膀胱主肾之客（图见上）

膀胱颈病目中疼，项腰足腿痛难行，痎疟狂颠心胆热，背弓反手额眉棱，

鼻衄目黄筋骨缩，脱肛痔漏腹心膨，若要除之无别法，京骨大钟任显能。

可刺足太阳膀胱原原者，京骨穴，膀胱脉所过为原，足小指大骨下，赤白肉际陷中，复刺足少阴肾经络络者，大钟穴，当踝后绕跟，别走太阳。

三焦主包络客（图见上）

三焦为病耳中聋，喉痹咽干目肿红，耳后肘疼并出汗，脊间心后痛相从，

肩背风生连膊肘，大便坚闭及遗癃，前病治之何穴愈，阳池、内关法理同。

可刺手少阳三焦经原原者，阳池穴，三焦脉所过为原，手表腕上横断处陷中，复刺手厥阴心包经络络者，内关穴，去掌二寸两筋间，别走少阳。

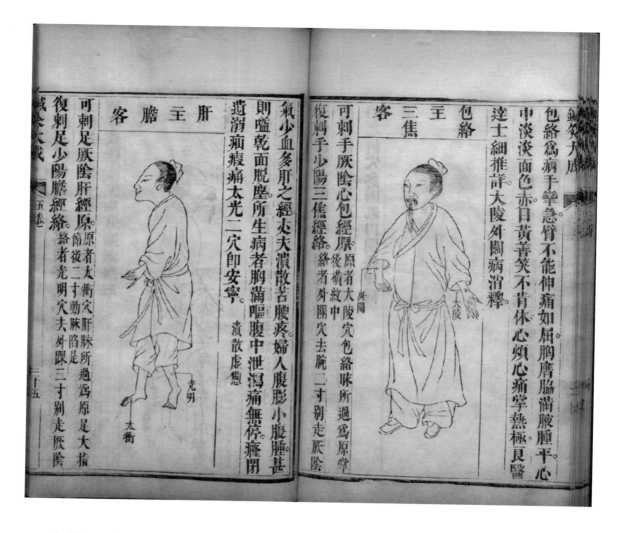

包络主三焦客 （图见上）

包络为病手挛急，臂不能伸痛如屈，胸膺胁满腋肿平，心中淡淡面色赤，

目黄善笑不肯休，心烦心痛掌热极，良医达士细推详，大陵外关病消释。

可刺手厥阴心包经原原者，大陵穴，包络脉所过为原，掌后横纹中，复刺手少阳三焦经络络者，外关穴，去腕二寸，别走厥阴。

肝主胆客 （图见上）

气少血多肝之经，丈夫溃散[1]苦腰疼，妇人腹膨小腹肿，甚则嗌干面脱尘。

所生病者胸满呕，腹中泄泻痛无停，癃闭遗溺疝瘕痛，太光二穴即安宁。溃散虚备

可刺足厥阴肝经原原者，太冲穴，肝脉所过为原，足大指节后二寸，动脉陷是，复刺足少阳胆经络络者，光明穴，去外踝三[2]寸，别走厥阴。

---

①溃散：当为"瘄疝"。

②三：当为"五"。

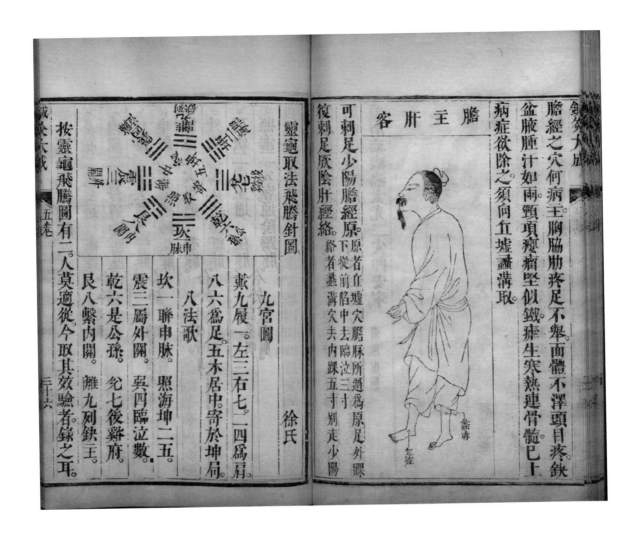

胆主肝客（图见上）

胆经之穴何病主？胸胁肋疼足不举，面体不泽头目疼，缺盆腋肿汗如雨，

颈项瘿瘤坚似铁，疟生寒热连骨髓，以上病症欲除之，须向丘墟蠡沟取。

可刺足少阳胆经原原者，丘墟穴，胆脉所过为原，足外踝下如①前陷中，去临泣三寸，复刺足厥阴肝经络络者，蠡沟穴，去内踝五寸，别走少阳。

灵龟取法飞腾针图　　徐氏

九宫图（图见上）

九宫歌

戴九履一，左三右七，二四为肩，八六为足，五十居中，寄于坤局。

八法歌

坎一联申脉，照海坤二五，震三属外关，巽四临泣数，

乾六是公孙，兑七后溪府，艮八系内关，离九列缺主。

按灵龟飞腾图有二，人莫适从，今取其效验者录之耳。

---

① 如：原作"从"，据《针灸聚英》及《铜人图经》改。

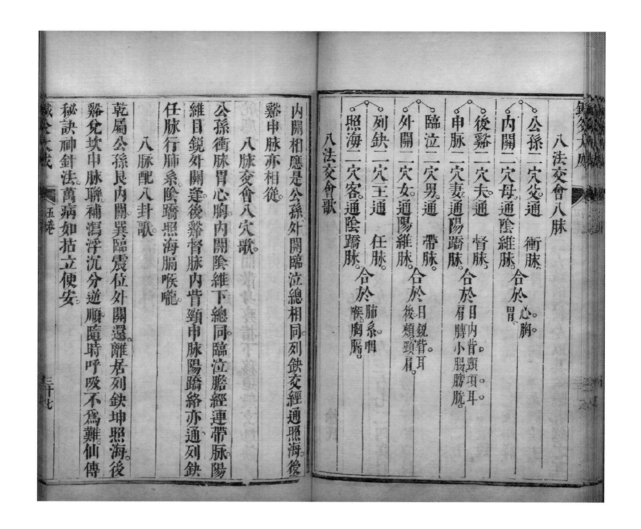

八法交会八脉

八法交会八脉	公孙二穴父通	冲脉	合于心胸胃
	内关二穴母通	阴维脉	
	后溪二穴夫通	督脉	合于目内眦、颈项、耳、眉、髀、小肠、膀胱
	申脉二穴妻通	阳跷脉	
	临泣二穴男通	带脉	合于目锐眦、耳后、颊、颈肩
	外关二穴女通	阳维脉	
	列缺二穴主通	任脉	合于肺系、咽喉、胸膈
	照海二穴客通	阴跷脉	

八法交会歌

内关相应是公孙，外关临泣总相同，列缺交经通照海，后溪申脉亦相从。

八脉交会八穴歌

公孙冲脉胃心胸，内关阴维下总同，临泣胆经连带脉，阳维目锐外关逢，
后溪督脉内眦颈，申脉阳跷络亦通，列缺任脉行肺系，阴跷照海膈喉咙。

八脉配八卦歌

乾属公孙艮内关，巽临震位外关还，离居列缺坤照海，后溪兑坎申脉联。
补泻浮沉分逆顺，随时呼吸不为难，仙传秘诀神针法，万病如拈立便安。

八穴配合歌

公孙偏与内关合，列缺能消照海疴，临泣外关分主客，后溪申脉正相和。
左针右病知高下，以意通经广按摩，补泻迎随分逆顺，五门八法是真科。

刺法启玄歌

八法神针妙，飞腾法最奇，砭针行内外，水火就中推。上下交经走，疾如应手驱，
往来依进退，补泻逐迎随。用似船推舵，应如弩发机。气聚时间散，身疼指下移。
这般玄妙诀，料得少人知。

八法五虎建元日时歌

甲己之辰起丙寅，乙庚之日戊寅行，丙辛便起庚寅始，丁卯壬寅亦顺寻，
戊癸甲寅定时候，五门得合是元因。

八法逐日干支歌

甲己辰戌丑未十，乙庚申酉九为期，丁壬寅卯八成数，戊癸巳午七相宜，
丙辛亥子亦七数，逐日支干即得知。

八法临时干支歌

甲己子午九宜用，乙庚丑未八无疑，丙辛寅申七作数，丁壬卯酉六顺知，
戊癸辰戌各有五，巳亥单加四共齐，阳日除九阴除六，不及零余穴下推。
其法如甲丙戊庚壬，为阳日；乙丁己辛癸，为阴日，以日

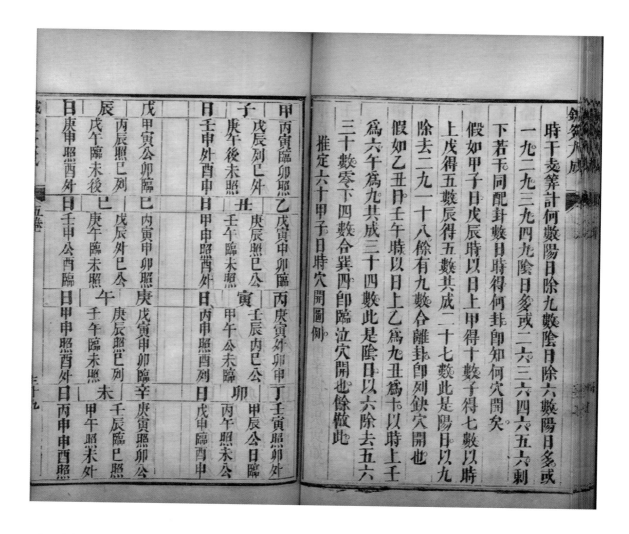

时干支算计何数，阳日除九数，阴日除六数，阳日多，或一九、二九、三九、四九；阴日多，或二六、三六、四六、五六，剩下若干，同配卦数日时，得何卦，即知何穴开矣。

假如甲子日，戊辰时，以日上甲得十数，子得七数，以时上戊得五数，辰得五数，共成二十七数，此是阳日。以九除去，二九一十八，余有九数，合离卦，即列缺穴开也。

假如乙丑日，壬午时，以日上乙为九，丑为十，以时上壬为六，午为九，共成三十四数。此是阴日，以六除去，五六三十数，零下四数，合巽四，即临泣穴开也。余仿此。

推定六十甲子日时穴开图例

（图见上）

辰

甲
丙寅公卯臨

庚辰照巳外

乙戊寅公卯外

丙庚寅照卯外

丁壬寅申卯照

癸甲寅申内

巳

壬午後未照

庚辰申巳照

甲午照未公

午

壬辰照巳列

甲午照未公

丙午臨未照

戊午申未臨

未

甲申内酉公

丙申酉照

戊申列酉外

庚申照酉公

子

甲午照未外

壬辰後巳照

丙申酉照

丑

戊申申酉公

丙午臨未照

戊辰照巳後

庚午照未外

寅

甲辰申寅臨卯照巳

丙辰列巳後

戊辰臨巳公

卯

戊申申酉外

庚午照未外

丙辰照巳外

壬申申酉照

寅

壬寅卯申癸甲寅照卯公甲丙寅後卯照乙戊寅臨卯申

申

甲辰公未臨

丙午公未臨

戊午未申内

庚午未申内

亥

甲辰照巳外

丙申臨酉照

戊申照未外

庚申照酉公

壬申申酉照

酉

戊申申酉照

庚申公酉臨

壬申公酉臨

甲申照酉公

戌

庚午未後

壬辰照巳後

甲辰申巳外

丙申照酉

戊申申外酉公

(图见上)

戊甲寅外卯申巳　丙寅臨卯照　庚戊寅照卯照辛　庚寅公卯臨

子　丙辰内巳公　戊辰公巳外

戊午申未臨　庚辰公巳申　壬午照未外

庚申照酉列　日　壬申外酉申　日　甲申照酉外

壬寅臨卯照癸　甲丙寅臨卯照乙　戊寅申卯臨

丑　戊辰公巳外　丙辰照巳外

壬午後未照　戊午臨未申　庚辰列巳公

日戊申申酉公　日庚申照酉申臨　壬午臨未照

辰　丙午後未照　内辰照巳外

甲辰寅外卯申　戊午臨未申

日庚申照酉外　甲申外酉申　日丙申照酉外

丙庚寅臨卯照丁　壬寅公卯臨

申　甲午後未照　甲辰申巳照

甲午外酉申　丙午外未申

日丙申照酉外　戊辰照巳列

戊甲寅申卯臨　戊甲寅公卯臨　己

子　庚辰照巳列　丙寅申卯照

庚戌辰末照　壬辰臨巳申　戊午外未後

日甲申照酉臨　甲午照未外　亥

庚戌寅申卯臨　辛庚寅照卯列　壬　甲寅申卯照癸

子　壬辰臨巳申　甲辰寅外巳申

壬辰照未外　丑　丙午照未照　寅

日丙申照酉臨　甲午照未外　卯　丙辰外巳申

日戊申公酉臨　戊午照未照

庚申公酉臨

四十一

(图见上)

右頁（自右至左，逐行）：

甲丙寅後卯照 乙

戊寅臨卯申 丙

丁壬寅申卯照

戊辰外巳公 辰

戊辰照巳外

庚辰照巳外

戊甲寅照卯外巳 丙寅外卯申 庚

戊寅臨卯後 辛

庚戊寅臨卯照外 午

戊午外未公 未

庚午後未照

壬午照未照

丙辰申巳內 申

戊辰照巳外

庚辰照巳公

甲申公酉臨 酉

壬申照酉公 日

庚申臨酉照 戌

壬申照酉公

甲申內酉公

丙申申酉內 亥

戊申臨酉照

甲午後未照

壬辰申巳臨

左頁（自右至左，逐行）：

壬寅申卯內 甲辰照巳列

癸甲寅外卯申

丙寅照卯照

戊甲寅列酉外日 庚申照酉公

壬申臨酉照 子

丙午臨未照 丑

戊午申未臨

庚午內未公

壬午照未照

丙庚寅照卯外 丁

壬辰申巳臨

甲辰照巳外 戊甲寅臨卯照

戊甲寅外卯申巳

丙寅臨卯照 寅

丙辰照巳外 戊辰申巳公 卯

甲午內未公 丙午申未照

戊申外酉列 辰

丙申臨酉照日 戊申外酉公

庚申照酉列

壬申外酉申

(图见上)

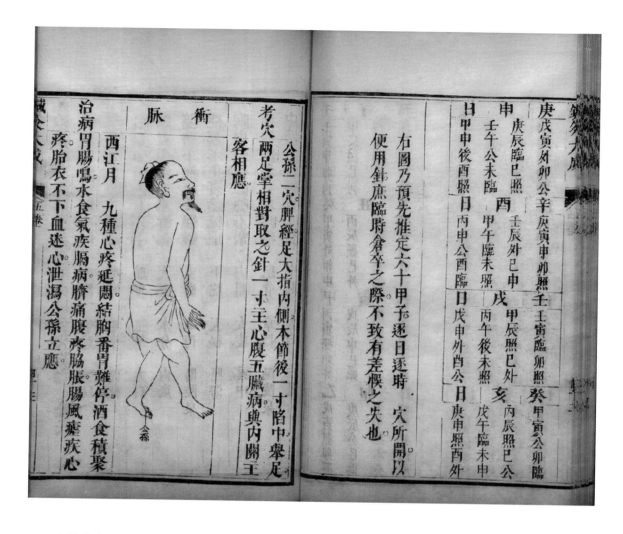

（图见上）

上图乃预先推定六十甲子，逐日逐时某穴所开，以便用针，庶临时仓卒之际，不致有差讹之失也。

八脉图并治症穴[①]

冲脉（图见上）

考穴：公孙二穴，脾经。足大指内侧，本节后一寸陷中，举足，两足掌相对取之。针一寸，主心腹五脏病，与内关主客相应。

治病：〔西江月〕九种心疼延闷，结胸翻胃难停，酒食积聚胃肠鸣，水食气疾膈病。脐痛腹疼胁胀，肠风疟疾心疼，胎衣不下血迷心，泄泻公孙立应。

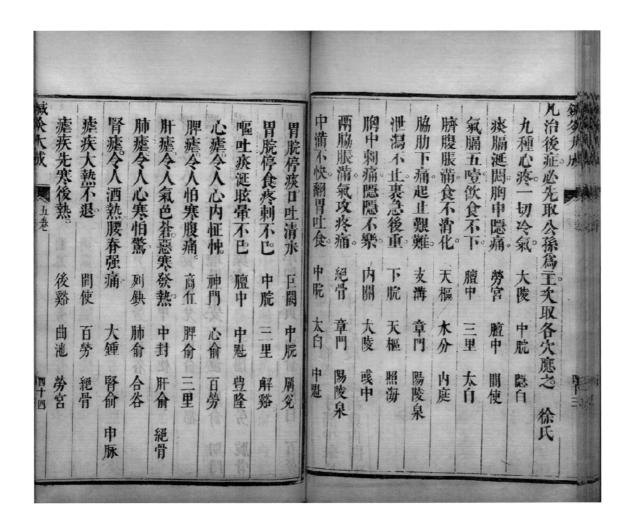

凡治后症，必先取公孙为主，次取各穴应之 徐氏

九种心疼，一切冷气：大陵　中脘　隐白

痰膈涎闷，胸中隐痛：劳宫　膻中　间使

气膈五噎，饮食不下：膻中　三里　太白

脐腹胀满，食不消化：天枢　水分　内庭

胁肋下痛，起止艰难：支沟　章门　阳陵泉

泄泻不止，里急后重：下脘　天枢　照海

胸中刺痛，隐隐不乐：内关　大陵　彧中

两胁胀满，气攻疼痛：绝骨　章门　阳陵泉

中满不快，翻胃吐食：中脘　太白　中魁

胃脘停痰，口吐清水：巨阙　中脘　厉兑

胃脘停食，疼刺不已：中脘　三里　解溪

呕吐痰涎，眩晕不已：膻中　中魁　丰隆

心疟，令人心内怔忡：神门　心俞　百劳

脾疟，令人怕寒腹痛：商丘　脾俞　三里

肝疟，令人气色苍，恶寒发热：中封　肝俞　绝骨

肺疟，令人心寒怕惊：列缺　肺俞　合谷

肾疟，令人洒热，腰脊强痛：大钟　肾俞　申脉

疟疾大热不退：间使　百劳　绝骨

疟疾先寒后热：后溪　曲池　劳宫

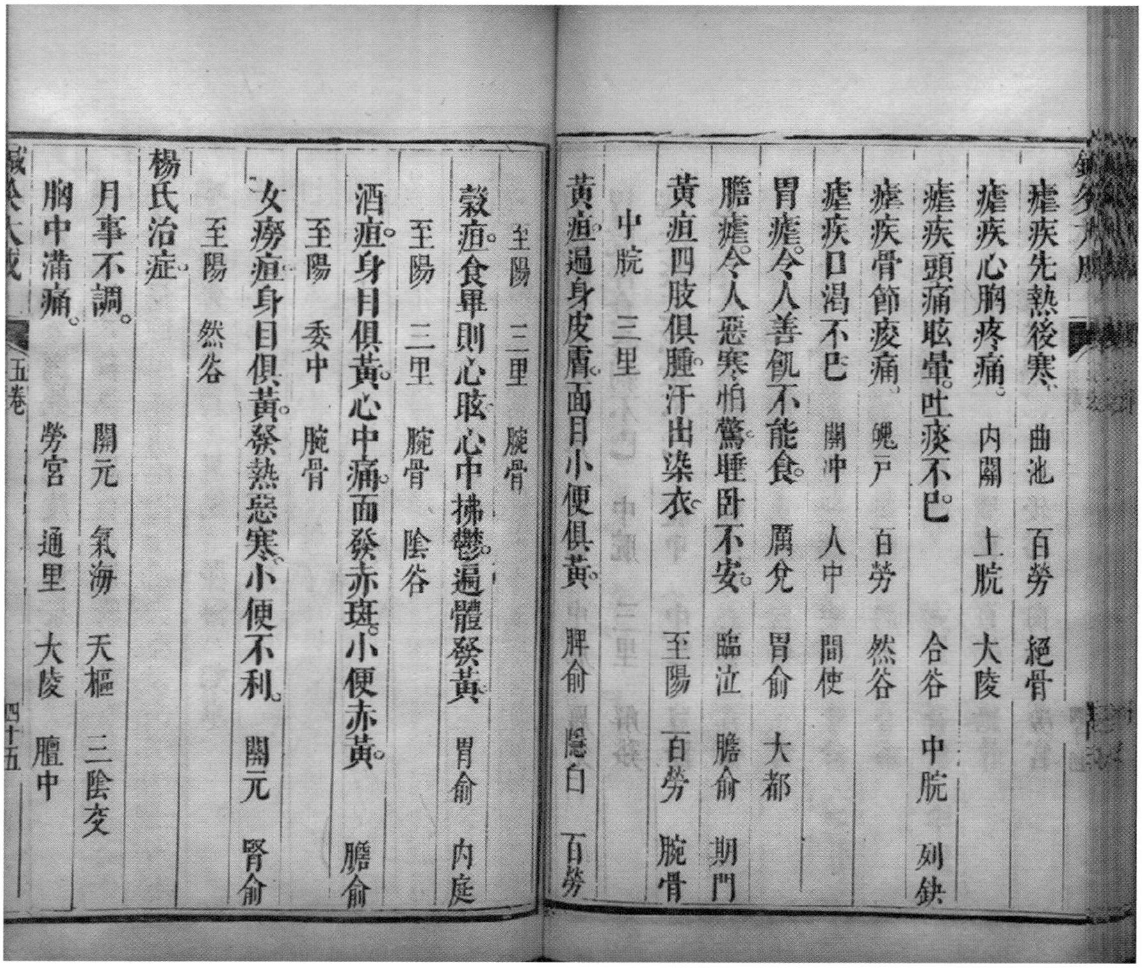
鍼灸大成
瘧疾先熱後寒。曲池 百勞 絕骨
瘧疾心胸疼痛。內關 上脘 大陵
瘧疾頭痛眩暈。吐痰不已。合谷 中脘 列缺
瘧疾骨節痠痛。魄戶 百勞 然谷
瘧疾口渴不已。關冲 人中 間使
胃瘧。令人善飢不能食。厲兌 胃俞 大都
膽瘧。令人惡寒。怕驚睡臥不安。臨泣 膽俞 期門
黃疸四肢俱腫。汗出染衣。至陽 百勞 腕骨
中脘 三里
黃疸遍身皮膚。面目小便俱黃。脾俞 隱白 百勞
至陽 三里 腕骨
穀疸。食畢則心眩。心中拂鬱。遍體發黃。胃俞 內庭
至陽 三里 腕骨 陰谷
酒疸。身目俱黃。心中痛。面發赤斑。小便赤黃。膽俞
至陽 委中 腕骨
女癆疸。身目俱黃。發熱惡寒。小便不利。關元 腎俞
至陽 然谷
楊氏治症
月事不調。關元 氣海 天樞 三陰交
胸中滿痛。勞宮 通里 大陵 膻中
鍼灸大成 五卷 四十五

疟疾先热后寒：曲池　百劳　绝骨

疟疾心胸疼痛：内关　上脘　大陵

疟疾头痛眩晕，吐痰不已：合谷　中脘　列缺

疟疾骨节酸痛：魄户　百劳　然谷

疟疾口渴不已：关冲　人中　间使

胃疟，令人善饥，不能食：厉兑　胃俞　大都

胆疟，令人恶寒怕惊，睡卧不安：临泣　胆俞　期门

黄疸，四肢俱肿，汗出染衣：至阳　百劳　腕骨　中脘　三里

黄疸，遍身皮肤、面目、小便俱黄：脾俞　隐白　百劳　至阳　三里　腕骨

谷疸，食毕则心眩，心中拂郁，遍体发黄：胃俞　内庭　至阳　三里　腕骨　阴谷

酒疸，身目俱黄，心中痛，面发赤斑，小便赤黄：胆俞　至阳　委中　腕骨

女痨疸，身目俱黄，发热恶寒，小便不利：关元　肾俞　至阳　然谷

杨氏治症

月事不调：关元　气海　天枢　三阴交

胸中满痛：劳宫　通里　大陵　膻中

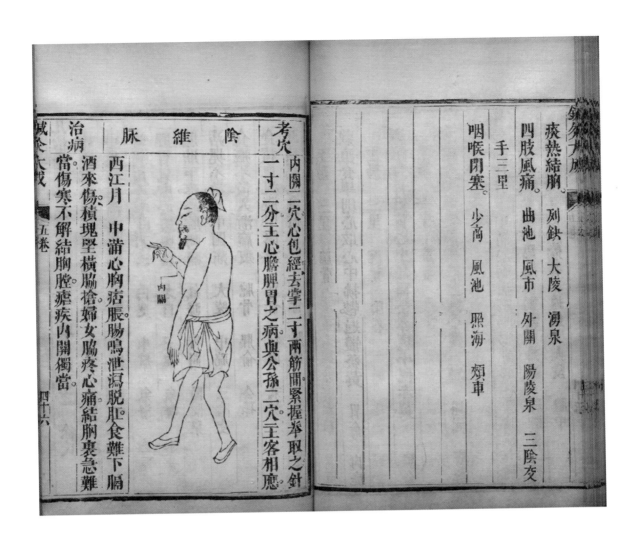

痰热结胸：列缺　大陵　涌泉

四肢风痛：曲池　风市　外关　阳陵泉　三阴交　手三里

咽喉闭塞：少商　风池　照海　颊车

阴维脉（图见上）

考穴：内关二穴，心包经。去掌二寸两筋间，紧握拳取之。针一寸二分，主心胆脾胃之病，与公孙二穴，主客相应。

治病：〔西江月〕中满心胸痞胀，肠鸣泄泻脱肛，食难下膈酒来伤，积块坚横胁抢。妇女胁疼心痛，结胸里急难当，伤寒不解结胸膛，疟疾内关独当。

凡治后症，必先取内关为主，次取各穴应之　徐氏

中满不快，胃脘伤寒：中脘	大陵	三里	膻中	
中焦痞满，两胁刺痛：支沟	章门	膻中		
脾胃虚冷，呕吐不已：内庭	中脘	气海	公孙	
脾胃气虚，心腹胀满：太白	三里	气海	水分	
胁肋下疼，心脘刺痛：气海	行间	阳陵泉		
痞块不散，心中闷痛：大陵	中脘	三阴交		
食症不散，人渐羸瘦：腕骨	脾俞	公孙		
食积血瘕，腹中隐痛：胃俞	行间	气海		
五积气块，血积血癖：膈俞	肝俞	大敦	照海	
脏腑虚冷，两胁痛疼：支沟	通里①	章门	阳陵泉	
风壅气滞，心腹刺痛：风门	膻中	劳宫	三里	
大肠虚冷，脱肛不收：百会	命门	长强	承山	
大便艰难，用力脱肛：照海	百会	支沟		
脏毒肿痛，便血不止：承山	肝俞	膈俞	长强	
五种痔疾，攻痛不已：合阳	长强	承山		
五痫等症，口中吐沫：后溪	神门	心俞	鬼眼	
心性呆痴，悲泣不已：通里	后溪	神门	大钟	
心惊发狂，不识亲疏：少冲	心俞	中脘	十宣	
健忘易失，言语不纪：心俞	通里	少冲		

①通里：《针灸大全》作"建里"。

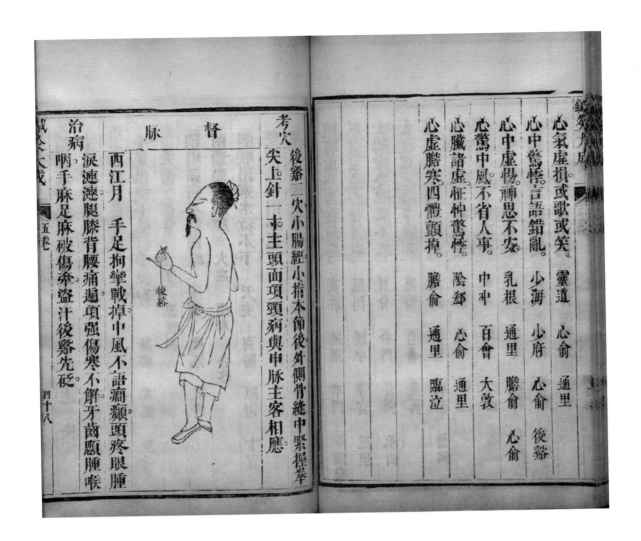

心气虚损，或歌或笑：灵道　心俞　通里

心中惊悸，言语错乱：少海　少府　心俞　后溪

心中虚惕，神思不安：乳根　通里　胆俞　心俞

心惊中风，不省人事：中冲　百会　大敦

心脏诸虚，怔忡惊悸：阴郄　心俞　通里

心虚胆寒，四体颤掉：胆俞　通里　临泣

督脉（图见上）

考穴：后溪二穴，小肠经。小指本节后外侧骨缝中，紧握拳尖上。针一寸，主头面项颈病，与申脉主客相应。

治病：〔西江月〕手足拘挛战掉，中风不语痫癫，头疼眼肿泪涟涟，腿膝背腰痛遍。项强伤寒不解，牙齿腮肿喉咽，手麻足麻破伤牵，盗汗后溪先砭。

凡治後症必先取後谿爲主次取各穴應之 徐氏

手足攣急屈伸艱難 三里 曲池 尺澤 合谷 行間 陽陵泉

手足俱顫不能行步握物 陽谿 曲池 腕骨 太衝 絕骨 公孫 陽陵泉

頸項強痛不能回顧 承漿 風池 風府

兩顋頰痛紅腫 大迎 頰車 合谷

咽喉閉塞水粒不下 天突 商陽 照海 十宣

雙蛾風喉閉不通 少商 金津 玉液 十宣

單蛾風喉中腫痛 關衝 天突 合谷

偏正頭風及兩額角痛 列缺 合谷 太陽紫脈 頭臨泣 絲竹空

兩眉角痛不已 攢竹 陽白 印堂 合谷 頭維

頭目昏沉太陽痛 合谷 太陽紫脈 頭維

頭項拘急引肩背痛 承漿 百會 肩井 中渚

醉頭風嘔吐不止惡聞人言 湧泉 列缺 百勞 合谷

眼赤腫衝風淚下不已 攢竹 合谷 小骨空 臨泣

破傷風因他事搐發渾身發熱顛強 大敦 合谷

凡治后症，必先取后溪为主，次取各穴应之 徐氏

手足挛急，屈伸艰难：三里　曲池　尺泽　合谷　行间　阳陵泉

手足俱颤，不能行步握物：阳溪　曲池　腕骨　太冲　绝骨　公孙　阳陵泉

颈项强痛，不能回顾：承浆　风池　风府

两腮颊痛红肿：大迎　颊车　合谷

咽喉闭塞，水粒不下：天突　商阳　照海　十宣

双蛾风，喉闭不通：少商　金津　玉液　十宣

单蛾风，喉中肿痛：关冲　天突　合谷

偏正头风及两额角痛：列缺　合谷　太阳紫脉　头临泣　丝竹空

两眉角痛不已：攒竹　阳白　印堂　合谷　头维

头目昏沉，太阳痛：合谷　太阳紫脉　头维

头项拘急，引肩背痛：承浆　百会　肩井　中渚

醉头风，呕吐不止、恶闻人言：涌泉　列缺　百劳　合谷

眼赤肿，冲风泪下不已：攒竹　合谷　小骨空　临泣

破伤风，因他事搐发，浑身发热颠强：大敦　合谷

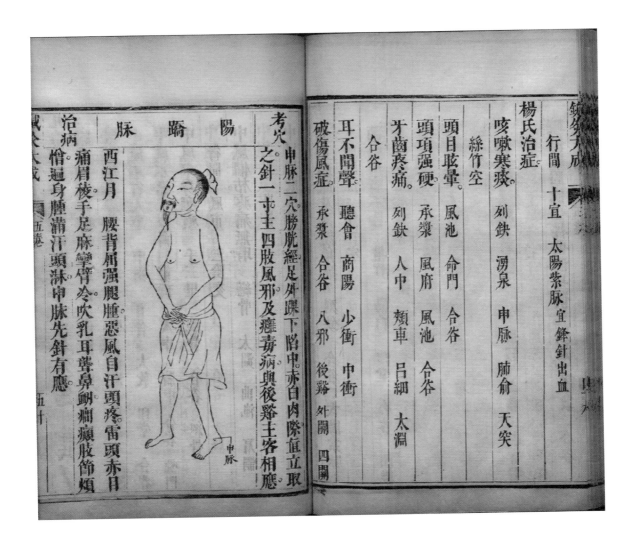

行间　十宣　太阳紫脉宜锋针出血

杨氏治症

咳嗽寒痰：列缺　涌泉　申脉　肺俞　天突　丝竹空

头目眩晕：风池　命门　合谷

头项强硬：承浆　风府　风池　合谷

牙齿疼痛：列缺　人中　颊车　吕细　太渊　合谷

耳不闻声：听会　商阳　少冲　中冲

破伤风症：承浆　合谷　八邪　后溪　外关　四关

阳跷脉（图见上）

考穴：申脉二穴，膀胱经。足外踝下陷中，赤白肉际，直立取之。针一寸，主四肢风邪及痈毒病，与后溪主客相应。

治病：〔西江月〕腰背屈强腿肿，恶风自汗头疼，雷头赤目痛眉棱，手足麻挛臂冷。吹乳耳聋鼻衄，痫癫肢节烦憎，遍身肿满汗头淋，申脉先针有应。

凡治後症必先取申脉爲主次取各穴應之　徐氏
腰背强不可俛仰　腰俞　膏肓　委中刺紫脉出血
肢節煩痛牽引腰脚疼　肩髃　曲池　崑崙　陽陵
中風不省人事　中衝　百會　大敦　印堂　合谷
中風不語　少商　前頂　人中　膻中　合谷　啞門
中風半身癱瘓　手三里　腕骨　合谷　絕骨
行間　風市　三陰交
中風偏枯疼痛無時　絕骨　太淵　曲池　肩髃
三里　崑崙
中風四肢麻痺不仁　肘髎　上廉　魚際　風市
膝關　三陰交
中風手足搔痒不能握物　臑會　腕骨　合谷
行間　風市　陽陵泉
中風口眼喎斜牽連不已　人中　合谷　太淵
十宣　童子髎　頰車此穴針入一分沿皮向下透地倉穴喎左瀉右喎右瀉左可灸二七壯
中風角弓反張眼目盲視　百會　百勞　合谷
曲池　行間　十宣　陽陵泉
中風口禁不開言語蹇澁　地倉宜針透　頰車　人中　合谷
腰脊項背疼痛　腎俞　人中　肩井　委中
腰痛起止艱難　然谷　膏肓　委中　腎俞
五十一

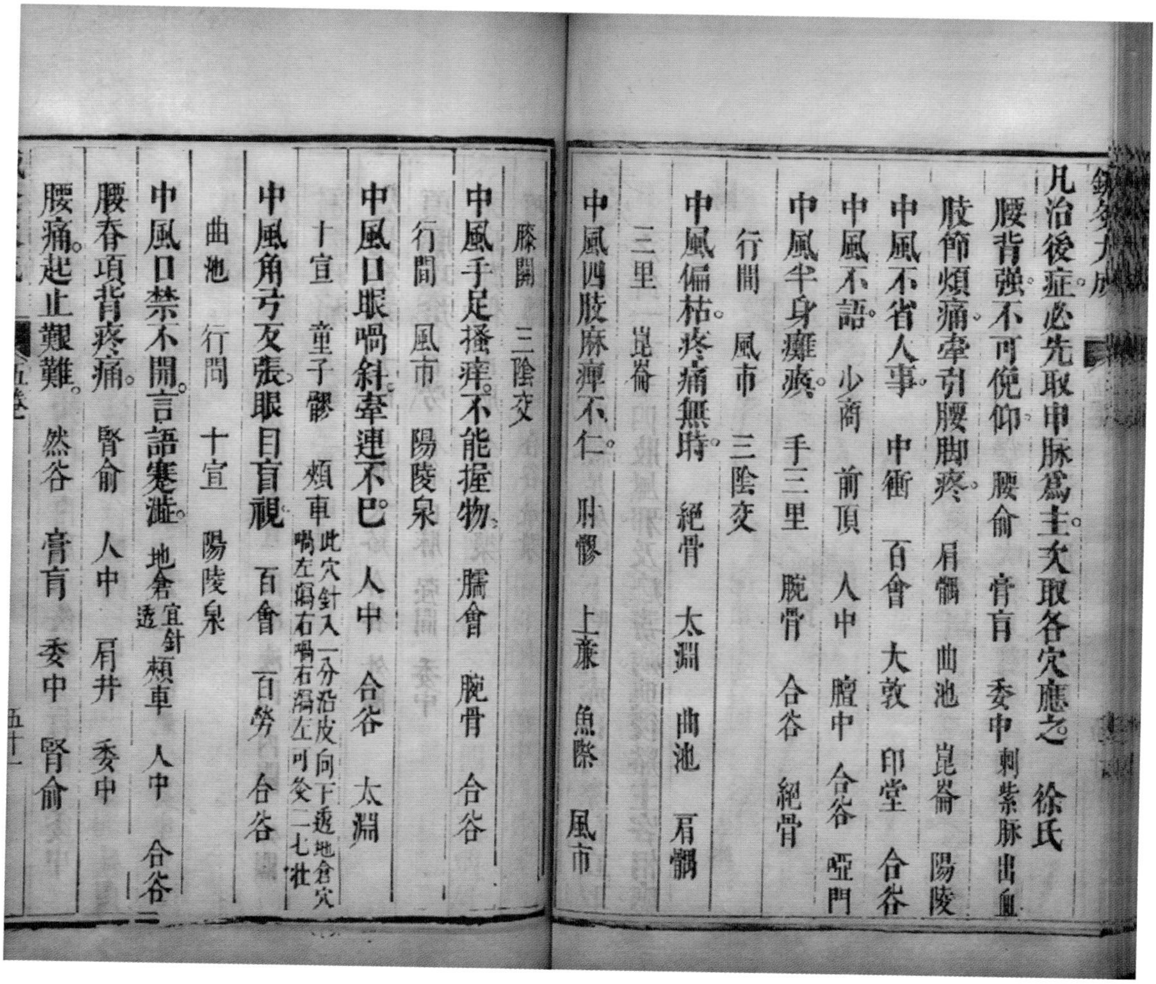

凡治后症，必先取申脉为主，次取各穴应之　徐氏

腰背强不可俯仰：腰俞　膏肓　委中刺紫脉出血

肢节烦痛、牵引腰脚疼：肩髃　曲池　昆仑　阳陵

中风不省人事：中冲　百会　大敦　印堂　合谷

中风不语：少商　前顶　人中　膻中　合谷　哑门

中风半身瘫痪：手三里　腕骨　合谷　绝骨　行间　风市　三阴交

中风偏枯，疼痛无时：绝骨　太渊　曲池　肩髃　三里　昆仑

中风四肢麻痹不仁：肘髎　上廉　鱼际　风市　膝关　三阴交

中风手足瘙痒，不能握物：臑会　腕骨　合谷　行间　风市　阳陵泉

中风口眼㖞斜，牵连不已：人中　合谷　太渊　十宣　童子髎　颊车此穴针入一分，沿皮向下透地仓穴。㖞左泻右，㖞右泻左，可灸二七壮

中风角弓反张，眼目盲视：百会　百劳　合谷　曲池　行间　十宣　阳陵泉

中风口噤不开，言语謇涩：地仓宜针透　颊车　人中　合谷

腰脊项背疼痛：肾俞　人中　肩井　委中

腰痛，起止艰难：然谷　膏肓　委中　肾俞

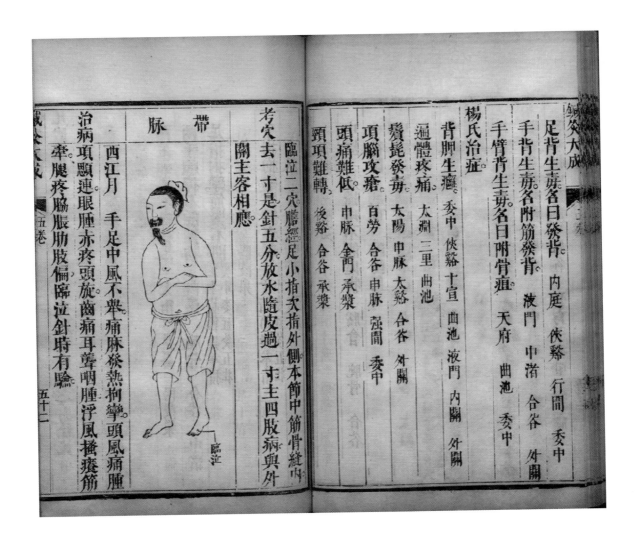

足背生毒，名曰发背：内庭　侠溪　行间　委中

手背生毒，名附筋发背：液门　中渚　合谷　外关

手臂背生毒，名曰附骨疽：天府　曲池　委中

杨氏治症

背胛生痈：委中　侠溪　十宣　曲池　液门　内关　外关

遍体疼痛：太渊　三里　曲池

鬓髭发毒：太阳　申脉　太溪　合谷　外关

项脑攻疮：百劳　合谷　申脉　强间　委中

头痛难低：申脉　金门　承浆

颈项难转：后溪　合谷　承浆

带脉（图见上）

考穴：临泣二穴，胆经。足小指次指外侧，本节中筋骨缝内，去一寸是。针五分，放水随皮过一寸，主四肢病，与外关主客相应。

治病：〔西江月〕手足中风不举，痛麻发热拘挛，头风痛肿项腮连，眼肿赤疼头旋。齿痛耳聋咽肿，浮风搔痒筋牵，腿疼胁胀肋肢偏，临泣针时有验。

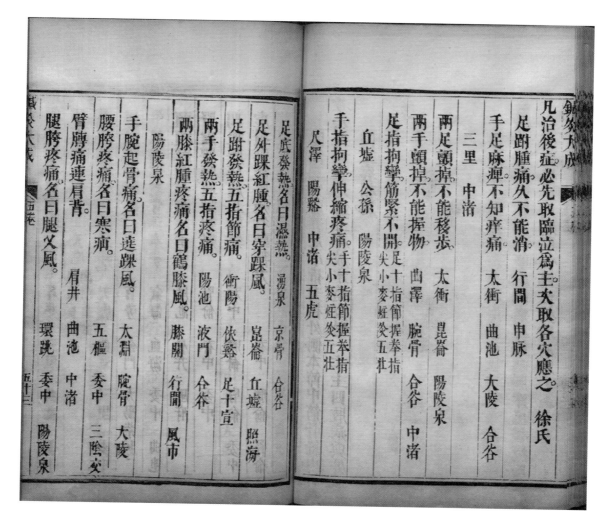

凡治后症，必先取临泣为主，次取各穴应之 徐氏

足跗肿痛，久不能消：行间　申脉

手足麻痹，不知痒痛：太冲　曲池　大陵　合谷　三里　中渚

两足颤掉，不能移步：太冲　昆仑　阳陵泉

两手颤掉，不能握物：曲泽　腕骨　合谷　中渚

足指拘挛，筋紧不开：足十指节^{握拳指尖，小麦炷，灸五壮}丘墟　公孙　阳陵泉

手指拘挛，伸缩疼痛：手十指节^{握拳指尖，小麦炷，灸五壮}尺泽　阳溪　中渚　五虎^①

足底发热，名曰湿热：涌泉　京骨　合谷

足外踝红肿，名曰穿踝风：昆仑　丘墟　照海

足跗发热，五指节痛：冲阳　侠溪　足十宣

两手发热，五指疼痛：阳池　液门　合谷

两膝红肿疼痛，名曰鹤膝风：膝关　行间　风市　阳陵泉

手腕起骨痛，名曰绕踝风：太渊　腕骨　大陵

腰胯疼痛，名曰寒疝：五枢　委中　三阴交

臂膊痛连肩背：肩井　曲池　中渚

腿胯疼痛，名曰腿叉风：环跳　委中　阳陵泉

---

①五虎：《针灸大全》卷四作"五处"。

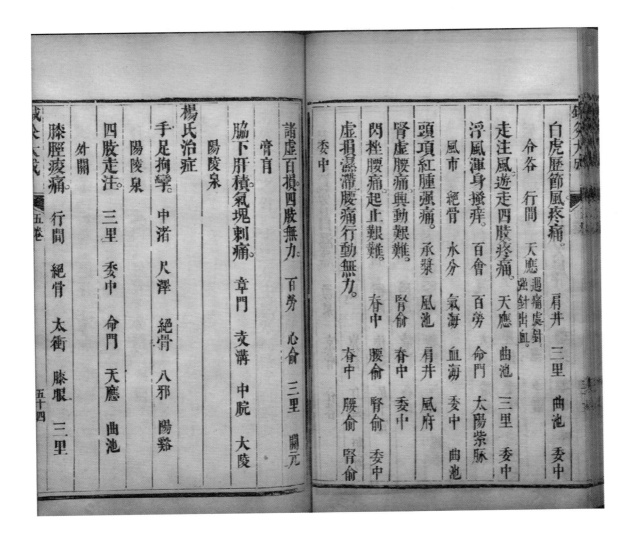

白虎历节风疼痛：肩井　三里　曲池　委中　合谷　行间　天应遇痛处针，强针出血

走注风游走，四肢疼痛：天应　曲池　三里　委中

浮风，浑身搔痒：百会　百劳　命门　太阳紫脉　风市　绝骨　水分　气海　血海　委中　曲池

头项红肿强痛：承浆　风池　肩井　风府

肾虚腰痛，举[1]动艰难：肾俞　脊中　委中

闪挫腰痛，起止艰难：脊中　腰俞　肾俞　委中

虚损湿滞腰痛，行动无力：脊中　腰俞　肾俞　委中

诸虚百损，四肢无力：百劳　心俞　三里　关元　膏肓

胁下肝积，气块刺痛：章门　支沟　中脘　大陵　阳陵泉

杨氏治症

手足拘挛：中渚　尺泽　绝骨　八邪　阳溪　阳陵泉

四肢走注：三里　委中　命门　天应　曲池　外关

膝胫酸痛：行间　绝骨　太冲　膝眼　三里

---

①举：原作"兴"，据《针灸大全》卷四改。

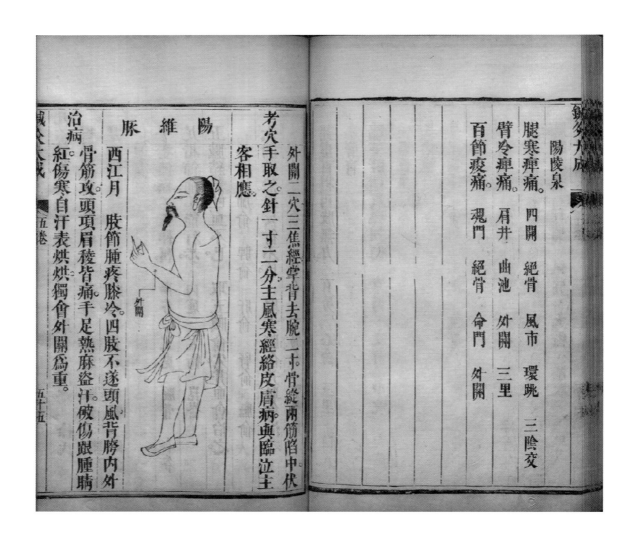

阳陵泉

腿寒痹痛：四关　绝骨　风市　环跳　三阴交

臂冷痹痛：肩井　曲池　外关　三里

百节酸痛：魂门　绝骨　命门　外关

阳维脉 (图见上)

考穴：外关二穴，三焦经。掌背去腕二寸，骨缝两筋陷中，伏手取之。针一寸二分，主风寒经络皮肤病，与临泣主客相应。

治病：〔西江月〕肢节肿疼膝冷，四肢不遂头风，背胯内外骨筋攻，头项眉棱皆痛。手足热麻盗汗，破伤跟肿睛红，伤寒自汗表烘烘，独会外关为重。

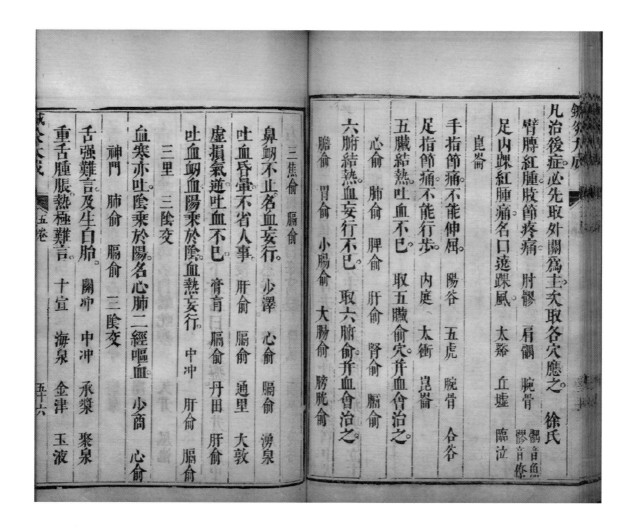

凡治后症，必先取外关为主，次取各穴应之 徐氏

　　臂膊红肿，肢节疼痛：肘髎　肩髃　腕骨　髃，音鱼；髎音僚

　　足内踝红肿痛，名曰绕踝风：太溪　丘墟　临泣　昆仑

　　手指节痛，不能伸屈：阳谷　五虎　腕骨　合谷

　　足指节痛，不能行步：内庭　太冲　昆仑

　　五脏结热，吐血不已，取五脏俞穴，并血会治之：心俞　肺俞　脾俞　肝俞　肾俞　膈俞

　　六腑结热，血妄行不已，取六腑俞，并血会治之：胆俞　胃俞　小肠俞　大肠俞　膀胱俞　三焦俞　膈俞

　　鼻衄不止，名血妄行：少泽　心俞　膈俞　涌泉

　　吐血昏晕，不省人事：肝俞　膈俞　通里　大敦

　　虚损气逆，吐血不已：膏肓　膈俞　丹田　肝俞

　　吐血衄血，阳乘于阴，血热妄行：中冲　肝俞　膈俞　三里　三阴交

　　血寒亦吐，阴乘于阳，名心肺二经呕血：少商　心俞　神门　肺俞　膈俞　三阴交

　　舌强难言及生白胎：关冲　中冲　承浆　聚泉

　　重舌肿胀，热极难言：十宣　海泉　金津　玉液

鍼灸大成

口內生瘡名枯曹風。 兌端 支溝 承漿 十宣
舌吐不收名曰陽強。 涌泉 兌端 少沖 神門
舌縮難言名曰陰強。 心俞 膻中 海泉
唇吻裂破血出乾痛。 承漿 少商 關沖
項生瘰癧遶頸起核名曰蟠蛇癧。 天井 風池
肘尖 缺盆 十宣
瘰癧延生胸前連腋下者名曰瓜藤癧。 肩井 膻中
大陵 支溝 陽陵泉
左耳根腫核者名曰惠袋癧。 翳風 後谿 肘尖
右耳根腫核者名曰蜂窩癧。 翳風 頰車 後谿
合谷
耳根紅腫痛。 合谷 翳風 頰車
頸項紅腫不消名曰項疽。 風府 肩井 承漿
目生翳膜隱澀難開。 睛明 合谷 肝俞 魚尾
風沿爛眼迎風冷淚。 攢竹 絲竹 二間 小骨空
目風腫痛努肉攀睛。 和髎 睛明 攢竹 肝俞
委中 合谷 肘尖 照海 列缺 十宣
牙齒兩頷腫痛。 人中 合谷 呂細
上片牙痛及牙關不開。 太淵 頰車 合谷 呂細
下片牙疼頰項紅腫痛。 陽谿 承漿 頰車 太谿

鍼灸大成 五卷 五十七

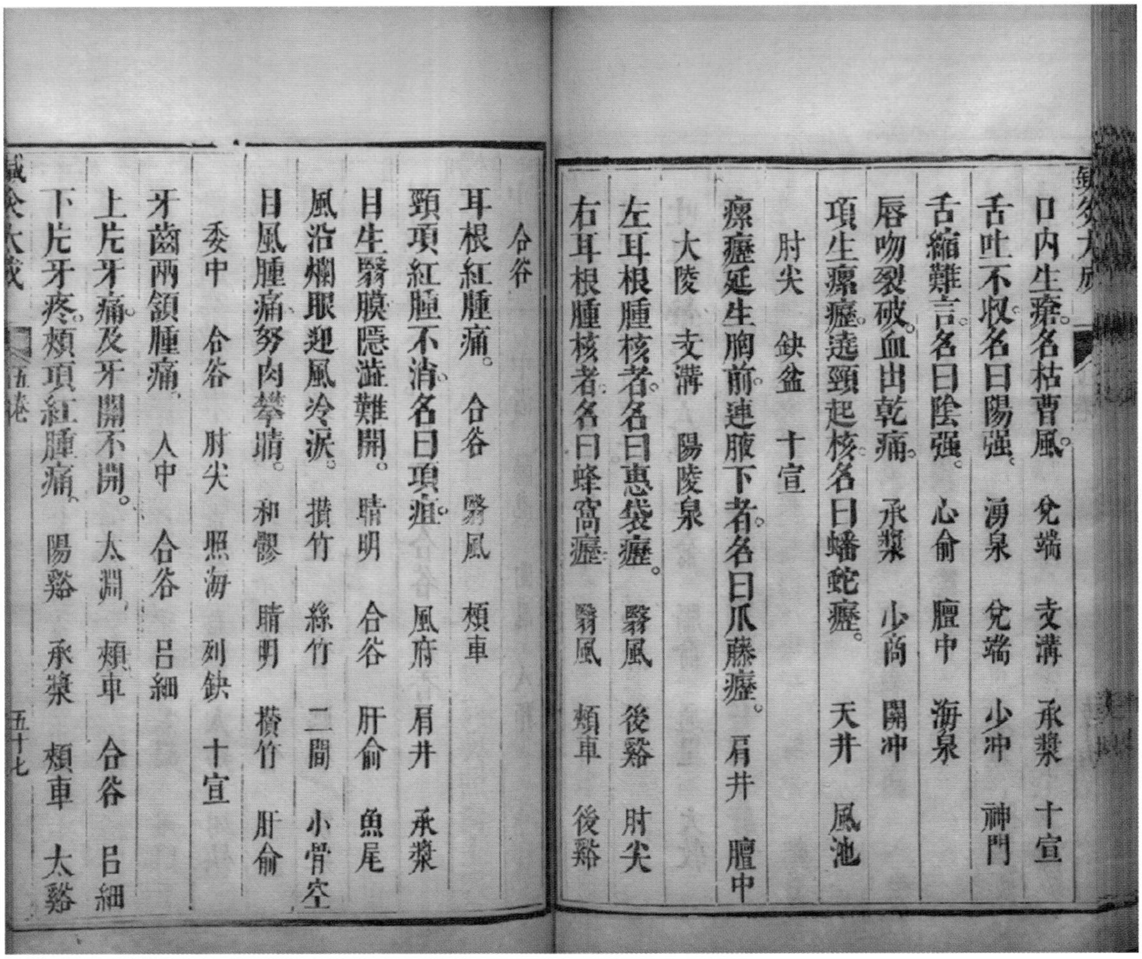

口内生疮，名枯曹风：兑端　支沟　承浆　十宣
舌吐不收，名曰阳强：涌泉　兑端　少冲　神门
舌缩难言，名曰阴强：心俞　膻中　海泉
唇吻裂破，血出干痛：承浆　少商　关冲
项生瘰疬，绕颈起核，名曰蟠蛇疬：天井　风池　肘尖　缺盆　十宣
瘰疬延生胸前，连腋下者，名曰瓜藤疬：肩井　膻中　大陵　支沟　阳陵泉
左耳根肿核者，名曰惠袋疬：翳风　后溪　肘尖
右耳根肿核者，名曰蜂窝疬：翳风　颊车　后溪　合谷
耳根红肿痛：合谷　翳风　颊车
颈项红肿不消，名曰项疽：风府　肩井　承浆
目生翳膜，隐涩难开：睛明　合谷　肝俞　鱼尾
风沿烂眼，迎风冷泪：攒竹　丝竹　二间　小骨空
目风肿痛，努肉攀睛：和髎　睛明　攒竹　肝俞　委中　合谷　肘尖　照海　列缺　十宣
牙齿两颌肿痛：人中　合谷　吕细
上片牙痛，及牙关不开：太渊　颊车　合谷　吕细
下片牙疼，颊项红肿痛：阳溪　承浆　颊车　太溪

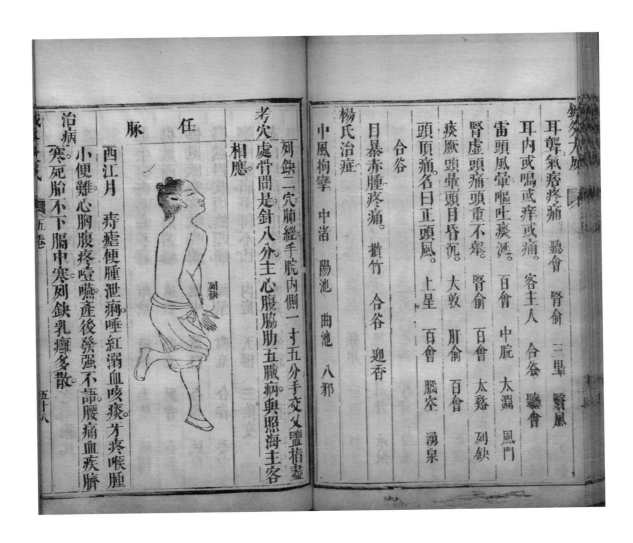

耳聋，气痞疼痛：听会　肾俞　三里　翳风

耳内或鸣、或痒、或痛：客主人　合谷　听会

雷头风晕，呕吐痰涎：百会　中脘　太渊　风门

肾虚头痛，头重不举：肾俞　百会　太溪　列缺

痰厥头晕，头目昏沉：大敦　肝俞　百会

头顶痛，名曰正头风：上星　百会　脑空　涌泉　合谷

目暴赤肿疼痛：攒竹　合谷　迎香

杨氏治症

中风拘挛：中渚　阳池　曲池　八邪

任脉（图见上）

考穴：列缺二穴，肺经。手腕内侧一寸五分，手交叉盐指尽处骨间是。针八分，主心腹胁肋五脏病，与照海主客相应。

治病：〔西江月〕痔疟便肿泄痢，唾红溺血咳痰，牙疼喉肿小便难，心胸腹疼噎咽。产后发强不语，腰痛血疾脐寒，死胎不下膈中寒，列缺乳痈多散。

凡治後症必先取列缺爲主次取各穴應之　徐氏

鼻流涕臭名曰鼻淵　曲差　上星　百會　風門　迎香

鼻生瘜肉閉塞不通　印堂　迎香　上星　風門

傷風面赤發熱頭痛　通里　曲池　絶骨　合谷

傷風感寒咳嗽胀滿　膻中　風門　合谷　風府

傷風四肢煩熱頭痛　經渠　曲池　合谷　委中

腹中腸痛下利不已　内庭　天樞　三陰交

赤白痢疾腹中冷痛　水道　氣海　外陵　天樞　三陰交　三里

胸前兩乳紅腫痛　少澤　大陵　膻中

乳癰腫痛小兒吹乳　中府　膻中　少澤　大敦

腹中寒痛泄瀉不止　天樞　中脘　關元　三陰交

婦血積痛敗血不止　肝俞　腎俞　膈俞　三陰交

咳嗽寒痰胸膈閉痛　肺俞　膻中　三里

久嗽不愈咳唾血痰　風門　太淵　膻中

哮喘氣促痰氣壅盛　豐隆　俞府　膻中　三里

吼喘胸膈急痛　或中　天突　肺俞　三里

吼喘氣滿肺脹不得卧　俞府　風門　太淵　中府　膻中

凡治后症，必先取列缺为主，次取各穴应之 徐氏

鼻流涕臭，名曰鼻渊：曲差　上星　百会　风门　迎香

鼻生息肉，闭塞不通：印堂　迎香　上星　风门

伤风面赤，发热头痛：通里　曲池　绝骨　合谷

伤风感寒，咳嗽胀[1]满：膻中　风门　合谷　风府

伤风，四肢烦热，头痛：经渠　曲池　合谷　委中

腹中肠痛，下利不已：内庭　天枢　三阴交

赤白痢疾，腹中冷痛：水道　气海　外陵　天枢　三阴交　三里

胸前两乳红肿痛：少泽　大陵　膻中

乳痈肿痛，小儿吹乳：中府　膻中　少泽　大敦

腹中寒痛，泄泻不止：天枢　中脘　关元　三阴交

妇人[2]血积痛，败血不止：肝俞　肾俞　膈俞　三阴交

咳嗽寒痰，胸膈闭痛：肺俞　膻中　三里

久嗽不愈，咳唾血痰：风门　太渊　膻中

哮喘气促，痰气壅盛：丰隆　俞府　膻中　三里

吼喘胸膈急痛：或中　天突　肺俞　三里

吼喘气满，肺胀不得卧：俞府　风门　太渊　中府　三里　膻中

①胀：原作"咳"，据《针灸大全》卷四改。

②人：原无，据《针灸大全》卷四补。

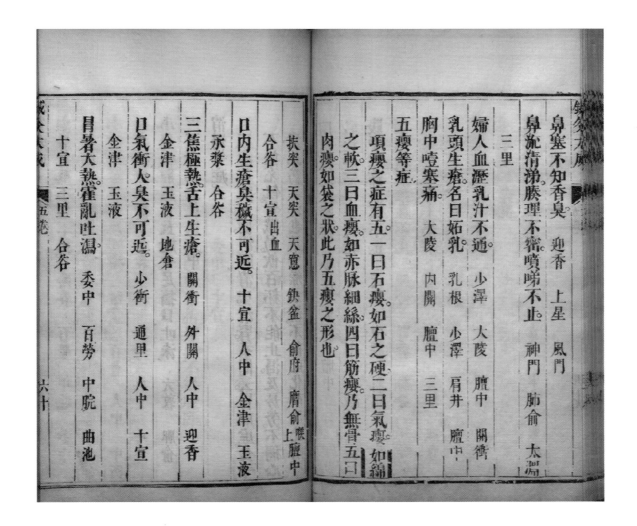

鼻塞不知香臭：迎香　上星　风门

鼻流清涕，腠理不密，喷嚏不止：神庭　肺俞　太渊　三里

妇人血沥，乳汁不通：少泽　大陵　膻中　关冲

乳头生疮，名曰妬乳：乳根　少泽　肩井　膻中

胸中噎塞痛：大陵　内关　膻中　三里

五瘿等症：

项瘿之症有五：一曰石瘿，如石之硬；二曰气瘿，如绵之软；三曰血瘿，如赤脉细丝；四曰筋瘿，如①无骨；五曰肉瘿，如袋之状，此乃五瘿之形也。

扶突　天突　天窗　缺盆　俞府　膺俞喉上　膻中　合谷　十宣出血

口内生疮，臭秽不可近：十宣　人中　金津　玉液　承浆　合谷

三焦极热，舌上生疮：关冲　外关　人中　迎香　金津　玉液　地仓

口气冲人，臭不可近：少冲　通里　人中　十宣　金津　玉液

冒暑大热，霍乱吐泻：委中　百劳　中脘　曲池　十宣　三里　合谷

---

① 如：原作“乃”，据《针灸大全》卷四改。

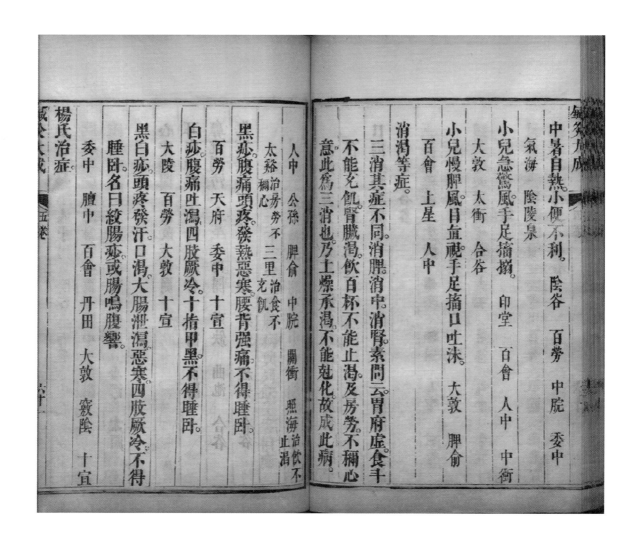

中暑自热，小便不利：阴谷　百劳　中脘　委中　气海　阴陵泉

小儿急惊风，手足搐搦：印堂　百会　人中　中冲　大敦　太冲　合谷

小儿慢脾风，目直视，手足搐，口吐沫：大敦　脾俞　百会　上星　人中

消渴等症：

三消其症不同，消脾、消中、消肾。《素问》云：胃府虚，食斗不能充饥。肾脏渴，饮百杯不能止渴；及房劳不称心意，此为三消也。乃土燥承渴，不能克化，故成此病。

人中　公孙　脾俞　中脘　关冲　照海治饮不止渴　太溪治房劳不称心　三里治食不充饥

黑痧，腹痛头疼，发热恶寒，腰背强痛，不能睡卧：百劳　天府　委中　十宣

白痧，腹痛吐泻，四肢厥冷，十指甲黑，不得睡卧：大陵　百劳　大敦　十宣

黑白痧，头疼发汗，口渴，大肠泄泻，恶寒，四肢厥冷，不能睡卧，名曰绞肠痧。或肠鸣腹响：委中　膻中　百会　丹田　大敦　窍阴　十宣

杨氏治症

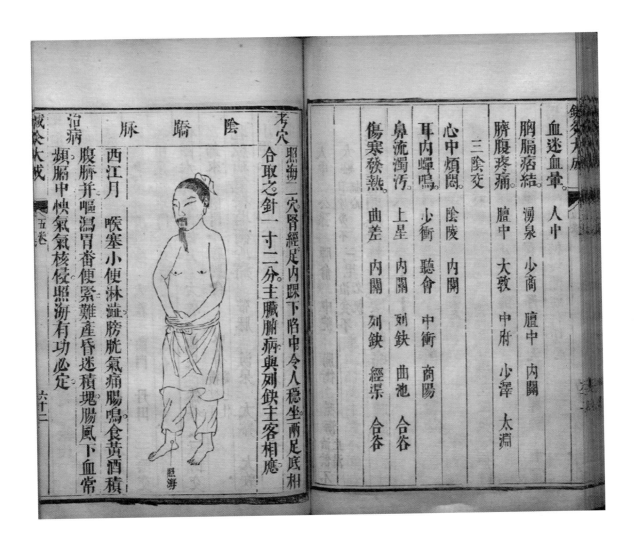

血迷血暈。人中

胸膈痞結。湧泉 少商 膻中 內關

臍腹疼痛。膻中 大敦 中府 少澤 太淵

三陰交

心中煩悶。陰陵 內關

耳內蟬鳴。少衝 聽會 中衝 商陽

鼻流濁污。上星 內關 列缺 曲池 合谷

傷寒發熱。曲差 內關 列缺 經渠 合谷

考穴

照海二穴腎經足內踝下陷中令人穩坐兩足底相

合取之針一寸二分主臟腑病與列缺主客相應

脉 蹻 陰

治病

西江月 喉塞小便淋澀膀胱氣痛腸鳴食黃酒積

腹臍并嘔瀉胃番便緊難產昏迷積塊腸風下血常

頻膈中快氣氣核侵照海有功必定

照海

六十二

血迷血晕：人中

胸膈痞结：涌泉　少商　膻中　内关

脐腹疼痛：膻中　大敦　中府　少泽　太渊　三阴交

心中烦闷：阴陵　内关

耳内蝉鸣：少冲　听会　中冲　商阳

鼻流浊污：上星　内关　列缺　曲池　合谷

伤寒发热：曲差　内关　列缺　经渠　合谷

阴跷脉（图见上）

考穴：照海二穴，肾经。足内踝下陷中，令人稳坐，两足底相合取之。针一寸二分，主脏腑病，与列缺主客相应。

治病：〔西江月〕喉塞小便淋涩，膀胱气痛肠鸣，食黄酒积腹脐并，呕泻胃番便紧。难产昏迷积块，肠风下血常频，膈中快气气核侵，照海有功必定。

凡治后症，必先取照海为主，次取各穴应之 _{徐氏}

小便淋涩不通：阴陵泉　三阴交　关冲　合谷

小腹冷痛，小便频数：气海　关元　肾俞　三阴交

膀胱七疝，奔豚等症：大敦　兰门　丹田　三阴交　涌泉　章门　大陵

偏坠水肾，肿大如升：大敦　曲泉　然谷　三阴交　归来　兰门　膀胱俞　肾俞横纹可灸七壮

乳弦疝气，发时冲心痛：带脉　涌泉　太溪　大敦

小便淋血不止，阴器痛：阴谷　涌泉　三阴交

遗精白浊，小便频数：关元　白环俞　太溪　三阴交

夜梦鬼交，遗精不禁：中极　膏肓　心俞　然谷　肾俞

妇人难产，子掬母心不能下，胎衣不去：巨阙　合谷　三阴交　至阴_{灸效}

女人大便不通：申脉　阴陵泉　三阴交　太溪

妇人产后脐腹痛，恶露不已：水分　关元　膏肓　三阴交

妇人脾气，血蛊，水蛊，气蛊，石蛊：膻中　水分_{治水}　关元　气海　三里　行间_{治血}　公孙_{治气}　内庭_{治石}　支沟　三阴交

女人血分单腹气喘：下脘　膻中　气海　三里

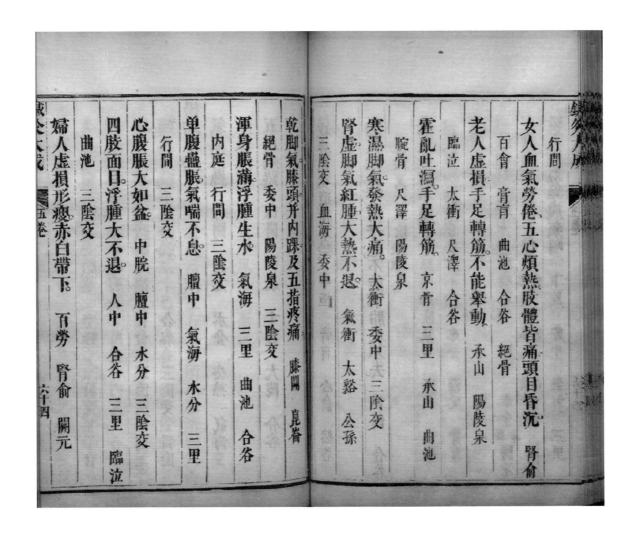

行间

女人血气劳倦，五心烦热，肢体皆痛，头目昏沉：肾俞　百会　膏肓　曲池　合谷　绝骨

老人虚损，手足转筋，不能举动：承山　阳陵泉　临泣　太冲　尺泽　合谷

霍乱吐泻，手足转筋：京骨　三里　承山　曲池　腕骨　尺泽　阳陵泉

寒湿脚气，发热大痛：太冲　委中　三阴交

肾虚脚气红肿，大热不退：气冲　太溪　公孙　三阴交　血海　委中

干脚气，膝头并内踝及五指疼痛：膝关　昆仑　绝骨　委中　阳陵泉　三阴交

浑身胀满，浮肿生水：气海　三里　曲池　合谷　内庭　行间　三阴交

单腹蛊胀，气喘不息：膻中　气海　水分　三里　行间　三阴交

心腹胀大如盆：中脘　膻中　水分　三阴交

四肢、面目浮肿大热①不退：人中　合谷　三里　临泣　曲池　三阴交

妇人虚损形瘦，赤白带下：百劳　肾俞　关元

_____

① 热：原本无，据《针灸大全》卷四补。

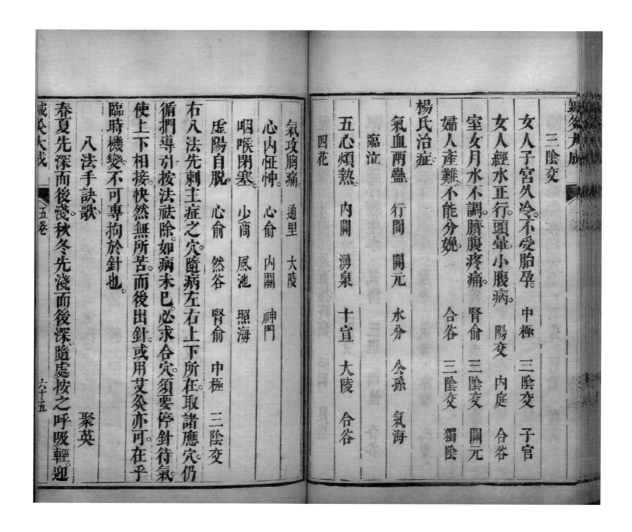

三阴交

　　女人子宫久冷，不受胎孕：中极　三阴交　子宫
　　女人经水正行，头晕，小腹病：阴交①　内庭　合谷
　　室女月水不调，脐腹疼痛：肾俞　三阴交　关元
　　妇人产难，不能分娩：合谷　三阴交　独阴

杨氏治症

　　气血两蛊：行间　关元　水分　公孙　气海　临泣
　　五心烦热：内关　涌泉　十宣　大陵　合谷　四花
　　气攻胸痛：通里　大陵
　　心内怔忡：心俞　内关　神门
　　咽喉闭塞：少商　风池　照海
　　虚阳自脱：心俞　然谷　肾俞　中极　三阴交
　　上八法，先刺主症之穴，随病左右上下所在，取诸应穴，仍循扪导引，按法祛除。如病未已，必求合穴，须要停针待气，使上下相接，快然无所苦，而后出针。或用艾灸亦可。在乎临时机变，不可专拘于针也。

八法手诀歌《聚英》

　　春夏先深而后浅，秋冬先浅而后深，随处按之呼吸轻，迎

---

　①阴交：原作"阳交"，据《针灸大全》卷四改。

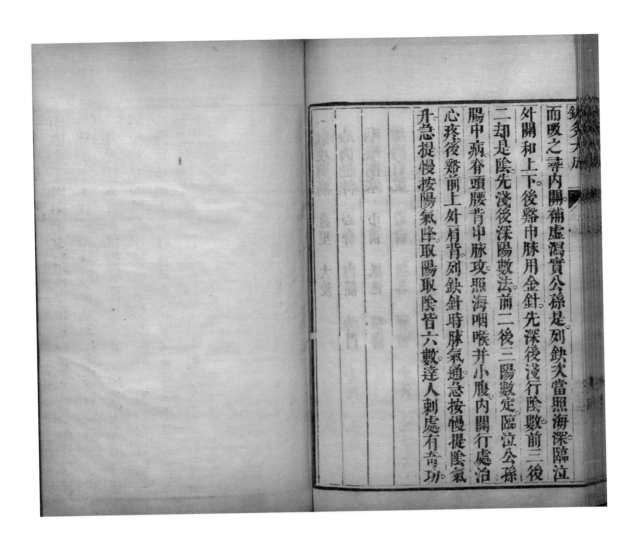

而吸之寻内关，

　　补虚泻实公孙是，列缺次当照海深，临泣外关和上下，后溪申脉用金针。

　　先深后浅行阴数，前三后二却是阴，先浅后深阳数法，前二后三阳数定。

　　临泣公孙肠中病，脊头腰背申脉攻，照海咽喉并小腹，内关行处治心疼。

　　后溪前上外肩背，列缺针时脉气通。急按慢提阴气升，急提慢按阳气降，

　　取阳取阴皆六数，达人刺处有奇功。

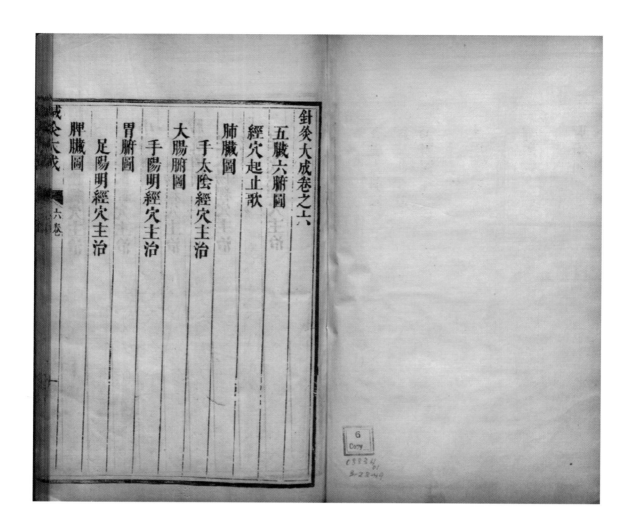

《针灸大成》卷之六

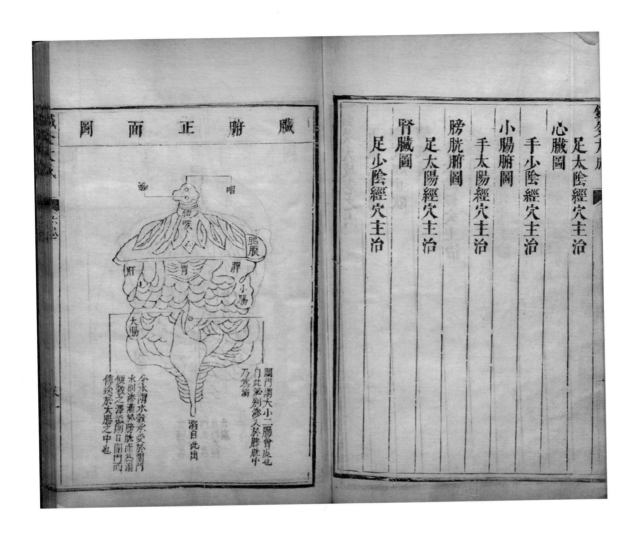

足太阴经穴主治

心脏图

　手少阴经穴主治

小肠腑图

　手太阳经穴主治

膀胱腑图

　足太阳经穴主治

肾脏图

　足少阴经穴主治

五脏六腑图①

脏腑正面图（图见上）

①五脏六腑图：原本无，据目录补。

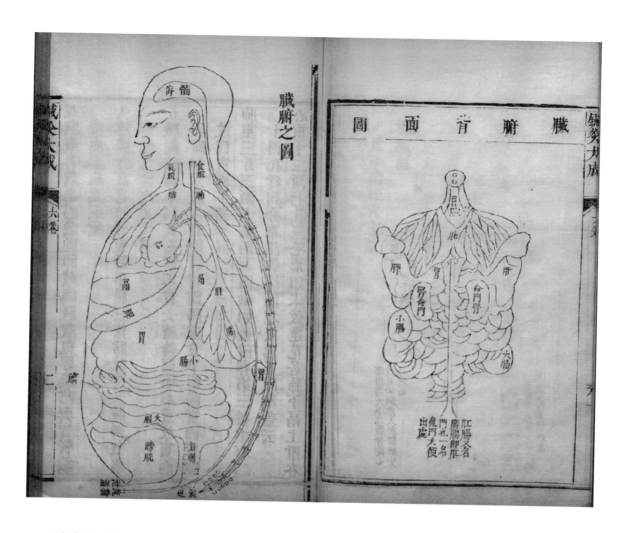

脏腑背面图（图见上）

脏腑之图（图见上）

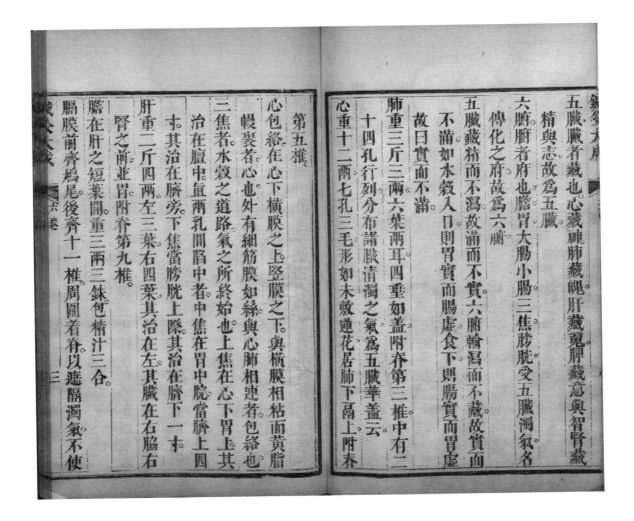

五脏：脏者，藏也。心藏神，肺藏魄，肝藏魂，脾藏意与智，肾藏精与志，故为五脏。

六腑：腑者，府也。胆、胃、大肠、小肠、三焦、膀胱，受五脏浊气，名传化之府，故为六腑。

五脏藏精而不泻，故满而不实。六腑输泻而不藏，故实而不满。如水谷入口，则胃实而肠虚，食下，则肠实而胃虚。故曰：实而不满。

肺重三斤三两，六叶两耳，四垂如盖，附脊第三椎，中有二十四孔，行列，分布诸脏清浊之气，为五脏华盖云。

心重十二两，七孔三毛，形如未敷莲花，居肺下鬲上，附脊第五椎。

心包络，在心下横膜之上，竖膜之下，与横膜相粘而黄脂幔裹者，心也。外有细筋膜如丝，与心肺相连者，包络也。

三焦者，水谷之道路，气之所终始也。上焦在心下、胃上，其治在膻中，直两乳间陷中者。中焦在胃中脘，当脐上四寸，其治在脐旁。下焦当膀胱上际，其治在脐下一寸。

肝重二斤四两，左三叶，右四叶，其治在左，其脏在右胁，右肾之前，并胃，附脊第九椎。

胆在肝之短叶间，重三两三铢，包精汁三合。

膈膜前齐鸠尾，后齐十一椎，周围着脊，以遮隔浊气，不使

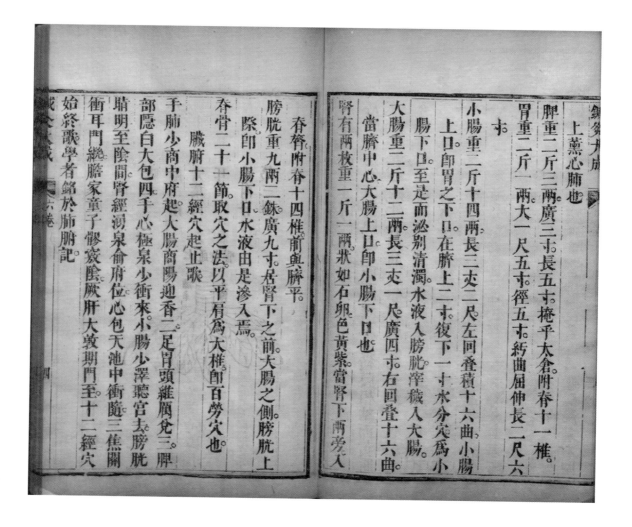

上熏心肺也。

脾重二斤三两，广三寸，长五寸，掩乎太仓，附脊十一椎。

胃重二斤一两，大一尺五寸，径五寸，纡曲屈伸，长二尺六寸。

小肠重二斤十四两，长三丈二尺，左回迭积十六曲。小肠上口，即胃之下口，在脐上二寸，复下一寸水分穴，为小肠下口，至是而泌别清浊，水液入膀胱，滓秽入大肠。

大肠重二斤十二两，长二丈一尺，广四寸，右回叠十六曲，当脐中心。大肠上口，即小肠下口也。

肾有两枚，重一斤一两，状如石卵，色黄紫，当胃下两旁，入脊膂，附脊十四椎，前与脐平。

膀胱重九两二铢，广九寸，居肾下之前，大肠之侧，膀胱上际，即小肠下口，水液由是渗入焉。

脊骨二十一节，取穴之法，以平肩为大椎，即百劳穴也。

脏腑十二经穴起止歌

手肺少商中府起，大肠商阳迎香二，足胃头维厉兑三，脾部隐白大包四，
手心极泉少冲来，小肠少泽听宫去，膀胱睛明至阴间，肾经涌泉俞府位，
心包天池中冲随，三焦关冲耳门继，胆家瞳子髎窍阴，厥肝大敦期门至，
十二经穴始终歌，学者铭于肺腑记。

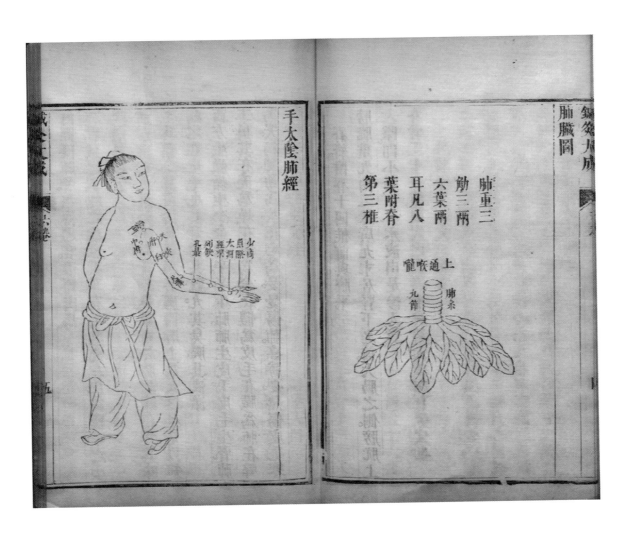

肺脏图（图见上）

肺重三斤三两，六叶两耳，凡八叶，附脊第三椎。

手太阴肺经（图见上）

《内经》曰：肺者，相傅之官，治节出焉。

肺者，气之本，魄之处也。其华在毛，其充在皮，为阳中之太阴[1]，通于秋气。

西方白色，入通于肺，开窍于鼻，藏精于肺，故病在背。其味辛，其类金，其畜马，其谷稻，其应四时，上为太白星，是以知病之在皮毛也。其音商，其数九，其臭腥，其液涕。

西方生燥，燥生金，金生辛，辛生肺，肺生皮毛，皮毛生肾。肺主鼻，其在天为燥，在地为金，在体为皮毛，在脏为肺，在声为哭，在[2]变动为咳，在志为忧，忧伤肺，喜胜忧，热伤皮毛，寒胜热，辛伤皮毛，苦胜辛。

手太阴肺经穴歌 《医学入门》

手太阴肺十一穴，中府云门天府诀，侠白尺泽孔最存，列缺经渠太渊涉，

鱼际少商如韭叶。左右二十二穴

此一经起于中府，终始少商，取少商、鱼际、太渊、经渠、尺泽与井荥俞经合也。脉起中焦，下络大肠，还循胃口，上膈属肺。从肺系横出腋下，循臑内行少阴心主之前，下肘中，循臂内上骨下廉，入寸口，上鱼。循鱼际出大指端。其支者，从腕后列缺穴，直出次指内廉出其端，交手阳明也。多气少血，寅时注此。辛金之脏，脉居右寸，实则脉实，上热气粗兼鼻壅，泻必辛凉。虚则脉虚，少气不足息低微，补须酸热，橘

①阳中之太阴：原作"阴中之少阴"，据《素问·六节藏象论》改。
②在：原作"为"，据《素问·阴阳应象大论》改。

甘下痰气之神方，姜陈去气嗽之圣药。七情郁结因而喘，沉香乌药参槟；胸痞喘急彻而痛，半夏瓜蒌桔梗。鼻塞不通，丸荆穗澄茄薄荷；鼻渊不止，末龙脑苍芷辛夷。百花却去红痰，二母偏除热嗽。黄连赤茯阿胶，抑心火而清肺脏，诃子杏仁通草，利久嗽以出喉音，流注疼痛因痰饮，半夏倍于朴硝；瘾疹痒痛为风热，苦参少于皂荚。哮嗽齁齁，兜铃蝉蜕杏除尖砒霜少入，热壅咽喉，鸡苏荆芥桔防风，参牛甘草消酒疸，轻粉硫黄去鼻痔。白矾甘遂白砒霜性情实重，入豆豉偏治呴喘；百草霜气味虽轻，和海盐却消舌肿。甜葶苈良治肺痈，苦熊胆寒涂肠痔。琼玉膏理嗽调元，流金丹清痰降火。人参非大剂不补，少则凝滞，大则流通；黄芩非枯薄不泻，细则凉肠，枯则清金，升麻白芷，东垣曾云报使；葱白麻黄，仲景常用引经。紫菀五味能补敛，桑白防风实开通。寒热温凉，名方选辨，轻重缓急，指下详明，更参一字之秘，价值千金之重，会得其中旨，草木总皆空。

《导引本经》：肺为五脏之华盖，声音之所从出，皮肤赖之而润泽者也。人惟内伤七情，外感六淫，而呼吸出入不定，肺金于是乎不清矣。然欲清金，必先调息，息调则动患不生，而心火自静，一者下着安心，二者宽中体，三者想气遍毛孔出入，通用无障，而细其心，令息微微，此为真息也。

盖息从心起，心静气调，息息归根，金丹之母，《心印经》曰：回风混合，百日通灵。《内经》曰：秋三月，此谓容平，天气以急，地气以明，早[1]卧早起，与鸡俱兴，使志安宁，以缓秋刑，收敛神气，使秋气平。无外其志，使肺气清。逆之则伤肺。若过食瓜果，宜微利一行，静息二日，以薤白粥加羊肾空心补之；如无羊肾，以猪腰代之，胜服补剂。秋当温足凉头，其时清肃之气，与体收敛也。自夏至以来，阴气渐旺，当薄衽席，以培寿基。其或夏伤于暑，至秋发为痎疟，阳上阴下，交争为寒；阳下阴上，交争为热。寒热交争，皆肺之受病，如二少阳脉微弦，即是夏食生冷，积滞留中，至秋变为痢疾。如足阳明、太阴微弦濡而紧，乃反时之脉，病恐危急。然秋脉当如毫毛，治法详后与前也。《素问》云：秋伤于湿，冬生咳嗽，纯阳归空。《秘法》云：行住坐卧常噤口，呼吸调息定音声，甘津玉液频频咽，无非润肺，使邪火下降，而清肺金也。

考正穴法

中府一名膺俞：云门下一寸六分[2]，乳上三肋间，动脉应手陷中，去胸中行各六寸。肺之募募犹结募也，言经气聚此，手足太阴二脉之会。针三分，留五呼，灸五壮。主腹胀，四肢肿，食不下，喘气胸满，肩背痛，呕哕，咳逆上气，肺系急，肺寒热，胸悚悚，胆热呕逆，咳唾浊涕，风汗出，皮痛面肿，少气不得卧，

①早：原作"夜"，据《素问·四气调神大论》改。
②一寸六分：《甲乙经》《针灸聚英》均作"一寸"。

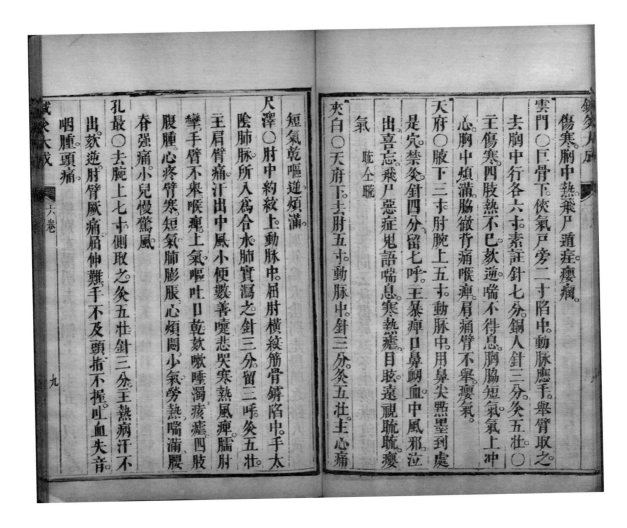

伤寒胸中热，飞尸遁疰，瘿瘤。

云门：巨骨下，侠气户旁二寸陷中，动脉应手，举臂取之，去胸中行各六寸。《素注》针七分，《铜人》针三分，灸五壮。

主伤寒四肢热不已，咳逆，喘不得息，胸胁短气，气上冲心，胸中烦满，胁彻背痛，喉痹，肩痛臂不举，瘿气。

天府：腋下三寸，肘腕上五寸，动脉中，用鼻尖点墨，到处是穴。禁灸，针四分，留七呼。主暴痹，口鼻衄血，中风邪，泣出，喜忘，飞尸恶症，鬼语，喘息，寒热疟，目眩，远视眈眈，瘿气。眈，全眈

侠白：天府下，去肘五寸动脉中。针三分，灸五壮。主心痛，短气，干呕逆，烦满。

尺泽：肘中约纹上，动脉中，屈肘横纹，筋骨罅陷中。手太阴肺脉所入为合水，肺实泻之。针三分，留三呼，灸五壮。

主肩臂痛，汗出中风，小便数，善嚏，悲哭，寒热风痹，臑肘挛，手臂不举，喉痹，上气呕吐，口干，咳嗽唾浊，痎疟，四肢暴①肿，心疼臂寒，短气，肺膨胀，心烦闷，少气，劳热，喘满，腰脊强痛，小儿慢惊风。

孔最：去腕上七寸，侧取之。灸五壮，针三分。主热病汗不出，咳逆，肘臂厥痛屈伸难，手不及头，指不握，吐血，失音，咽肿头痛。

---

① 暴：原作"腹"，据《铜人》改。

列缺：手太阴络，别走阳明。去腕侧上一寸五分，以两手交叉，食指尽处，两筋骨罅中。针二分，留五呼，泻五吸，灸七壮。主偏风口面㖞斜，手腕无力，半身不遂，掌中热，口噤不开，寒热疟，呕沫，咳嗽，善笑，纵唇口，健忘，溺血精出，阴茎痛，小便热，痫惊妄见，面目四肢臃肿，肩痹，胸背寒栗，少气不足以息，尸厥寒热，交两手而瞀。实则胸背热，汗出，四肢暴肿；虚则胸背寒栗，少气不足以息。

《素问》曰：实则手锐掌热，泻之。虚则欠㰦，则便遗数，补之。直行者谓之经，旁出者谓之络。手太阴之支，从腕后直出次指内廉出其端，是列缺为太阴别走阳明之路。人或有寸、关、尺三部脉不见，自列缺至阳溪脉见者，俗谓之反关脉。此经脉虚而络脉满。《千金翼》谓阳脉逆，反大于寸口三倍。惜叔和尚未之及，而况高阳生哉。敀，音去

经渠：寸口动脉陷中。肺脉所行为经金。针入二分，留三呼，禁灸，灸伤神明。主疟寒热，胸背拘急，胸满膨，喉痹，掌中热，咳逆上气，伤寒，热病汗不出，暴痹喘促，心痛呕吐。

太渊一名太泉，避唐祖讳：掌后内侧横纹头，动脉中。肺脉所注为俞土。肺虚补之。《难经》曰：脉会太渊。疏曰：脉病治此。平旦寅时，气血从此始，故曰寸口者，脉之大要会，手太阴之动脉也。灸三壮，针二分，留三呼。主胸痹逆气，善哕呕，饮

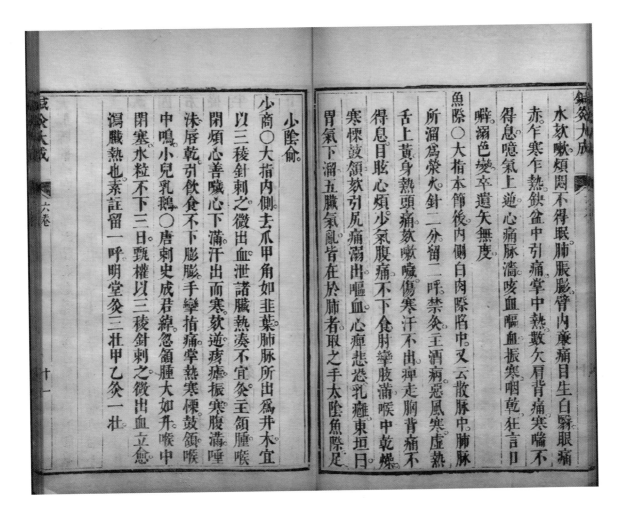

水咳嗽，烦闷不得眠，肺胀膨，臂内廉痛，目生白翳，眼痛赤，乍寒乍热，缺盆中引痛，掌中热，数欠，肩背痛寒，喘不得息，噫气上逆，心痛，脉涩，咳血呕血，振寒，咽干，狂言，口僻，溺色变，卒遗矢无度。

鱼际：大指本节后，内侧白肉际陷中。又云：散脉中。肺脉所溜为荥火。针二分，留二呼，禁灸。主酒病，恶风寒，虚热，舌上黄，身热头痛，咳嗽哕，伤寒汗不出，痹走胸背痛不得息，目眩，心烦少气，腹痛不下食，肘挛肢满，喉中干燥，寒栗鼓颔，咳引尻痛，溺血①呕血，心痹悲恐，乳痈。东垣曰：胃气下溜，五脏气乱，皆在于肺者，取之手太阴鱼际，足少阴俞。

少商：大指内侧，去爪甲角如韭叶。肺脉所出为井木。宜以三棱针刺之，微出血，泄诸脏热，凑不宜灸。主颔肿喉闭，烦心善哕，心下满，汗出而寒，咳逆，痎疟振寒，腹满，唾沫，唇干引饮，食不下，膨膨，手挛指痛，掌热，寒栗鼓颔，喉中鸣，小儿乳鹅。

唐刺史成君绰，忽颔肿，大如升，喉中闭塞，水粒不下三日。甄权以三棱针刺之，微出血，立愈，泻脏热也。《素注》留一呼，《明堂》灸三壮，《甲乙》灸一壮。

①血：原作"出"，据《针灸聚英》改。

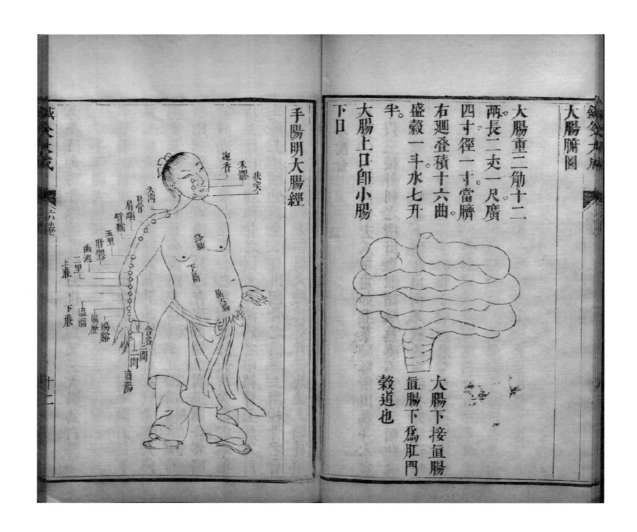

大肠腑图（图见上）

大肠重二斤十二两，长二丈一尺，广四寸，径一寸。当脐右廻，迭积十六曲。盛谷一斗，水七升半。

大肠上口，即小肠下口。

手阳明大肠经（图见上）

《内经》曰：大肠者，传道之官，变化出焉。又云：大肠为白肠。

手阳明大肠经穴歌

手阳明穴起商阳，二间三间合谷藏，阳溪偏历温溜长，下廉上廉手三里，

曲池肘髎五里近，臂臑肩髃巨骨当，天鼎扶突禾髎接，鼻旁五分号迎香。左右四十穴。髎，音僚。臑，音铙。髃，音容

此一经起于商阳，终于迎香，取商阳、二间、三间、合谷、阳溪、曲池，与井荥俞原经合也。其脉起于大指次指之端，循指上廉出合谷两骨之间，上入两筋之中，循臂上廉，入肘外廉，上循臑外前廉，上肩，出髃骨之前廉，上出柱骨之会上，下入缺盆，络肺，下膈，属大肠；其支者，从缺盆上颈贯颊，入下齿中，还出挟口，交人中左之右，右之左，上挟鼻孔，循禾髎，迎香而终，以交于足阳明也。是经气血俱多，卯时气血注此，受手太阴之交。庚金之腑，脉详右寸。实则脉实，伤热而肠满不通，辛温可泻。虚则脉虚，伤寒而肠鸣泄痛，补必酸凉。蒸黄连而解酒毒，炒厚朴而止便红。肠风妙川乌荆芥，脏毒奇卷柏黄芪。痢中六神丸，宜调则调；带下百中散，可止则止。润肠通秘，麻仁丸果有神效，行滞推坚，六磨汤岂无奇功。痔疮热痛，脑麝研入蜗牛，胆冰磨敷井水；痢疾腹痛，姜茶煎治出坡仙，梅蜜饮方书登父，肠内生痈，返魂汤而加减随宜，十宣散去增适可。尝闻食石饮水，可

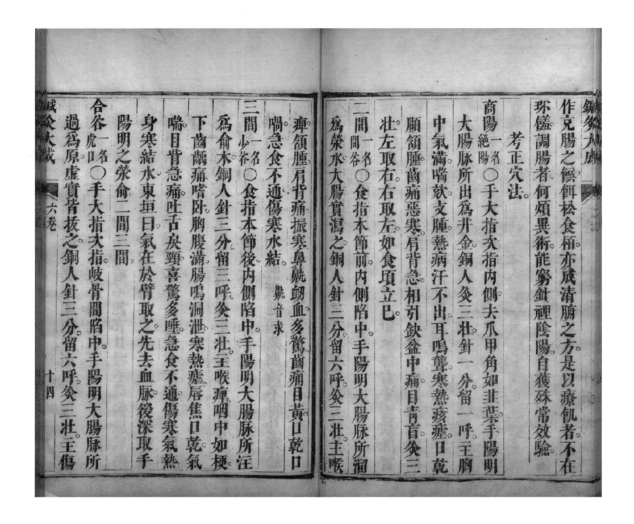

作充肠之馔；饵松食柏，亦成清腑之方。是以疗饥者不在珍馐，调肠者何烦异术，能穷针里阴阳，自获殊常效验。

考正穴法

商阳一名绝阳：手大指次指内侧，去爪甲角如韭叶。手阳明大肠脉所出为井金。《铜人》灸三壮，针一分，留一呼。主胸中气满，喘咳支肿，热病汗不出，耳鸣聋，寒热痎疟，口干，颐颔肿，齿痛，恶寒，肩背急相引缺盆中痛，目青盲，灸三壮，左取右，右取左，如食顷立已。

二间一名间谷：食指本节前内侧陷中。手阳明大肠脉所溜为荥水。大肠实泻之。《铜人》针三分，留六呼，灸三壮。主喉痹，颔肿，肩背痛，振寒，鼻鼽衄血，多惊，齿痛，目黄，口干，口噤，急食不通，伤寒水结。鼽，音求

三间一名少谷：食指本节后内侧陷中。手阳明大肠脉所注为俞木。《铜人》针三分，留三呼，灸三壮。主喉痹，咽中如梗，下齿龋痛，嗜卧，胸腹满，肠鸣洞泄，寒热疟，唇焦口干，气喘，目眦急痛，吐舌，戾颈，喜惊多唾，急食不通，伤寒气热，身寒结水。东垣曰：气在于臂足[1]取之，先去血脉，后深取手阳明之荥俞二间、三间。

合谷一名虎口：手大指次指歧骨间陷中。手阳明大肠脉所过为原。虚实皆拔之。《铜人》针三分，留六呼，灸三壮。主伤

①足：原无，据《针灸聚英》卷一补。

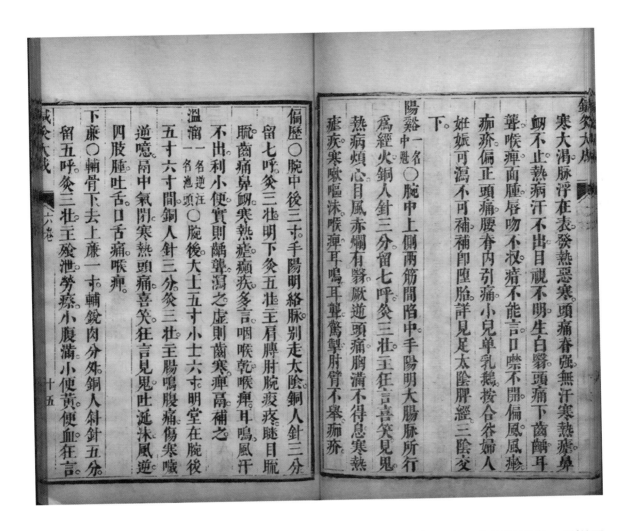

寒大渴，脉浮在表，发热恶寒，头痛脊强，无汗，寒热疟，鼻衄不止，热病汗不出，目视不明，生白翳，头痛，下齿龋，耳聋，喉痹，面肿，唇吻不收，瘖不能言，口噤不开，偏风，风疹，痂疥，偏正头痛，腰脊内引痛，小儿单乳鹅。按：合谷，妇人妊娠可泻不可补，补即堕胎，详见足太阴脾经三阴交下。

阳溪一名中魁：腕中上侧两筋间陷中。手阳明大肠脉所行为经火。《铜人》针三分，留七呼，灸三壮。主狂言喜笑见鬼，热病烦心，目风赤烂有翳，厥逆头痛，胸满不得息，寒热疟疾，寒嗽呕沫，喉痹，耳鸣，耳聋，惊掣肘臂不举，痂疥。

偏历：腕中后三寸。手阳明络脉，别走太阴。《铜人》针三分，留七呼，灸三壮。《明下》灸五壮。主肩膊肘腕酸疼，瞋目䀮䀮，齿痛，鼻衄，寒热疟，癫疾多言，咽喉干，喉痹，耳鸣，风汗不出，利小便。实则龋聋，泻之，虚则齿寒痹膈，补之。

温溜一名逆注，一名池头：腕后大士五寸，小士六寸。《明堂》在腕后五寸、六寸间。《铜人》针三分，灸三壮。主肠鸣腹痛，伤寒哕逆噫，膈中气闭。寒热头痛，喜笑狂言见鬼，吐涎沫，风逆四肢肿，吐舌，口舌痛，喉痹。

下廉：辅骨下，去上廉一寸，辅锐肉分外。《铜人》斜针五分，留五呼，灸三壮主飧泄，劳瘵，小腹满，小便黄，便血，狂言，

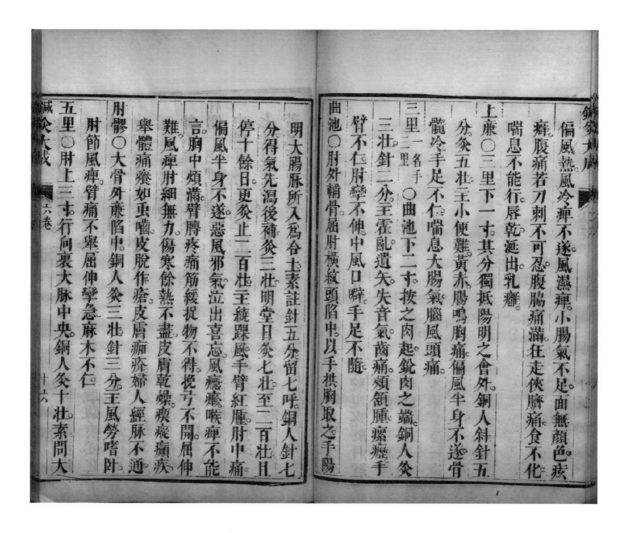

偏风热风，冷痹不遂，风湿痹，小肠气不足，面无颜色，疹癣，腹痛若刀刺不可忍，腹胁痛满，狂走，侠脐痛，食不化，喘息不能行，唇干涎出，乳痈。

上廉：三里下一寸，其分独抵阳明之会外。《铜人》斜针五分，灸五壮。主小便难黄赤，肠鸣，胸痛，偏风半身不遂，骨髓冷，手足不仁，喘息，大肠气，脑风头痛。

三里一名手三里：曲池下二寸，按之肉起，锐肉之端。《铜人》灸三壮，针二分。主霍乱遗矢，失音气，齿痛，颊颔肿，瘰疬，手臂不仁，肘挛不伸，中风口僻，手足不随。

曲池：肘外辅骨，屈肘横纹头陷中，以手拱胸取之。手阳明大肠脉所入为合土。《素注》针五分，留七呼。《铜人》针七分，得气先泻后补，灸三壮。《明堂》日灸七壮，至二百壮，且停十余日，更灸止二百壮。主绕踝风，手臂红肿，肘中痛，偏风半身不遂，恶风邪气，泣出喜忘，风瘾疹，喉痹不能言，胸中烦满，臂膊疼痛，筋缓捉物不得，挽弓不开，屈伸难，风痹，肘细无力，伤寒余热不尽，皮肤干燥，瘰疬癫疾，举体痛痒如虫啮，皮脱作疮，皮肤痂疥，妇人经脉不通。

肘髎：肘大骨外廉陷中。《铜人》灸三壮，针三分。主风劳嗜卧，肘节风痹，臂痛不举，屈伸挛急，麻木不仁。

五里：肘上三寸，行向里大脉中央。《铜人》灸十壮。《素问》大禁针。主风劳惊恐，吐血咳嗽，肘臂痛，嗜卧，四肢不得动，心下胀满，上气，身黄，时有微热，瘰疬，目视𥄉𥄉，疭疟。

臂臑：肘上七寸，胭[1]肉端，肩髃下一寸，两筋两骨罅陷宛宛中，举臂取之。手阳明[2]络，手足太阳、阳维之会。《铜人》灸三壮，针三分。《明堂》宜灸不宜针；日灸七壮，至二百壮；若针，不得过三五分。主寒热臂痛，不得举，瘰疬，颈项拘急。

肩髃一名中肩井，一名偏肩：髆骨头肩端上，两骨罅间陷者宛宛中，举臂取之有空。手阳明[3]、阳跷之会。《铜人》灸七壮，至二七壮，以瘥为度；若灸偏风，灸七七壮，不宜多，恐手臂细。若风病，筋骨无力，久不瘥，灸不畏细；刺即泄肩臂热气。《明堂》针八分，留三呼，泻五吸；灸不及针，以平手取其穴，灸七壮，增至二七壮。《素注》针一寸，灸五壮；又云：针六分，留六呼。主中风手足不随，偏风，风痪，风痿，风病，半身不遂，热风肩中热，头不可回顾，肩臂疼痛臂无力，手不能向头，挛急，风热瘾疹，颜色枯焦，劳气泄精，伤寒热不已，四肢热，诸瘿气。唐鲁州刺史库狄嵌风痹，不能挽弓。甄权针肩髃，针进即可射。髃，音鱼；痪，音端，上声

巨骨：肩尖端上行，两叉骨罅间陷中。手阳明、阳跷之会。《铜人》灸五壮，针一寸半。《明堂》灸三壮至七壮。《素注》禁针。针则倒悬，一食顷，乃得下针，针四分，泻之勿补，针出始

①胭：原作"胭"，据《针灸聚英》卷一上改。
②手阳明：《针灸聚英》卷一作"足少阳"。
③手阳明：《针灸聚英》卷一作"足少阳"。

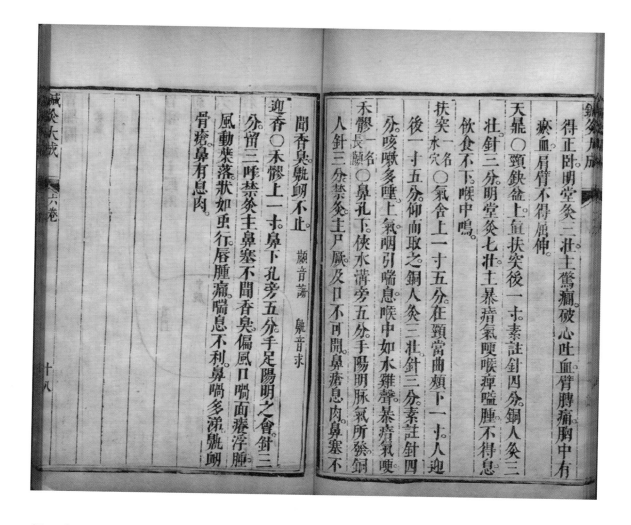

得正卧，《明堂》灸三壮。主惊痫，破心吐血，臂膊痛，胸中有瘀血，肩臂不得屈伸。

天鼎：颈缺盆上，直扶突后一寸。《素注》针四分。《铜人》灸三壮，针三分，《明堂》灸七壮。主暴瘖气哽，喉痹嗌肿，不得息，饮食不下，喉中鸣。

扶突一名水穴：气舍上一寸五分，在颈当曲颊下一寸，人迎后一寸五分，仰而取之。《铜人》灸三壮，针三分。《素注》针四分。主[1]咳嗽多唾，上气，咽引喘息，喉中如水鸡声，暴瘖气哽。

禾髎一名长频：鼻孔下，挟水沟旁五分。手阳明脉气所发。《铜人》针三分，禁灸。主尸厥及口不可开，鼻疮息肉，鼻塞不闻香臭，鼽衄不止。频，音诲；鼽，音求

迎香：禾髎上一寸，鼻下孔旁五分。手足阳明之会。针三分，留三呼，禁灸。主鼻塞不闻香臭，偏风口喎，面痒浮肿，风动叶落[2]，状如虫行，唇肿痛，喘息不利，鼻喎多涕，鼽衄骨[3]疮，鼻有息肉。

---

① 主：原本无，据《针灸聚英》卷一补。

② 叶落：《针灸聚英》卷一作"叶叶"。

③ 骨：《针灸聚英》卷一作"有"。

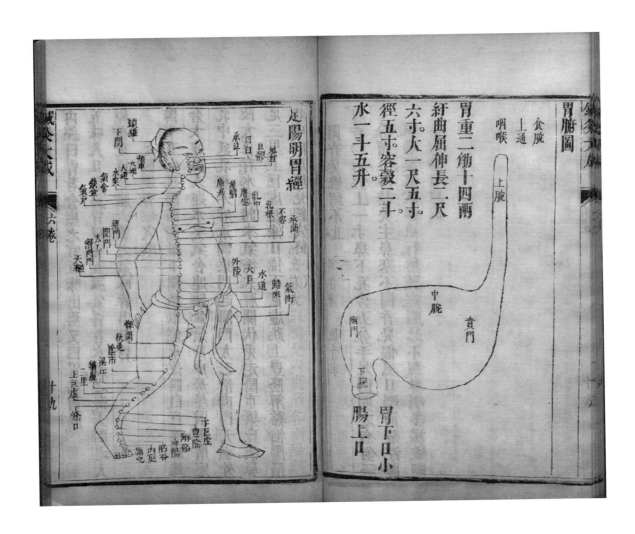

胃腑图（图见上）

　　胃重二斤十四两，纡曲屈伸，长二尺六寸，大一尺五寸，径五寸，容谷二斗，水一斗五升。

　　足阳明胃经（图见上）

《内经》曰：胃者，仓廪之官，五味出焉，又曰：胃为黄肠。

五味入口藏于胃，以养五脏气。胃者，水谷之海，六腑之大原也。是以五脏六腑之气味，皆出于胃。

足阳明胃经穴歌

四十五穴足阳明，头维下关颊车停，承泣四白巨髎经，地仓大迎对人迎。

水突气舍连缺盆，气户库房屋翳屯，膺窗乳中延乳根，不容承满梁门起。

关门太乙滑肉门，天枢外陵大巨存，水道归来气冲次，髀关伏兔走阴市。

梁丘犊鼻足三里，上巨虚连条口位，下巨虚跳上丰隆，解溪冲阳陷谷中，

内庭厉兑经穴终。左右九十穴

此一经起于头维，终于厉兑，取厉兑、内庭、陷谷、冲阳、解溪、三里，与井荥俞原经合也。脉起于鼻交頞中，旁约太阳之脉，下循鼻外，上入齿中，还出挟口，环唇，下交承浆，却循颐后下廉，出大迎，循颊车，上耳前，过客主人，循发际至额颅。其支别者，从大迎前下人迎，循喉咙入缺盆，下膈，属胃，络脾；其直行者，从缺盆下乳内廉，挟脐入气冲中；其支者，起胃下口，循腹里，至至气冲而合，以下髀关，抵伏兔，下入膝膑中，下循胻外廉，下足跗，入中指外间；其支者，下膝三寸而别，以下入中指外间；其支者，别跗上，入大指间，出其端，以交于太阴也。多血多气，辰[1]时气血注此。戊土之腑，脉

①辰：原作"巳"，据《针灸聚英》卷一改。

考正穴法

養胃虛咳逆人參甘草倍陳皮胃實痰喘藿葉丁皮增半夏補虛降火竹茹甘草橘紅皮或加枳朮扶弱驅寒橘皮良薑丁半夏參草薑苓抑聞上部有脉下部無脉者為食寒點鹽湯探吐寬舒倘或三部俱急人迎帶數者號內壅服靈丸瀉利便宜調脾助胃之藥最難熱則消於肌肉須用中和飲子變通加減之法不易寒則減於飲食要施仁義丹頭如心不在焉食而不知其味正心為劑口不謹分飲而不中其節緘口良方須知病後能服藥孰若病前能自防

頦音過　胻音杭

右關部。胃气平调，五脏安堵。实则脉实，唇口干而腋下肿疼，宜泻胃土；虚则脉虚，腹痛鸣而面目虚浮，药行温补。验实热分，必口内壅干，泻黄散而得效；审虚寒分，须骨节皆痛，人参散而最奇。橘皮竹茹汤，治热渴而频频呕哕；乌药沉香散，疗寒痛而日日攒眉。人参治翻胃之良，豆蔻消积气之冷。粥药不停，藿叶人参橘皮；心脾刺痛，砂仁香附乌沉。胃冷生痰，半夏姜煎生附子；中寒停水，曲丸苍术久陈皮。芫花消症癖，丸共朱砂；黄芪治消渴，煎同甘草。硫汞结成砂子，吐逆立痊；参茱煎用枣姜，酸咽即可。霍乱转筋肢逆冷，木瓜盐炒吴茱萸；食癖酒癖胁胸疼，蓬术芫棱同醋煮。胃虚咳逆，人参甘草倍陈皮；胃实痰喘，藿叶丁皮增半夏。补虚降火，竹茹甘草橘红皮，或加枳术；扶弱驱寒，橘皮良姜丁半夏，参草姜苓。抑闻上部有脉，下部无脉者为食寒，点盐汤探吐宽舒；倘或三部俱急，人迎带数者号内壅，服灵丸泻利便宜。调脾助胃之药最难，热则消于肌肉，须用中和饮子；变通加减之法不易，寒则减于饮食，要施仁义丹头。如心不在焉，食而不知其味，正心为剂，口不谨分，饮而不中其节，缄口良方。须知病后能服药，孰若病前能自防。頦，音遇；胻，音杭

考正穴法

头维：额角入发际，本神旁一寸五分，神庭旁四寸五分。足阳明、少阳二脉之会。《铜人》针三分。《素注》针五分，禁灸。主头痛如破，目痛如脱，目瞤，目风泪出，偏风，视物不明。

下关：客主人下，耳前动脉下廉，合口有空，开口则闭，侧卧闭口取之。足阳明、少阳之会。《素注》针三分，留七呼，灸三壮。《铜人》针四分，得气即泻，禁灸。主聤耳有脓汁出，偏风口目喎，牙车脱臼，牙龈肿处，张口以三棱针出脓血，多含盐汤，即不畏风。

颊车一名机关，一名曲牙：耳下八分，曲颊端近前陷中，侧卧开口有空取之。《铜人》针四分，得气即泻；日灸七壮，止七七壮，炷如麦大。《明堂》灸三壮。《素注》针三分。主中风牙关不开，口噤不语，失音，牙车疼痛，颔颊肿，牙不可嚼物，颈强不得回顾，口眼喎。

承泣：目下七分，直瞳子陷中。足阳明、阳跷脉、任脉之会。《铜人》灸三壮；禁针，针之令人目乌色。《明堂》针四分半；不宜灸，灸后令人目下大如拳，息肉日加如桃，至三十日定不见物。《资生》云：当不灸不针。○东垣曰：魏邦彦夫人目翳绿色，从下侵上者，自阳明来也。○主目冷泪出，上观，瞳子痒，远视䀮䀮，昏夜无见，目瞤动与项口相引，口眼喎斜，口不能言，面叶叶牵动，眼赤痛，耳鸣耳聋。瞤，音纯四白：目下一寸，直瞳子，令病人正视取之。《素注》针四分。《甲乙》《铜人》针三分，灸七壮。凡用针稳当，方可下针；刺太深，令人目乌色。主头痛，目眩，目赤痛，僻泪不明，目痒目肤翳，口眼㖞僻，不能言。

巨髎：侠鼻孔旁八分，直瞳子，平水沟，手足阳明、阳跷脉之会。《铜人》针三分，得气即泻；灸七壮。《明堂》灸七七壮。主瘛疭，唇颊肿痛，口㖞僻，目障无见，青盲无见，远视䀮，淫肤白膜，翳覆瞳子，面风鼻頞肿，痛痛，招摇视瞻，脚气膝肿。瘛，音记；頞，音拙

地仓：侠口吻旁四分外，如近下有脉微动。手足阳明、阳跷脉之会。《铜人》针三分。《明堂》针三分半，留五呼，得气即泻；日可灸二七壮，重者七七壮，炷如粗钗股脚大，艾炷若大，口转㖞，却灸承浆七七壮，即愈。主偏风口㖞，目不得闭，脚肿，失音不语，饮水不收，水浆漏落，眼瞤动不止，瞳子痒，远视䀮，昏夜无见，病左治右，病右治左，宜频针灸，以取尽风气；口眼㖞斜者，以正为度。

大迎：曲颔前一寸二分，骨陷中动脉。又以口下当两肩是穴。《素注》针三分，留七呼，灸三壮。主风痉，口噤不开，唇吻瞤动，颊肿牙疼，寒热颈痛瘰疬，口㖞，齿龋痛，数欠气恶寒，舌强不能言，风壅面浮肿，目痛不得闭。

人迎一名五会：颈大动脉应手，侠结喉两旁一寸五分，仰而取之，以候五脏气。足阳明、少阳之会。滑氏曰：古以侠喉两旁为气口，人迎。至晋王叔和直以左右手寸口为人迎、气口。《铜人》禁针。《明堂》针四分。《素注》刺过深杀人。主吐逆霍乱，胸中满，喘呼不得息，咽喉臃肿，瘰疬。

　　水突一名水门：颈大筋前，直人迎下，气舍上。《铜人》针三分，灸三壮。主咳逆上气，咽喉臃肿，呼吸短气，喘息不得卧。

　　气舍：颈直人迎下，侠天突陷中。《铜人》灸三壮，针三分。主咳逆上气，颈项强不得回顾，喉痹哽噎，咽肿不消，瘿瘤。

　　缺盆一名天盖：肩下横骨陷中。《铜人》灸三壮，针三分。《素注》针三分，留七呼，不宜太深，深则使人逆息。《素问》刺缺盆①中内陷，气泄令人喘咳。主息奔，胸满，喘急，水肿，瘰疬，喉痹，汗出寒热，缺盆中肿，外溃则生，胸中热满，伤寒胸热不已。

　　气户：巨骨下，俞府两旁各二寸陷中，去中行各四寸，仰而取之。《铜人》针三分，灸五壮。主咳逆上气，胸背痛，咳不得息，不知味，胸胁支满，喘急。

　　库房：气户下一寸六分陷中，去中行②各四寸。《铜人》灸五壮，针三分。主胸胁满，咳逆上气，呼吸不至息，唾脓血浊沫。

　　屋翳：库房下一寸六分陷中，去中行③各四寸，仰而取之。《素注》针四分。《铜人》灸五壮，针三分。主咳逆上气，唾血多浊

①盆：原无，据《素问·禁刺论》及《针灸聚英》卷一补。
②行：原无，据《针灸聚英》卷一补。
③行：同上。

沫脓血，痰饮，身体肿，皮肤痛不可近衣，淫泺，瘈疭不仁。

膺窗：屋翳下一寸六分陷中，去中行各四寸。《铜人》针四分，灸五壮。主胸满短气，唇肿，肠鸣注泄，乳痛寒热，卧不安。

乳中：当乳中是。《铜人》微刺三分，禁灸，灸则生蚀疮，疮中有脓血清汁可治；疮中有息肉若蚀疮者死。《素问》云：刺乳上，中乳房为肿根蚀。丹溪曰：乳房阳明胃所经，乳头厥阴肝所属。乳子之母，不知调养，忿怒所逆，郁闷所遏，厚味所酿，以致厥阴之气不行，窍不得通，汁不得出，阳明之血沸腾，热甚化脓。亦有所乳之子，膈有滞痰，口气焮热，含乳而睡，热气所吹，遂生结核。初起时，便须忍痛，揉令稍软，吮令汁透，自可消散。失此不治，必成痈疖。若加以艾火两三壮，其效尤捷。粗工便用针刀，卒惹拙病。若不得夫与舅姑忧怒郁闷，脾气消阻①，肝气横逆，遂成结核如棋子，不痛不痒，十数年后为疮陷，名曰奶岩。以疮形如嵌凹，似岩穴也，不可治矣。若于始生之际，能消息病根，使心清神安，然后医治，庶有可安之理。

乳根：乳中下一寸六分陷中，去中行②各四寸，仰而取之。《铜人》灸五壮，针三分。《素注》针四分，灸三壮。主胸下满闷，胸痛膈气，不下食，噎病，臂痛肿，乳痛，乳痈，凄惨寒痛③，不可按抑④，咳逆，霍乱转筋，四厥。

① 阻：原作"沮"，据《丹溪心法》卷五改。
② 行：原阙，据《针灸聚英》卷一补。
③ 寒痛：《针灸聚英》卷一作"寒热"。
④ 不可按抑：《针灸聚英》卷一作"痛不可按"。

不容：幽門旁相去各一寸五分，去中行各三寸。《銅人》灸五壯。《明堂》灸三壯，針五分。《素注》針八分。主腹滿痃癖，吐血，肩脇痛，口干，心痛，胸背相引痛，喘咳，不嗜食，腹虛鳴，嘔吐，痰癖，疝瘕。

承滿：不容下一寸，去中行各三寸。《銅人》針三分，灸五壯。《明堂》三壯。主腸鳴腹脹，上氣喘逆，食飲不下，肩息唾血。

梁門：承滿下一寸，去中行各三寸。《銅人》針三分，灸五壯。主脇下積氣，食飲不思，大腸滑泄，完谷不化。

關門：梁門下一寸，去中行各三寸。《銅人》針八分，灸五壯。主善滿積氣，腸鳴卒痛，泄利，不欲食，腹中氣走，俠臍急痛，身腫，痰瘧振寒，遺溺。

太乙：關門下一寸，去中行各三寸。《銅人》灸五壯，針八分。主癲疾狂走，心煩吐舌。

滑肉門：太乙下一寸，去中行各三寸。《銅人》灸五壯，針八分。主癲狂，嘔逆，吐舌，舌強。

天樞一名長溪，一名谷門：去肓俞一寸[1]，俠臍中兩旁各二寸陷中。乃大腸之募。《銅人》灸百壯，針五分，留十呼。《千金》云：魂魄之舍不可針。《素注》針五分，留一呼。主奔豚，泄瀉，脹疝，赤白痢，水痢不止，食不下，水腫腹脹腸鳴，上氣沖胸，不能久立，久積冷氣，繞臍切痛，時上沖心，煩滿嘔吐，霍亂，冬

---

[1]一寸：《針灸聚英》卷一作"一寸半"。

月感寒泄利，疟寒热狂言，伤寒饮水过多，腹胀气喘，妇人女子癥瘕，血结成块，漏下赤白，月事不时。

外陵：天枢下一寸，去中行各二寸。《铜人》灸五壮，针三分。主腹痛，心下如悬，下引脐痛。

大巨：外陵下一寸，去中行各二寸。《铜人》针五分，灸五壮。《素注》针八分。主小腹胀满，烦渴，小便难，癀疝，偏枯，四肢不收，惊悸不眠。

水道：大巨下三寸，去中行各二寸。《铜人》灸五壮，针三分半。《素注》针二分半。主腰骨强急，膀胱有寒，三焦结热，妇人小腹胀满，痛引阴，胞中瘕，子门寒，大小便不通。

归来：水道下二寸，去中行各二寸。《铜人》灸五壮，针五分。《素注》针八分。主小腹奔豚，卵上入腹，引茎中痛，七疝，妇人血脏积冷。

气冲一名气街：归来下一寸，去中行各二寸，动脉应手宛宛中，冲脉所起。《铜人》灸七壮，炷如大麦，禁针。《素问》：刺中脉，血不出，为肿鼠仆。《素注》针三分，留七呼，气至即泻，灸三壮。主腹满不得正卧，癫疝，大肠中热，身热腹痛，大气石水，阴痿茎痛，两丸蹇痛，小腹奔豚，腹有逆气上攻心，腹胀满，上抢心，痛不得息，腰痛不得俯仰，淫泺，伤寒胃中热，妇人无子，小腹[1]痛，月水不利，妊娠子上冲心，产[2]难胞

① 腹：原作"肠"，据《针灸聚英》卷一改。
② 产：原作"生"，据《针灸聚英》卷一改。

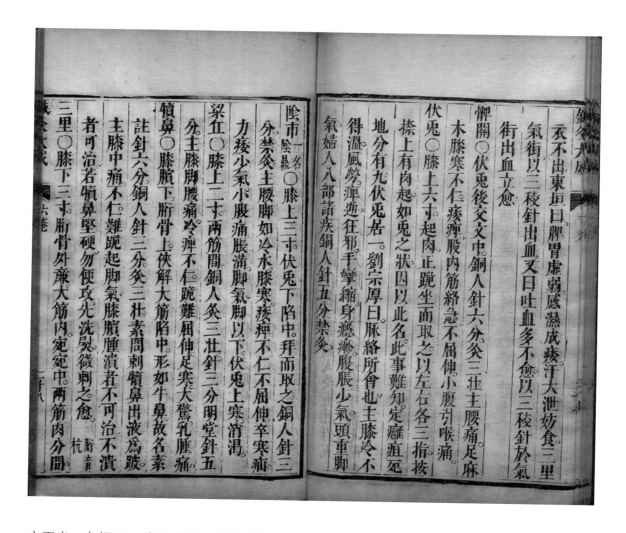

衣不出。东垣曰：脾胃虚弱，感湿成痿，汗大泄，妨食，三里、气街以三棱针出血。又曰：吐血多不愈，以三棱针于气街出血，立愈。

髀关：伏兔后交叉中。《铜人》针六分，灸三壮。主腰痛，足麻木，膝寒不仁，痿痹，股内筋络急，不屈伸，小腹引喉痛。

伏兔：膝上六寸起肉，正跪坐而取之。以左右各三指按捺，上有肉起如兔之状，因以此名。《此事难知》：定痈疽死地分有九，伏兔居一。刘宗厚曰：脉络所会也。主膝冷不得温，风劳痹逆，狂邪，手挛缩，身瘾疹，腹胀少气，头重脚气，妇人八部诸疾。《铜人》针五分，禁灸。

阴市一名阴鼎：膝上三寸，伏兔下陷中，拜而取之。《铜人》针三分，禁灸。主腰脚如冷水，膝寒，痿痹不仁，不屈伸，卒寒疝，力痿少气，小腹痛，胀满，脚气，脚以下伏兔上寒，消渴。

梁丘：膝上二寸两筋间。《铜人》灸三壮，针三分。《明堂》针五分。主膝脚腰痛，冷痹不仁，跪难屈伸，足寒，大惊，乳肿痛。

犊鼻：膝膑下，胻骨上，侠解大筋陷中，形如牛鼻，故名。《素注》针六分。《铜人》针三分，灸三壮。《素问》刺犊鼻出液为跛。主膝中痛不仁，难跪起，脚气，膝膑肿溃者不可治，不溃者可治。若犊鼻坚硬，勿便攻，先洗熨，微刺之愈。胻，音杭

三里：膝下三寸，胻骨外廉大筋内宛宛中，两筋肉分间，

举足取之。极重按之，则跗上动脉止矣。足阳明胃脉所入为合土。《素注》刺一寸，灸三壮。《铜人》灸三壮，针五分。《明堂》针八分，留十呼，泻七吸，日灸七壮，止百壮。《千金》灸五百壮。少亦一、二百壮。主胃中寒，心腹胀满，肠鸣，脏气虚惫，真气不足，腹痛食不下，大便不通，心闷不已，卒心痛，腹有逆气上攻，腰痛不得俯仰，小肠气，水气蛊毒，鬼击，疝癖，四肢满，膝胻酸痛，目不明，产妇血晕。秦承祖云：诸病皆治。华佗云：主五劳羸瘦，七伤虚乏，胸中瘀血，乳痛。《千金翼》云：主腹中寒胀满，肠中雷鸣，气上冲胸，喘不能久立，腹痛，胸腹中瘀血，小腹①胀，皮肿，阴气不足，小腹坚，伤寒热不已，热病汗不出，喜呕口苦，壮热，身反折，口噤鼓颔，肿痛不可回顾。口僻，乳肿，喉痹不能言，胃气不足，久泄利，食不化，胁下支满，不能久立，膝痿寒热，中消谷苦饥，腹热身烦狂言，乳痛，喜噫，恶闻食臭，狂歌妄笑，恐怒大骂，霍乱，遗尿失气，阳厥，凄凄恶寒，头眩②，小便不利，喜哕，脚气。《外台秘要》云：人年三十以上，若不灸三里，令人气上冲目。东垣曰：饮食失节及劳役形质，阴火乘于坤土之中，致谷气、荣气、清气、胃气、元气不得上升，滋于六腑之阳气，是五阳之气，先绝于外。外者天也，下流入于坤土阴火之中；皆由喜怒悲忧恐为五贼所伤，而后

①腹：原作"肠"，据《针灸聚英》卷一改。
②眩：原作"痃"，据《针灸聚英》卷一改。

鍼灸穴法　　　　　　　　　鍼灸大成　六卷

胃氣不行，勞役飲食不節，繼之則元氣乃傷，當於三里穴中，推而揚之，以伸元氣。又曰：氣在於腸胃者，取之足太陰、陽明，不下者取之三里。又曰：氣逆霍亂者取三里，氣下乃止，不下復治。又曰：胃脘當心而痛，上支兩胠，膈噎不通，飲食不下，取三里以補之。又曰：六淫客邪及上熱下寒，筋骨皮肉血脉之病，錯取於胃之合三里穴，大危。又曰：有人年少氣弱，常於三里、氣海灸之，節次約五七十壯，至年老熱厥頭痛，雖大寒猶喜風寒，痛愈惡暖處及烟火，皆灸之過也。

上廉一名上巨虛○三里下三寸，兩筋骨罅中，舉足取之。銅人灸三壯，針三分。甄權隨年為壯。明堂針八分，得氣即瀉；灸日七壯。主臟氣不足，偏風脚氣，腰腿手足不仁，脚脛痠痛屈伸難，不□久立，風水膝腫，骨髓冷疼，大腸冷，食不化，飧泄，勞瘵，夾臍腹兩脇痛，腸中切痛雷鳴，氣上衝胸，喘息不能行，不能久立，傷寒胃中熱。東垣曰：脾胃虛弱，濕痿，汗泄，妨食，三里、氣街出血，不愈，於上廉出血。

條口○下廉上一寸，舉足取之。銅人針五分。明堂針八分，灸三壯。主足麻木，風氣，足下熱，不能久立，足寒膝痛，胫寒濕痹，脚痛胕腫，轉筋，足緩不收。

下廉一名下巨虛○上廉下三寸，兩筋骨罅中，蹲地舉足取之。

　　　三十

胃气不行，劳役饮食不节，继之则元气乃伤；当于三里穴中，推而扬之，以伸元气。又曰：气在于肠胃者，取之足太阴、阳明，不下者取之三里。又曰：气逆霍乱者取三里，气下乃止，不下复治。又曰：胃脘当心而痛，上支两胁，膈噎不通，饮食不下，取三里以补之。又曰：六淫客邪及上热下寒，筋骨皮肉血脉之病；错取于胃之合三里穴，大危。又曰：有人年少气弱，常于三里、气海灸之，节次约五七十壮，至年老热厥头痛，虽大寒犹喜风寒，痛愈恶暖处及烟火，皆灸之过也。

上廉一名上巨虚：三里下三寸，两筋骨罅中，举足取之。《铜人》灸三壮，针三分。甄权随年为壮。《明堂》针八分，得气即泻；灸日七壮。主脏气不足，偏风脚气，腰腿手足不仁，脚胫酸痛屈伸难，不能①久立，风水膝肿，骨髓冷疼，大肠冷，食不化，飧泄，劳瘵，夹脐腹两胁痛，肠中切痛雷鸣，气上冲胸，喘息不能行，不能久立，伤寒胃中热。东垣曰：脾胃虚弱，湿痿，汗泄，妨食，三里、气街出血，不愈，于上廉出血。

条口：下廉上一寸，举足取之。《铜人》针五分。《明堂》针八分，灸三壮。主足麻木，风气，足下热，不能久立，足寒膝痛，胫寒湿痹，脚痛胻肿，转筋，足缓不收。

下廉一名下巨虚：上廉下三寸，两筋骨罅中，蹲地举足取之。

①能：原阙，据《针灸聚英》卷一补。

铜人开脉

讖驗大成　六卷

銅人針八分灸三壯素註針三分明堂針六分得氣即
瀉甲乙灸日七七壯主小腸氣不足面無顏色偏風腿
瘘足不履地熱風冷痹不遂風濕痹喉痹脚氣不足沉
重唇乾涎出不覺不得汗出毛髮焦內脫傷寒胃中熱
不嗜食泄膿血胸脅小腹控睪而痛時窘之後當耳前
熱若寒甚若獨肩上熱甚及小指次指間熱痛暴驚狂
言語并常女子乳癰足跗不收跟痛

豐隆○外踝上八寸下胻外廉陷中足陽明絡別走太陰
銅人針三分灸三壯明堂灸七壯主厥逆大小便難怠
惰腿膝痠屈伸難胸痛如刺腹若刀切痛風痰頭痛風

逆四肢腫足青身寒濕喉痹不能言登高而歌棄衣而
走見鬼好笑氣逆則喉痹卒瘖實則癲往瀉之虛則足
不收脛枯補之

解谿○衝陽後一寸五分腕上陷中足大指次指直上跗
上陷者宛宛中足陽明胃脉所行為經火胃虛補之銅
人灸三壯針五分留三呼主風面浮腫顏黑厥氣上衝
腹脹大便下重瘈驚膝股胻腫轉筋目眩頭痛癲疾煩
心悲泣霍亂頭風面赤目赤眉攢疼不可忍

衝陽○足跗上五寸去陷谷二寸骨間動脉足陽明胃脉
所過為原胃虛實皆拔之素註針三分留十呼素問刺

《铜人》针八分，灸三壮。《素注》针三分。《明堂》针六分，得气即泻。《甲乙》灸主小肠气不足，面无颜色，偏风腿痿，足不履地，热风冷痹不遂，风湿痹，喉痹，脚气不足，沉重，唇干，涎出不觉，不得汗出，毛发焦，肉脱，伤寒胃中热，不嗜食，泄脓血，胸胁小腹控睾而痛，时窘之后，当耳前热。若寒甚，若独肩上热甚及小指次指间热痛，暴惊狂，言语非常，女子乳痛，足跗不收，跟痛。

丰隆：外踝上八寸，下胻外廉陷中，足阳明络别走太阴。《铜人》针三分，灸三壮。《明堂》灸七壮。主厥逆，大小便难，怠惰，腿膝酸，屈伸难，胸痛如刺，腹若刀切痛，风痰头痛，风逆四肢肿，足青身寒湿，喉痹不能言，登高而歌，弃衣而走，见鬼好笑。气逆则喉痹卒瘖，实则癫狂，泻之。虚则足不收，胫枯，补之。

解溪：冲阳后一寸五分，腕上陷中，足大指次指直上跗上陷者宛宛中。足阳明胃脉所行为经火。胃虚补之。《铜人》灸三壮，针五分，留三呼。主风面浮肿，颜黑，厥气上冲，腹胀，大便下重，瘈惊，膝股胻肿，转筋，目眩，头痛，癫疾，烦心悲泣，霍乱，头风面赤，目赤，眉攒疼不可忍。

冲阳：足跗上五寸，去陷谷二寸①，骨间动脉。足阳明胃脉所过为原，胃虚实皆拔之。《素注》针三分，留十呼。《素问》刺

①二寸：《针灸聚英》卷一作"三寸"。

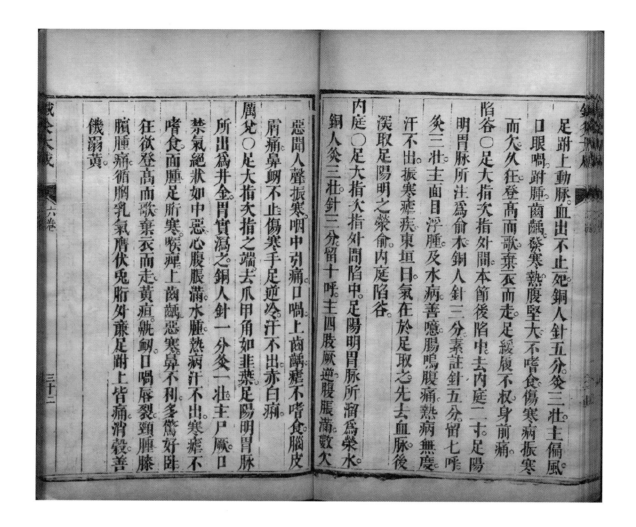

足跗上动脉，血出不止死。《铜人》针五分，灸三壮。主偏风口眼㖞，跗肿，齿龋，发寒热，腹坚大，不嗜食，伤寒病振寒而欠，久狂，登高而歌，弃衣而走，足缓履不收，身前痛。

　　陷谷：足大指次指外间，本节后陷中，去内庭二寸。足阳明胃脉所注为俞木。《铜人》针三分。《素注》针五分，留七呼，灸三壮。主面目浮肿及水病善噫，肠鸣腹痛，热病无度，汗不出，振寒疟疾。东垣曰：气在于足，取之先去血脉，后深取足阳明之荥俞：内庭、陷谷。

　　内庭：足大指次指外间陷中。足阳明胃脉所溜为荥水。《铜人》灸三壮，针三分，留十呼。主四肢厥逆，腹胀满，数欠，恶闻人声，振寒，咽中引痛，口㖞，上齿龋，疟不嗜食，脑皮肤痛，鼻衄不止，伤寒手足逆冷，汗不出，赤白痢。

　　厉兑：足大指次指之端，去爪甲角如韭叶。足阳明胃脉所出为井金。胃实泻之。《铜人》针一分，灸一壮。主尸厥，口噤气绝，状如中恶，心腹胀满，水肿，热病汗不出，寒疟不嗜食，面肿，足胻寒，喉痹，上齿龋，恶寒鼻不利，多惊好卧，狂欲登高而歌，弃衣而走，黄疸，鼽衄，口㖞唇裂，颈肿，膝膑肿痛，循胸、乳、气街①、伏兔、胻外廉、足跗上皆痛，消谷善饥，溺黄。

---

　　①气街：原作"气膺"，据《针灸聚英》卷一改。

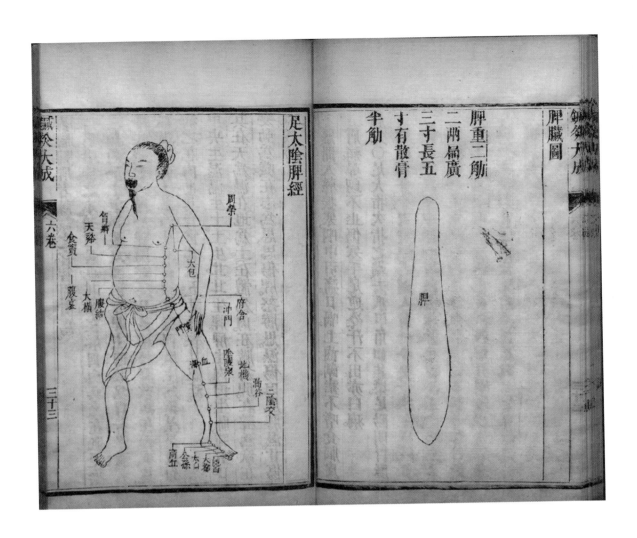

脾脏图（图见上）

脾重二斤二两，扁广三寸，长五寸，有散膏半斤。

足太阴脾经（图见上）

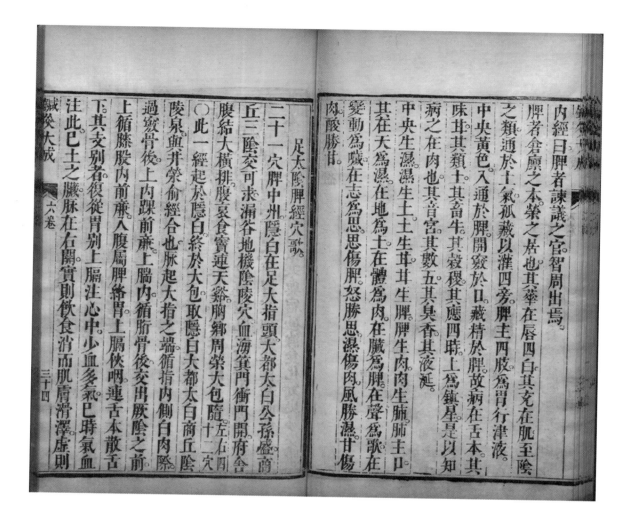

《内经》曰：脾者，谏议之官，智周出焉。

脾者，仓禀之本，荣之居也；其华在唇四白，其充在肌，至阴之类，通于土气，孤脏以灌四旁。脾主四肢，为胃行津液。

中央黄色，入通于脾，开窍于口，藏精于脾，故病在舌本。其味甘，其类土，其畜牛，其谷稷，其应四时，上为镇星，是以知病之在肉也。其音宫，其数五，其臭香，其液涎。

中央生湿，湿生土，土生甘，甘生脾，脾生肉，肉生肺，脾[1]主口。其在天为湿，在地为土，在体为肉，在脏为脾，在声为歌，在变动为哕，在志为思，思伤脾，怒胜思，湿伤肉，风胜湿。甘伤肉，酸胜甘。

足太阴脾经穴歌

二十一穴脾中州，隐白在足大指头，大都太白公孙盛，商丘三阴交可求，漏谷地机阴陵穴，血海箕门冲门开，府舍腹结大横排，腹哀食窦连天溪，胸乡周荣大包随。左右四十二穴

此一经起于隐白，终于大包，取隐白、大都、太白、商丘、阴陵泉，与井荣俞经合也。脉起大指之端，循指内侧白肉际，过核骨[2]后，上内踝前廉，上腨内，循胻骨后，交出厥阴之前，上循膝股内前廉，入腹，属脾络胃，上膈，侠咽，连舌本，散舌下；其支别者，复从胃别上膈，注心中。少血多气，巳时气血注此。己土之脏，脉在右关，实则饮食消而肌肤滑泽，虚则

①脾：原作"肺"，据《针灸聚英》卷一改。
②核骨：原作"窍骨"，据《灵枢·经脉篇》改。

沉香少溫共藿香助土調中。奇消水腫破血消癥兮三稜
蓬术去瘀除疼兮蒲黃五靈茴香治霍亂轉筋共濟木瓜
烏藥辣桂主中焦氣滯相扶枳殼生薑心腹疼痛兮延胡
索入胡椒胸滿咳逆兮良薑炒同香附肚實脹兮大黃滑
石朴牽牛木香苓瀉腹虛脹兮參苓朴木橘辰砂麯蘗附
子大抵物滯氣傷補益兼行乎消導橘皮枳术丸加減隨
宜食多胃壅推陳并貴乎和中巴豆備急丸蕩滌何傷四
君子平善與人處也使人道德進而功名輕忽不知其入
於聖賢之域二陳湯純和能消痰也致令脾胃健而中氣
順自不覺其進於仁壽之鄉抑又聞東垣憫生民夭枉凡

身體瘦而四肢不舉。臍凸肢浮生之難口青唇黑死之易。
去病安生理宜調攝戒滿意之食省爽口之味因飲食勞
倦之災修溫多辛少之劑飲食審寒熱之傷湯藥兼補瀉
之置氣別寒熱溫涼用適其宜味辨甘補苦瀉行當熟記
如白术健脾消食必青皮枳實人參緩土和氣須半夏橘
紅柴胡除不足之熱佐之甘草升麻黃芪去有汗之火輔
之芍藥川芎氣虛嘔而人參茱萸脾寒吐而丁香半夏泄
瀉手足冷而不渴兮附子乾薑霍亂吐瀉兼而不藥兮胡
椒綠豆脾冷而食不磨兮平胃宜加砂蔻胃寒而飲不消
兮本方更入參苓香附微寒與縮砂消食化氣更妙安胎

身体瘦而四肢不举。脐凸肢浮生之难，口青唇黑死之易。去病安生，理宜调摄，戒满意之食，省爽口之味，因饮食劳倦之灾，修温多辛少之剂，饮食审寒热之伤，汤药兼补泻之置。气别寒热温凉，用适其宜；味辨甘补苦泻，行当熟记。如白术健脾消食，必青皮枳实；人参缓土和气，须半夏橘红。柴胡除不足之热，佐之甘草升麻；黄芪去有汗之火，辅之芍药川芎。气虚呕而人参茱萸，脾寒吐而丁香半夏。泄泻手足冷而不渴兮，附子干姜，霍乱吐泻兼而不药兮，胡椒绿豆。脾冷而食不磨兮，平胃宜加砂蔻；胃寒而饮不消兮，本方更入参苓。香附微寒，与缩砂消食化气，更妙安胎；沉香少温，共藿香助土调中，奇消水肿，破血消癥兮，三棱蓬术；去瘀除疼兮，蒲黄五灵。茴香治霍乱转筋，共济木瓜乌药；辣桂主中焦气滞，相扶枳壳生姜。心腹疼痛兮，延胡索入胡椒；胸满咳逆兮，良姜炒同香附。肚实胀兮，大黄滑石朴牵牛，木香苓泻；腹虚胀兮，参苓朴木橘辰砂，曲蘗附子。大抵物滞气伤，补益兼行乎消导，橘皮枳术丸，加减随宜；食多胃壅，推陈并贵乎和中，巴豆备急丸，荡涤何伤。四君子平善，与人处也，使人道德进而功名轻，忽不知其入于圣贤之域；二陈汤纯和，能消痰也，致令脾胃健而中气顺，自不觉其进于仁寿之乡。抑又闻东垣悯生民夭枉，凡

治疾必先扶植脾胃，诚不刊之妙典；王安道发前贤未发，辨内伤不足中有有余，实得传之秘旨，万物从土而归出，补肾又不若补脾。

《导引本经》：脾居五脏之中，寄旺四时之内，五味藏之而滋长，五神因之而彰著，四肢百骸，赖之而运动也。人惟饮食不节，劳倦过甚，则脾气受伤矣。脾胃一伤，则饮食不化，口不知味，四肢困倦，心腹痞满，为吐泄，为肠澼，此其见之《内经》诸书，盖班班具载，可考而知者。然不饥强食则脾劳，不渴强饮则胃胀。食若过饱，则气脉不通，令心塞闭；食若过少，则身羸心悬，意虑不固。食秽浊之物，则心识昏迷，坐念不安；食不宜之物，则四大违反，而动宿疾，皆非卫生之道也。举要言之，食必以时，饮必以节，不饱不饥是也。人能饮食如是，不惟脾胃清纯，而五脏六腑，亦调和矣。盖人之饮食入口，由胃脘入于胃中，其滋味渗入五脏，其质入于小肠乃化之。至小肠下口，始分清浊，浊者为渣滓，入于大肠；清者为津液，入于膀胱，乃津液之府也。至膀胱又分清浊，浊者入于溺中，清者入于胆，胆引入于脾，散于五脏，为涎，为唾，为涕，为泪，为汗，其滋味渗入五脏，乃成五汗，同归于脾，脾和乃化血，复归于脏腑也。经曰：脾土旺能生万物，衰生百病，昔东坡调脾土，饮食不过一爵一肉，有召饮者，

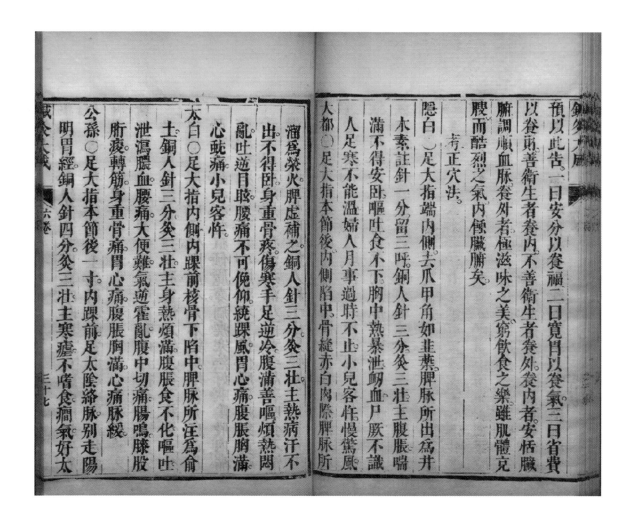

预以此告：一曰安分以养福，二曰宽胃以养气，三曰省费以养财。善卫生者养内，不善卫生者养外；养内者安恬脏腑，调顺血脉，养外者极滋味之美，穷饮食之乐，虽肌体充腴，而酷烈之气，内蚀脏腑矣。

考正穴法

隐白：足大指端内侧，去爪甲角如韭叶。脾脉所出为井木。《素注》针一分，留三呼。《铜人》针三分，灸三壮。主腹胀，喘满不得安卧，呕吐食不下，胸中热，暴泄，衄血，尸厥不识人，足寒不能温，妇人月事过时不止，小儿客忤，慢惊风。

大都：足大指本节后，内侧陷中，骨缝赤白肉际。脾脉所溜为荥火。脾虚补之。《铜人》针三分，灸三壮。主热病汗不出，不得卧，身重骨疼，伤寒手足逆冷，腹满善呕，烦热闷乱，吐逆目眩，腰痛不可俯仰，绕踝风，胃心痛，腹胀胸满，心蛔痛，小儿客忤。

太白：足大指内侧，内踝前核骨下陷中。脾脉所注为俞土。《铜人》针三分，灸三壮。主身热烦满，腹胀食不化，呕吐，泄泻脓血，腰痛大便难，气逆，霍乱，腹中切痛，肠鸣，膝股胻酸转筋，身重骨痛，胃心痛，腹胀胸满，心痛脉缓。

公孙：足大指本节后一寸，内踝前。足太阴络脉，别走阳明胃经。《铜人》针四分，灸三壮。主寒疟，不嗜食，痫气，好太息，多寒热汗出，病至则喜呕，呕已乃衰。头面肿起，烦心狂言，多饮，胆虚，厥气上逆则霍乱，实则肠中切痛泻之，虚则鼓胀补之。

商丘：足内踝骨下微前陷中，前有中封，后有照海，其穴居中。脾脉所行为经金，脾实泻之。《铜人》灸三壮，针三分。主腹胀，肠中鸣，不便，脾虚令人不乐，身寒善太息，心悲，骨痹，气逆，痔疾，骨疽蚀，魇梦，痫瘈，寒热好呕，阴股内痛。气壅，狐疝走上下，引小腹痛，不可俯仰，脾积痞气，黄疸，舌本强痛，腹胀，寒疟，溏瘕泄水，面黄，善思善味，食不消，体重节痛，怠惰嗜卧，妇人绝子，小儿慢风。

三阴交：内踝上三寸，骨下陷中。足太阴少阴厥阴之会。《铜人》针三分，灸三壮。主脾胃虚弱，心腹胀满，不思饮食，脾痛身重，四肢不举，腹胀肠鸣，溏泄食不化，痃癖，腹寒，膝内廉痛，小便不利，阴茎痛，足痿不能行，疝气，小便遗，胆虚，食后吐水，梦遗失精，霍乱，手足逆冷，呵欠①，颊车蹉开，张口不合，男子阴茎痛，元脏发动，脐下痛不可忍，小儿客忤，妇人临经行房，羸瘦，癥瘕，漏血不止，月水不止，妊娠胎动横生，产后恶露不行，去血过多，血崩晕，不省人事。如经脉塞闭不通，泻之立通。经脉虚耗不行者，补之，经脉益盛则通。按宋太子出苑，逢妊妇，诊曰：女。徐文

① 呵欠：《针灸聚英》卷一作"失欠"。

伯曰：一男一女。太子性急欲视，文伯泻三阴交，补合谷，胎应针而下，果如文伯之诊。后世遂以三阴交、合谷为妊妇禁针。然文伯泻三阴交，补合谷而堕胎，今独不可补三阴交，泻合谷，而安胎乎？盖三阴交，肾肝脾三脉之交会，主阴血，血当补不当泻；合谷为大肠之原，大肠为肺之腑，主气，当泻不当补。文伯泻三阴交，以补合谷，是血衰气旺也。今补三阴交，泻合谷，是血旺气衰矣。故刘元宾亦曰：血衰气旺定无妊，血旺气衰应有体。

漏谷一名太阴络：内踝上六寸，胻骨下陷中。《铜人》针三分，禁灸①。主肠鸣，强欠，心悲逆气，腹胀满急，疝癖冷气，食饮不为肌肤，膝痹足不能行。

地机一名脾舍：膝下五寸，膝内侧辅骨下陷中，伸足取之。足太阴郄，别走上一寸有空。《铜人》灸三壮，针三分。主腰痛不可俯仰，溏泄，腹胁胀，水肿腹坚，不嗜食，小便不利，精不足，女子癥瘕，按之如汤沃股内至膝。

阴陵泉：膝下内侧辅骨下陷中，伸足取之；或屈膝取之。在膝横纹头下，与阳陵泉穴相对，稍高一寸。足太阴脾脉所入为合水。《铜人》针五分。主腹中寒不嗜食，胁下满，水胀腹坚，喘逆不得卧，腰痛不可俯仰，霍乱，疝瘕，遗精，尿失禁不自知，小便不利，气淋，寒热不节，阴痛，胸中热，

①禁灸：《针灸聚英》卷一作"灸三壮"。

暴泄飧泄。

血海：膝膑上内廉，白肉际二寸半。《铜人》针五分，灸三壮。主气逆腹胀，女子漏下恶血，月事不调。东垣曰：女子漏下恶血，月事不调，暴崩不止，多下水浆之物，皆由饮食不节，或劳伤形体，或素有气不足，灸太阴脾经七壮。

箕门：鱼腹上越筋间，阴股内动脉应手。一云股上起筋间。《铜人》灸三壮。主淋小便不通，遗溺，鼠鼷肿痛。

冲门一名上慈宫：府舍下一寸，横骨两端约中动脉，去腹中行各四寸半。《铜人》针七分，灸五壮。主腹寒气满，腹中积聚疼，癥，淫泺，阴疝，妇人难乳，妊娠子冲心，不得息。

府舍：腹结下二寸[①]，去腹中行各四寸半。足太阴、厥阴、阴维之会。三脉上下二入腹，络脾肝，结心肺，从胁上至肩，此太阴郄，三阴阳明之别。《铜人》灸五壮，针七分。主疝瘕，痹中急疼，循胁上下抢心，腹满积聚，厥气霍乱。

腹结一名肠窟：大横下一寸三分，去腹中行各四寸半。《铜人》针七分，灸五壮。主咳逆，绕脐痛，腹寒泻利，上抢心，咳逆。

大横：腹哀下三寸五分，去腹中行各四寸半。足太阴、阴维之会。《铜人》针七分，灸五壮。主大风逆气，多寒善悲，四肢不可举动，多汗洞痢。

腹哀：日月下一寸五分，去腹中行各四寸半。足太阴、阴

---

① 二寸：《针灸聚英》作"三寸"。

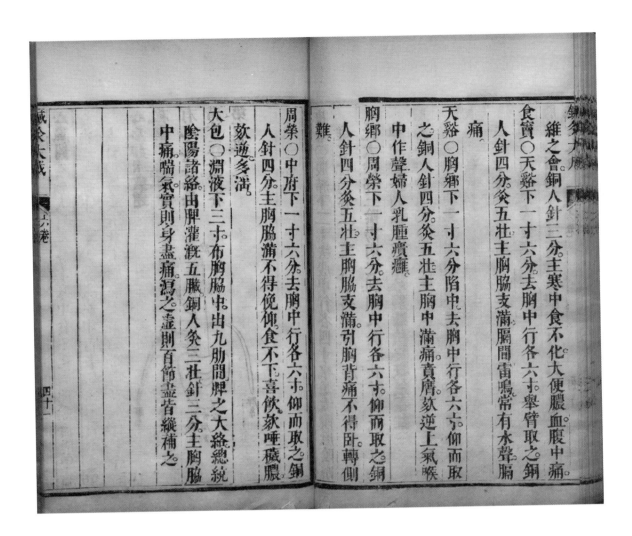

维之会。《铜人》针三分。主寒中食不化，大便脓血，腹中痛。

食窦：天溪下一寸六分，去胸中行各六寸，举臂取之。《铜人》针四分，灸五壮。主胸胁支满，膈间雷鸣，常有水声，膈痛。

天溪：胸乡下一寸六分陷中，去胸中行各六寸，仰而取之。《铜人》针四分，灸五壮。主胸中满痛，贲膺，咳逆上气，喉中作声，妇人乳肿癀痈。

胸乡：周荣下一寸六分，去胸中行各六寸，仰而取之。《铜人》针四分，灸五壮。主胸胁支满，引胸背痛不得卧，转侧难。

周荣：中府下一寸六分，去胸中行各六寸，仰而取之。《铜人》针四分。主胸胁满不得俯仰，食不下，喜饮。咳唾秽脓，咳逆，多淫。

大包：渊液下三寸，布胸胁中出九肋间。脾之大络，总统阴阳诸络，由脾灌溉五脏。《铜人》灸三壮，针三分。主胸胁中痛，喘气，实则身尽痛，泻之；虚则百节尽皆纵，补之。

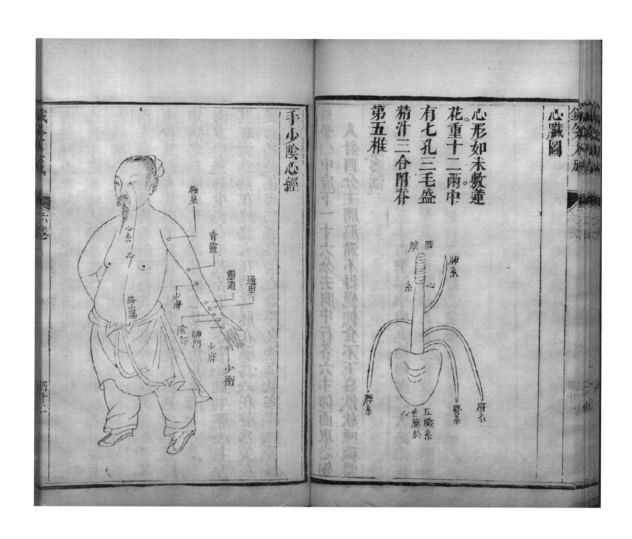

心脏图（图见上）

心，形如未敷莲花，重十二两，中有七孔三毛，盛精汁三合，附脊第五椎。

手少阴心经（图见上）

《内经》曰：心者，君主之官，神明出焉。

心者，生之本，神之变也。其华在面，其充在血脉，为阳中之太阳，通于夏气。

南方赤色，入通于心，开窍于舌，藏精于心。故病在五脏，其味苦，其类火，其畜羊，其谷黍，其应四时，上为荧惑星，是以知病之在脉也。其音徵，其数七，其臭焦，其液汗。

南方生热，热生火，火生苦，苦生心，心生血，血生脾，心主舌。其在天为热，在地为火，在体为脉，在脏为心，在声为笑，在变动为忧，在志为喜。喜伤心，恐胜喜，热伤气，寒胜热，苦伤气，咸胜苦。

手少阴心经穴歌

九穴午时手少阴，极泉青灵少海深，灵道通里阴郄邃，神门少府少冲寻。左右一十八穴

此一经起于极泉，终于少冲。取少冲、少府、神门、灵道、少海，与井荥俞经合也。脉起心中，出属心系，下膈络小肠；其支者，从心系，上侠咽，系目系[1]；其直者，复从心系却上肺，出腋下，下循臑内后廉，行太阴心主之后，下肘内廉，循臂内后廉，抵掌后锐骨之端，入掌内后[2]廉，循小指之内，出其端。多气少血，午时气血注此。丁火之脏，脉在左寸。实则热而虚则寒，静则安而动则燥。虚寒者怯怕多惊，健忘恍惚，清便自

① 系：原无，据《灵枢·经脉篇》补。
② 后：原无，据《灵枢·经脉篇》补。

可，诊必濡细迟虚；实热者癫狂谵语，腮赤舌干，二腑涩黄，脉须数洪沉实。心盛则热见乎标，心虚则热收于内。虚则补其母，实则泻其子。虚实既知，补泻必当。味甘泻而补之以咸，气热补而泻之以冷。心阳不足，桂心代赭紫石英，补须参附；离火有余，竹叶大黄山栀子，泻用芩连。凉心者朱砂，壮心者琥珀。舌长过寸，研冰片敷之即收；血衄如泉，炒槐花掺之即止。除疮琥珀膏，犀角与辰砂；定志宁神丸，朱砂共莲草。蔓荆子凉诸经之血，草连翘泻六经之火，惊悸不安，须龙脑沙参小草；健忘失记，必茯神远志当归。多睡饮卢仝之苦茶，不眠服雷公之酸枣。凉血补阴生地黄，行津止渴天花粉。文蛤末敷愈口疮，铁锈粉嚼消舌肿。中风不语，烧竹沥凉之更良；感热多言，飞朱砂镇之又善。胸间痞痛，开之枳实瓜蒌；心内懊憹，治之栀子豆豉。热心痛，炒菖蒲川楝，栀子宜焦；冷心痛，须木香肉桂，玄胡可炒。心惊盗汗，飞辰砂与六黄；鼻衄流血，煮黄芩炒芍药。惊热独妙珍珠，癫狂独加铁粉。安镇灵台，琥珀丹砂和玉屑；开清神府，茯神远志共菖蒲。大哉离兮，应物无迹。倘真血之有亏，觅真铅而补实；至灵心也，操存有要，或元气之有损，求真汞而填完。用药固可言传，上达必由心悟。

《导引本经》：夫心乃一身之主宰，生死之路头也。是故心生则种种欲生，而神不入气；心静则种种欲静，而神气相抱也。《内经》曰：夏月人身，阳气发外，伏阴在内，是脱精神之时，忌疏通以泄精气。夏三月，此谓蕃秀，天地气交，万物华实，夜卧早起，无厌于日，使志无怒，英华成秀，此夏气之应，养成之道也。逆之则伤心，秋为痎疟。故人常宜燕居静坐，调心息气，食热戒冷，常要两目垂帘，返光内照，降心火于丹田，使神气相抱。故太玄养初曰：藏心于渊，美厥灵根，神不外也。心牵于事，则火动于中矣。心火夏令正旺，脉本洪大，若缓是伤暑，至晚少餐饮食，睡勿挥扇，风邪易入。昔邝子元有心疾，或曰：有僧不用符药，能治心疾。元叩其僧，曰：贵恙起于烦恼，烦恼生于妄想，夫妄想之来，其机有三：或追忆数十年前荣辱恩仇，悲欢离合，及种种闲情，此是过去妄想也。或事到眼前，可以顺应，却又畏首畏尾，三番四复，犹豫不决，此是现在妄想也。或期望日后富贵皆如愿，或期望功成名遂，告老归田；或期望子孙登庸，以继书香，与夫一切不可必成，不可必得之事，此是未来妄想也。三者妄想，忽然而生，忽然而灭，禅家谓之幻心。能照见其妄，而斩断念头，禅家谓之觉心。故曰：不患念起，惟患觉迟，此心若同太虚，烦恼何处安脚？又曰：贵恙亦原于水火不交，凡溺爱冶容，而作色荒，禅家谓之外感之欲。夜深枕上，思得冶容，或成宵寐之变，禅家谓之内生之欲。二者之欲，绸缪染着，消耗元精。若能离之，则肾水自然滋生，可以上交于心。至若思索文字，忘其寝食，禅家谓之理障。经纶职业，不顾劬劳，禅家谓之事障。二者虽非人欲，亦损性灵，若能遣之，则火不至上炎，可下交于肾。故曰：尘不相缘，根无所偶，返流全一，六用不行。又曰：苦海无边，回头是岸。子元如其言，乃独处一室，扫空万缘，坐静月余，心疾如失。

考正穴法

极泉：臂内腋下筋间，动脉入胸。《铜人》针三分，灸七壮。主臂肘厥寒，四肢不收，心痛干呕，烦渴，目黄，胁满痛，悲愁不乐。

青灵：肘上三寸，伸肘举臂取之。《铜人》灸七壮。《明堂》灸三壮。主目黄头痛，振寒胁痛，肩臂不举，不能带衣。

少海一名曲节：肘内廉节后，大骨外，去肘端五分，屈肘向头得之。手少阴心脉所入为合水。《铜人》针三分，灸三壮。甄权云：不宜灸，针五分。《甲乙》针二分，留三呼，泻五吸，不宜灸。《素注》灸五壮。《资生》云：数说不同，要之非大急不灸。主寒热齿龋痛，目眩发狂，呕吐涎沫，项不得回顾，肘挛腋胁下痛，四肢不得举，齿寒，脑风头痛，气逆噫哕，瘰疬，心疼，手颤健忘。

灵道：掌后一寸五分，手少阴心脉所行为经金。《铜人》针三分，灸三壮。主心痛，干呕，悲恐，相引瘛疭，肘挛，暴瘖不能言。

通里：掌后一寸陷中。手少阴心脉之络，别走太阳小肠经。《铜人》针三分，灸三壮。《明堂》灸七壮。主目眩头痛，热病先不乐，数日懊憹，数欠频呻悲，面热无汗，头风，暴瘖不言，目痛心悸，肘臂臑痛，苦呕喉痹，少气遗溺，妇人经血过多崩中。实则支满膈肿，泻之。虚则不能言，补之。

阴郄：掌后脉中，去腕五分。《铜人》针三分，灸七壮。主鼻衄吐血，洒淅畏寒，厥逆气惊，心痛霍乱，胸中满。

神门一名锐中，一名中都：掌后锐骨端陷中。手少阴心脉所注为俞土。心实泻之。《铜人》针三分，留七呼，灸七壮。主疟心烦，甚欲得冷饮，恶寒则欲处温中。咽干不嗜食，心痛数噫，恐悸，少气不足，手臂寒，面赤喜笑，掌中热而啘，目黄胁痛，喘逆身热，狂悲狂笑，呕血吐血，振寒上气，遗溺失音，心性痴呆，健忘，心积伏梁，大小人五痫。东垣曰：胃气下溜五脏气皆乱，其为病互相出见，气在于心者，取之手少阴之俞神门，同精导气以复其本位。《灵枢经》曰：少阴无俞，心不病乎，其外经病而脏不病，故独取其经于掌后锐骨之端。心者五脏六腑之大主，精神之所舍，其脏

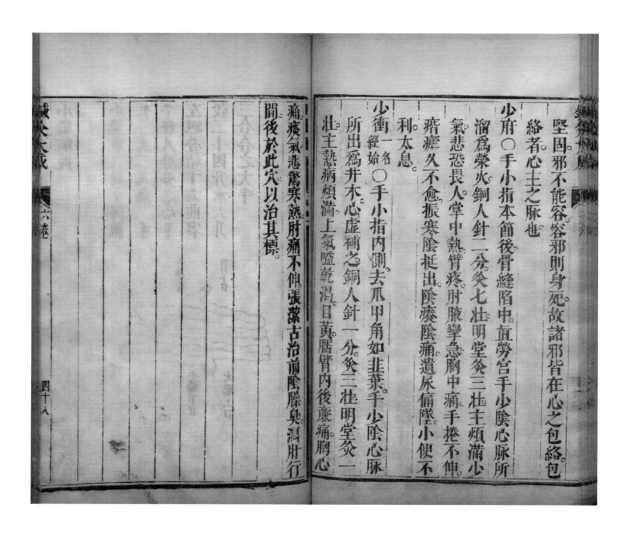

坚固，邪不能容，容邪则身死，故诸邪皆在心之包络。包络者，心主之脉也。

少府：手小指本节后，骨缝陷中，直劳宫。手少阴心脉所溜为荥火。《铜人》针二分，灸七壮。《明堂》灸三壮。主烦满少气，悲恐畏人，掌中热，臂疼，肘腋挛急，胸中痛，手蜷不伸，疟疾久不愈，振寒，阴挺出，阴痒阴痛，遗尿偏坠，小便不利，太息。

少冲一名经始：手小指内侧，去爪甲角如韭叶。手少阴心脉所出为井木。心虚补之。《铜人》针一分，灸三壮。《明堂》灸一壮。主热病烦满，上气嗌干渴，目黄，臑臂内后廉痛，胸心痛，痰气，悲惊寒热，肘痛不伸。张洁古治前阴臊臭，泻肝行间，后于此穴，以治其标。

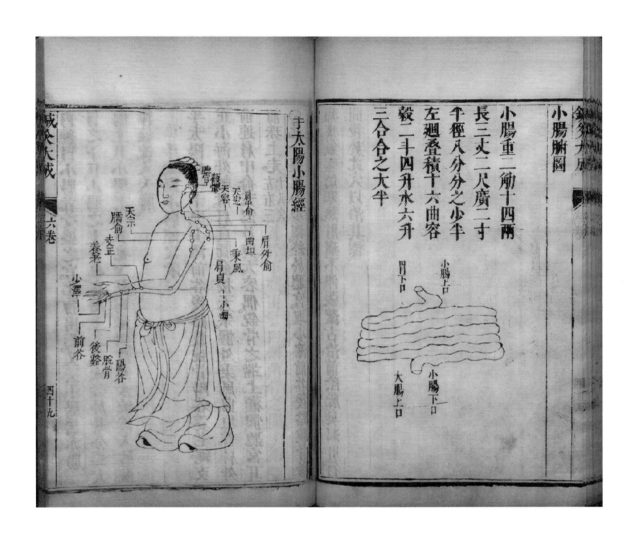

小肠腑图 （图见上）

小肠重二斤十四两，长三丈二尺，广二寸半，径八分，分之少半；左廻迭积十六曲。容谷二斗四升，水六升三合，合之大半。

手太阳小肠经 （图见上）

《内经》曰：小肠者，受盛之官，化物出焉。又云：小肠为赤肠。胃之下口，小肠之上口也，在脐上二寸，水谷于是分焉。大肠上口，小肠之下口也。至是而泌别清浊，水液渗入膀胱，滓秽流入大肠。

手太阳小肠经穴歌

手太阳穴一十九，少泽前谷后溪薮，腕骨阳谷养老绳，支正小海外辅肘，

肩贞臑俞接天宗，臑外秉风曲垣首，肩外俞连肩中俞，天窗乃与天荣偶，

锐骨之端上颧髎，听宫耳前珠上走。左右三十八穴

此一经起于少泽，终于听宫。取少泽、前谷、后溪、腕骨、阳谷、少海，与井荥俞原经合也。脉起小指之端，循手外[1]侧上腕，出踝中直上，循臂骨下廉，出肘内侧两骨之间，上循臑外后廉，出肩解，绕肩胛，交肩上，入缺盆，络心，循咽下膈抵胃，属小肠；其支者，从缺盆贯颈上颊，至目锐眦，却入耳中；其支别者，别循颊上䪼頔，音拙抵鼻，至目内眦也。多血少气，未时气血注此。丙火之腑，脉详左寸。是经之为病也，面白耳前热，苦寒，肩臂廉内外肿痛。沉诊为心，实则脉实，烦满而口舌生疮；浮取小肠，虚则脉虚，懊侬而唇青下白。颔肿不可转，清痰降火；腰折难动履，渗湿利热。倘小便数频，乌药益智丸，用酒煮山药；若精气不固，白茯猪苓和，须蜡化

①外：原作"大"，据《灵枢·经脉篇》改。

津液。小肠疝气，茴香姜浸入青盐；肾宫精冷，川楝炒成加木破。滑石寒而能治诸淋，沉香温而能行诸气。尿血煮苦苋菜根，血淋煎车前子叶。清泉旋汲饮发灰，薄荷时煎调琥珀。热入小肠为赤带，茴香苦楝当归；邪归大腑变膏淋，滑石金砂甘草。尝考牡蛎石斛补，续随金砂泻。巴戟乌药茴香温，黄芩通草花粉凉。羌活藁本引于上，黄柏二苓行于下，细阅本草之旨，略为理治之阶，毋执己见，妙在言传。

考正穴法

少泽一名小吉：手小指端外侧，去爪甲角下一分陷中。手太阳小肠脉所出为井金。《素注》灸三壮。《铜人》灸一壮，针一分，留二呼。主疟寒热，汗不出，喉痹舌强，口干心烦，臂痛瘲疭，咳嗽，口中涎唾，颈项急不得回顾，目生肤翳覆瞳子，头痛。

前谷：手小指外侧本节前陷中。手太阳小肠脉所溜为荥水。《铜人》针一分，留三呼，灸一壮。《明堂》灸三壮。主热病汗不出，痎疟癫疾，耳鸣，颈项肿，喉痹，颊肿引耳后，鼻塞不利，咳嗽吐衄，臂痛不得举，妇人产后无乳。

后溪：手小指外侧本节后陷中，握拳取之。手太阳小肠脉所注为俞木。小肠虚补之。《铜人》针一分，留二呼，灸一壮。主疟寒热，目赤生翳，鼻衄，耳聋，胸满，颈项强，不得回

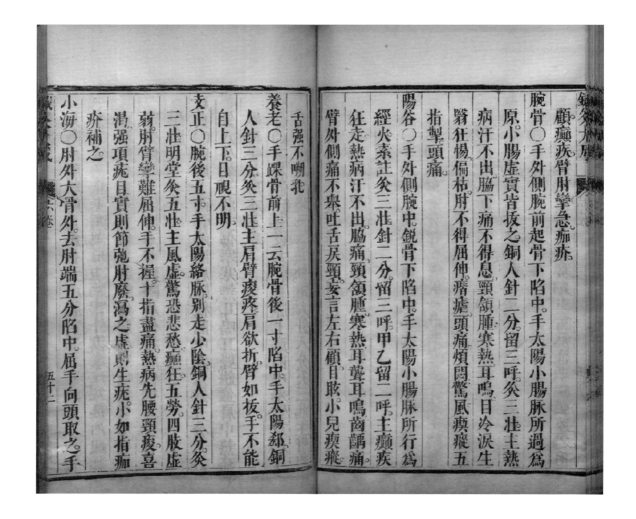

顾，癫疾，臂肘挛急，痂疥。

腕骨：手外侧腕前起骨下陷中。手太阳小肠脉所过为原。小肠虚实皆拔之。《铜人》针二分，留三呼，灸三壮。主热病汗不出，胁下痛不得息，颈颔肿，寒热，耳鸣，目冷泪生翳，狂惕，偏枯，肘不得屈伸，痎疟头痛，烦闷，惊风，瘈疭，五指掣，头痛。

阳谷：手外侧腕中，锐骨下陷中。手太阳小肠脉所行为经火。《素注》灸三壮，针二分，留三呼。《甲乙》留二呼。主癫疾狂走，热病汗不出，胁痛，颈颔肿，寒热，耳聋耳鸣，齿龋痛，臂外侧痛不举，吐舌，戾颈，妄言，左右顾，目眩，小儿瘈疭，舌强不嗍乳。

养老：手踝骨前上，一云腕骨后一寸陷中。手太阳郄。《铜人》针三分，灸三壮。主肩臂酸疼，肩欲折，臂如拔，手不能自上下，目视不明。

支正：腕后五寸，手太阳络脉，别走少阴。《铜人》针三分，灸三壮。《明堂》灸五壮。主风虚，惊恐悲愁，癫狂，五劳，四肢虚弱，肘臂挛难屈伸，手不握，十指尽痛，热病先腰颈酸，喜渴，强项，疣目。实则节弛肘废，泻之，虚则生疣小如指，痂疥，补之。

小海：肘内①大骨外，去肘端五分陷中，屈手向头取之。手

———

① 肘内：原作"肘外"，据《针灸聚英》卷一改。

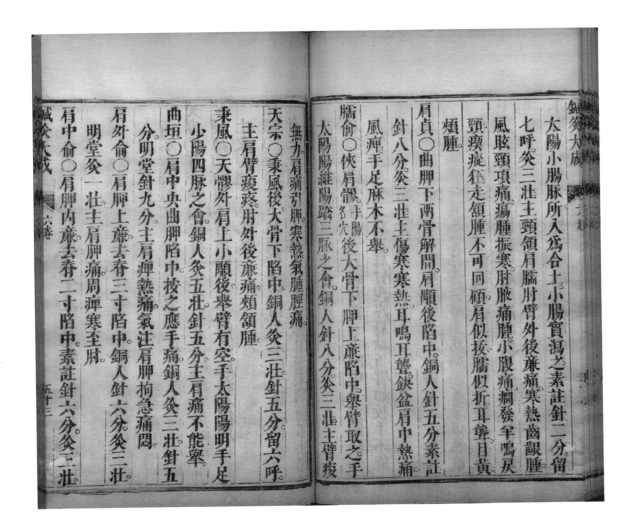

太阳小肠脉所入为合土。小肠实泻之。《素注》针二分，留七呼，灸三壮。主颈颔、肩、臑、肘臂外后廉痛，寒热齿龈肿，风眩颈项痛，疡肿振寒，肘腋痛肿，小腹痛，痫发羊鸣，戾颈，瘈疭狂走，颔肿不可回顾，肩似拔，臑似折，耳聋，目黄，颊肿。

肩贞：曲胛下两骨解间，肩髃后陷中。《铜人》针五分。《素注》针八分，灸三壮。主伤寒寒热，耳鸣耳聋，缺盆肩中热痛，风痹，手足麻木不举。

臑俞：侠肩髎手阳明穴后大骨下，胛上廉陷中，举臂取之。手太阳、阳维、阳跷三脉之会。《铜人》针八分，灸三壮。主臂酸无力，肩痛引胛，寒热气肿颈痛。

天宗：秉风后大骨下陷中。《铜人》灸三壮，针五分，留六呼。主肩臂酸疼，肘外后廉痛，颊颔肿。

秉风：天髎外肩上小髃后，举臂有空。手太阳、阳明、手足少阳四脉之会。《铜人》灸五壮，针五分。主肩痛不能举。

曲垣：肩中央曲胛陷中，按之应手痛。《铜人》灸三壮，针五分，《明堂》针九分。主肩痹热痛，气注肩胛，拘急痛闷。

肩外俞：肩胛上廉，去脊三寸陷中。《铜人》针六分，灸三壮。《明堂》灸一壮。主肩胛痛，周痹寒至肘。

肩中俞：肩胛内廉，去脊二寸陷中。《素注》针六分，灸三壮。

---

① 颈：原作"胫"，据《针灸聚英》卷一改。

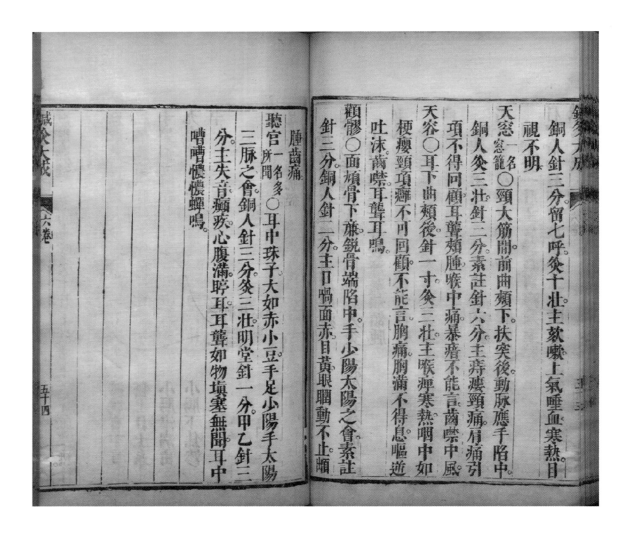

《铜人》针三分，留七呼，灸十壮。主咳嗽，上气唾血，寒热，目视不明。

天窗一名窗笼：颈大筋间前曲颊下，扶突后动脉应手陷中。《铜人》灸三壮，针三分。《素注》针六分。主痔瘘、颈痛、肩痛引项不得回顾，耳聋颊肿，喉中痛，暴瘖不能言，齿禁中风。

天容：耳下曲颊后。针一寸，灸三壮。主喉痹寒热，咽中如梗，瘿颈项痛，不可回顾，不能言，胸痛，胸满不得息，呕逆吐沫，齿噤，耳聋耳鸣。

颧髎：面𫐐骨下廉锐骨端陷中。手少阳、太阳之会。《素注》针三分。《铜人》针二分。主口喎，面赤目黄，眼睸动不止，𫐐肿齿痛。

听宫一名多所闻：耳中珠子，大如赤小豆。手足少阳、手太阳三脉之会。《铜人》针三分，灸三壮。《明堂》针一分。《甲乙》针三分。主失音，癫疾，心腹满，聤耳，耳聋如物填塞无闻，耳中嘈嘈𢣰𢣰蝉鸣。

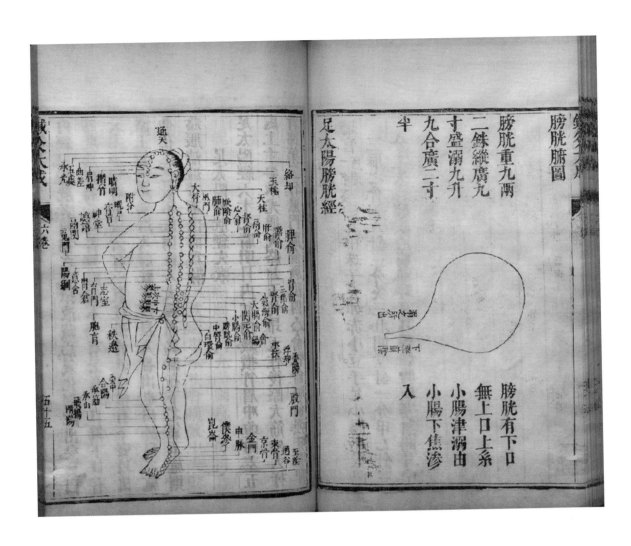

膀胱腑图（图见上）

膀胱重九两二铢，纵广九寸，盛溺九升九合，广二寸半。

膀胱有下口，无上口。上系小肠，溺由小肠下焦渗入。

足太阳膀胱经（图见上）

《内经》曰：膀胱者，州都之官，津液藏焉。气化则能出矣。又曰：膀胱为黑肠。

诸书辨膀胱不一，有云：有上口，无下口；有云：上下皆有口；或云：有小窍注泄，皆非也。惟有下窍以出溺，上皆由泌别渗入膀胱，其所以入也、出也，由于气之施也。在上之气不施，则注入大肠而为泄；在下之气不施，则急胀涩涩，苦不出而为淋。

足太阳膀胱经穴歌

足太阳经六十七，睛明目内红肉藏，攒竹眉冲与曲差，五处上寸半承光，

通天络却玉枕昂，天柱后际大筋外，大杼背部第二行，风门肺俞厥阴四，

心俞督俞膈俞强，肝胆脾胃俱挨次，三焦肾气海大肠，关元小肠到膀胱，

中膂白环仔细量，自从大杼至白环，各各节外寸半长。上髎次髎中复下，

一空二空腰髁当，会阳阴尾骨外取，附分侠脊第三行，魄户膏肓与神堂，

噫嘻膈关魂门九，阳纲意舍仍胃仓，肓门志室胞肓续，二十椎下秩边场。

承扶臀横纹中央，殷门浮郄到委阳，委中合阳承筋是，承山飞扬踝附阳，

昆仑仆参连申脉，金门京骨束骨忙，通谷至阴小指旁。一百三十四穴

此一经起于睛明，终于至阴，取至阴、通谷、束骨、京骨、昆仑、委中，与井荥俞原经合也。脉起目内眦，上额交巅上；其支者，从巅至耳上角；其直行者，从巅入络脑，还出别下项，

循肩膊内侠脊抵腰中，入循膂，络肾属膀胱；其支别者，从腰中下贯臀，入腘中；其支别者，从膊内左右别，下贯胛，侠脊内，过髀枢，循髀外后廉，下合腘中，以下贯腨内，出外踝之后，循京骨至小指外侧端。多血少气，申时气血注此。壬水之腑，脉居左寸也。膀胱实则脉实，病胞转不得小便，苦烦满难于俯仰，药用寒凉通利窍，石膏栀子蜜同煎；虚则脉虚，肠痛引腰难屈伸，脚筋紧急耳重听，补磁石五味黄芪，配苓术石英杜仲。大腑热蒸肠内涩，木通生地黄芩；小便不利茎中疼，葶苈茯苓通草。肾大如斗，青皮荔核小茴香；胞转如塞，葵子滑石寒水石。冷热熨可利便难，屈伸导能和腰痛。风热相乘，囊肿服三白而立消；虫蚁吹着，阳胕敷蝉蜕而即散。羌活藁本行于上，黄柏法制走于下。补用橘核益智仁，泻须滑石车前子。加茴香乌药能温，添黄柏生地清凉也。胕，音善

考正穴法

睛明一名泪孔：目内眦。《明堂》云：内眦头外一分，宛宛中。手足太阳、足阳明、阴跷、阳跷五脉之会。针一分半，留三呼。雀目者，可久留针，然后速出针。禁灸。主目远视不明，恶风泪出，憎寒头痛，目眩内眦赤痛，䀮䀮无见，眦痒，淫肤白翳，大眦攀睛努肉，侵睛雀目，瞳子生瘴，小儿疳眼，大人

气眼冷泪。

按东垣曰：刺太阳、阳明出血，则目愈明。盖此经多血少气，故目翳与赤痛从内眦起者，刺睛明、攒竹，以宣泄太阳之热。然睛明刺一分半，攒竹刺一分三分，为适浅深之宜。今医家刺攒竹，卧针直抵睛明，不补不泻，而又久留针，非古人意也。

攒竹一名始光，一名员柱，一名光明：两眉头陷中。《素注》针二分，留六呼，灸三壮。《铜人》禁灸，针一分，留三呼，泻三吸，徐徐出针。宜以细三棱针刺之，宣泄热气，三度刺，目大明。《明堂》宜细三棱针三分，出血，灸一壮。主目眊眊，视物不明，泪出目眩，瞳子痒，目䁾，眼中赤痛及睑瞤动不得卧，颊痛，面痛，尸厥癫邪，神狂鬼魅，风眩，嚏。

瞤，音纯

眉冲：直眉头上神庭、曲差之间。针三分，禁灸。主五痫，头痛，鼻塞。

曲差：神庭旁一寸五分，入发际。《铜人》针二分，灸三壮。主目不明，鼽衄，鼻塞，鼻疮，心烦满，汗不出，头顶痛，项肿，身体烦热。

五处：侠上星旁一寸五分。《铜人》针三分，留七呼，灸三壮。《明堂》灸五壮。主脊强反折，瘈疭癫疾，头风热，目眩，目不明，目上戴不识人。

承光：五处后一寸五分。《铜人》针三分，禁灸。主风眩头痛，呕吐心烦，鼻塞不闻香臭，口㖞，鼻多清涕，目生白翳。

通天：承光后一寸五分。《铜人》针三分，留七呼，灸三壮。主颈项转侧难，瘿气，鼻衄、鼻疮、鼻窒，鼻多清涕，头旋，尸厥、口㖞、喘息、头重、暂起僵仆、瘿瘤。

络却一名强阳，一名脑盖：通天后一寸五分。《素注》刺三分，留五呼，《铜人》灸三壮。主头旋耳鸣，狂走瘛疭，恍惚不乐，腹胀，青盲内障，目无所见。

玉枕：络却后一寸五分，侠脑户旁一寸三分，起肉枕骨上，入发际二寸。《铜人》灸三壮，针三分，留三呼。主目痛如脱，不能远视，内连系急，头风痛不可忍。鼻窒不闻。

天柱：侠项后发际，大筋外廉陷中。《铜人》针五分，得气即泻。《明堂》针二分，留三呼，泻五吸。灸不及针。日七壮至百壮。《下经》灸三壮。《素注》针二分，留六呼。主足不任身体，肩背痛欲折。目瞑视，头旋脑痛，头风，鼻不知香臭，脑重，目[1]如脱，顶如拔，项强不可回顾。

大杼：项后第一椎下，两旁相去脊各一寸五分陷中，正坐取之，督脉别络，手足太阳、少阳之会。《难经》曰：骨会大杼。疏曰：骨病治此，袁氏曰：肩能负重，以骨会大杼也。《铜人》针五分，灸七壮。《明堂》禁灸。《下经》《素注》针三分，留七呼，

---

①目：原本无，据《灵枢·经脉篇》改。

灸七壮。《资生》云：非大急不灸。主膝痛不可屈伸，伤寒汗不出，腰脊痛，胸中郁郁，热甚不已，头风振寒，项强不可俯仰，痎疟，头旋，劳气咳嗽，身热目眩，腹痛，僵仆不能久立，烦满里急，身不安，筋挛癫疾，身踡急大。东垣曰：五脏气乱，在于头，取之天柱、大杼，不补不泻，以导气而已。

风门一名热府：二椎下两旁，相去脊各一寸五分，正坐取之。《铜人》针五分。《素注》针三分，留七呼。《明堂》灸五壮。若频刺，泄诸阳热气，背永不发痈疽，灸五壮。主发背痈疽，身热，上气喘气，咳逆胸背痛，风劳呕吐，多嚏，鼻鼽出清涕，伤寒头项强，目瞑，胸中热，卧不安。

肺俞：第三椎下两旁，相去脊各一寸五分。《千金》对乳引绳度之。甄权以搭手，左取右，右取左，当中指末是，正坐取之。《甲乙》针三分，留七呼，得气即泻。甄权灸百壮。《明下》灸三壮。《素问》刺中肺三日死，其动为咳。主瘿气，黄疸，劳瘵，口舌干，劳热上气，腰脊强痛，寒热喘满，虚烦，传尸骨蒸，肺痿咳嗽，肉痛皮痒，呕吐，支满不嗜食，狂走欲自杀，背偻，肺中风，偃卧，胸满短气，瞀闷汗出，百毒病，食后吐水，小儿龟背。仲景曰：太阳与少阳并病，头项强痛或眩冒，时如结胸，心下痞硬者，当刺太阳肺俞、肝俞。

厥阴俞一名厥俞：四椎下两旁，相去脊各一寸五分，正坐取

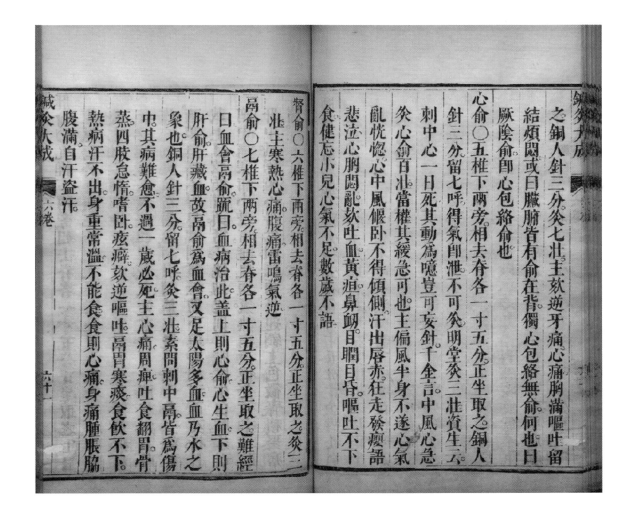

之。《铜人》针三分，灸七壮。主咳逆牙痛，心痛，胸满呕吐，留结烦闷。或曰：脏腑皆有俞在背，独心包络无俞，何也？曰：厥阴俞即心包络俞也。

心俞：五椎下两旁，相去脊各一寸五分，正坐取之。《铜人》针三分，留七呼，得气即泻，不可灸。《明堂》灸三壮。《资生》云：刺中心一日死，其动为噫，岂可妄针。《千金》言：中风心急，灸心俞百壮，当权其缓急可也。主偏风半身不遂，心气乱恍惚，心中风，偃卧不得倾侧，汗出唇赤，狂走发痫，语悲泣，心胸闷乱，咳吐血，黄疸，鼻衄，目瞤目昏，呕吐不下食，健忘，小儿心气不足，数岁不语。

督俞：六椎下两旁，相去脊各一寸五分，正坐取之。灸三壮。主寒热心痛，腹痛，雷鸣气逆。

鬲俞：七椎下两旁，相去脊各一寸五分，正坐取之。《难经》曰：血会鬲俞。疏曰：血病治此。盖上则心俞，心生血，下则肝俞，肝藏血，故鬲俞为血会。又足太阳多血，血乃水之象也。《铜人》针三分，留七呼，灸三壮。《素问》刺中鬲，皆为伤中，其病难愈[1]，不过一岁必死。主心痛，周痹，吐食翻胃，骨蒸，四肢怠惰，嗜卧，痃癖，咳逆，呕吐，鬲胃寒痰，食饮不下，热病汗不出，身重常温。不能食，食则心痛，身痛肿胀，胁腹满，自汗盗汗。

[1] 其病难愈：《素问·诊要经终论》作"其病虽愈"。

肝俞○九椎下兩旁相去脊各一寸五分正坐取之經曰東風傷於春病在肝銅人針三分留六呼灸三壯明堂灸七壯素問刺中肝五日死其動為欠主多怒黃疸鼻酸熱病後目暗淚出目眩氣短咳血目上視咳逆口乾寒疝筋寒熱痙筋急相引轉筋入腹將死千金云咳引兩脇急痛不得息轉側難撅肋下與脊相引而反折目戴上目眩循眉頭痛驚狂衄䘐起則目䀮䀮生白翳咳引胸中痛寒疝小腹痛唾血短氣熱病瘥後食五辛目暗肝中風踞坐不得低頭繞兩目連額上色微青積聚痞痛。

膽俞○十椎下兩旁相去脊各一寸五分正坐取之銅人針五分留七呼灸三壯明堂針三分下經灸五壯素問刺中膽一日半死其動為嘔主頭痛振寒汗不出腋下腫脹口苦舌乾咽痛乾嘔吐骨蒸勞熱食不下目黃

按資生經所載崔知悌平取四花穴上二穴是鬲俞下二穴是膽俞四穴主血故取此以治勞瘵後世誤以四花為斜取非也。

脾俞○十一椎下兩旁相去脊各一寸五分正坐取之銅人針三分留七呼灸三壯明堂灸五壯素問刺中脾十日死其動為吞主腹脹引胸背痛多食身瘦痞癖積聚

肝俞：九椎下两旁，相去脊各一寸五分，正坐取之。经曰：东风生①于春，病在肝。《铜人》针三分，留六呼，灸三壮。《明堂》灸七壮。《素问》刺中肝五日死，其动为欠。主多怒，黄疸，鼻酸，热病后目暗泪出，目眩，气短咳血，目上视，咳逆，口干，寒疝，筋寒，热痉②，筋急相引，转筋入腹将死。《千金》云：咳引两胁急痛不得息，转侧难，撅肋下与脊相引而反折，目戴上，目眩循眉头痛③，惊狂，衄衄，起则目䀮䀮，生白翳，咳引胸中痛，寒疝小腹痛，唾血短气，热病瘥后，食五辛目暗，肝中风，踞坐不得低头，绕两目连额上色微青。积聚痞痛。

胆俞：十椎下两旁，相去脊各一寸五分，正坐取之。《铜人》针五分，留七呼，灸三壮。《明堂》针三分。《下经》灸五壮。《素问》刺中胆一日半死，其动为呕。主头痛，振寒汗不出，腋下肿胀④，口苦舌干，咽痛干呕吐，骨蒸劳热食不下，目黄。

按《资生经》所载，崔知悌平取四花穴，上二穴是鬲俞，下二穴是胆俞，四穴主血，故取此以治劳瘵。后世误以四花为斜取，非也。

脾俞：十一椎下两旁，相去脊各一寸五分，正坐取之。《铜人》针三分，留七呼，灸三壮。《明堂》灸五壮。《素问》刺中脾，十日死，其动为吞。主腹胀，引胸背痛，多食身瘦，痞癖积聚，

① 生：原作"伤"，据《素问·金匮真言论》改。
② 痉：原作"胫"，据《针灸聚英》卷一改。
③ 痛：原无，据《针灸聚英》卷一补。
④ 腋下肿胀：《针灸聚英》卷一作"腋下肿，心腹胀"。

脇下滿，泄利，痎瘧寒熱，水腫氣脹引脊痛，黃疸，善欠，不嗜食。

胃俞○十二椎下兩旁，相去脊各一寸五分，正坐取之。銅人針三分，留七呼，灸隨年爲壯。明堂灸三壯。下經灸七壯。主霍亂，胃寒，腹脹而鳴，翻胃嘔吐，不嗜食，多食羸瘦，目不明，腹痛，胸脇支滿，脊痛筋攣，小兒羸瘦，不生肌膚。東垣曰：中濕者，治在胃俞。

三焦俞○十三椎下兩旁，相去脊各一寸五分，正坐取之。銅人針五分，留七呼，灸三壯。明堂針三分，灸五壯。主臟腑積聚，脹滿羸瘦，不能飲食，傷寒頭痛，飲食吐逆，肩背急，腰脊強不得俯仰，水穀不化，泄注下利，腹脹腸鳴，目眩頭痛。

腎俞○十四椎下兩旁，相去脊各一寸五分，前與臍平，正坐取之。銅人針三分，留七呼，灸以年爲壯。明堂灸三壯。素問刺中腎，六日死，其動爲嚔。主虛勞羸瘦，耳聾腎虛，水臟久冷，心腹䐜滿脹急，兩脇滿引小腹急痛，脹熱，小便淋，目視䀮䀮，少氣，溺血，小便濁，出精夢泄，腎中風，踞坐而腰痛，消渴，五勞七傷，虛憊，脚膝拘急，腰寒如冰，頭重身熱，振慄，食多羸瘦，面黃黑，腸鳴，膝中四肢淫濼，洞泄食不化，身腫如水，女人積冷氣成勞，乘經交接羸瘦

胁下满，泄利，痰疟寒热，水肿气胀引脊痛，黄疸，善欠，不嗜食。

胃俞：十二椎下两旁，相去脊各一寸五分，正坐取之。《铜人》针三分，留七呼，灸随年为壮。《明堂》灸三壮。《下经》灸七壮。主霍乱，胃寒，腹胀而鸣，翻胃呕吐，不嗜食，多食羸瘦，目不明，腹痛，胸胁支满，脊痛筋挛，小儿羸瘦，不生肌肤。东垣曰：中湿者，治在胃俞。

三焦俞：十三椎下两旁，相去脊各一寸五分，正坐取之。《铜人》针五分，留七呼，灸三壮。《明堂》针三分，灸五壮。主脏腑积聚，胀满羸瘦，不能饮食，伤寒头痛，饮食吐逆，肩背急，腰脊强不得俯仰，水谷不化，泄注下利，腹胀肠鸣，目眩头痛。

肾俞：十四椎下两旁，相去脊各一寸五分，前与脐平，正坐取之。《铜人》针三分，留七呼，灸以年为壮。《明堂》灸三壮。《素问》刺中肾，六日死，其动为嚏。主虚劳羸瘦，耳聋肾虚，水脏久冷，心腹䐜满胀急，两胁满引小腹急痛，胀热，小便淋，目视䀮䀮，少气，溺血，小便浊，出精梦泄，肾中风，踞坐而腰痛，消渴，五劳七伤，虚惫，脚膝拘急，腰寒如冰，头重身热，振栗，食多羸瘦，面黄黑，肠鸣，膝中四肢淫泺，洞泄食不化，身肿如水，女人积冷气成劳，乘经交接羸瘦，

寒热往来。

气海俞：十五椎下两旁，相去脊各一寸五分。主腰痛痔漏。针三分，灸五壮。

大肠俞：十六椎下两旁，相去脊各一寸五分，伏而取之。《铜人》针三分，留六呼，灸三壮。主脊强不得俯仰，腰痛，腹中气胀，绕脐切痛，多食身瘦，肠鸣，大小便不利，洞泄食不化，小腹绞痛。东垣云：中燥治在大肠俞。

关元俞：十七椎下两旁，相去脊各一寸五分，伏而取之。主风劳腰痛，泄痢，虚胀，小便难，妇人瘕聚诸疾。

小肠俞：十八椎下两旁，相去脊各一寸五分，伏而取之。《铜人》针三分，留六呼，灸三壮。主膀胱、三焦津液少，大、小肠寒热，小便赤不利，淋沥遗溺，小腹胀满，疗痛，泄利脓血。五色赤痢下重，肿痛。脚肿。五痔，头痛，虚乏，消渴，口干不可忍，妇人带下。

疗，音绞

膀胱俞：十九椎下两旁，相去脊各一寸五分，伏而取之。《铜人》针三分，留六呼，灸三壮。《明堂》灸七壮。主风劳脊急强。小便赤黄，遗溺，阴生疮。少气，胫寒拘急，不得屈伸，腹满，大便难，泄利腹痛，脚膝无力，女子瘕聚。

中膂俞一名脊内俞：二十椎下两旁，相去脊各一寸五分，侠脊肿①起肉，伏而取之。《铜人》针三分，留十呼，灸三壮。《明堂》

———

①肿：原作"伸"，据《针灸聚英》卷一改。

云：腰痛侠脊里痛，上下按之应者，从项至此穴痛，皆宜灸。主肾虚消渴，腰脊强不得俯仰，肠冷赤白痢，疝痛，汗不出，腹胀胁痛。

白环俞：二十一椎下两旁，相去脊各一寸五分，伏而取之。一云：挺伏地，端身，两手相重支额，纵息令皮肤俱缓，乃取其穴。《素注》针五分，得气则先泻，泻讫多补之，不宜灸。《明堂》云：灸三壮。主手足不仁，腰脊痛，疝痛，大小便不利，腰髋疼，脚膝不遂，温疟，腰脊冷疼，不得久卧，劳损虚风，腰背不便，筋挛痹缩，虚热闭塞。髋，音宽

上髎：第一空腰髁下一寸，侠脊陷中。足太阳、少阳之络。《铜人》针三分，灸七壮。主大小便不利，呕逆，膝冷痛，鼻衄，寒热疟，阴挺出，妇人白沥，绝嗣。大理赵卿患偏风，不能起跪，甄权针上髎、环跳、阳陵泉、巨虚下廉，即能起跪。八髎总治腰痛。

次髎：第二空侠脊陷中。《铜人》针三分，灸七壮。主小便赤淋，腰痛不得转摇，急引阴器痛不可忍，腰以下至足不仁，背膝寒，小便赤，心下坚胀，疝气下坠，足清气痛，肠鸣注泻，偏风，妇人赤白带下。

中髎：三空侠骨陷中。足厥阴、少阳所结之会。《铜人》针二分，留十呼，灸三壮。主大小便不利，腹胀下利，五劳七伤

①痹：原作"臂"，据《针灸聚英》卷一改。

六极，大便难，小便淋沥，飧泄，妇人绝子带下，月事不调。

下髎：四空侠脊陷中。《铜人》针二分，留十呼，灸三壮。主大小便不利，肠鸣注泻，寒湿内伤，大便下血，腰不得转，痛引卵。女子下苍汁不禁，中痛引小腹急痛。

会阳一名利机：阴尾尻骨两旁。《铜人》针八分，灸五壮。主腹寒，热气冷气，泄泻，肠癖下血，阳气虚乏，阴汗湿，久痔。

附分：二椎下，附项内廉，两旁相去脊各三寸，正坐取之。手足太阳之会。《铜人》针三分。《素注》刺八分，灸五壮。主肘不仁，肩背拘急，风冷客于腠理，颈痛不得回顾。

魄户：直附分下，三椎下两旁，相去脊各三寸，正坐取之。《铜人》针五分，得气即泻，又宜久留针，日灸七壮，至百壮。《素注》五壮。主背膊痛，虚劳肺痿，三尸走疰，项强急不得回顾，喘息咳逆，呕吐烦满。

膏肓俞：四椎下一分，五椎上二分，两旁相去脊各三寸，四肋三间，正坐屈脊，伸两手，以臂着膝前令端直，手大指与膝头齐，以物支肘，毋令摇动取之。《铜人》灸百壮，多至五百壮。当觉痄痄然似水流之状，亦当有所下，若无停痰宿饮，则无所下也。如病人已困，不能正坐，当令侧卧，挽上臂，令取穴灸之。又当灸脐下气海、丹田、关元、中极，四穴中取一穴。又灸足三里，以引火气实下。主无所不疗。嬴瘦，虚损，传尸骨蒸，梦中失精，上气咳逆，发狂，健忘，痰病。《左传》：成公十年，晋侯疾病，求医于秦，秦使医缓秦医名缓为之，未至。公梦疾为二竖子曰：彼良医也，惧伤我，焉逃之？其一曰：居肓之上，膏之下，若我何？医至曰：疾不可为也，在肓之上，膏之下，攻之不可，达之不及，药不至焉，不可为也。公曰：良医也，厚为之礼而归之。孙思邈曰：时[1]人拙，不能得此穴，所以宿疴难遣，若能用心方便，求得灸之，疾无不愈矣。

按此二穴，世皆以为起死回生之妙穴，殊不知病有浅深，而医有难易，浅者针灸，可保十全，深者亦未易为力。扁鹊云：病有六不治。经云：色脉不顺而莫针也。肓，鬲也，心下为膏。又曰：凝者为脂，释者为膏。又曰：膏，连心脂膏也。人年二旬后，方可灸此二穴，仍灸三里二穴，引火气下行，以固其本。若未出幼而灸之，恐火气盛，上焦作热。每见医家不分老少，又多不针泻三里，以致虚火上炎，是不经口授而妄作也。岂能瘳其疾哉！患者灸此，必针三里或气海，更清心绝欲，参阅前后各经调摄，何患乎疾之不瘳也！

神堂：五椎下两旁，相去脊各三寸陷中，正坐取之。《铜人》针三分，灸五壮。《明堂》灸三壮。《素注》针五分。主腰背脊强

①时：原作"特"，据《针灸聚英》卷一改。

急不可俔仰，洒淅寒熱，胸滿氣逆上攻，時噎。

譩譆○肩髆內廉，俠六椎下兩旁，相去脊各三寸，正坐取之。以手重按，病人言譩譆，譩譆應手。素註針七分。銅人針六分，留三呼，瀉五吸。灸二七壯，止百壯。明堂灸五壯。主大風汗不出，勞損不得臥，溫瘧寒瘧，背悶氣滿，腹脹氣眩，胸中痛引腰背，腋拘脇痛，目眩，目痛，鼻衄，喘逆，臂髆內廉痛，不得俔仰，小兒食時頭痛，五心熱。

膈關○七椎下兩旁，相去脊各三寸陷中，正坐開肩取之。銅人針五分，灸三壯。主背痛惡寒，脊強俔仰難，食飲不下，嘔噦多涎唾，胸中噎悶，大便不節，小便黃。

魂門○九椎下兩旁，相去脊各三寸陷中，正坐取之。針五分，灸三壯。主尸厥走疰，胸背連心痛，食飲不下，腹中雷鳴，大便不節，小便赤黃。

陽綱○十椎下兩旁，相去脊各三寸，正坐闊肩取之。銅人針五分，灸三壯。下經灸七壯。主腸鳴腹痛，飲食不下，小便赤澀，腹脹身熱，大便不節，泄痢赤黃，不嗜食，怠惰。

意舍○十一椎下兩旁，相去脊各三寸，正坐取之。銅人針五分，灸五十壯至百壯。明堂灸五十壯。下經灸七壯。素註灸二壯。甲乙灸三壯，針五分。主腹滿虛脹，大便滑泄，小便赤黃，背痛，惡風寒，食飲不下，嘔吐消渴，身熱目黃。

急不可俯仰，洒淅寒热，胸满气逆上攻，时噎。

譩譆：肩髆内廉，侠六椎下两旁，相去脊各三寸，正坐取之。以手重按，病人言："譩譆"，譩譆应手。《素注》针七分。《铜人》针六分，留三呼，泻五吸。灸二七壮，止百壮。《明堂》灸五壮。主大风汗不出，劳损不得卧，温疟寒疟，背闷气满，腹胀气眩，胸中痛引腰背，腋拘胁痛，目眩，目痛，鼻衄，喘逆，臂髆内廉痛，不得俯仰，小儿食时头痛，五心热。

膈关：七椎下两旁，相去脊各三寸陷中，正坐开肩取之。《铜人》针五分，灸三壮。主背痛恶寒，脊强俯仰难，食饮不下，呕哕多涎唾，胸中噎闷，大便不节，小便黄。

魂门：九椎下两旁，相去脊各三寸陷中，正坐取之。《铜人》针五分，灸三壮。主尸厥走疰，胸背连心痛，食饮不下，腹中雷鸣，大便不节，小便赤黄。

阳纲：十椎下两旁，相去脊各三寸，正坐阔肩取之。《铜人》针五分，灸三壮。《下经》灸七壮。主肠鸣腹痛，饮食不下，小便赤涩，腹胀身热，大便不节，泄痢赤黄，不嗜食，怠惰。

意舍：十一椎下两旁，相去脊各三寸，正坐取之。《铜人》针五分，灸五十壮至百壮。《明堂》灸五十壮。《下经》灸七壮。《素注》灸二壮。《甲乙》灸三壮，针五分。主腹满虚胀，大便滑泄，小便赤黄，背痛，恶风寒，食饮不下，呕吐消渴，身热目黄。

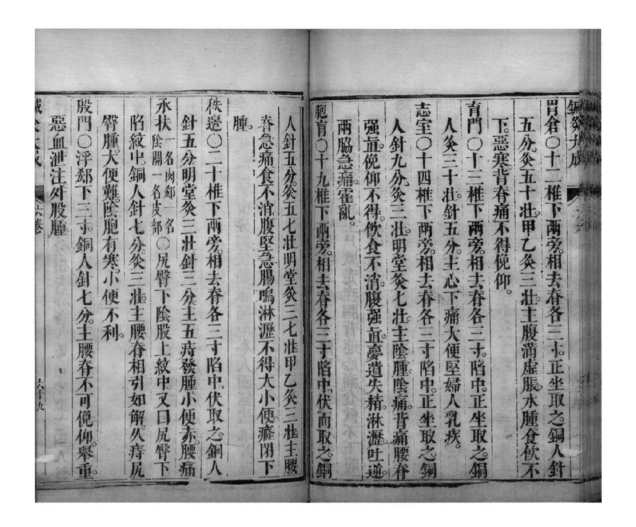

胃仓：十二椎下两旁，相去脊各三寸，正坐取之。《铜人》针五分，灸五十壮。《甲乙》灸三壮。主腹满虚胀，水肿，食饮不下，恶寒，背脊痛不得俯仰。

肓门：十三椎下两旁，相去脊各三寸陷中，正坐取之。《铜人》灸三十壮，针五分。主心下痛，大便坚，妇人乳疾。

志室：十四椎下两旁，相去脊各三寸陷中，正坐取之。《铜人》针九分①，灸三壮。《明堂》灸七壮。主阴肿，阴痛，背痛，腰脊强直，俯仰不得，饮食不消，腹强直，梦遗失精，淋沥，吐逆，两胁急痛，霍乱。

胞肓：十九椎下两旁，相去脊各三寸陷中，伏而取之。《铜人》针五分，灸五七壮。《明堂》灸三七壮②。《甲乙》灸三壮。主腰脊急痛，食不消，腹坚急，肠鸣，淋沥，不得大小便，癃闭下肿。

秩边：二十椎下两旁，相去脊各三寸陷中，伏取之。《铜人》针五分。《明堂》灸三壮，针三分。主五痔发肿，小便赤，腰痛。

承扶一名肉郄，一名阴关，一名皮部：尻臀下阴股上纹中。又曰：尻臀下陷纹中。《铜人》针七分，灸三壮。主腰脊相引如解，久痔尻臀肿，大便难，阴胞有寒，小便不利。

殷门：肉郄下六寸③。《铜人》针七分。主腰脊不可俯仰，举重，恶血，泄注，外股肿。

①九分：《针灸聚英》卷一作"五分"。
②三七壮：《针灸聚英》卷一作"五十壮"。
③肉郄下六寸：原作"浮郄下三寸"，据《针灸聚英》卷一改。

浮郄：委阳上一寸，展膝得之。《铜人》针五分，灸三壮。主霍乱转筋，小肠热，大肠结，胫外筋急，髀枢不仁，小便热，大便坚。

委阳：承扶下一尺六寸①，穴在足太阳之前，少阳之后，出于腘中外廉两筋间，三焦下辅俞，足太阳之别络。《素注》针七分，留五呼，灸三壮。主腋下肿痛，胸满膨膨，筋急身热。飞尸遁疰，痿厥不仁。小便淋沥。

委中一名血郄：腘中央约纹动脉陷中。令人面挺伏地，卧取之。足太阳膀胱脉所入为合土。《素注》针五分，留七呼。《铜人》针八分，留三呼，泻七吸。《甲乙》针五分，禁灸②。《素问》刺委中大脉，令人仆脱色。主膝痛及拇指，腰侠脊沉沉然，遗溺，腰重不能举，小腹坚满，体风痹，髀枢痛，可出血，痼疹皆愈。伤寒四肢热，热病汗不出，取其经血立愈。委中者，血郄也。大风发眉堕落，刺之出血。

合阳：膝③约纹下三寸。《铜人》针六分，灸五壮。主腰脊强引腹痛，阴股热，䯒酸肿，步履难，寒疝阴偏痛，女子崩中带下。

承筋一名腨肠，一名直肠：腨肠中央陷中，胫后从脚跟上七寸。《铜人》灸三壮，禁针。主腰背拘急，大便秘，腋肿，痔疮，胫痹不仁，腨酸，脚急跟痛，腰痛，鼻衄衄，霍乱转筋。
腨，音善

承山一名鱼腹，一名肉柱，一名肠山：锐腨肠下分肉间陷中，一云腿肚

①一尺六寸：原作"六寸"，据《针灸聚英》卷一改。
②禁灸：《针灸聚英》卷一作"灸三壮"。
③膝：原本无，据《针灸聚英》卷一补。

飛揚一名厥陽○外踝骨上七寸足太陽絡脉別走少陰銅人針三分灸三壯明堂灸五壯主痔腫痛體重起坐不能步履不收脚腨痠腫戰慄不能久立坐足指不能屈伸目眩痛歷節風逆氣癲疾寒疟實則鼽窒頭背痛瀉

下分肉間針經云取穴須用兩手高托按壁上兩足指離地用足大指尖竪起上看足銳腨腸下分肉間銅人灸五壯針七分明堂針八分得氣即瀉速出針灸不及針止六七壯○下經灸五壯主大便不通轉筋痔腫戰慄不能立脚氣膝腫胻痠脚跟痛筋急痛霍亂急食不通傷寒水結。

附陽○外踝上三寸太陽前少陽後筋骨之間陽蹻脉郄銅人針五分灸三壯留七呼素註針六分留七呼灸三壯明堂灸五壯主霍亂轉筋腰痛不能久立坐不能起髀樞股胻痛痿厥風痹不仁頭重頧痛時有寒熱四肢不舉。

崑崙○足外踝後五分跟骨上陷中細脉動應手足太陽膀胱脉所行為經火素註針五分留十呼銅人針三分灸三壯妊婦剌之落胎主腰尻脚氣足腨腫不得履地鼽衄腘如結踝如裂頭痛肩背拘急咳喘滿腰脊內引

之虛則鼽衄補之

下分肉间。《针经》云：取穴须用两手高托，按壁上，两足指离地，用足大指尖竖起，上看足锐腨肠下分肉间。《铜人》灸五壮，针七分。《明堂》针八分，得气即泻，速出针，灸不及针，止六七壮[1]。《下经》灸五壮。主大便不通，转筋，痔肿，战栗不能立，脚气膝肿，胫酸脚跟痛，筋急痛，霍乱，急食不通，伤寒水结。

飞扬一名厥阳：外踝骨上七寸。足太阳络脉，别走少阴。《铜人》针三分，灸三壮。《明堂》灸五壮。主痔肿痛，体重起坐不能，步履不收，脚腨酸肿，战栗不能久立坐，足指不能屈伸，目眩目[2]痛，历节风，逆气，癫疾，寒疟。实则鼽窒，头背痛，泻之；虚则鼽衄，补之。

附阳：外踝上三寸，太阳前，少阳后，筋骨之间。阳跷脉郄。《铜人》针五分，灸三壮，留七呼。《素注》针六分，留七呼，灸三壮。《明堂》灸五壮。主霍乱转筋，腰痛不能久立，坐不能起，髀枢股胻痛，痿厥，风痹不仁，头重頧痛，时有寒热，四肢不举。

昆仑：足外踝后五分，跟骨上陷中，细脉动应手。足太阳膀胱脉所行为经火。《素注》针五分，留十呼。《铜人》针三分，灸三壮。妊妇刺之落胎。主腰尻脚气，足腨肿不得履地，鼽衄，腘如结，踝如裂，头痛，肩背拘急，咳喘满，腰脊内引

①六七壮：《针灸聚英》卷一作"七七壮"。
②目：原本无，据《针灸聚英》卷一补。

痛，伛偻，阴肿痛，目眩目①痛如脱，疟多汗，心痛与背相接，妇人孕难，胞衣不出，小儿发痫瘈疭。

仆参一名安邪：足跟骨下陷中，拱足取之。阳跷之本。《铜人》针三分，灸七壮。《明堂》灸三壮。主足痿，失履不收，足跟痛不得履地，霍乱转筋，吐逆，尸厥癫痫，狂言见鬼，脚气膝肿。

申脉即阳跷：外踝下五分陷中，容爪甲白肉际，前后有筋，上有踝骨，下有软骨，其穴居中。阳跷脉所出。《铜人》针三分，留七呼，灸三壮。主风眩。腰脚痛，胻酸不能久立，如在舟中。劳极。冷气逆气，腰髋冷痹，脚膝屈伸难，妇人血气痛。洁古曰：痫病昼发，灸阳跷。

金门一名梁关：外踝下少后，丘墟后，申脉前，足太阳郄，阳维别属。《铜人》针一分，灸三壮。主霍乱转筋，尸厥癫痫，暴疝，膝胻酸，身战不能久立。小儿张口摇头，身反折。炷如小麦大。

京骨：足外侧大骨下，赤白肉际陷中，按而得之，小指本节后大骨名京骨，其穴在骨下。足太阳脉所过为原，膀胱虚实皆拔之。《铜人》针三分，留七呼，灸七壮。《明堂》五壮。《素注》三壮。主头痛如破，腰痛不可屈伸，身后侧痛，目内眦赤烂。白翳侠内眦起，目②反白，目眩。发疟寒热，喜惊不欲③食，筋挛，足胻髀枢痛，颈项强，腰背不可俯仰，伛偻，鼻衄不

① 目：原本无，据《针灸聚英》卷一补。
② 起，目：原本无，据《针灸聚英》卷一补。
③ 欲：原作"饮"，据《针灸聚英》卷一改。

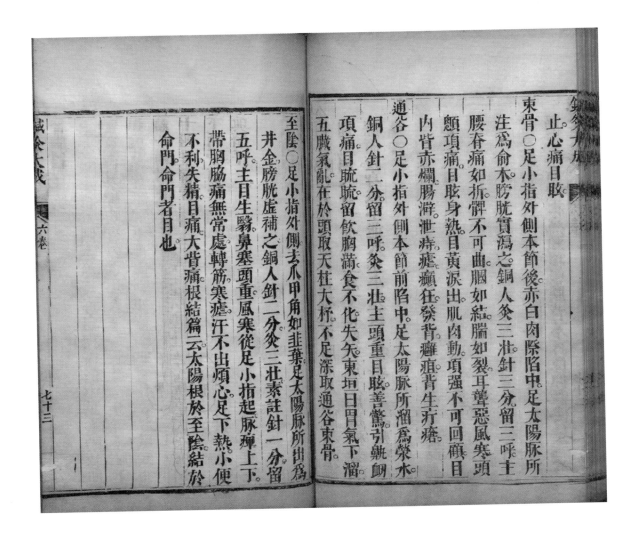

止，心痛目眩。

束骨：足小指外侧本节后，赤白肉际陷中。足太阳脉所注为俞木。膀胱实泻之。《铜人》灸三壮，针三分，留三呼。主腰脊痛如折，髀不可曲，腘如结，腨如裂，耳聋，恶风寒，头囟项痛，目眩身热，目黄泪出，肌肉动，项强不可回顾，目内眦赤烂，肠澼，泄，痔，疟，癫狂，发背，痈疽，背生疔疮。

通谷：足小指外侧本节前陷中。足太阳脉所溜为荥水。《铜人》针二分，留三呼，灸三壮。主头重目眩，善惊，引鼽衄，项痛，目䀮䀮，留饮胸满，食不化，失欠[1]。东垣曰：胃气下溜，五脏气乱，在于头，取天柱、大杼；不足，深取通谷、束骨。

至阴：足小指外侧，去爪甲角如韭叶。足太阳脉所出为井金。膀胱虚补之。《铜人》针二分，灸三壮。《素注》针一分，留五呼。主目生翳，鼻塞头重，风寒从足小指起，脉痹上下带胸胁痛无常处，转筋，寒疟，汗不出，烦心，足下热，小便不利，失精，目痛，大眦痛。

根结篇云：太阳根于至阴，结于命门；命门者，目也。

---

①欠：原作"矢"，据《针灸聚英》卷一改。

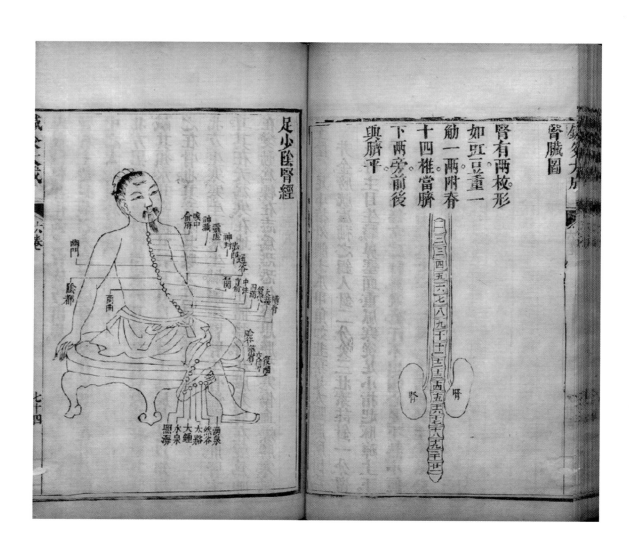

肾脏图（图见上）

肾有两枚，形如豇豆。重一斤一两。附脊十四椎，当脐下两旁，前后与脐平。

足少阴肾经（图见上）

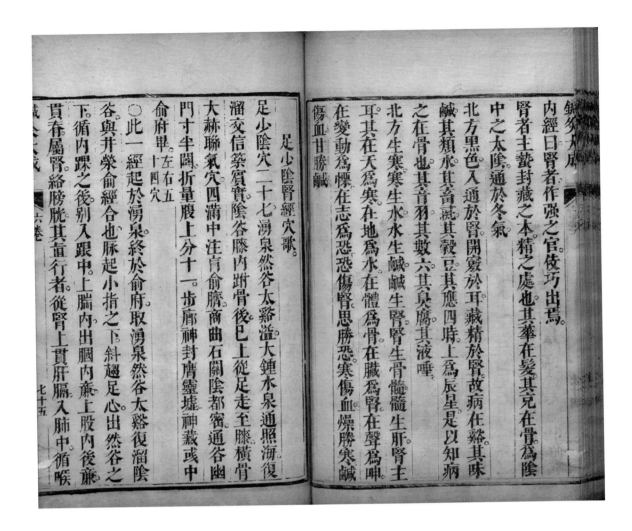

《内经》曰：肾者，作强之官，伎巧出焉。肾者，主蛰，封藏之本，精之处也。其华在发，其充在骨，为阴中之太阴，通于冬气。

北方黑色，入通于肾，开窍于耳，藏精于肾。故病在溪。其味咸，其类水，其畜彘，其谷豆，其应四时，上为辰星，是以知病之在骨也。其音羽，其数六，其臭腐，其液唾。

北方生寒，寒生水，水生咸，咸生肾，肾生骨髓。髓生肝，肾主耳，其在天为寒，在地为水，在体为骨，在脏为肾。在声为呻，在变动为栗，在志为恐，恐伤肾。思胜恐，寒伤血，燥胜寒，咸伤血，甘胜咸。

足少阴肾经穴歌

足少阴穴二十七，涌泉然谷太溪溢，大钟水泉通照海，复溜交信筑宾实，

阴谷膝内跗骨后，以上从足走至膝。横骨大赫联气穴，四满中注肓俞脐，

商曲石关阴都密，通谷幽门寸半辟。折量腹上分十一，步廊神封膺灵墟，

神藏或中俞府毕。左右五十四穴

此一经起于涌泉，终于俞府。取涌泉、然谷、太溪、复溜、阴谷，与井荥俞经合也。脉起小指之下，斜趋足心，出然谷之下，循内踝之后，别入跟中，上腨内，出腘内廉，上股内后廉，贯脊，属肾，络膀胱；其直行者，从肾上贯肝膈，入肺中，循喉

咙侠舌本；其支者，从肺出络心，注胸中。多气少血，酉时气血注此。癸水之脏，脉居左尺。一脏而二形，左名肾，男子以藏精；右名命门，女子以系胞。元气之根，精神之舍。受病同归于膀胱，诊候两分于水火。实则脉实，小腹胀满而腰背急强，便黄舌燥者，泻肾汤可以广推；虚则脉虚，气寒阳痿而言音混浊，胫弱脉代者，苁蓉散宜加寻讨。肾气不和腰胁痛，散号异香；阳经郁滞背肩疼，汤名通气。腰痛散八角茴香，精泄末一升韭子。气滞腰间堪顺气，血凝臂痛，可舒经。五味能交心肾，须茯神远志川归，山药苁蓉枸杞；龙骨安养精神，与益智茴香故纸，鹿茸牛膝黄芪。地黄补肾益阴，加当归而补髓；附子驱寒去湿，倍人参而壮阳。龙骨治骨虚酸痛，猪肾济肾弱腰亏。大抵咸能走肾，秋石须明配合；寒能败命，春茗要别陈新，渗淡泻水之剂宜慎，烧炼助火之丹勿餐。东垣曾谓肉桂独活报使，钱氏独用地黄枸杞引经。抑又闻竹破须将竹补，胞鸡还要卵为。谁知人人本有长生药，自是迷徒枉摆抛。甘露降时天地合，黄芽生处坎离交。井蛙应谓无龙窟，篱鸡安知有凤巢。丹熟自然金满屋，何须寻草学烧茅。

《导引本经》：人禀天地之气以有生，而太极之精寓焉，比吾之所固有，而充塞乎两间者也，人惟志以情诱，念以物

牽以有限之天眞縱無窮之逸慾消耗日甚中無所主則
羣邪乘之而百病作是洞開四門以納盜幾何不至於敗
哉然自古聖人率多令考豈其渾蒙穆得於天者獨厚
噓吸偃仰成於人者有異術耶亦以志寧道一神爽不漓
俾吾固有之眞常爲一身之主則榮衛周流邪無自入彼
風寒暑濕譬之堅城外盜雖踵至疊窺何以得其隙而肆
之虐哉明醫辨症循方按脈施劑倏忽收功固所不廢然
盜至而遏之孰若無盜之可遏也病至而療之孰若無病
之可療也與其求金石之餌而常患其不足孰若實吾身
之精而恒自有餘也故皇帝岐伯問答曰百體從令惟於

保太和而泰天君得之蓋此意也先賢云天地之大寶珠
玉人身之大寶精神內經曰男女人之大慾存焉誠能以
理制慾以義馭情雖美色在前不過悅目暢志而巳奚可
恣情喪精所謂油盡燈滅髓竭人亡添油燈壯補髓人強
也又曰冬月天地閉血氣藏伏陽在內心膈多熱切忌發
汗以洩陽氣此謂之閉藏水冰地坼無擾乎陽早臥晏起
必待日光使志若伏若匿若有私意若巳有得去寒就溫
勿洩皮膚使氣亟奪此冬氣之應養藏之道也逆之則傷
腎春爲痿厥人宜服固本益腎酒以迎陽氣不可過暖致
傷目而亦不可太醉冒寒如冬傷於寒春必病溫故先王

牽，以有限之天真，纵无穷之逸欲，消耗日甚，中无所主，则群邪乘之，而百病作。是洞开四门以纳盗，几何不至于败哉！然自古圣人率多令考，岂其浑蒙穆，得于天者独厚，嘘吸偃仰，成于人者有异术耶。亦以志宁道一，神爽不漓，俾吾固有之真，常为一身之主，则荣卫周流，邪无自入。彼风寒暑湿，譬之坚城，外盗虽踵至叠窥，何以得其隙而肆之虐哉？明医辨症循方，按脉施剂，倏忽收功，固所不废。然盗至而遏之，孰若无盗之可遏也；病至而疗之，孰若无病之可疗也。与其求金石之饵，而常患其不足，孰若实吾身之精，而恒自有余也。故黄帝、岐伯问答曰：百体从令，惟于保太和而泰天君得之。盖此意也。先贤云：天地之大宝珠玉，人身之大宝精神。《内经》曰：男女人之大欲存焉。诚能以理制欲，以义驭情，虽美色在前，不过悦目畅志而已，奚可恣情丧精，所谓油尽灯灭，髓竭人亡；添油灯壮，补髓人强也。又曰：冬月天地闭，血气藏，伏阳在内，心膈多热，切忌发汗，以泄阳气，此谓之闭藏。水冰地坼，无扰乎阳，早卧晏起，必待日光，使志若伏若匿，若有私意，若已有得，去寒就温，勿泄皮肤，使气亟夺，此冬气之应，养藏之道也。逆之则伤肾，春为痿厥。人宜服固本益肾酒，以迎阳气。不可过暖致伤目，而亦不可太醉冒寒。如冬伤于寒，春必病温，故先王于是月闭关，俾寒热适中可也。尝闻之曰：湛然诚一守精玄，得象忘言辨道看，好把牝门凭理顾，子前午后用神占。是则以元精炼交感之精，三物混合，与道合真，自然元精固，而交感之精不漏，卫生之法，先此而已。前肾所谓精全不思欲，气全不思食，神全不思睡，斯言尽矣。

考正穴法

涌泉一名地冲：足心陷中，屈足卷指宛宛中，白肉际，跪取之。足少阴肾脉所出为井木。实则泻之。《铜人》针五分，无令出血，灸三壮。《明堂》灸不及针。《素注》针三分，留三呼。主尸厥，面黑如炭色。咳吐有血，渴而喘，坐欲起，目䀮䀮无所见，善恐，惕惕如人将捕之，舌干咽肿，上气嗌干，烦心，心痛，黄疸，肠澼，股内后廉痛，痿厥，嗜卧，善悲欠，小腹急痛，泄而下重，足胫寒而逆，腰痛，大便难，心中结热，风疹，风痛，心病饥不嗜食，咳嗽身热，喉闭舌急失音，卒心痛，喉痹，胸胁满闷，头痛[1]目眩，五指端尽痛，足不践地，足下热，男子如蛊，女子如娠，妇人无子，转胞不得尿。《千金翼》云：主喜喘，脊胁相引，忽忽喜忘，阴痹，腹胀，腰痛，不欲食，喘逆，足下冷至膝，咽中痛不可纳食，瘖不能言，小便不利，小腹痛，风入肠中，癫病，侠脐痛，鼻衄不止，五疝，热病先腰酸，喜渴数引饮，身项痛而寒且酸，足热不欲言，头痛

---

① 头痛：原作"颈痛"，据《针灸聚英》卷一改。

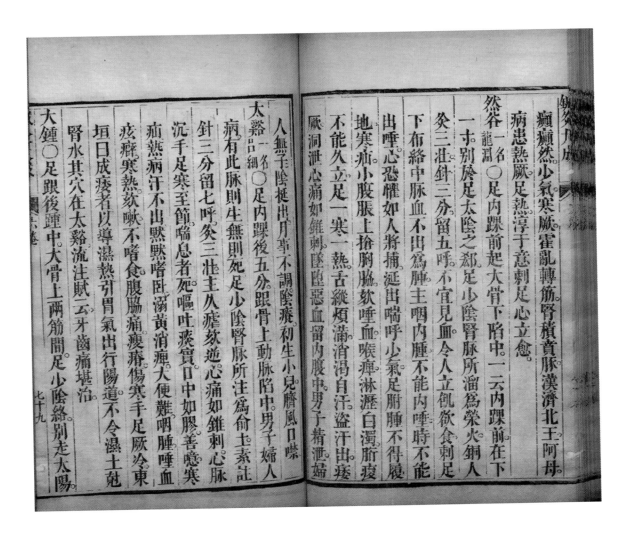

癫癫然，少气，寒厥，霍乱转筋，肾积贲豚。汉，济北王阿母，病人热厥，足热，淳于意刺足心，立愈。

然谷一名龙渊：足内踝前起大骨下陷中。一云内踝前在下一寸，别于足太阴之郄，足少阴肾脉所溜为荥火。《铜人》灸三壮，针三分，留三呼[1]，不宜见血，令人立饥欲食。刺足下布络，中脉，血不出为肿。主咽内肿，不能内唾，时不能出唾，心恐惧如人将捕，涎出喘呼少气，足跗肿不得履地，寒疝，小腹胀，上抢胸胁，咳唾血，喉痹，淋沥白浊，脐酸不能久立，足一寒一热，舌纵，烦满，消渴，自汗，盗汗出，痿厥，洞泄，心痛如锥刺，坠堕恶血留内腹中，男子精泄，妇人无子，阴挺出，月事不调，阴痒，初生小儿脐风口噤。

太溪一名吕细：足内踝后五分，跟骨上动脉陷中。男子、妇人病，有此脉则生，无则死。足少阴肾脉所注为俞土。《素注》针三分，留七呼，灸三壮。主久疟咳逆，心痛如锥刺，心脉沉，手足寒至节，喘息者死，呕吐，痰实，口中如胶，善噫，寒疝，热病汗不出，默默嗜卧，溺黄，消瘅，大便难，咽肿唾血，疟癖寒热，咳嗽不嗜食，腹胁痛，瘦瘠，伤寒手足厥冷。东垣曰：成痿者，以导湿热，引胃气出行阳道，不令湿土克肾水，其穴在太溪。《流注赋》云：牙齿痛堪治。

大钟：足跟后踵中，大骨上两筋间。足少阴络，别走太阳，

①留三呼：原作"留五呼"，据《针灸聚英》卷一改。

銅人灸三壯針二分留七呼素註留三呼主嘔吐胸脹
喘息腹滿便難腰脊痛少氣淋瀝洒淅腹脊強嗜臥口
中熱多寒欲閉戶而處少氣不足舌乾咽中食噎不得
下善驚恐不樂喉中鳴欬唾氣逆煩悶實則閉癃瀉之
虛則腰痛補之

水泉○太谿下一寸內踝下少陰郄銅人灸五壯針四分
主目䀮䀮不能遠視女子月事不來來即心下多悶痛
陰挺出小便淋瀝腹中痛

照海○足內踝下四分前後有筋上有踝骨下有軟骨其
穴居中陰蹻脈所生素註針四分留六呼灸三壯銅人
針三分灸七壯明堂灸三壯主咽乾心悲不樂四肢懈
惰久瘧卒疝嘔吐嗜臥大風默默不知所痛視如見星
小腹痛婦女經逆四肢淫濼陰暴跳起或癢瀝清汁小
腹偏痛淋陰挺出月水不調潔古曰瘄病夜發灸陰蹻
照海穴也

復溜一名昌陽一名伏白○足內踝上二寸筋骨陷中前傍骨是復
溜後傍筋是交信二穴止隔一條筋足少陰腎脈所行
爲經金腎虛補之素註針三分留七呼灸五壯明堂灸
七壯主腸澼腰脊內引痛不得俯仰起坐目視䀮䀮善
怒多言舌乾胃熱蟲動涎出足痿不收履胕寒不自溫

《铜人》灸三壮，针二分，留七呼。《素注》留三呼。主呕吐，胸胀喘息，腹满便难，腰脊痛，少气，淋沥洒淅，腹脊强，嗜卧，口中热，多寒，欲闭户而处，少气不足，舌干，咽中食噎不得下，善惊恐不乐，喉中鸣，咳唾气逆，烦闷。实则闭癃泻之，虚则腰痛补之。

水泉：太溪下一寸，内踝下。少阴郄。《铜人》灸五壮，针四分。主目䀮䀮不能远视，女子月事不来，来即心下多闷痛，阴挺出，小便淋沥，腹中痛。

照海：足内踝下四分，前后有筋，上有踝骨，下有软骨，其穴居中。阴跷脉所生。《素注》针四分，留六呼，灸三壮。《铜人》针三分，灸七壮。《明堂》灸三壮。主咽干，心悲不乐，四肢懈惰，久疟，卒疝，呕吐嗜卧，大风默默不知所痛，视如见星，小腹痛，妇女经逆，四肢淫泺，阴暴跳起或痒，沥清汁，小腹偏痛，淋，阴挺出，月水不调。洁古曰：瘄病夜发灸阴跷，照海穴也。

复溜一名昌阳，一名伏白：足内踝上二寸，筋骨陷中，前傍骨是复溜，后傍筋是交信，二穴止隔一条筋。足少阴肾脉所行为经金。肾虚补之。《素注》针三分，留七呼，灸五壮。《明堂》灸七壮。主肠澼，腰脊内引痛，不得俯仰起坐，目视䀮䀮，善怒多言，舌干，胃热，虫动涎出，足痿不收履，胕寒不自温，腹中雷鳴腹脹如鼓四肢腫五種水病青赤黃白黑青取井赤取榮黃取俞白取經黑取合血痔泄後重五淋血淋小便如散火骨寒熱盜汗汗注不止齒齲脉微細不見或時無脉

交信○足內踝骨上二寸少陰前太陰後廉筋骨間陰蹻脉之郄銅人針四分留十呼灸三壯素註留五呼主氣淋㿗疝陰急陰汗瀉利赤白氣熱㿗股樞內痛大小便難淋女子漏血不止陰挺出月水不來小腹偏痛四肢淫濼盜汗出

築賓○內踝上腨分中陰維之郄銅人針三分留五呼灸五壯素註針三分灸五壯主癲疝小兒胎疝痛不得乳癲疾狂易妄言怒罵吐舌嘔吐涎沫足腨痛

陰谷○膝內輔骨後大筋下小筋上按之應手屈膝乃得之足少陰腎脉所入爲合水銅人針四分留七呼灸三壯主膝痛如錐不得屈伸舌縱涎下煩逆溺難小便急引陰痛陰痿股內廉痛婦人漏下不止腹脹滿不得息小便黃男子如蠱女子如娠

橫骨○大赫下一寸陰上橫骨中宛曲如仰月中央去腹中行各一寸足少陰衝脉之會銅人灸三壯禁針主五淋小便不通陰器下縱引痛小腹滿目赤痛從內眥始

腹中雷鸣，腹胀如鼓，四肢肿，五肿水病，青、赤、黄、白、黑。青取井、赤取荣，黄取俞，白取经，黑取合，血痔，泄后重，五淋，血淋，小便如散火，骨寒热，盗汗，汗注不止，齿龋，脉微细不见，或时无脉。

交信：足内踝骨上二寸，少阴前，太阴后廉筋骨间。阴跷脉之郄。《铜人》针四分，留十呼，灸三壮，《素注》留五呼。主气淋，㿗疝，阴急，阴汗，泻利赤白，气热㿗，股枢内痛，大小便难，淋，女子漏血不止，阴挺出，月水不来，小腹偏痛，四肢淫泺，盗汗出。

筑宾：内踝上腨分中，阴维之郄。《铜人》针三分，留五呼，灸五壮。《素注》针三分，灸五壮。主癫疝，小儿胎疝，痛不得乳，癫疾狂易，妄言怒骂，吐舌，呕吐涎沫，足腨痛。

阴谷：膝下[1]内辅骨后，大筋下，小筋上，按之应手，屈膝乃得之。足少阴肾脉所入为合水。《铜人》针四分，留七呼，灸三壮。主膝痛如锥，不得屈伸。舌纵涎下，烦逆，溺难，小便急引阴痛，阴痿，股内廉痛，妇人漏下不止，腹胀满不得息，小便黄，男子如蛊，女子如娠。

横骨：大赫下一寸，阴上横骨中，宛曲如仰月中央，去腹中行各一寸。足少阴、冲脉之会。《铜人》灸三壮，禁针[2]。主五淋，小便不通，阴器下纵引痛，小腹满，目赤痛从内眦始，

---

① 下：原本无，据《针灸聚英》卷一补。
② 禁针：《针灸聚英》无此二字，有《素注》针一寸，灸五壮。

五脏虚竭，失精自肓俞至横骨六穴，《铜人》去腹中行各一寸五分，录之以备参考。

大赫一名阴维，一名阴关：气穴下一寸，去腹中行各一寸。足少阴、冲脉之会。《铜人》灸五壮，针三分。《素注》针一寸，灸三壮。主虚劳失精，男子阴器结缩，茎中痛，目赤痛从内眦始，妇人赤带。

气穴一名胞门，一名子户：四满下一寸，去腹中行各一寸。足少阴、冲脉之会。《铜人》灸五壮，针三分，《素注》针一寸，灸五壮。主贲豚，气上下引腰脊痛，泄利不止，目赤痛从内眦始，妇人月事不调。

四满一名髓府[1]：中注下一寸，去腹中行各一寸。足少阴、冲脉之会。《铜人》针三分，灸三壮。主积聚疝瘕，肠澼，大肠有水，脐下切痛，振寒，目内眦赤痛，妇人月水不调，恶血疠痛，贲豚上下，无子。疠，音绞

中注：肓俞下一寸，去腹中行各一寸。足少阴、冲脉之会。《铜人》针一寸，灸五壮。主小腹有热，大便坚燥不利，泄气，上下引腰脊痛，目内眦赤痛，女子月事不调。

肓俞：商曲下一寸，去腹中行各一寸。足少阴、冲脉之会。《铜人》针一寸，灸五壮。主腹切痛，寒疝，大便燥，腹满响响然不便，心下有寒，目赤痛从内眦始。

按诸家俱以疝主于肾，故足少阴经窈穴，灸兼治疝，

①髓府：《针灸聚英》卷一作"髓中"。

丹溪以疝本肝经，与肾绝无相干。足以正千古之讹。

商曲：石关下一寸，去腹中行各一寸五分，足少阴、冲脉之会。《铜人》针一寸，灸五壮。主腹痛，腹中积聚，时切痛，肠中痛不嗜食，目赤痛从内眦始。自幽门至商曲，《铜人》去腹中行五分，《素注》一寸。

石关：阴都下一寸，去腹中行各一寸五分。足少阴、冲脉之会。《铜人》针寸，灸三壮。主哕噫呕逆，腹痛气淋，小便黄，大便不通，心下坚满，脊强不利，多唾，目赤痛从内眦始，妇人无子，脏有恶血，血上冲腹，痛不可忍。

阴都一名食宫：通谷下一寸，去腹中行各一寸五分。足少阴、冲脉之会。《铜人》针三分，灸三壮。主身寒热疟病，心下烦满，逆气，肠鸣，肺胀气抢，胁下热痛，目赤痛从内眦始。

通谷：幽门下一寸，去腹中行各一寸五分。足少阴、冲脉之会。《铜人》针五分，灸五壮。《明堂》灸三壮。主失欠口喎，食饮善呕，暴瘖不能言，结积留饮，痃癖胸满，食不化，心恍惚，喜呕，目赤痛从内眦始。

幽门：侠巨阙两旁各一寸五分陷中，足少阴、冲脉之会。《铜人》针五分，灸五壮。主小腹胀满，呕吐涎沫，喜唾，心下烦闷，胸中引痛，满不嗜食，里急数咳，健忘，泄利脓血，目赤痛从内眦始，女子心痛，逆气，善吐食不下。

步廊：神封下一寸六分陷中，去胸中行各二寸，仰而取之。《素注》针四分，《铜人》针三分，灸五壮。主胸胁支满，痛引胸，鼻塞不通，呼吸少气，咳逆呕吐，不嗜食，喘息不得举臂。

神封：灵墟下一寸六分陷中，去胸中行各二寸，仰而取之。《素注》针四分。《铜人》针三分，灸五壮。主胸满不得息，咳逆，乳痈，呕吐，洒淅恶寒，不嗜食。

灵墟：神藏下一寸六分陷中，去胸中行各二寸，仰而取之。《素注》针四分。《铜人》针三分，灸五壮。主胸胁支满，痛引胸不得息，咳逆呕吐，不嗜食。

神藏：或中下一寸六分陷中，去胸中行各二寸，仰而取之。《铜人》灸五壮，针三分。《素注》针四分。主呕吐，咳逆喘不得息，胸满不嗜食。

或中：俞府下一寸六分，去胸中行各二寸，仰而取之。《铜人》针四分，灸五壮。《明堂》灸三壮。主咳逆喘息不能食，胸胁支满，涎出多唾。

俞府：气舍下，璇玑旁，各二寸陷中，仰而取之。《素注》针四分，灸三壮。《铜人》针三分，灸五壮。主咳逆上气，呕吐，喘嗽，腹胀不下食饮，胸中痛久喘，灸七壮效。

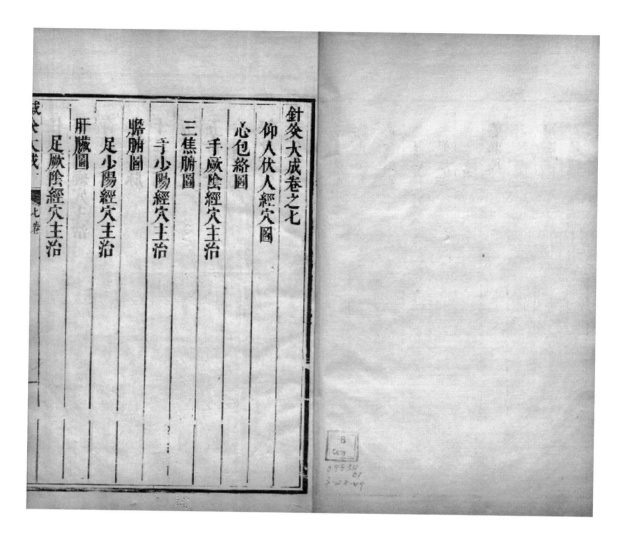

《针灸大成》卷之七

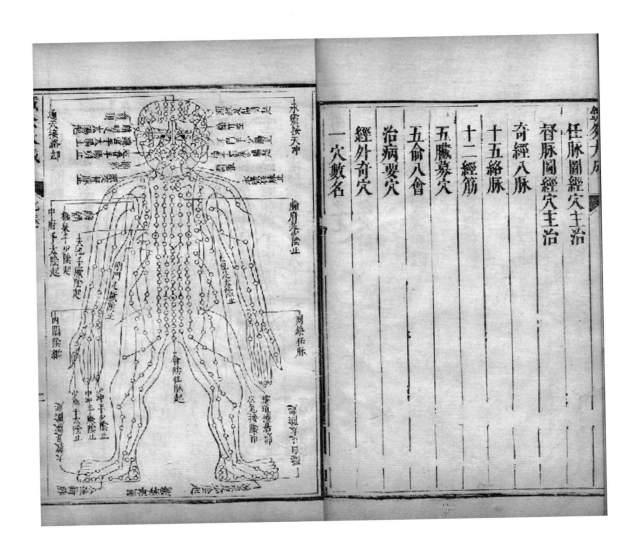

仰人经穴图（图见上）

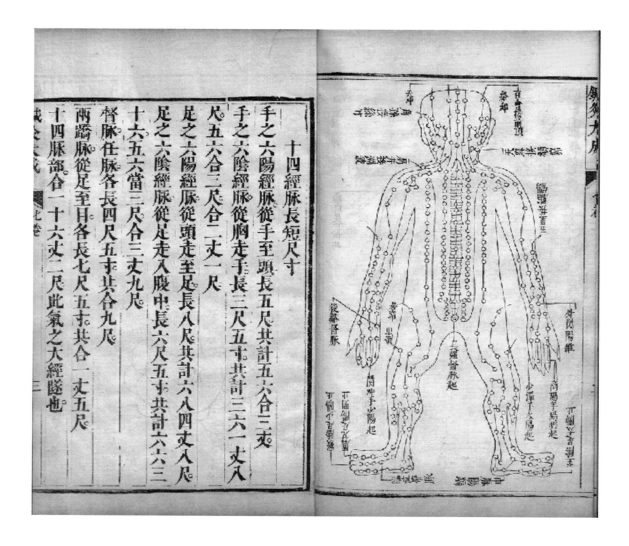

伏人经穴图（图见上）

十四经脉长短尺寸

手之六阳经脉，从手至头，长五尺，共计五六合三丈。

手之六阴经脉，从胸走手，长三尺五寸，共计三六一丈八尺，五六合三尺，合二丈一尺。

足之六阳经脉，从头走至足，长八尺，共计六八四丈八尺。

足之六阴经脉，从足走入腹中，长六尺五寸，共计六六三十六，五六当三尺，合三丈九尺。

督脉、任脉，各长四尺五寸，共合九尺。

两跷脉，从足至目，各长七尺五寸，共合一丈五尺。

十四脉部，合十六丈二尺，此气之大经隧也。

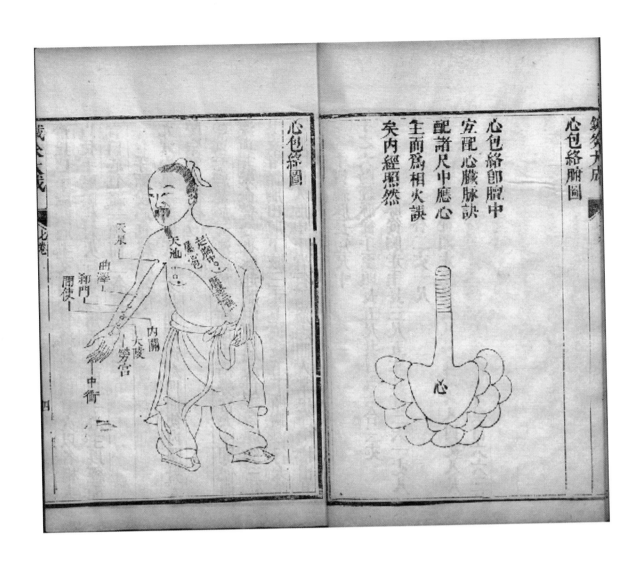

心包络腑图（图见上）

心包络即膻中，宜配心脏。《脉诀》配诸尺中，应心主而为相火，误矣。《内经》照然。

心包络图（图见上）

滑氏曰：手厥阴心主，又曰心包络，何也？曰：君火以名，相火以位，手厥阴代君火行事，以用而言，故曰手心主；以经而言，曰心包络，一经而二名，实相火也。

手厥阴心包络经穴歌

九穴心包手厥阴，天池天泉曲泽深，郄门间使内关对，大陵劳宫中冲侵。左右一十八穴

此一经起于天池，终于中冲，取中冲、劳宫、大陵、间使、曲泽，与井荥俞经合也。脉起胸中，出属心包，下膈，历络三焦；其支者，循胸出胁，下腋三寸，上抵腋下，下循臑内，行太阴、少阴之间，入肘中，下臂，行两筋之间，入掌中，循中指出其端；其支别者，从掌中循小指次指出其端。多血少气，戌时气血注此。受足少阴之交，其系与三焦之系连属，故指相火之脏，实乃裹心之膜，此实安身立命之地，尤宜详察，默会其真。其调剂也，莫执一方；其针灸也，必循其道。达者慎焉，几于神矣。

考正穴法

天池一名天会：腋下三寸，乳后一寸，着胁直腋撅肋间。手足厥阴、少阳之会。《铜人》灸三壮，针二分。《甲乙》针七分。主胸中有声，胸膈烦满，热病汗不出，头痛，四肢不举，腋下肿，上气，寒热痎疟，臂痛，目睆睆不明。

天泉一名天湿○曲腋下二寸举臂取之铜人针六分灸三壮主目䀮䀮不明恶风寒心病胸胁支满咳逆膺背胛间臂内廉痛

曲泽○肘内廉陷中大筋内侧横纹中动脉是心包络脉所入为合水铜人灸三壮针三分留七呼主心痛善惊身热烦渴口干逆气呕涎血心下澹澹身热风疹臂肘手腕不时动摇头渍汗出不过肩伤寒逆气呕吐

郄门○掌后去腕五寸手厥阴心包络脉郄铜人针三分灸五壮主呕血衄血心痛呕哕惊恐畏人神气不足

间使○掌后三寸两筋间陷中心包络脉所行为经金素注针六分留七呼铜人针三分灸五壮明堂灸七壮甲乙灸三壮主伤寒结胸心悬如饥卒狂胸中澹澹恶风寒呕沫怵惕寒中少气掌中热腋肿肘挛卒心痛多惊中风气塞涎上昏危瘖不得语咽中如哽鬼邪霍乱干呕妇人月水不调血结成块小儿客忤

内关○掌后去腕二寸两筋间与外关相抵手心主之络别走少阳铜人针五分灸三壮主手中风热失志心痛目赤支满肘挛实则心暴痛泻之虚则头强补之

大陵○掌后骨下两筋间陷中手厥阴心包络脉所注为俞土心包络实泻之铜人针五分素注针六分留七呼

天泉一名天湿：曲腋下二寸，举臂取之。《铜人》针六分，灸三壮。主目䀮䀮不明，恶风寒，心病，胸胁支满，咳逆，膺背胛间、臂内廉痛。

曲泽：肘内廉陷中，大筋内侧横纹中动脉是。心包络脉所入为合水。《铜人》灸三壮，针三分，留七呼。主心痛，善惊，身热，烦渴口干，逆气呕涎血，心下澹澹，身热，风疹，臂肘手腕不时动摇，头渍汗出不过肩，伤寒，逆气呕吐。

郄门：掌后去腕五寸，手厥阴心包络脉郄。《铜人》针三分，灸五壮。主呕血，衄血，心痛呕哕，惊恐畏人，神气不足。

间使：掌后三寸，两筋间陷中。心包络脉所行为经金。《素注》针六分，留七呼。《铜人》针三分，灸五壮。《明堂》灸七壮。《甲乙》灸三壮。主伤寒结胸，心悬如饥，卒狂，胸中澹澹，恶风寒，呕沫，怵惕，寒中少气，掌中热，腋肿肘挛，卒心痛，多惊，中风气塞，涎上昏危，瘖不得语，咽中如哽，鬼邪，霍乱干呕，妇人月水不调，血结成块，小儿客忤。

内关：掌后去腕二寸两筋间，与外关相抵。手心主之络，别走少阳。《铜人》针五分，灸三壮。主手中风热，失志，心痛，目赤，支满肘挛。实则心暴痛泻之，虚则头强补之。

大陵：掌后骨下，两筋间陷中。手厥阴心包络脉所注为俞土。心包络实泻之。《铜人》针五分。《素注》针六分，留七呼，

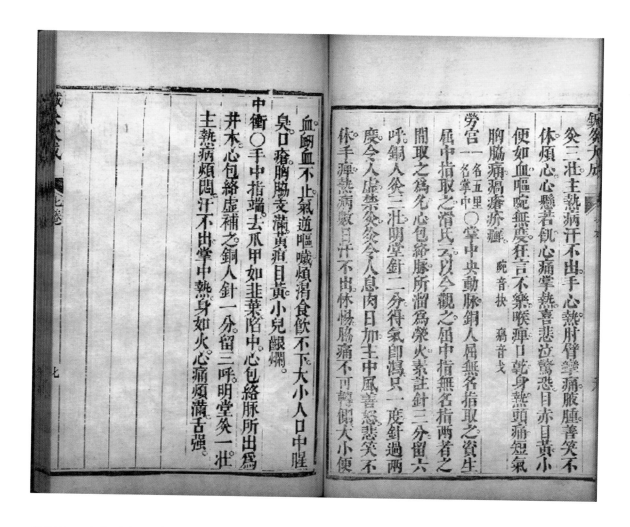

灸三壮。主热病汗不出，手心热，肘臂挛痛，腋肿，善笑不休，烦心，心悬若饥，心痛掌热，喜悲泣惊恐，目赤目黄，小便如血，呕哕无度，狂言不乐，喉痹，口干，身热头痛，短气，胸胁痛，瘑疮疥癣。哕，音抉；瘑，音戈。

劳宫—名五里，一名掌中：掌中央动脉。《铜人》屈无名指取之。《资生》屈中指取之。滑氏云：以今观之，屈中指、无名指两者之间取之为允。心包络脉所溜为荥火。《素注》针三分，留六呼。《铜人》灸三壮。《明堂》针二分，得气即泻，只一度，针过两度，令人虚。禁灸，灸令人息肉日加。主中风，善怒，悲笑不休，手痹，热病数日汗不出，怵惕，胁痛不可转侧，大小便血，衄血不止，气逆呕哕，烦渴食饮不下，大小人口中腥臭，口疮，胸胁支满，黄疸目黄，小儿龈烂。

中冲：手中指端，去爪甲角如韭叶陷中。心包络脉所出为井木。心包络虚补之。《铜人》针一分，留三呼。《明堂》灸一壮。主热病烦闷，汗不出，掌中热，身如火，心痛烦满，舌强。

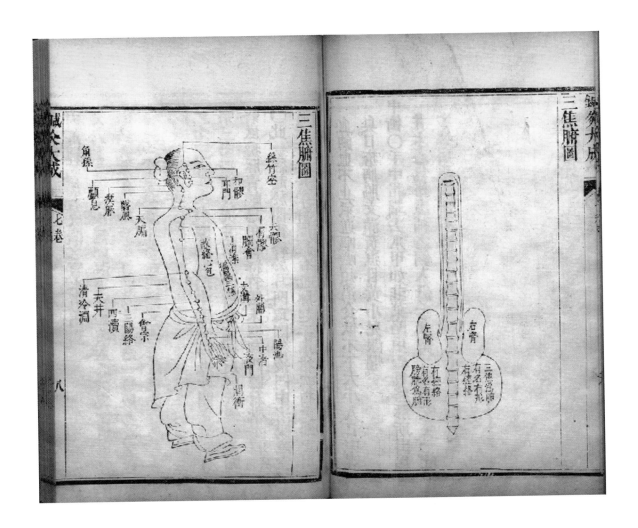

三焦腑图 （图见上）

三焦腑图 （图见上）

《内经》曰：三焦者，决渎之官，水道出焉。

又云：上焦如雾，中焦如沤，下焦如渎。人心湛寂，欲想不兴，则精气散在三焦，荣华百脉。及其想念一起，欲火炽然，翕撮三焦，精气流溢，并于命门输泻而去，故号此府为三焦。

手少阳三焦经穴歌

二十三穴手少阳，关冲液门中渚旁，阳池外关支沟正，会宗三阳四渎长，

天井清冷渊消泺，臑会肩髎天髎堂，天牖翳风瘈脉青，颅息角孙丝竹张，

禾髎耳门听有常。左右四十六穴

此一经起于关冲，终于耳门，取关冲、液门、中渚、阳池、支沟、天井，与井荥俞原经合也。脉起手小指次指之端，上出两[1]指之间，循手表腕，出臂外两骨之间，上贯肘，循臑外，上肩，交出足少阳之后[2]，入缺盆，布[3]膻中，散络心包，下膈，遍属三焦；其支者，从膻中上出缺盆，上项，侠耳后直上，出耳上角，以屈下颊至𩑀；其支者，从耳后入耳中，至目锐眦。多气少血，亥时气血注此。受手厥阴之交，中清之府，引道阴阳，开通闭塞，用药动似盘珠，毋使刻舟求剑，聊著述于前篇，俟同志之再辨。

考正穴法

关冲：手小指次指外侧，去爪甲角如韭叶。手少阳三焦脉所出为井金。《铜人》针一分，留三呼，灸一壮。《素注》灸三

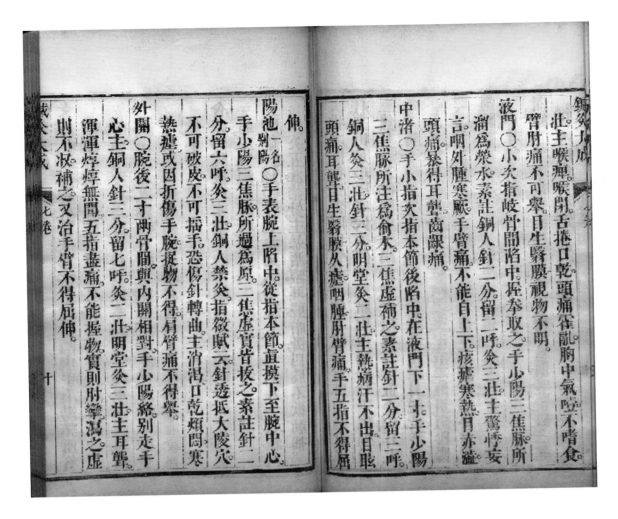

壮。主喉痹喉闭，舌卷口干，头痛，霍乱，胸中气噎，不嗜食，臂肘痛不可举，目生翳膜，视物不明。

液门：手[1]小指[2]次指歧骨间陷中，握拳取之。手少阳三焦脉所溜为荥水。《素注》《铜人》针二分，留二呼，灸三壮。主惊悸妄言，咽外肿，寒厥，手臂痛不能自上下，疟寒热，目赤涩，头痛，暴得耳聋，齿龈痛。

中渚：手小指次指本节后陷中。在液门下一寸，手少阳三焦脉所注为俞木。三焦虚补之。《素注》针二分，留三呼。《铜人》灸三壮，针三分。《明堂》灸二壮。主热病汗不出，目眩头痛，耳聋，目生翳膜，久疟，咽肿，肘臂痛，手五指不得屈伸。

阳池一名别阳：手表腕上陷中，从指本节直摸下至腕中心。手少阳三焦脉所过为原。三焦虚、实皆拔之。《素注》针二分，留六呼，灸三壮。《铜人》禁灸。《指微赋》云：针透抵大陵穴，不可破皮，不可摇手，恐伤针转曲。主消渴，口干烦闷，寒热疟，或因折伤手腕，捉物不得，肩臂痛不得举。

外关：腕后二寸两骨间，与内关相对。手少阳络，别走手心主。《铜人》针三分，留七呼，灸二壮。《明堂》灸三壮。主耳聋，浑浑焞焞无闻，五指尽痛，不能握物。实则肘挛，泻之；虚则不收，补之。又治手臂不得屈伸。

①手：原本无，据《针灸聚英》卷一补。
②指：原本无，据《针灸聚英》卷一补。

支沟一名飞虎：腕后臂外三寸，两骨间陷中。手少阳脉所行为经火。《铜人》针三分[①]，灸二七壮。《明堂》灸五壮。《素注》针二分，留七呼，灸三壮。主热病汗不出，肩臂酸重，胁腋痛，四肢不举，霍乱呕吐，口噤不开，暴瘖不能言，心闷不已，卒心痛，鬼击，伤寒结胸，瘑疮疥癣，妇人妊脉不通，产后血晕，不省人事。

会宗：腕后三寸，空中一寸。《铜人》灸七壮。《明堂》灸五壮，禁针。主五痫，肌肤痛，耳聋。

三阳络一名通门：臂上大交脉，支沟上一寸。《铜人》灸七壮。《明堂》灸五壮，禁针。主暴瘖哑，耳聋，嗜卧，四肢不欲动摇。

四渎：在肘前五寸，外廉陷中。《铜人》灸三壮，针六分，留七呼。主暴气耳聋，下齿龋痛。

天井：肘外大骨后，肘上一寸，辅骨上两筋叉骨罅中，屈肘拱胸取之。甄权云：曲肘后一寸，叉手按膝头取之。手少阳三焦脉所入为合土。三焦实泻之。《素注》针一寸，留七呼。《铜人》灸三壮，《明堂》灸五壮，针二分。主心胸痛，咳嗽上气，短气不得语，唾脓，不嗜食，寒热凄凄不得卧，惊悸，瘛疭，癫疾，五痫，风痹，耳聋嗌肿，喉痹汗出，目锐眦痛，颊肿痛，耳后臑臂肘痛，捉物不得，嗜卧，扑伤腰髋疼，振寒颈项痛，大风默默不知所痛，悲伤不乐，脚气上攻。

①针三分：原作"针二分"，据《针灸聚英》卷一及《铜人》改。

清冷渊：肘上二寸，伸肘举臂取之。《铜人》针二分，灸三壮。主肩痹痛，臂臑不能举，不能带衣。

消泺：肩下臂外间，腋斜肘分下。《铜人》针六分①，灸三壮。《明堂》针六分。《素注》针五分。主风痹，颈项急，肿痛寒热，头痛，癫疾。

臑会一名臑交：肩前廉，去肩头三寸宛宛中。手少阳、阳维之会。《素注》针五分，灸五壮。《铜人》针七分，留十呼，得气即泻，灸七壮。主臂痛酸无力，痛不能举，寒热，肩肿引胛中痛，项瘿气瘤。

肩髎：肩端臑上陷中，斜举臂取之。《铜人》针七分，灸三壮。《明堂》灸五壮。主臂痛，肩重不能举。

天髎：肩缺盆中，上毖骨际陷中央，须缺盆陷处，上有空，起肉上是穴。手足少阳、阳维之会。《铜人》针八分，灸三壮。当缺盆陷上突起肉上针之，若误针陷处，伤人五脏气，令人卒死。主胸中烦闷，肩臂酸疼，缺盆中痛，汗不出，胸中烦满，颈项急，寒热。

天牖：颈大筋外缺盆上，天容后，天柱前，完骨下，发际上。《铜人》针一寸，留七呼，不宜补，不宜灸。灸即令人面肿眼合。先取譩譆，后取天容、天池，即瘥；若不针噫嘻，即难疗。《明堂》针五分，得气即泻，泻尽更留三呼，泻三吸，不宜补。

①六分：原作"一分"，据《铜人》卷五改。

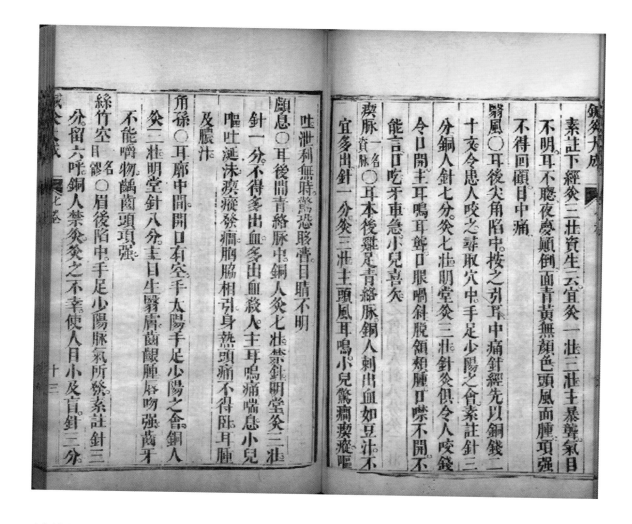

《素注》《下经》灸三壮。《资生》云：宜灸一壮、三壮。主暴聋气，目不明，耳不聪，夜梦颠倒，面青黄无颜色，头风面肿，项强不得回顾，目中痛。

翳风：耳后尖角陷中，按之引耳中痛。《针经》先以铜钱二十文，令患人咬之，寻取穴中。手足少阳之会。《素注》针三分。《铜人》针七分，灸七壮。《明堂》灸三壮。针灸俱令人咬钱，令口开。主耳鸣、耳聋，口眼㖞斜，脱颔颊肿，口噤不开，不能言，口吃，牙车急，小儿喜欠。

瘈脉一名资脉：耳本后鸡足青络脉。《铜人》刺出血如豆汁，不宜多出。针一分，灸三壮。主头风耳鸣，小儿惊痫瘈疭，呕吐，泄利无时，惊恐，眵瞢目睛不明。

颅息：耳后间青络脉中。《铜人》灸七壮，禁针。《明堂》灸三壮，针一分，不得多出血，多出血杀人。主耳鸣痛，喘息，小儿呕吐涎沫，瘈疭发痫，胸胁相引，身热头痛，不得卧，耳肿及脓汁。

角孙：耳廓中间，开口有空。手太阳、手足少阳之会。《铜人》灸三壮。《明堂》针八分。主目生翳肤，齿龈肿，唇吻强，齿牙不能嚼物，龋齿，头项强。

丝竹空一名目髎：眉后陷中，手足少阳脉气所发。《素注》针三分，留六呼。《铜人》禁灸，灸之不幸，使人目小及盲。针三分，

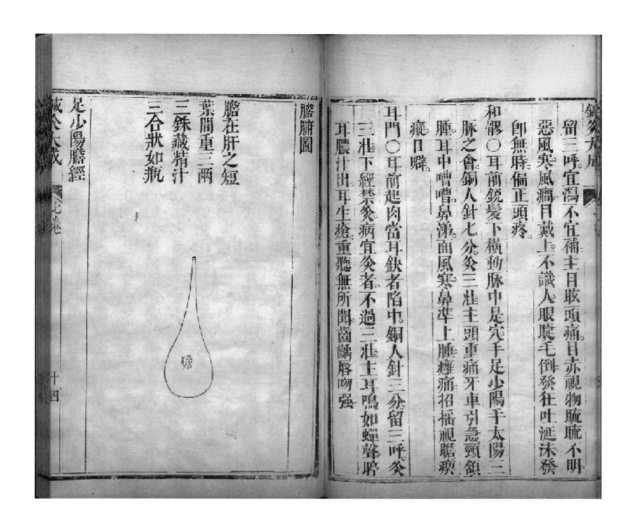

留三呼，宜泻不宜补。主目眩头痛，目赤，视物䀮䀮不明，恶风寒，风痫，目戴上不识人，眼睫毛倒，发狂吐涎沫，发即无时，偏正头痛。

和髎：耳前锐发下横动脉中是穴。手足少阳，手太阳三脉之会。《铜人》针七分，灸三壮。主头重痛，牙车引急，颈颔肿，耳中嘈嘈，鼻涕，面风寒，鼻准上肿，痈痛，招摇视瞻，瘈疭，口僻。

耳门：耳前起肉，当耳缺者陷中。《铜人》 针三分，留三呼，灸三壮。《下经》禁灸，病宜灸者，不过三壮。主耳鸣如蝉声，聤耳脓汁出，耳生疮，重听无所闻，齿龋，唇吻强。

胆腑图（图见上）

胆在肝之短叶间。重三两三铢。藏精汁三合，状如瓶。

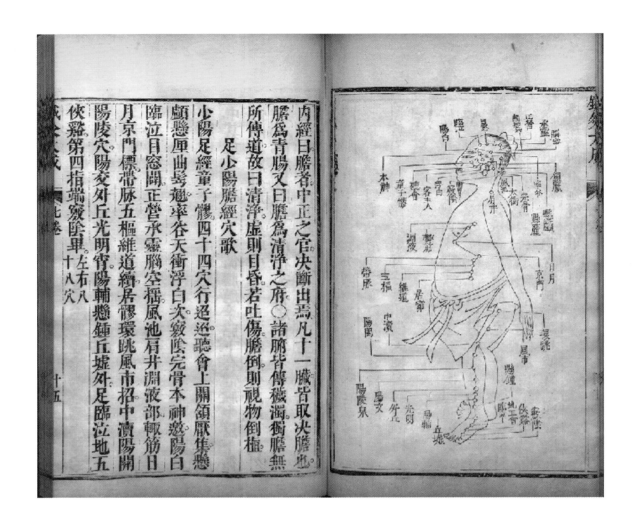

足少阳胆经图（图见上）

《内经》曰：胆者，中正之官，决断出焉。凡十一脏，皆取决胆也。胆为青肠。又曰：胆为清净之府。诸腑皆传秽浊，独胆无所传道，故曰清净。虚则目昏，若吐伤，胆倒，则视物倒植。

足少阳胆经穴歌

少阳足经瞳子髎，四十四穴行迢迢，听会上关颔厌集，悬颅悬厘曲鬓翘，

率谷天冲浮白次，窍阴完骨本神邀，阳白临泣目窗辟，正营承灵脑空摇，

风池肩井渊液部，辄筋日月京门标，带脉五枢维道续，居髎环跳风市招，

中渎阳关阳陵穴，阳交外丘光明宵，阳辅悬钟丘墟外，足临泣地五侠溪，

第四指端窍阴毕。左右八十八穴

此一经起于瞳子髎，终于窍阴，取窍阴、侠溪、临泣、丘墟、阳辅、阳陵泉，与井荥俞原经合也。脉起目锐眦，上抵角，下耳后，循颈，行手少阳之前，至肩上，却交出手少阳之后，入缺盆，其直者，从耳后入耳中，走耳前，至目锐眦后；其支者，别目锐眦下大迎，合手少阳，抵颛下，加颊车，下颈，合缺盆，下胸中，贯膈，络脾属胆，循胁里，出气冲，绕毛际，横入髀厌中；其直者，从缺盆下腋，循胸，过季胁，下合髀厌中，以下循髀阳，出膝外廉，下外辅骨之前，直下抵绝骨之端，下出外踝之前，循足跗上，入小指次指之间；其支者，别跗上，入大指，循歧骨内出其端，还贯入爪甲，出三毛。多气少血，子时气血注此甲木之腑，在关脉候。是胆病则眉攒口苦，而呕宿汁，善太息，恐如人捕。实则脉实，而精神不守，半夏汤泻之最良；虚则脉虚，而烦扰不眠，温胆汤补之却善。火不下降心胆跳，茯神沉香蜜和丸，送入人参汤；中风癫狂心恐悸，铅汞砂乳共结成，吞下井花水。咽痛膈壅，硝蚕黛勃蒲脑子，加麝以收功；胆虚卧惊，参柏枸神枳熟地，用酒而有力。清热宽咽，薄荷宿砂芎片脑；惊心怖胆，人参酸枣乳辰砂。惊神昏乱，记学士之良方；风引痫生，修真人之秘散。胆虚寒而不眠，炒酸枣调煎竹叶；胆实热而多睡，生枣仁末和姜茶。补用薏苡炒枣仁，泻须青连柴前胡。温则姜夏橘红，凉加竹茹甘菊。柴胡川芎，报使上行而不悖；青皮车前，引经下走以无疑。药有生熟，贵按脉而取用；剂宜多寡，当随症以权衡。或厥疾之未瘳，仗针灸以收功。

考正穴法

瞳子髎一名太阳，一名前关：目外去眦五分，手太阳、手足少阳三脉之会。《素注》灸三壮，针三分。主目痒，翳膜白，青盲无见，远视䀮䀮，赤痛泪出多眵矇，内眦痒，头痛，喉闭。矇，音灭

听会：耳微前陷中，上关下一寸，动脉宛宛中，张口得之。《铜人》针三分，留三呼，得气即泻，不须补。日灸五壮，止三七壮，十日后依前数灸。《明堂》针三分，灸三壮。主耳鸣耳聋，牙车臼脱，相离三寸，牙车急不得嚼物，齿痛恶寒物，狂走瘛疭，恍惚不乐，中风口㖞斜，手足不随。

客主人一名上关：耳前骨上，开口有空，张口取之。手足少阳、阳明之会。《铜人》灸七壮，禁针。《明堂》针一分，得气即泻，日灸七壮，至二百壮。《下经》灸十壮。《素注》针三分，留七呼，灸三壮。《素问》禁深刺，深则交脉破，为内漏耳聋，欠而不得䀮欱。主唇吻强上，口眼偏斜，青盲，眣目䀮䀮，恶风寒，牙齿龋，口噤嚼物鸣痛，耳鸣耳聋，瘛疭沫出，寒热，痉引骨痛。

颔厌：曲周下，颞颥上廉。手足少阳、阳明之会。《铜人》灸三壮，针七分，留七呼，深刺令人耳聋。主偏头痛，头风目眩，

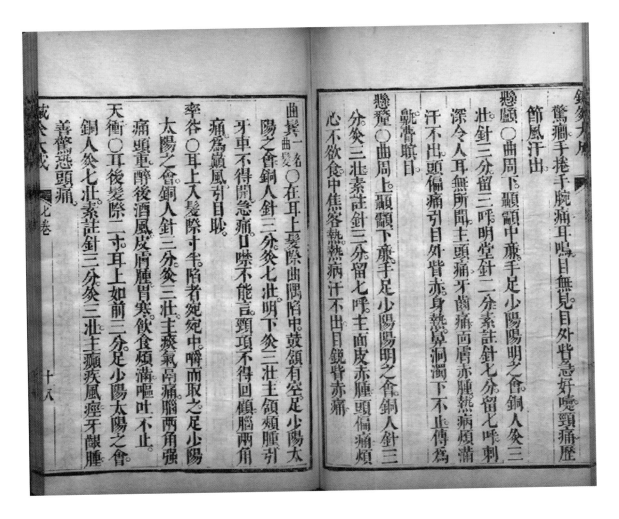

惊痛，手卷手腕痛，耳鸣，目无见，目外眦急，好嚏，颈痛，历节风汗出。

悬颅：曲周上[①]，颞颥上[②]廉。手足少阳、阳明之会。《铜人》灸三壮，针三分，留三呼。《明堂》针二分，《素注》针七分，留七呼，刺深令人耳无所闻。主头痛，牙齿痛，面肤赤肿，热病烦满，汗不出，头偏痛引目外眦赤，身热，鼻洞浊下不止，传为衄，瞢瞑目。

悬厘：曲周上，颞颥下廉。手足少阳、阳明之会。《铜人》针三分，灸三壮。《素注》针三分，留七呼。主面皮赤肿，头偏痛，烦心不欲食，中焦客热，热病汗不出，目锐眦赤痛。

曲鬓一名曲发：在耳上发际曲隅陷中，鼓颔有空。足少阳、太阳之会。《铜人》针三分，灸七壮。《明下》灸三壮。主颔颊肿，引牙车不得开，急痛，口噤不能言，颈项不得回顾，脑两角痛为巅风，引目眇。

率谷：耳上入发际寸半陷者宛宛中，嚼而取之。足少阳、太阳之会。《铜人》针三分，灸三壮。主痰气膈痛，脑两角强痛，头重，醉后酒风，皮肤肿，胃寒，饮食烦满，呕吐不止。

天冲：耳后发际二寸，耳上如前三分。足少阳、太阳之会。《铜人》灸七壮。《素注》针三分，灸三壮。主癫疾风痉，牙龈肿，善惊恐，头痛。

①上：原作"下"，据《针灸聚英》卷一改。
②上：原作"中"，据《针灸聚英》卷一改。

浮白：耳后入发际一寸。足少阳、太阳之会。《铜人》针三分，灸七壮。《明堂》灸三壮。主足不能行，耳聋耳鸣，齿痛，胸满不得息，胸痛，颈项瘿，痈肿不能言，肩臂不举，发寒热，喉痹，咳逆痰沫，耳鸣嘈嘈无所闻。

窍阴一名枕骨：完骨上，枕骨下，动摇有空。足太阳、手足少阳之会。《铜人》针三分，灸七壮。《甲乙》针四分，灸五壮。《素注》针三分，灸三壮。主四肢转筋，目痛，头项颔痛引耳嘈嘈，耳鸣无所闻，舌本出血，骨劳，痈疽发历，手足烦热，汗不出，舌强胁痛，咳逆喉痹，口中恶苦之。

完骨：耳后入发际四分。足少阳、太阳之会。《铜人》针三分，灸七壮。《素注》留七呼，灸三壮。《明堂》针二分，灸以年为壮。主足痿失履不收，牙车急，颊肿，头面肿，颈项痛，头风耳后痛，烦心，小便赤黄，喉痹齿龋，口眼㖞斜，癫疾。

本神：曲差旁一寸五分，直耳上入发际四分。足少阳、阳维之会。《铜人》针三分，灸七壮。主惊痫吐涎沫，颈项强急痛，目眩，胸相引不得转侧，癫疾呕吐涎沫，偏风。

阳白：眉上一寸，直瞳子，手足阳明、少阳、阳维五脉之会。《素注》针三分。《铜人》针二分，灸三壮。主瞳子痒痛，目上视，远视晾晾，昏夜无见，目痛目眵，背膝寒栗，重衣不得温。

临泣：目上，直入发际五分陷中，令患人正睛取穴。足少

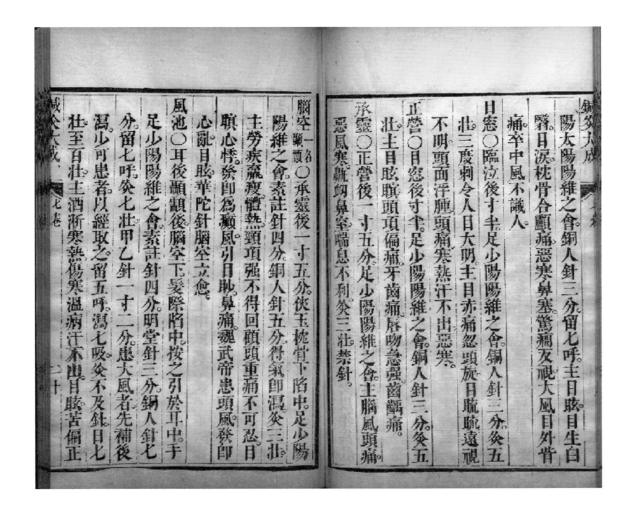

阳、太阳、阳维之会。《铜人》针三分，留七呼。主目眩，目生白翳，目泪，枕骨合颅痛，恶寒鼻塞，惊痫反视，大风，目外眦痛，卒中风不识人。

目窗：临泣后寸半[1]。足少阳、阳维之会。《铜人》针三分，灸五壮，三度刺，令人目大明。主目赤痛，忽头旋，目䀮䀮远视不明，头面浮肿，头痛，寒热汗不出，恶寒。

正营：目窗后寸半[2]，足少阳、阳维之会。《铜人》针三分，灸五壮。主目眩瞑，头项偏痛，牙齿痛，唇吻急强，齿龋痛。

承灵：正营后一寸五分。足少阳、阳维之会。主脑风头痛，恶风寒，衄䶊鼻室，喘息不利。灸三壮，禁针。

脑空一名颞颥：承灵后一寸五分，侠玉枕骨下陷中。足少阳、阳维之会。《素注》针四分。《铜人》针五分，得气即泻，灸三壮。主劳疾羸瘦，体热，颈项强不得回顾，头重痛不可忍，目瞑心悸，发即为癫风，引目眇，鼻痛。魏武帝患头风，发即心乱目眩，华佗针脑空立愈。

风池：耳后颞颥后，脑空下，发际陷中，按之引于耳中。手足少阳、阳维之会。《素注》针四分。《明堂》针三分。《铜人》针七分，留七呼，灸七壮。《甲乙》针一寸二分。患大风者，先补后泻。少可患者，以经取之，留五呼，泻七吸。灸不及针，日七壮至百壮。主洒淅寒热，伤寒温病汗不出，目眩苦，偏正

①寸半：《针灸聚英》卷一作"一寸"。
②寸半：《针灸聚英》卷一作"一寸"。

头痛，痎疟，颈项如拔，痛不得回顾。目泪出，欠气多，鼻鼽衄，目内眦赤痛，气发耳塞，目不明，腰背俱疼，腰伛偻引颈筋无力不收，大风中风，气塞涎上不语，昏危，瘿气。

肩井一名膊井：肩上陷中，缺盆上，大骨前一寸半，以三指按取，当中指下陷中。手足少阳、足阳明、阳维之会。连入五脏，针五分，灸五壮，先补后泻。主中风，气塞涎上不语，气逆，妇人难产，堕胎后手足厥逆，针肩井立愈。头项痛，五劳七伤，臂痛，两手不得向头。若针深闷倒，急补足三里。

渊液一名泉液：腋下三寸宛宛中，举臂得之。《铜人》禁灸。《明堂》针三分。主寒热，马刀疡，胸满无力，臂不举。不宜灸，灸之令人生肿蚀马疡，内溃者死，寒热者生。

辄筋一名神光，一名胆募：腋下三寸复前一寸三肋端，横直蔽骨旁七寸五分，平直两乳，侧卧屈上足取之。胆之募，足太阳、少阳之会。《铜人》灸三壮，针六分。《素注》针七分。主胸中暴满不得卧，太息善悲，小腹热，欲走，多唾，言语不正，四肢不收，呕吐宿汁，吞酸。

日月：期门下五分，足太阴、少阳、阳维之会。针七分，灸五壮。主太息善悲，小腹热欲走，多唾，言语不正，四肢不收。

京门一名气俞，一名气府：监骨下，腰中季肋本侠脊，肾之募。《铜人》灸三壮，针三分，留七呼。主肠鸣，小肠痛，肩背寒，痉，肩胛内廉痛，腰痛不得俯仰久立，寒热腹胀引背不得息，水道不利，溺黄，小腹急肿，肠鸣洞泄，髀枢引痛。

带脉：季肋下一寸八分陷中，脐上二分，两旁各七寸半。足少阳、带脉二脉之会。《铜人》针六分，灸五壮。《明堂》灸七壮。主腰腹纵，溶溶如囊水之状，妇人小腹痛，里急后重，瘰疬，月事不调，赤白带下

五枢：带脉下三寸，水道旁五寸五分①。足少阳、带脉之会。《铜人》针一寸，灸五壮。《明堂》三壮。主疝癖，大肠膀胱肾余，男子寒疝，阴卵上入小腹痛，妇人赤白带下，里急瘰疬。

维道：章门下五寸三分。足少阳、带脉之会。《铜人》针八分，留六呼，灸三壮。主呕逆不止，水肿，三焦不调，不嗜食。

居髎：章门下八寸三分，监骨上陷中。《素注》章门下四寸三分。足少阳、阳跷之会。《铜人》针八分，留六呼，灸三壮。主腰引小腹痛，肩引胸臂挛急，手臂不得举以至肩。

环跳：髀枢中，侧卧伸下足，屈上足，以右手摸穴，左摇撼取之。足少阳、太阳之会。《铜人》灸五十壮。《素注》针一寸，留二呼，灸三壮，《指微》云：已刺不可摇，恐伤针。主冷风湿痹不仁，风疹遍身，半身不遂，腰胯痛塞，膝不得转侧伸缩。仁寿宫患脚气偏风，甄权奉敕针环跳、阳陵泉、阳辅、巨虚下廉而能起行。环跳穴痛，恐生附骨疽。

①五寸五分：《针灸聚英》卷一作"一寸半"。

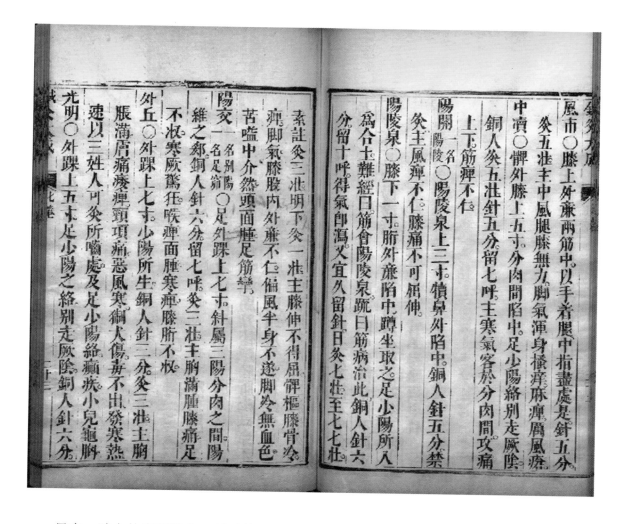

风市：膝上外廉两筋中，以手着腿，中指尽处是。针五分，灸五壮。主中风腿膝无力，脚气，浑身搔痒，麻痹，历风疮。

中渎：髀外膝上五寸分肉间陷中。足少阳络，别走厥阴。《铜人》灸五壮，针五分，留七呼。主寒气客于分肉间，攻痛上下，筋痹不仁。

阳关一名陵泉：阳陵泉上三寸，犊鼻外陷中。《铜人》针五分，禁灸。主风痹不仁，膝痛不可屈伸。

阳陵泉：膝下一寸，胻外廉陷中，蹲坐取之。足少阳所入为合土。《难经》曰：筋会阳陵泉。疏曰：筋病治此。《铜人》针六分，留十呼，得气即泻。又宜灸留针，日灸七壮，至七七壮。《素注》灸三壮。《明下》灸一壮。主膝伸不得屈，髀枢膝骨冷痹，脚气，膝股内外廉不仁，偏风半身不遂，脚冷无血色，苦嗌中介然，头面肿，足筋挛。

阳交一名别阳，一名足帝：足外踝上七寸，斜属三阳分肉之间，阳维之郄。《铜人》针六分，留七呼，灸三壮。主胸满肿，膝痛足不收，寒厥惊狂，喉痹，面肿，寒痹，膝胻不收。

外丘：外踝上七寸，少阳所生。《铜人》针三分，灸三壮。主胸胀满，肤痛痿痹，颈项痛，恶风寒，猘犬伤毒不出，发寒热，速以三壮艾[①]，可灸所啮处，及足少阳络。癫疾，小儿龟胸。

光明：外踝上五寸。足少阳之络，别走厥阴。《铜人》针六分，

①三壮艾：原作"三姓人"，据《资生经》卷七、《铜人》卷五改。

中针国灸 大成 四四三

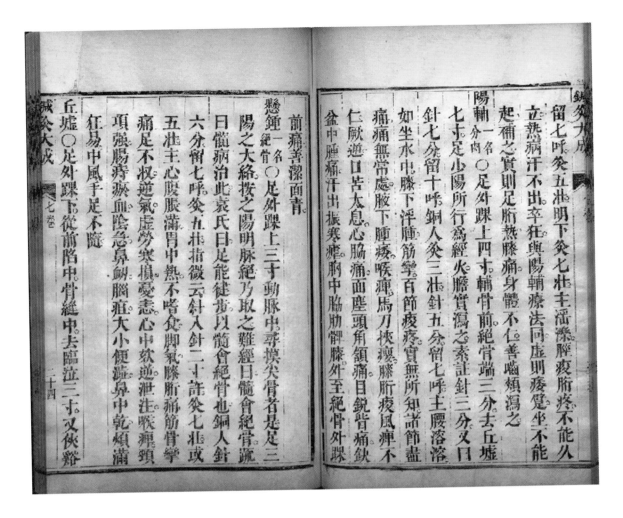

留七呼，灸五壮。《明下》灸七壮。主淫泺，胫酸胕疼，不能久立，热病汗不出，卒狂。与阳辅疗法同，虚则痿躄，坐不能起，补之。实则足胕热膝痛，身体不仁，善啮颊，泻之。

阳辅一名分肉：足外踝上四寸，辅骨前，绝骨端三分，去丘墟七寸，足少阳所行为经火。胆实泻之。《素注》针三分。又曰：针七分，留十呼。《铜人》灸三壮，针五分，留七呼。主腰溶溶如坐水中，膝下浮肿，筋挛。百节酸痛，实无所知。诸节尽痛，痛无常处。腋下肿痿，喉痹，马刀挟瘿，膝胕酸，风痹不仁，厥逆，口苦太息，心胁痛，面尘，头角颔痛，目锐眦痛，缺盆中肿痛，汗出振寒，疟，胸中、胁肋、髀膝外至绝骨外踝前痛，善洁面青。

悬钟一名绝骨：足外踝上三寸动脉中，寻摸尖骨者是。足三阳之大络。按之阳明脉绝，乃取之。《难经》曰：髓会绝骨。疏曰：髓病治此。袁氏曰：足能健步，以髓会绝骨也。《铜人》针六分，留七呼，灸五壮。《指微》云：斜入针二寸许，灸七壮，或五壮。主心腹胀满，胃中热，不嗜食，脚气，膝胕痛，筋骨挛痛足不收，逆气，虚劳寒损，忧恚，心中咳逆，泄注，喉痹，颈项强，肠痔瘀血，阴急，鼻衄，脑疽，大小便涩，鼻中干，烦满狂易，中风手足不随。

丘墟：足外踝下从[1]前陷中骨缝中，去临泣三寸。又侠溪

①从：《针灸聚英》卷一作"如"。

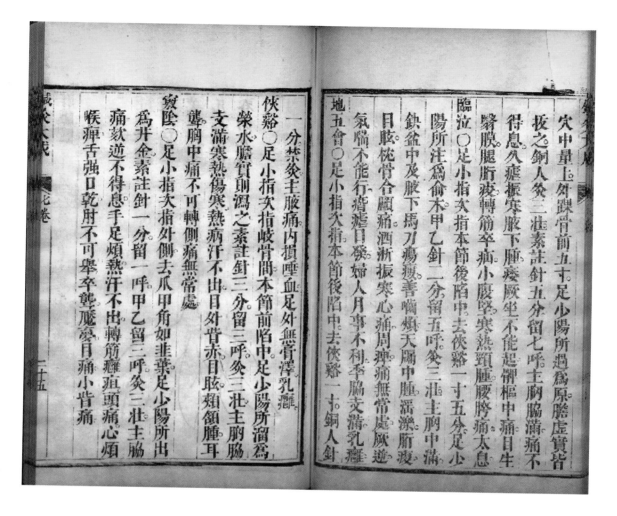

穴中量上外踝骨前五寸，足少阳所过为原。胆虚实皆拔之。《铜人》灸三壮。《素注》针五分，留七呼。主胸胁满痛不得息，久疟振寒，腋下肿，痿厥坐不能起，髀枢中痛，目生翳膜，腿胻酸，转筋，卒疝，小腹坚，寒热颈肿，腰胯痛，太息。

临泣：足小指次指本节后陷中，去侠溪一寸五分。足少阳所注为俞木。《甲乙》针二分，留五呼，灸三壮。主胸中满，缺盆中及腋下马刀疡瘘，善啮颊，天牖中肿、淫泺，胻酸，目眩，枕骨合颅痛，洒淅振寒，心痛，周痹。痛无常处，厥逆气喘不能行，痎疟日发，妇人月事不利，季胁支满，乳痛。

地五会：足小指次指本节后陷中，去侠溪一寸。《铜人》针一分，禁灸。主腋痛，内损唾血，不[①]足，外无膏泽，乳痛。

侠溪：足小指次指歧骨间，本节前陷中。足少阳所溜为荥水。胆实则泻之。《素注》针三分，留三呼，灸三壮。主胸胁支满，寒热伤寒，热病汗不出，目外眦赤，目眩，颊颔肿，耳聋，胸中痛不可转侧，痛无常处。

窍阴：足小指次指外侧，去爪甲角如韭叶。足少阳所出为井金。《素注》针一分，留一呼。《甲乙》留三呼，灸三壮。主胁痛，咳逆不得息，手足烦热，汗不出，转筋，痈疽，头痛心烦，喉痹，舌强口干，肘不可举，卒聋，魇梦，目痛，小眦痛。

①不：原本无，据《甲乙经》卷十一及《千金方》卷三十补。

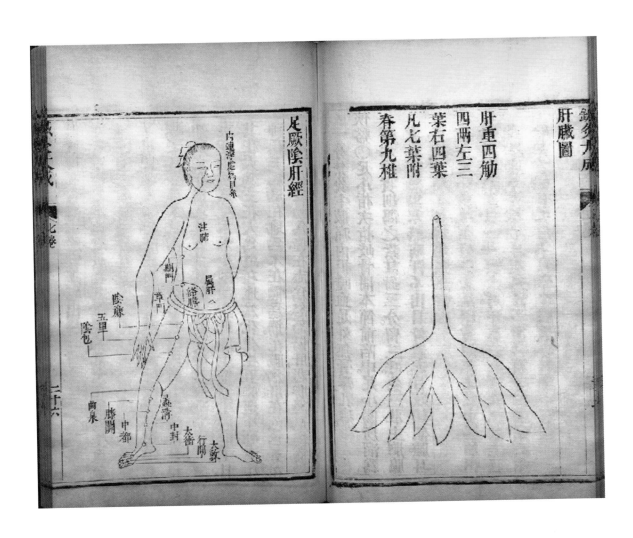

肝脏图（图见上）

肝重四斤四两。左三叶，右四叶，凡七叶。附脊第九椎。

足厥阴肝经（图见上）

《内经》曰：肝者，将军之官，谋虑出焉。

肝者，罢极之本，魂之居也。其华在爪，其充在筋，以生血气，为阳中之少阳，通于春气。

东方青色，入通于肝，开窍于目，藏精于肝，故病发惊骇，其味酸，其类草木，其畜鸡，其谷麦，其应四时，上为岁星，是以知病之在筋也。其音角，其数八，其臭臊，其液泣。

东方生风，风生木，木生酸，酸生肝。肝生筋，筋生心，肝主目。其在天为玄，在人为道，在地为化，化生五味。道生知，玄生神，在天为风，在地为木，在体为筋，在脏为肝。在色为苍，在声为呼，在变动为握，在志为怒，怒伤肝，悲胜怒，风伤筋，燥胜风，酸伤筋，辛胜酸。

足厥阴肝经穴歌

一十三穴足厥阴，大敦行间太冲侵，中封蠡沟中都近，膝关曲泉阴包临，

五里阴廉羊矢穴，章门常对期门深。二十六穴

此一经起于大敦，终于期门。取大敦、行间、太冲、中封、曲泉，与井荥俞经合也。脉起大指聚毛之际，上循足跗上廉，去内踝一寸，上踝八寸，交出太阴之后，上腘内廉，循股，入阴中，环阴器，抵小腹，侠胃，属肝，络胆，上贯膈，布胁肋，循喉咙之后，上入颃颡，连目系，上出额，与督脉会于巅；其支者，从目系下颊里，环唇内；其支者，复从肝，别贯膈，上注肺。多

血少气，丑时气血注此。乙木之脏，脉在左关。是肝实则脉实，两胁痛而目眦肿疼；虚则脉虚，七叶薄而汪汪昏泪。资心火以补肝虚，抑阳光而泻本实。故味辛补而酸泻，气凉泻而温补。姜橘细辛补之宜，芎芍大黄泻之可。目胜离娄，君神曲而佐磁石；手开瞽盲，捣羊肝以丸连末。气疼两胁，君枳实芍药参芎；痰攻双臂，施术草橘半附苓。右胁胀痛，桂心枳壳草姜黄；左胁刺痛，粉草川芎和枳实。悲怒伤肝双胁痛，芎辛枳梗，防风干葛草姜煎；风寒撼木囊茎痛，茴香乌药，青橘良姜调酒饮。疝本肝经，何药可疗？附子山栀力最高，全蝎玄胡功不小。上燥下寒，梅膏捣丸归鹿；头痛气厥，乌药末细川芎。寒湿脚痹踏椒囊，风热膝痛煎柏术。欲上行引经柴胡川芎；下行须要去穰青皮。温则木香肉桂，凉则菊花车前。补用阿胶酸枣仁，泻用柴前犀牛角。勿胶柱而鼓瑟，当加减以随宜。

《导引本经》：肝以眼为穴，人眠则血归肝，眼受之而能视也。夫眠乃无名惑复之火，不可纵之使眠，亦不可不眠。若胆虚寒不眠，则精神困倦，志虑不安；肝实热眠过多，则慧镜生尘，善根埋灭，皆非调肝胆，伏睡魔之道也。举其要而言，勿嗔怒，勿昼寝，睡其形而不睡其神是也。盖睡之精，乃身之灵，人能少睡，则主翁醒醒，智识明净，不惟神气清爽，梦寐亦安也，若贪眠则心中血潮，元神离舍，不惟云掩性天，神亦随境昏迷。三丰有云：捉取梦中之梦，搜求玄上之玄，自从识得娘生面，笑指蓬莱在目前。此之谓也。《内经》曰：春三月，此谓发陈，天地俱生，万物以荣，夜卧早起，广步于庭，披发缓形，以使志生，此春气之应，养生之道也。逆之则伤肝，此又不可不知。

考正穴法

　　大敦：足大指端，去爪甲如韭叶，及三毛中。足厥阴肝脉所出为井木。《铜人》针三分，留十呼，灸三壮。主五淋，卒疝七疝，小便数遗不禁，阴头中痛，汗出，阴上入小腹，阴偏大，腹脐中痛，悒悒不乐，病左取右，病右取左。腹胀肿病，小腹痛，中热喜寐，尸厥状如死人，妇人血崩不止，阴挺出，阴中痛。

　　行间：足大指缝间，动脉应手陷中。足厥阴肝脉所溜为荣火。肝实则泻之。《素注》针三分。《铜人》灸三壮，针六分，留十呼。主呕逆，洞泄，遗溺癃闭，消渴嗜饮，善怒，四肢满，转筋，胸胁痛，小腹肿，咳逆呕血，茎中痛，腰疼不可俯仰，腹中胀，小肠气，肝心痛，色苍苍如死状，终日不得息，口喎，癫疾，短气，四肢逆冷，嗌干烦渴，瞑不欲视，目中泪出，太息，便溺难，七疝寒疝，中风，肝积肥气，发痎疟，妇人小腹

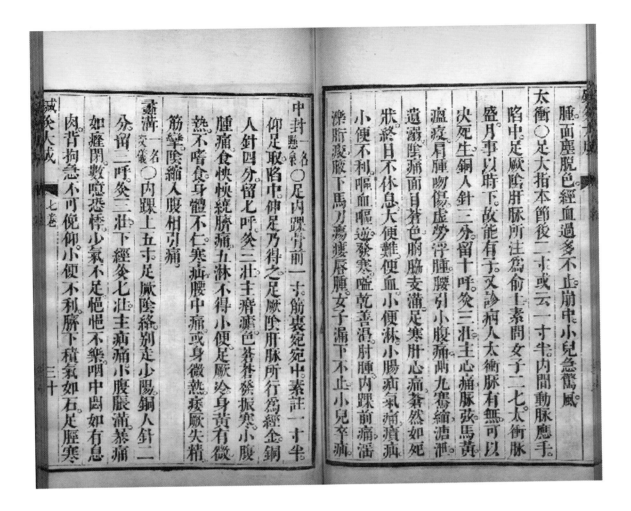

肿，面尘脱色，经血过多不止，崩中，小儿急惊风。

太冲：足大指本节后二寸。或云一寸半内间动脉应手陷中。足厥阴肝脉所注为俞土。《素问》女子二七，太冲脉盛，月事以时下，故能有子。又诊病人太冲脉有无可以决死生。《铜人》针三分，留十呼，灸三壮。主心痛脉弦，马黄，瘟疫，肩[1]肿吻伤，虚劳浮肿，腰引小腹痛，两丸骞缩，溏泄，遗溺，阴痛，面目苍色，胸胁支满，足寒，肝心痛，苍然如死状，终日不得[2]息，大便难，便血，小便淋，小肠疝气痛，癀疝，小便不利，呕血呕逆，发寒，嗌干善渴，肘肿，内踝前痛，淫泺，胻酸，腋下马刀疡瘘，唇肿，女子漏下不止，小儿卒疝。

中封一名悬泉：足内踝骨前一寸，筋里宛宛中。《素注》一寸半，仰足取陷中，伸足乃得之。足厥阴肝脉所行为经金。《铜人》针四分，留七呼，灸三壮。主痎疟，色苍苍，发振寒，小腹肿痛，食快快绕脐痛，五淋不得小便，足厥冷，身黄有微热，不嗜食，身体不仁，寒疝，腰中痛，或身微热，痿厥失精，筋挛，阴缩入腹相引痛。

蠡沟一名交仪：内踝上五寸。足厥阴络，别走少阳。《铜人》针二分，留三呼，灸三壮。《下经》灸七壮。主疝痛，小腹胀满，暴痛如癃闭，数噫，恐悸，少气不足，悒悒不乐，咽中闷如有息肉，背拘急不可俯仰，小便不利，脐下积气如石，足胫寒

---

① 肩：《铜人》卷五作"唇"。
② 得：原作"休"，据《甲乙经》卷九及《针灸聚英》卷一改。

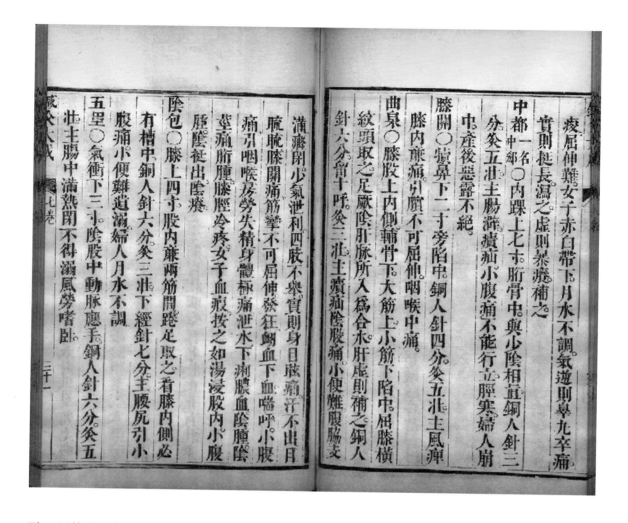

酸，屈伸难，女子赤白带下，月水不调，气逆则睾丸卒痛，实则挺长，泻之；虚则暴痒，补之。

中都一名中郄：内踝上七寸，胻骨中，与少阴相直。《铜人》针三分，灸五壮。主肠澼，癲疝，小腹痛不能行立，胫寒，妇人崩中，产后恶露不绝。

膝关：犊鼻下二寸旁陷中。《铜人》针四分，灸五壮。主风痹，膝内廉痛引膑，不可屈伸，咽喉中痛。

曲泉：膝股上内侧，辅骨下，大筋上，小筋下陷中，屈膝横纹头取之。足厥阴肝脉所入为合水。肝虚则补之。《铜人》针六分，留十呼，灸三壮。主癲疝，阴股痛，小便难，腹胁支满，癃闭，少气，泄利，四肢不举，实则身目眩痛，汗不出，目䀮䀮，膝关痛，筋挛不可屈伸，发狂，衄血下血，喘呼，小腹痛引咽喉，房劳失精，身体极痛，泄水下痢脓血，阴肿，阴茎痛，胻肿，膝胫冷疼，女子血瘕，按之如汤浸股内，小腹肿，阴挺出，阴痒。

阴包：膝上四寸，股内廉两筋间，蜷足取之。看膝内侧，必有槽中。《铜人》针六分，灸三壮。《下经》针七分。主腰尻引小腹痛，小便难，遗溺，妇人月水不调。

五里：气冲下三寸，阴股中动脉应手。《铜人》针六分，灸五壮。主腹①中满，热闭不得溺，风劳嗜卧。

---

①腹：原作"肠"，据《甲乙经》卷九及《针灸聚英》卷一改。

阴廉：羊矢下，去气冲二寸动脉中。《铜人》针八分，留七呼，灸三壮。主妇人绝产，若未经生产者，灸三壮，即有子。

章门一名长平，一名胁髎：大横外，直季胁肋端，当①脐上二寸，两旁六寸，侧卧，屈上足，伸下足，举臂取之。又云：肘尖尽处是穴。脾之募。足少阳厥阴之会。《难经》曰：脏会章门。疏曰：脏病治此。《铜人》针六分，灸百壮。《明堂》日七壮，止五百壮。《素注》针八分，留六呼，灸三壮。主肠鸣盈盈然，食不化，胁痛不得卧，烦热口干，不嗜食，胸胁痛支满，喘息，心痛而呕，吐逆，饮食却出，腰痛不得转侧，腰脊冷疼，溺多白浊，伤饱身黄瘦，贲豚积聚，腹肿如鼓，脊强，四肢懈惰，善恐，少气厥逆，肩臂不举。东垣曰：气在于肠胃者，取之太阴、阳明，不下，取三里、章门、中脘。魏士珪妻徐病疝，自脐下上至于心皆胀满，呕吐烦闷，不进饮食。滑伯仁曰：此寒在下廉，为灸章门、气海。

期门：直乳二肋端，不容旁一寸五分。又曰：乳旁一寸半，直下又一寸半。肝之募。足厥阴、太阴、阴维之会。《铜人》针四分，灸五壮。主胸中烦热，贲豚上下，目青而呕，霍乱泄利，腹坚硬，大喘不得安卧，胁下积气，伤寒心切痛，喜呕酸，食饮不下，食后吐水，胸胁痛支满，男子妇人血结胸满，面赤火燥，口干消渴，胸中痛不可忍。伤寒过经不解，

①当：原作"牖"，据《铜人明堂之图》改。

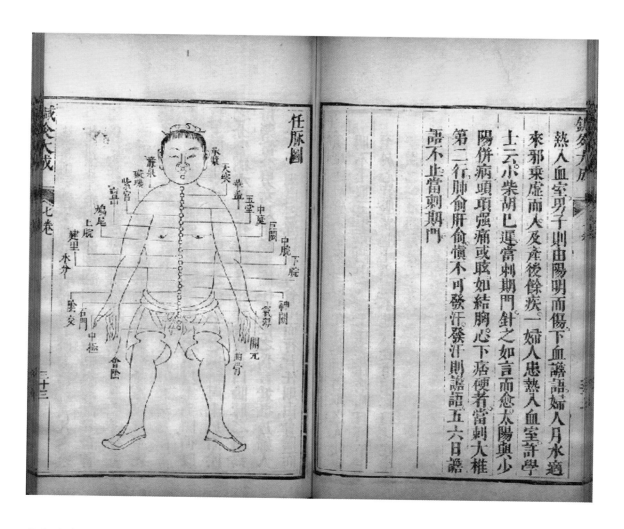

任脉图

热入血室，男子则由阳明而伤，下血谵语，妇人月水适来，邪乘虚而入，及产后余疾。一妇人患热入血室，许学士云：小柴胡已迟，当刺期门。针之，如言而愈。太阳与少阳并病，头项强痛，或眩，如结胸，心下痞硬者，留刺大椎第二行肺俞、肝俞，慎不可发汗，发汗则谵语，五六日谵语不止，当刺期门。

　　任脉图（图见上）

任脉经穴歌

任脉三八起会阴[1]，曲骨中极关元锐，石门气海阴交仍，神阙水分下脘配。

建里中上脘相连，巨阙鸠尾蔽骨下，中庭膻中慕玉堂，紫宫华盖璇玑夜，

天突结喉是廉泉，唇下宛宛承浆舍。二十四穴

此经不取井荥俞合也。脉起中极之下，以上毛际，循腹里上关元，至喉咙，属阴脉之海，以人之脉络，周流于诸阴之分，譬犹水也，而任脉则为之总会，故名曰阴脉之海焉。用药当分男女，月事多主冲任，是任之为言妊也。乃妇人生养之本，调摄之源，督则由会阴而行背，任则由会阴而行腹，人身之有任督，犹天地之有子午也。人身之任督，以腹背言，天地之子午，以南北言，可以分，可以合者也。分之以见阴阳之不杂，合之以见浑沦之无间，一而二，二而一也。但在僧道，不明此脉，各执所尚，禁食、禁足、禁语、断臂、燃指、烧身，枯坐而亡，良可悲夫！间有存中黄一事，而待神气凝聚者；有运三华五气之精，而洗骨伐毛者；有搬运周天火候者；有日运脐，夜运泥丸炼体者；有呼九灵，注三精而归灵府者；有倒斗柄而运化机者；有默朝上帝者；有服气吞霞者；有闭息存神者；有采炼日精月华者；有吐纳导引者；有单运气行火候者；有投胎夺舍者；有旁门九品渐法

---

①会阴：原作"阴会"，据下文乙转。

三乘者，种种不同，岂离任督。盖明任督以保其身，亦犹明君能爱民以安其国也。民毙国亡，任衰身谢，是以上人哲士，先依前注，导引各经，调养纯熟，即仙家之能筑基是也。然后扫除妄念，以静定为基本，而收视返听。含光默默，调息绵绵，握固内守，注意玄关，顷刻水中火发，雪里花开，两肾如汤煎，膀胱似火热，任督犹车轮，四肢若山石，一饮之间，天机自动，于是轻轻然运，默默然举，微以意定，则金水自然混融，水火自然升降，如桔槔之呼水，稻花之凝露，忽然一粒大如黍米，落于黄庭之中。此采铅投汞之真秘，子不揣鄙陋，扫却旁蹊曲径，指出一条大路，使人人可行也。到此之时，意不可散，意散则丹不成矣。紫阳真人曰：真汞生于离，其用却在坎，姹女过南园，手持玉橄榄。正此谓也。日日行之无间断，无毫发之差，如是炼之一刻，则一刻之周天；炼之一时，则一时之周天；炼之一日，则一日之周天；炼之百日，则百日之周天，谓之立基。炼之十月，谓之胎仙。功夫至此，身心混沌，与虚空等，不知身之为我，我之为身，亦不知神之为气，气之为神，不规中而自规中，不胎息而自胎息，水不求而自生，火不求而自出，虚室生白，黑地引针，不知其所以然而然，亦不知任之为督，督之为任也。至于六害不除，十少不存，五要不调，虽为小节之常，终为大道之累。何名六害？一曰薄名利，二曰禁声色，三曰廉货财，四曰损滋味，五曰屏虚妄，六曰除嫉妒，六者有一，卫生之道远，而未见其有得也。虽心希妙理，口念真经，咀嚼英华，呼吸景象，不能补其失也。何名十少？一曰少思，二曰少念，三曰少笑，四曰少言，五曰少饮，六曰少怒，七曰少乐，八曰少愁，九曰少好，十曰少机。夫多思则神散，多念则心劳，多笑则肺腑上翻，多言则气血虚耗，多饮则伤神损寿，多怒则腠理奔浮，多乐则心神邪荡，多愁则头面焦枯，多好则志气溃散，多机则志虑沉迷。兹乃伐人之生，甚于斤斧；蚀人之性，猛于豺狼也。卫生者，戒之哉！

考正穴法

会阴一名屏翳：两阴间，任、督、冲三脉所起。督由会阴而行背，任由会阴而行腹，冲由会阴而行足少阴。《铜人》灸三壮。《指微》禁针。主阴汗，阴头痛，阴中诸病，前后相引痛，不得大小便，男子阴端寒冲心，窍中热，皮疼痛，谷道搔痒，久痔相通，女子经水不通，阴门肿痛。卒死者，针一寸补之。溺死者，令人倒拖出水，针补，尿屎出则活，余不可针。

曲骨：横骨上，中极下一寸，毛际陷中，动脉应手。足厥阴、任脉之会。《铜人》灸七壮，至七七壮，针二寸。《素注》针六分，留七呼。又云：针一寸。主失精，五脏虚弱，虚乏冷极，小腹

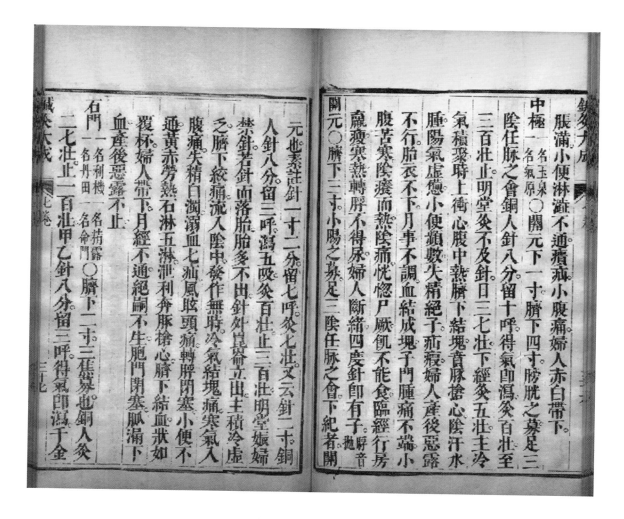

胀满，小便淋涩不通，癀疝，小腹痛，妇人赤白带下。

中极一名玉泉，一名气原：关元下一寸，脐下四寸。膀胱之募。足三阴、任脉之会。《铜人》针八分，留十呼，得气即泻，灸百壮，至三百壮止。《明堂》灸不及针，日三七壮。《下经》灸五壮。主冷气积聚，时上冲心，腹中热，脐下结块，贲豚抢心，阴汗水肿，阳气虚惫，小便频数，失精绝子，疝瘕，妇人产后恶露不行，胎衣不下，月事不调，血结成块，子门肿痛不端，小腹苦寒，阴痒而热，阴痛，恍惚尸厥，饥不能食，临经行房羸瘦，寒热，转脬不得尿，妇人断绪，四度针即有子。脬，音抛

关元：脐下三寸。小肠之募。足三阴、任脉之会。下纪者，关元也。《素注》针一寸二分，留七呼，灸七壮。又云：针二寸。《铜人》针八分，留三呼，泻五吸，灸百壮，止三百壮。《明堂》娠妇禁针，若针而落胎，胎多不出，针外昆仑立出。主积冷虚乏，脐下绞痛，渐[1]入阴中，发作无时，冷气结块痛；寒气入腹痛，失精白浊，溺血七疝[2]，风眩头痛，转脬闭塞，小便不通，黄赤，劳热，石淋五淋，泄利，贲豚抢心，脐下结血，状如覆杯，妇人带下，月经不通，绝嗣不生，胞门闭塞，胎漏下血，产后恶露不止。

石门一名利机，一名精露，一名丹田，一名命门：脐下二寸。三焦募也。《铜人》灸二七壮，止一百壮。《甲乙》针八分，留三呼，得气即泻，《千金》

①渐：原作"流"，据《针灸聚英》卷一改。
②七疝：《针灸聚英》卷一作"暴疝"。

針灸大成

針五分。《下經》灸七壯。《素註》針六分，留七呼，婦人禁針、禁灸，犯之絕子。主傷寒，小便不利，泄利不禁，小腹絞痛，陰囊入小腹，賁豚搶心，腹痛堅硬，卒疝繞臍，氣淋血淋，小便黃，嘔吐血不食穀，穀不化，水腫，水氣行皮膚，小腹皮敦敦然，氣滿，婦人因產惡露不止，結成塊，崩中漏下。

氣海一名脖胦，一名下肓：臍下一寸半宛宛中。男子生氣之海。《銅人》針八分，得氣即瀉，瀉後宜補之。可灸百壯。《明下》灸七壯。主傷寒，飲水過多，腹脹腫，氣喘心下痛，冷病面赤，臟虛氣憊，真氣不足，一切氣疾久不瘥，肌體羸瘦，四肢力弱，賁豚七疝，小腸膀胱腎余，癥瘕結塊，狀如覆杯，腹暴脹，按之不下，臍下冷氣痛，中惡脫陽欲死，陰症卵縮，四肢厥冷，大便不通，小便赤，卒心痛，婦人臨經行房羸瘦，崩中，赤白帶下，月事不調，產後惡露不止，繞臍疗痛，閃着腰痛，小兒遺尿。浦江鄭義宗患滯下昏仆，目上視，溲注汗泄，脈大，此陰虛陽暴絕，得之病後酒色。丹溪為灸氣海漸蘇，服人參膏數斤愈。

陰交一名橫戶：臍下一寸，當膀胱上際。三焦之募，任脈、少陰、沖脈之會。《銅人》針八分，得氣即瀉，瀉後宜補，灸百壯。《明堂》灸不及針，日三七壯，止百壯。主氣痛如刀攪，腹填堅痛，下引陰中，不得小便，兩丸蹇，疝痛，陰汗濕癢，腰膝拘挛，脐下热，鬼击，鼻出血，妇人血崩，月事不绝，带下，产后恶露不止，绕脐冷痛，绝子，阴痒，贲豚上腹，小儿陷囟。

神阙一名气舍：当脐中。《素注》禁针，针之使人脐中恶疡溃，屎出者死。灸三壮。《铜人》灸百壮。主中风不省人事，腹中虚冷，伤败①脏腑，泄利不止，水肿鼓胀，肠鸣状如流水声，腹痛绕脐，小儿奶利不绝，脱肛，风痫，角弓反张。徐平仲中风不苏。桃源簿为灸脐中百壮始苏，不起，再灸百壮。

水分一名分水：下脘下一寸，脐上一寸，穴当小肠下口。至是而泌别清浊，水液入膀胱，渣滓入大肠，故曰水分。《素注》针一寸。《铜人》针八分，留三呼，泻五吸。水病灸大良。又云：禁针。针之水尽即死。《明堂》水病灸七七壮，止四百壮，针五分，留三呼。《资生》云：不针为是。主水病，腹坚肿如鼓，转筋，不嗜食，肠胃虚胀，绕脐痛冲心，腰脊急强，肠鸣状如雷声，上冲心，鬼击，鼻出血，小儿陷囟。

下脘：建里下一寸，脐上二寸，穴当胃下口，小肠上口，水谷于是入焉。足太阴、任脉之会。《铜人》针八分，留三呼，泻五吸，灸二七壮，止二百壮。主脐下厥气动，腹坚硬，胃胀，羸瘦，腹痛，六腑气寒，谷不转化，不嗜食，小便赤，痞块连脐上厥气动，日渐瘦，脉厥动，翻胃。

建里：中脘下一寸，脐上三寸。《铜人》针五分，留十呼，灸五

---

① 伤败：原本无，据《针灸聚英》卷一补。

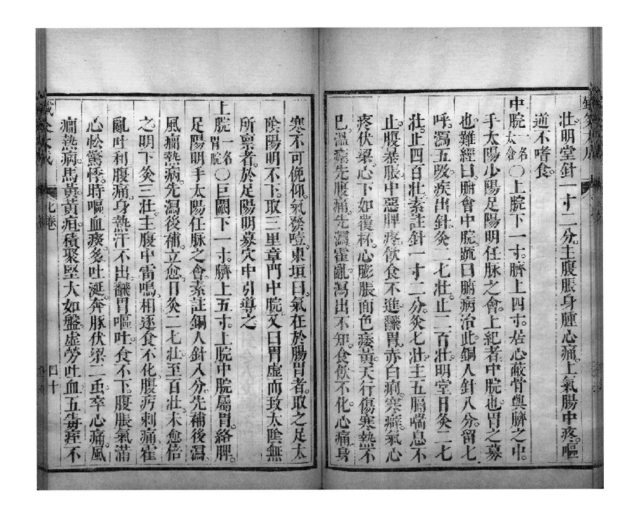

壮。《明堂》针一寸二分。主腹胀，身肿，心痛，上气，肠中疼，呕逆，不嗜食。

中脘一名太仓：上脘下一寸，脐上四寸，居心蔽骨与脐之中。手太阳、少阳、足阳明、任脉之会。上纪者，中脘也。胃之募也。《难经》曰：腑会中脘。疏曰：腑病治此。《铜人》针八分，留七呼，泻五吸，疾出针。灸二七壮，止二百壮。《明堂》日灸二七壮，止四百壮。《素注》针一寸二分，灸七壮。主五膈，喘息不止，腹暴胀，中恶，脾疼，饮食不进，翻胃，赤白痢，寒癖，气心疼，伏梁，心下如覆杯，心膨胀，面色萎黄，天行伤寒热不已，温疟先腹痛，先泻，霍乱，泻出不知，食饮不化，心痛，身寒，不可俯仰，气发噎。东垣曰：气在于肠胃者，取之足太阴、阳明；不下，取三里、章门、中脘。又曰：胃虚而致太阴无所禀者，于足阳明募穴中引导之。

上脘一名胃脘：巨阙下一寸，脐上五寸。上脘、中脘属胃、络脾。足阳明、手太阳、任脉之会。《素注》《铜人》针八分，先补后泻。风痫热病，先泻后补，立愈。日灸二七壮，至百壮，未愈倍之。《明下》灸三壮。主腹中雷鸣相逐，食不化，腹疗刺痛，霍乱吐利，腹痛，身热，汗不出，翻胃呕吐食不下，腹胀气满，心忪惊悸，时呕血，痰多吐涎，奔豚，伏梁，三虫[1]，卒心痛，风痫，热病，马黄黄疸，积聚坚大如盘，虚劳吐血，五毒疰[2]不

————————————
① 三虫：原作"二虫"，据《针灸聚英》卷一改。
② 疰：原作"痓"，据《针灸聚英》卷一改。

能食。恷，音忠；瘈，音炽

巨阙：鸠尾下一寸，心之募。《铜人》针六分，留七呼，得气即泻。灸七壮，止七七壮。主上气咳逆，胸满短气，背痛胸痛，痞塞，数种心痛，冷痛，蛔虫痛，蛊毒猫鬼，胸中痰饮，先心痛，先吐，霍乱不识人，惊悸，腹胀暴痛，恍惚不止，吐逆不食，伤寒烦心，喜呕发狂，少气腹痛，黄疸，急疸，急疫，咳嗽，狐疝，小腹胀满①，烦热，膈中不利，五脏气相干，卒心痛，尸厥。妊娠子上冲心昏闷，刺巨阙，下针令人立苏不闷，次补合谷，泻三阴交，胎应针而落，如子手掬心，生下手有针痕，顶母心向前，人中有针痕，向后枕骨有针痕，是验。按《十四经发挥》云：凡人心下有膈膜，前齐鸠尾，后齐十一椎，周遭着脊，所以遮隔浊气，不使上熏心肺，是心在膈上也。难产之妇，若子上冲，至膈则止。况儿腹中又有衣胞裹之，岂能破膈掬心哉？心为一身之主，神明出焉。不容小有所犯，岂有被冲掬而不死哉？盖以其上冲近心，故云尔。如胃脘痛，曰心痛之类是也。学者，不可以辞害意。

鸠尾一名尾翳，一名𩨬骬：在两歧骨下一寸。曰鸠尾者，言其骨垂下如鸠尾形。任②脉之别。《铜人》禁灸，灸之令人少心力，大妙手方针，不然针取气多，令人夭。针三分，留三呼，泻五吸，

①满：原作"噫"，据《针灸聚英》卷一改。
②任：原本无，据《针灸聚英》卷一补。

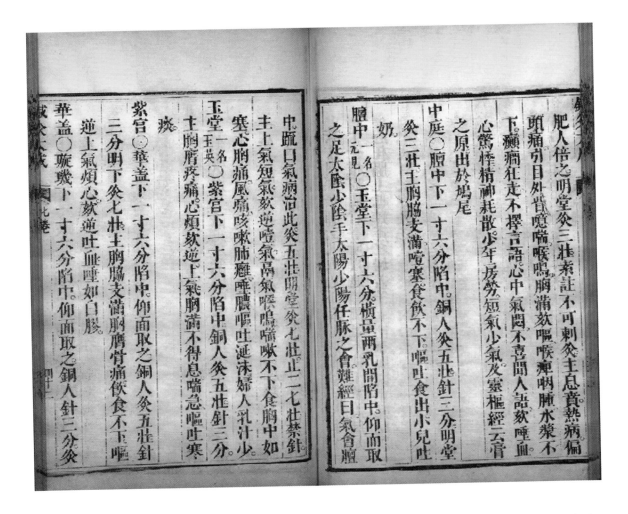

肥人倍之。《明堂》灸三壮。《素注》不可刺灸。主息贲，热病，偏头痛引目外眦，噫喘，喉鸣，胸满咳呕，喉痹咽肿，水浆不下，癫痫狂走，不择言语，心中气闷，不喜闻人语，咳唾血，心惊悸，精神耗散，少年房劳，短气少气。及《灵枢经》云：膏之原，出于鸠尾。

中庭：膻中下一寸六分陷中。《铜人》灸五壮，针三分。《明堂》灸三壮。主胸胁支满，噎塞，食饮不下，呕吐食出，小儿吐奶。

膻中一名元儿①：玉堂下一寸六分，横量两乳间陷中，仰而取之。足太阴、少阴、手太阳、少阳、任脉之会。《难经》曰：气会膻中。疏曰：气病治此，灸五壮。《明堂》灸七壮，止二七壮②，禁针。主上气短气，咳逆，噎气，鬲气，喉鸣喘嗽，不下食，胸中如塞，心胸痛，风痛，咳嗽，肺痈唾脓，呕吐涎沫，妇人乳汁少。

玉堂一名玉英：紫宫下一寸六分陷中。《铜人》灸五壮，针三分。主胸膺疼痛，心烦咳逆，上气，胸满不得息，喘急，呕吐寒痰。

紫宫：华盖下一寸六分陷中，仰面取之。《铜人》灸五壮，针三分。《明下》灸七壮。主胸胁支满，胸膺骨痛，饮食不下，呕逆上气，烦心，咳逆吐血，唾如白胶。

华盖：璇玑下一寸六分陷中，仰面取之。《铜人》针三分，灸

①儿：原作“见”，据《针灸聚英》卷一改。
②二七壮：《针灸聚英》卷一作“七七壮”。

五壮。《明下》灸三壮。主喘急上气，咳逆哮嗽，喉痹咽肿，水浆不下，胸胁支满痛。

璇玑：天突下一寸六分陷中，仰头取之。《铜人》灸五壮，针三分。主胸胁支满痛，咳逆上气，喉鸣喘不能言，喉痹咽痛，水浆不下，胃中有积。

天突一名天瞿：在颈结喉下一寸宛宛中。阴维、任脉之会。《铜人》针五分，留三呼，得气即泻，灸亦得，不及针。若下针当直下，不得低手即五脏之气，伤人短寿。《明堂》灸五壮，针一分。《素注》针一寸，留七呼，灸三壮。主面皮热，上气咳逆，气暴喘，咽肿咽冷，声破，喉中生疮，喉猜猜喀脓血，瘖不能言，身寒热，颈肿，哮喘，喉中翁翁如水鸡声，胸中气梗梗，侠舌缝青脉，舌下急，心与背相控而痛，五噎，黄疸，醋心，多唾，呕吐，瘿瘤。许氏曰：此穴一针四效。凡下针后良久，先脾磨食，觉针动为一效；次针破病根，腹中作声为二效；次觉流入膀胱为三效；然后觉气流行，入腰后肾堂间为四效矣。

廉泉一名舌本：颈下结喉上中央，仰面取之。阴维、任脉之会。《素注》低针取之，针一寸，留七呼。《铜人》灸三壮，针三分，得气即泻。《明堂》针二分。主咳嗽上气，喘息，呕沫，舌下肿难言，舌根缩急不食，舌纵涎出，口疮。

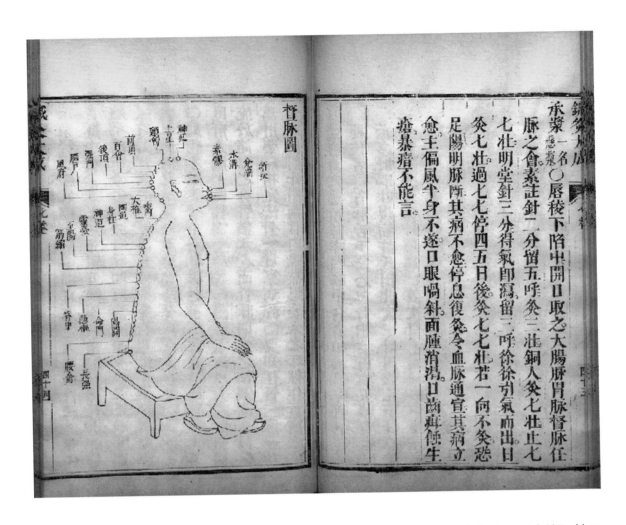

督脉图

承浆一名悬浆：唇棱下陷中，开口取之。大肠脉、胃脉、督脉、任脉之会。《素注》针二分，留五呼，灸三壮，《铜人》灸七壮，止七七壮。《明堂》针三分，得气即泻，留三呼，徐徐引气而出。日灸七壮，过七七停四五日后，灸七七壮。若一向①灸，恐足阳明脉断，其病不愈，停息复灸，令血脉通宣，其病立愈。主偏风，半身不遂，口眼㖞斜，面肿消渴，口齿疳蚀生疮，暴瘖不能言。

督脉图（图见上）

①向：此后原有"不"字，据《针灸聚英》卷一删。

督脉经穴歌

督脉中行二十七，长强腰俞阳关密，命门悬枢接脊中，筋缩至阳灵台逸，

神道身柱陶道长，大椎平肩二十一，哑门风府脑户深，强间后顶百会率，

前顶囟会上星圆，神庭素髎水沟窟，兑端开口唇中央，龈交唇内任督毕。二十七穴

此经不取井荥俞合也。脉起下极之腧，并于脊里，上至风府，入脑上巅，循额至鼻柱，属阳脉之海。以人之脉络，周流于诸阳之分，譬犹水也，而督脉则为之都纲，故名曰海焉。用药难拘定法，针灸贵察病源。○要知任督二脉一功，先将四门外闭，两目内观。默想黍米之珠，权作黄庭之主。却乃徐徐咽气一口，缓缓纳入丹田。冲起命门，引督脉过尾闾，而上升泥丸；追动性元，引任脉降重楼，而下返气海。二脉上下，旋转如圆；前降后升，络绎不绝。心如止水，身似空壶，即将谷道轻提，鼻息渐闭。倘或气急，徐徐咽之；若仍神昏，勤加注想。意倦放参，久而行之，关窍自开，脉络流通，百病不作。广成子曰：丹灶河车休矻矻。此之谓也。督任原是通真路，丹经设作许多言，予今指出玄机理，但愿人人寿万年！

考正穴法

长强一名气之阴郄，一名橛骨：脊骶骨端计三分，伏地取之。足少

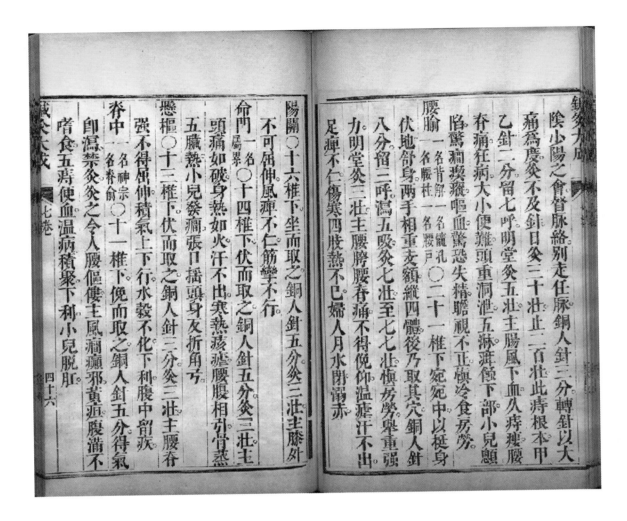

阴、少阳之会。督脉络，别走任脉。《铜人》针三分，转针以大痛为度。灸不及针，日灸三十壮，止二百壮，此痔根本。《甲乙》针二分，留七呼。《明堂》灸五壮。主肠风下血，久痔，腰脊痛，狂病，大小便难，头重，洞泄，五淋，疳蚀下部，小儿囟陷，惊痫瘛疭，呕血，惊恐失精，瞻视不正。慎冷食，房劳。

腰腧一名背解，一名髓孔，一名腰柱，一名腰户：二十一椎下宛宛中，以挺身伏地舒身，两手相重支额，纵四体后，乃取其穴。《铜人》针八分，留三呼，泻五吸。灸七壮，至七七壮。慎房劳、举重强力。《明堂》灸三壮。主腰胯腰脊痛，不得俯仰，温疟汗不出，足痹不仁，伤寒四肢热不已，妇人月水闭，溺赤。

阳关：十六椎下，坐而取之。《铜人》针五分，灸三壮。主膝外不可屈伸，风痹不仁，筋挛不行。

命门一名属累：十四椎下，伏而取之。《铜人》针五分，灸三壮。主头痛如破，身热如火，汗不出，寒热痎疟，腰腹相引，骨蒸五脏热，小儿发痫，张口摇头，身反折角弓。

悬枢：十三椎下，伏而取之。《铜人》针三分，灸三壮。主腰脊强不得屈伸，积气上下行，水谷不化，下利，腹中留积[①]。

脊中一名神宗，一名脊腧：十一椎下，俯而取之。《铜人》针五分，得气即泻。禁灸，灸之令人腰伛偻。主风痫癫邪，黄疸，腹满，不嗜食，五痔便血，温病，积聚，下利，小儿脱肛。

———————————
①积：原作"疾"，据《针灸聚英》卷一改。

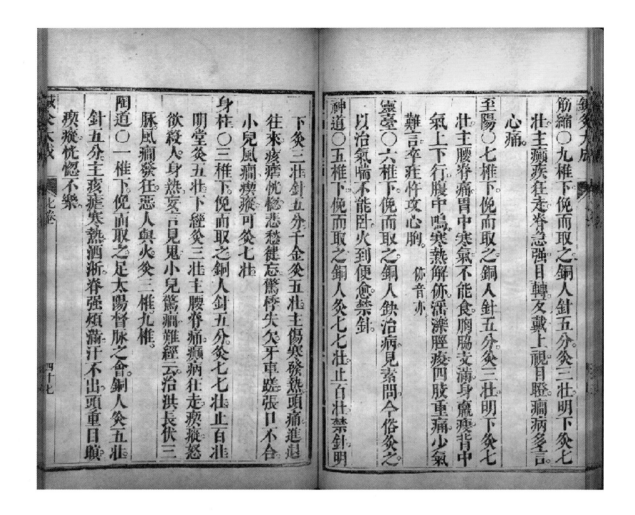

筋缩：九椎下，俯而取之。《铜人》针五分，灸三壮。《明下》灸七壮。主癫疾狂走，脊急强，目转反戴，上视，目瞪，痫病多言，心痛。

至阳：七椎下，俯而取之。《铜人》针五分，灸三壮。《明下》灸七壮。主腰脊痛，胃中寒气，不能食，胸胁支满，身羸瘦，背中气上下行，腹中鸣，寒热解㑊，淫泺胫酸，四肢重痛，少气难言，卒疰忤，攻心胸。㑊，音亦

灵台：六椎下，俯而取之。《铜人》缺治病。见《素问》。今俗灸之，以治气喘不能卧，火到便愈。禁针。

神道：五椎下，俯而取之。《铜人》灸七七壮，止百壮，禁针。《明下》灸三壮，针五分。《千金》灸五壮。主伤寒发热，头痛，进退往来，痎疟，恍惚，悲愁健忘，惊悸。失欠，牙车蹉，张口不合。小儿风痫，瘈疭，可灸七壮。

身柱：三椎下，俯而取之。《铜人》针五分，灸七七壮，止百壮，《明堂》灸五壮。《下经》灸三壮。主腰脊痛，癫病狂走，瘈疭，怒欲杀人。身热，妄言见鬼，小儿惊痫。《难知》[1]云：治洪长伏三脉。风痫发狂，恶人与火，灸三椎，九椎。

陶道：一椎下，俯而取之。足太阳、督脉之会。《铜人》灸五壮，针五分。主痎疟寒热，洒淅脊强，烦满，汗不出，头重，目瞑，瘈疭，恍惚不乐。

---

① 《难知》：原作"《难经》"，据《针灸聚英》卷一改。

大椎：一椎上，陷者宛宛中。手足三阳、督脉之会。《铜人》针五分，留三呼，泻五吸，灸以年为壮。主肺胀胁满，呕吐上气，五劳七伤，乏力，温疟痎疟，气注背膊拘急，颈项强不得回顾，风劳食气，骨热，前板齿燥。仲景曰：太阳与少阳并病，颈项强痛或眩冒，时如结胸，心下痞硬者，当刺大椎第一间。

哑门一名舌厌，一名舌横，一名瘖门：项后入发际五分，项中央宛宛中，仰头取之。督脉、阳维之会。入系舌本。《素注》针四分；《铜人》针二分，可绕针八分，留三呼，泻五吸，泻尽更留针取之。禁灸，灸之令人哑。主舌急不语，重舌，诸阳热气盛，衄血不止，寒热风哑，脊强反折，瘛疭、癫疾，头重风汗不出。

风府一名舌本：项后入发际一寸，大筋内宛宛中，疾言其肉立起，言休立下。足太阳、督脉、阳维之会。《铜人》针三分，禁灸，灸之使人失音。《明堂》针四分，留三呼。《素注》针四分。主中风，舌缓不语，振寒汗出，身重恶寒，头痛，项急不得回顾，偏风半身不遂，鼻衄，咽喉肿痛，伤寒狂走欲自杀，目妄视。头中百病，马黄黄疸。《疟论》曰：邪客于风府，循膂而下。卫气一日夜，大会于风府，明日日下一节，故其作晏。每至于风府，则腠理开；腠理开，则邪气入；邪气入，则病作，以此日作稍益晏也。其出于风府，日下一节，二十五日下至骶骨，二十六日入于脊内，故日作益晏也。昔魏武帝患风伤项急，华佗治此穴得效。

脑户一名合颅：枕骨上，强间后一寸半。足太阳、督脉之会。《铜人》禁灸，灸之令人哑。《明堂》针三分。《素注》针四分。《素问》刺脑户入脑，立死。主面赤目黄，面痛，头重肿痛，瘿瘤。此穴针灸俱不宜。

强间一名大羽：后顶后一寸半。《铜人》针二分，灸七壮。《明堂》灸五壮。主头痛目眩。脑旋烦心，呕吐涎沫。项强左右不得回顾，狂走不卧。

后顶一名交冲：百会后一寸半，枕骨上。《铜人》灸五壮，针二分，《明堂》针四分。《素注》针三分。主头项强急，恶风寒，风眩，目𥉠𥉠，额颅上痛，历节汗出，狂走癫疾不卧，痫发瘈疭，头偏痛。

百会一名三阳，一名五会，一名巅上，一名天满：前顶后一寸五分，顶中央旋毛中，可容豆，直两耳尖。性理北溪陈氏曰：略退些子，犹天之极星居北。手足三阳、督脉之会。《素注》针二分。《铜人》灸七壮，止七七壮。凡灸头顶，不得过七壮，缘头顶皮薄，灸不宜多。针二分，得气即泻。又《素注》针四分。主头风中风，言语謇涩，口噤不开，偏风半身不遂，心烦闷，惊悸健忘，忘前失后，心神恍惚，无心力，痎疟，脱肛，风痫，青风，心

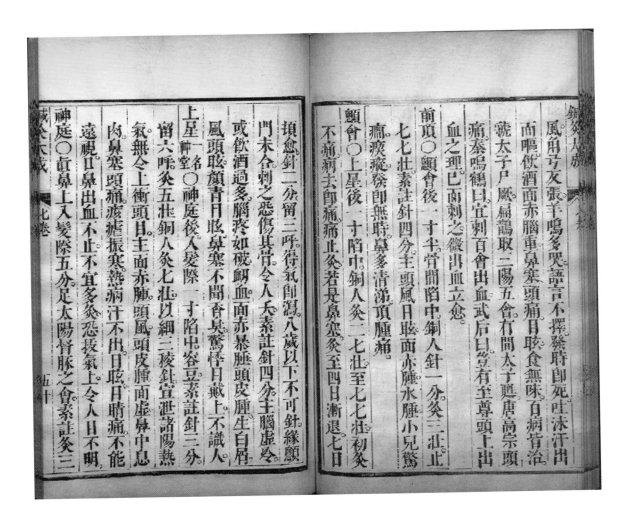

风，角弓反张，羊鸣多哭，语言不择，发时即死，吐沫，汗出而呕，饮酒面赤，脑重鼻塞，头痛目眩，食无味，百病皆治。虢太子尸厥，扁鹊取三阳五会，有间太子苏。唐高宗头痛，秦鸣鹤曰：宜刺百会出血。武后曰：岂有至尊头上出血之理。已而刺之，微出血，立愈。

前顶：囟会后一寸半，骨间陷中。《铜人》针一分，灸三壮，止七七壮。《素注》针四分。主头风目眩，面赤肿，水肿，小儿惊痫，瘛疭，发即无时，鼻多清涕，顶肿痛。

囟会：上星后一寸陷中。《铜人》灸二七壮，至七七壮。初灸不痛，病去即痛，痛止灸。若是鼻塞，灸至四日渐退，七日顿愈。针二分，留三呼，得气即泻。八岁以下不可针，缘囟门未合，刺之恐伤其骨，令人夭。《素注》针四分。主脑虚冷，或饮酒过多，脑疼如破，衄血，面赤暴肿，头皮肿。生白屑风，头眩，颜青目眩，鼻塞不闻香臭，惊悸目戴上不识人。

上星一名神堂：神庭后，入发际一寸陷中，容豆。《素注》针三分，留六呼，灸五壮。《铜人》灸七壮。以细三棱针，宣泄诸阳热气，无令上冲头目。主面赤肿，头风，头皮肿，面虚，鼻中息肉，鼻塞头痛，痎疟振寒，热病汗不出，目眩，目睛痛，不能远视，口鼻出血不止。不宜多灸，恐拔气上，令人目不明。

神庭：直鼻上入发际五分。足太阳、督脉之会。《素注》灸三壮。《铜人》灸二七壮，止七七壮。禁针，针则发狂目失精[1]。主登高而歌，弃衣而走。角弓反张，吐舌，癫疾风痫，目上视[2]不识人，头风目眩，鼻出清涕不止，目泪出。惊悸不得安寝，呕吐烦满。寒热头痛，喘渴。岐伯曰：凡欲疗风，勿令灸多。缘风性轻，多即伤，惟宜灸七壮，至三七壮止。张子和曰：目肿、目翳，针神庭、上星、囟会、前顶，翳者可使立退，肿者可使立消。

素髎一名面正：鼻柱上端准头。此穴诸方阙治。《外台》不宜灸，针一分。《素注》针三分。主鼻中息肉不消，多涕，生疮鼻窒，喘息不利，鼻㖞僻，衄衃。

水沟一名人中：鼻柱下，沟中央，近鼻孔陷中。督脉、手足阳明之会。《素注》针三分，留六呼，灸三壮。《铜人》针四分，留五呼，得气即泻，灸不及针，日灸三壮。《明堂》日灸三壮，至二百壮。《下经》灸五壮。主消渴，饮水无度，水气遍身肿。失笑无时，癫痫语不识尊卑，乍哭乍喜，中风口噤，牙关不开。面肿唇动，状如虫行。卒中恶，鬼击，喘喝，目不可视，黄疸马黄，瘟疫，通身黄，口㖞僻。灸不及针，艾炷小雀粪大。水面肿，针此一穴，出水尽即愈。

兑端：唇上端。《铜人》针二分，灸三壮。主癫疾吐沫，小便黄，舌干消渴，衄血不止，唇吻强，齿龈痛，鼻塞，痰涎，口噤鼓

---

①精：原作"睛"，据《针灸聚英》卷一改。
②目上视：《针灸聚英》卷一作"戴目上视"，与《铜人》卷三同。

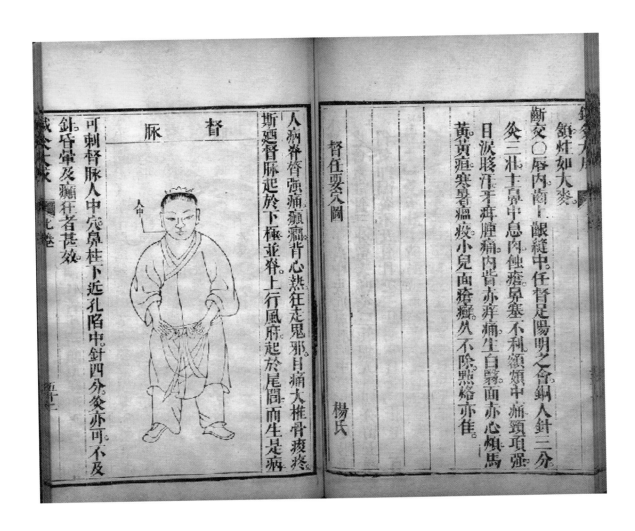

龈交：唇内齿上龈缝中。任、督、足阳明之会。《铜人》针三分，灸三壮。主鼻中息肉，蚀疮，鼻塞不利，额頞中痛，颈项强，目泪眵汗，牙疳肿痛，内眦赤痒痛，生白翳，面赤心烦，马黄黄疸，寒暑瘟疫，小儿面疮癣，久不除，点烙亦佳。

额。炷如大麦。

龈交：唇内齿上龈缝中。任、督、足阳明之会。《铜人》针三分，灸三壮。主鼻中息肉，蚀疮，鼻塞不利，额頞中痛，颈项强，目泪眵汗，牙疳肿痛，内眦赤痒痛，生白翳，面赤心烦，马黄黄疸，寒暑瘟疫，小儿面疮癣，久不除，点烙亦佳。

督任要穴图 杨氏

督脉（图见上）

人病脊膂强痛，癫痫，背心热，狂走，鬼邪，目痛，大椎骨酸疼，斯乃督脉起于下极，并脊上行风府。起于尾闾，而生是病，可刺督脉人中穴。鼻柱下近孔陷中，针四分，灸亦可，不及针，昏晕及癫狂者甚效。

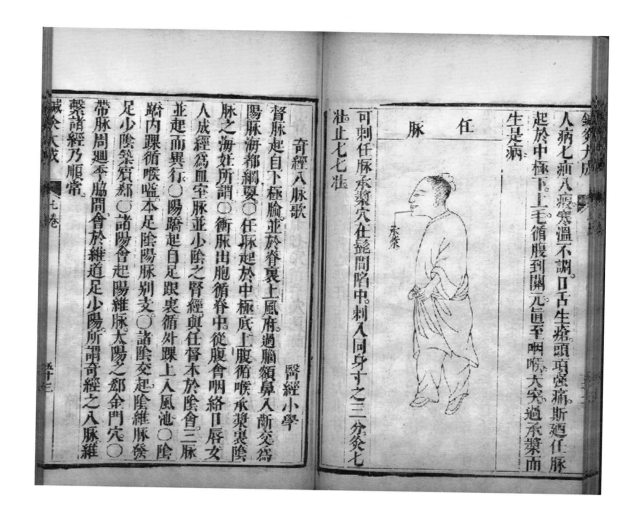

任脉（图见上）

人病七疝八瘕，寒温不调，口舌生疮，头项强痛，斯乃任脉起于中极下，上毛，循腹，到关元，直至咽喉天突，过承浆而生是病。可刺任脉承浆穴，在髭间陷中，刺入同身寸之三分，灸七壮，止七七壮。

奇经八脉歌《医经小学》

督脉起自下极腧，并于脊里上风府，过脑额鼻入龈交，为阳脉海都纲要。

任脉起于中极底，上腹循喉承浆里，阴脉之海妊所谓。冲脉出胞循脊中，

从腹会咽络口唇，女人成经为血室，脉并少阴之肾经。与任督本于会阴[1]，

三脉并起而异行。阳跷起自足跟里，循外踝上入风池。阴跷内踝循喉嗌，

本足阴阳脉别支。诸阴交起阴维脉，发足少阴筑宾郄。诸阳会起阳维脉，

太阳之郄金门穴。带脉周回季胁间，会于维道足少阳。所谓奇经之八脉，

维系诸经乃顺常。

---

[1] 会阴：原作"阴会"，据《针灸聚英》卷一乙转。

奇经八脉 《节要》

督脉者，起于少腹以下骨中央，女子入系廷孔，其孔溺孔之端也，其络循阴器，合篡间，绕篡后，别绕臀，至少阴，与巨阳中络者合少阴，上股内后廉，贯脊属肾，与太阳起于目内眦，上额，交巅上，入络脑，还出别下项，循肩膊内，侠脊抵腰中，入循膂络肾，其男子循茎下至篡，与女子等；其少腹直上者，贯脐中央，上贯心，入喉，上颐环唇，上系两目之下中央。

督脉起于下极之腧，并于脊里，上至风府，入脑上巅，循额至鼻柱，属阳脉之海。其为病也，脊强而厥，凡二十七穴。穴见前。

任脉与冲脉，皆起于胞中，循脊里，为经络之海。其浮而外者，循腹上行，会于咽喉，别而络唇口。血气盛，则肌肉热。血独盛，则渗灌皮肤生毫毛。妇人有余于气，不足于血，以其月事数下，任冲并伤故也。任冲之交脉，不营于唇口，故髭须不生。

任脉起于中极之下，以上毛际，循腹里，上关元，至喉咽，属阴脉之海。其为病也，苦内结，男子为七疝，女子为瘕聚。凡二十四穴。穴见前。

冲脉者，与任脉皆起于胞中，上循脊里，为经络之海。其浮于外者，循腹上行，会于咽喉，别而络唇口。故曰，冲脉者，起于气冲，并足少阴之经，侠脐上行，至胸中而散。其为病也，令人逆气而里急。《难经》则曰：并足阳明之经，以穴考之，足阳明侠脐左右各二寸而上行，足少阴侠脐左右各一寸[1]而上行。《针经》所载，冲任与督脉，同起于会阴，其在[2]腹也，行乎幽门、通谷、阴都、石关、商曲、肓俞、中注[3]、四满、气穴、大赫、横骨，凡二十二穴，皆足少阴之分也。然则冲脉，并足少阴之经明矣。

幽门巨阙旁　通谷上脘旁　阴都通谷下　石关阴注下

商曲石关下　肓俞商曲下　中注肓俞下　四满中注下

气穴四满下　大赫气穴下　横骨大赫下

带脉者，起于季胁，回身一周。其为病也，腹满，腰溶溶如坐水中。其脉气所发，正名带脉，以其回身一周如带也。又与足少阳会于带脉、五枢、维道，此带所发，凡六穴。

带脉季胁下一寸八分　五枢带脉下三寸　维道章门下五寸三分

阳跷脉者，起于跟中，循外踝上行，入风池。其为病也，令人阴缓而阳急。两足跷脉，本少阴[4]之别，合于太阳，其气上行，气并相还，则为濡目，气不营则目不合；男子数其阳，女子数其阴。当数者为经，不当数者为络也。跷脉长八尺。所发之穴，生于申脉，本于仆参，郄于附阳，与足少阳会于居髎，又与手阳明会于肩髃及巨骨，又与手太阳、阳维会于臑俞，又与手足阳明会于地仓及巨髎，又与

①一寸：《针灸聚英》作"五分"。
②在：原作"右"，据《针灸聚英》卷一改。
③中注：原作"中柱"，据《针灸聚英》卷一改。
④少阴：原作"太阳"，据《灵枢·脉度篇》改。

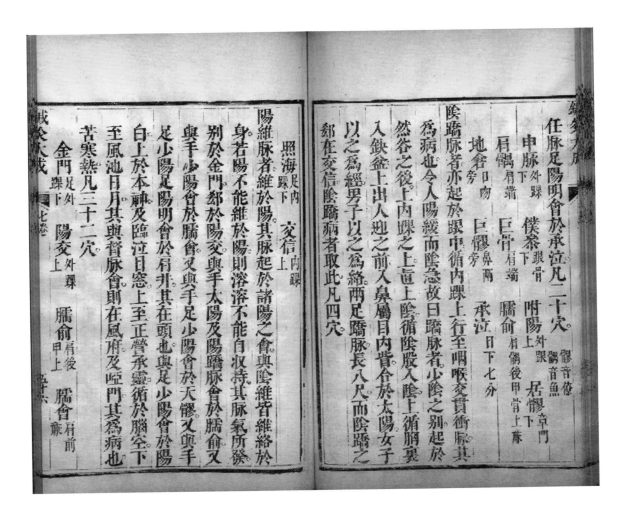

任脉、足阳明会手承泣。凡二十六。髎，音僚；髃，音鱼

申脉外踝下　仆参跟骨下　附阳外跟上　居髎章门下

肩髃肩端　巨骨肩端　臑俞肩髃后甲骨上廉

地仓口吻旁　巨髎鼻两旁　承泣目下七分

阴跷脉者，亦起于跟中，循内踝上行，至咽喉，交贯冲脉。其为病也，令人阳缓而阴急。故曰：跷脉者，少阴之别，起于然谷之后，上内踝之上，直上阴，循阴股入阴，上循胸里，入缺盆，上出人迎之前，入鼻，属目内眦，合于太阳。女子以之为经，男子以之为络。两足跷脉，长八尺，而阴跷之郄在交信，阴跷病者取此，凡四穴。

照海足内踝下　交信内踝上

阳维脉者，维于阳，其脉起于诸阳之会，与阴维皆维络于身。若阳不能维于阳，则溶溶不能自收持。其脉气所发，别于金门，郄于阳交，与手太阳及阳跷脉会于臑俞，又与手少阳会于臑会，又与手足少阳会于天髎，又与手足少阳、足阳明会于肩井。其在头也，与足少阳会于阳白，上于本神及临泣、目窗，上至正营、承灵，循于脑空，下至风池、日月；其与督脉会，则在风府及哑门。其为病也，苦寒热。凡三十二穴。

金门足外踝下　阳交外踝上　臑俞肩后甲上　臑会肩前廉

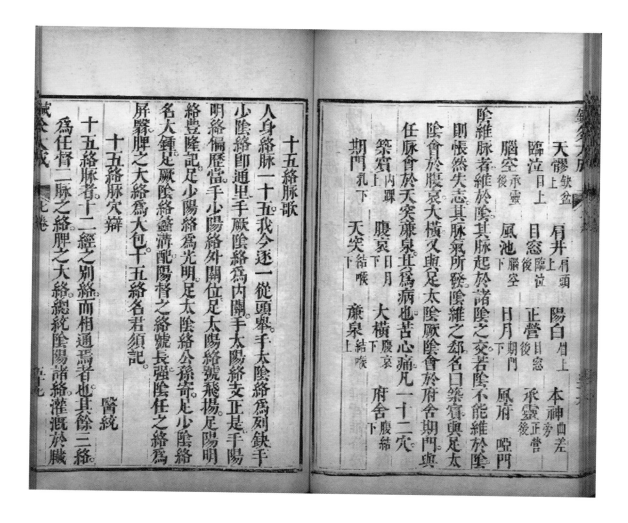

天髎缺盆上　肩井肩头上　阳白眉上　本神曲差旁　临泣目上　目窗临泣后　正营目窗后　承灵正营后　脑空承灵后　风池脑空下　日月期门下　风府哑门

阴维脉者，维于阴，其脉起于诸阴之交，若阴不能维于阴，则怅然失志。其脉气所发，阴维之郄，名曰筑宾，与足太阴会于腹哀、大横，又与足太阴、厥阴会于府舍、期门，与任脉会于天突、廉泉，其为病也，苦心痛。凡一十二穴。

筑宾内踝上　腹哀日月下　大横腹哀下　府舍腹结下　期门乳下　天突结喉下　廉泉结喉上

十五络穴[①]歌

人身络穴一十五，我今逐一从头举：手太阴络为列缺，手少阴络即通里，
手厥阴络为内关，手太阳络支正是，手阳明络偏历当，手少阳络外关位，
足太阳络号飞扬，足阳明络丰隆记，足少阳络为光明，足太阴络公孙寄，
足少阴络名大钟，足厥阴络蠡沟配，阳督之络号长强，阴任之络为屏翳，
脾之大络为大包，十五络名[②]君须记。

十五络脉穴辨 《医统》

十五络脉者，十二经之别络而相通焉者也。其余三络，为任督二脉之络，脾之大络，总统阴阳诸络，灌溉于脏

---

① 穴：原作"脉"，据《针灸聚英》改。下一个"穴"字同。
② 名：《针灸聚英》作"脉"。

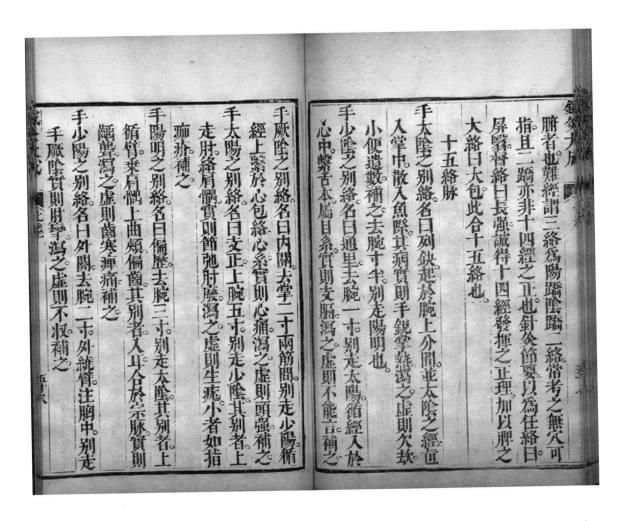

腑者也。《难经》谓三络为阳跷、阴跷二络，尝[1]考之无穴可指。且二跷亦非十四经之正也。《针灸节要》以为任络曰屏翳，督络曰长强，诚得《十四经发挥》之正理，加以脾之大络曰大包，此合十五络也。

十五络脉

　　手太阴之别络，名曰列缺。起于腕上分间，并太阴之经，直入掌中，散入鱼际。其病实则手锐掌热，泻之；虚则欠㰦，小便遗数，补之。去腕寸半，别走阳明也。

　　手少阴之别络，名曰通里。去腕一寸，别走太阳，循经入于心中，系舌本，属目系，实则支膈，泻之；虚则不能言，补之。

　　手厥阴之络，名曰内关。去掌[2]二寸两筋间，别走少阳，循经上系于心包络心系。实则心痛，泻之；虚则头强，补之。

　　手太阳之别络，名曰支正。上腕五寸，别走少阴，其别者，上走肘，络肩髃。实则节弛肘废，泻之；虚则生疣，小者如指痂疥，补之。

　　手阳明之别络，名曰偏历。去腕三寸，别走太阴；其别者，上循臂，乘肩髃，上曲颊偏齿；其别者，入耳，合于宗脉。实则龋聋，泻之；虚则齿寒痹痛，补之。

　　手少阳之别络，名曰外关。去腕二寸，外绕臂，注胸中，别走手厥阴。实则肘挛，泻之；虚则不收，补之。

---

①尝：原作"常"，据《古今医统大全》卷六改。
②掌：《针灸节要》作"腕"。

足少陰之別絡名曰大鍾當踝後繞跟別走太陽其別者並經上走於心包下外貫其腰脊其病氣逆煩悶實則閉癃瀉之虛則腰痛補之

足厥陰之別絡名曰蠡溝去內踝五寸別走少陽其別者循脛上睪結於莖其病氣逆則睪腫卒疝實則挺長瀉之

任脈之別絡名曰屏翳上鳩尾散於腹實則腹皮腫瀉之虛則癢搔補之

督脈之別絡名曰長強俠脊上項散頭上下當肩胛左右別走任脈入貫脊實則脊強瀉之虛則頭重高搖補之

足太陽之別絡名曰飛揚去踝七寸別走少陰實則鼽窒頭背痛瀉之虛則鼽衄補之

足少陽之別絡名曰光明去踝五寸別走厥陰下絡足跗實則厥瀉之虛則痿躄坐不能起補之

足陽明之別絡名曰豐隆去踝八寸別走太陰其別者循脛骨外廉上絡頭項合諸經之氣下絡喉嗌其病氣逆則喉痺卒瘖實則狂癲瀉之虛則足不收脛枯補之

足太陰之別絡名曰公孫去本節之後一寸別走陽明其別者入絡腸胃厥氣上逆則霍亂實則腸中切痛瀉之虛則鼓脹補之

足太阳之别络，名曰飞扬。去踝七寸，别走少阴。实则鼽窒，头背痛，泻之；虚则鼽衄，补之。

足少阳之别络，名曰光明，去踝五寸，别走厥阴，下络足跗。实则厥，泻之；虚则痿躄，坐不能起，补之。

足阳明之别络，名曰丰隆。去踝八寸，别走太阴。其别者，循胫骨外廉，上络头项，合诸经之气，下络喉嗌。其病气逆则喉痺，卒瘖，实则狂癫，泻之；虚则足不收，胫枯，补之。

足太阴之别络，名曰公孙。去本节之后一寸，别走阳明。其别者，入络肠胃，厥气上逆则霍乱。实则肠中切痛，泻之；虚则鼓胀，补之。

足少阴之别络，名曰大钟。当踝后绕跟，别走太阳；其别者，并经上走于心包下，外贯腰脊。其病气逆烦闷，实则闭癃，泻之；虚则腰痛，补之。

足厥阴之别络，名曰蠡沟。去内踝五寸，别走少阳；其别者，循胫上睾，结于茎。其病气逆则睾肿，卒疝，实则挺长，泻之；虚则暴痒，补之。

任脉之别络，名曰屏翳[1]，上鸠尾，散于腹。实则腹皮肿，泻之；虚则痒搔，补之。

督脉之别络，名曰长强，侠脊上项，散头上，下当肩胛左右，别走任脉，入贯脊。实则脊强，泻之；虚则头重高摇，补之。

①屏翳：《针灸节要》作"尾翳"。

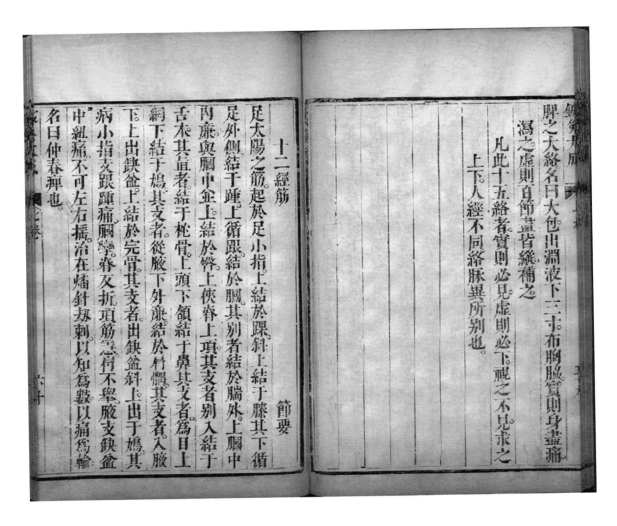

脾之大络，名曰大包。出渊液下三寸，布胸胁，实则身尽痛，泻之；虚则百节尽皆纵，补之。

凡此十五络者，实则必见，虚则必下，视之不见，求之上下。人经不同，络脉异所别也。

十二经筋《节要》

足太阳之筋，起于足小指，上结于踝，斜上结于膝；其下循足外侧[1]，结于踵，上循跟，结于腘；其别者，结于腨外，上腘中内廉，与腘中并上结于臀，上侠脊上项，其支者，别入结于舌本；其直者，结于枕骨，上头，下颔，结于鼻；其支者，为目上纲，下结于鸠；其支者，从腋下外廉结于肩髃；其支者，入腋下，上出缺盆，上结于完骨；其支者，出缺盆，斜上出于鸠。其病小指支跟肿痛，腘挛，脊反折，项筋急，肩不举，腋支缺盆中纽痛，不可左右摇。治在燔针劫刺，以知为数，以痛为输，名曰仲春痹也。

---

①侧：《灵枢·经脉》作"踝"。

足少阳之筋，起于小指次指，上结外踝，上循胫外廉，结于膝外廉，其支者，别起外辅骨，上走髀，前者结于伏兔之上，后者结于尻；其直者，上乘䏚季胁，上走腋前廉，系于膺乳，结于缺盆。直者，上出腋，贯缺盆，出太阳之前，循耳后，上额角，交巅上，下走颔，上结于頄，支者，结于目眦为外维。其痛小指次指支转筋，引膝外转筋，膝不可屈伸，腘筋急，前引髀，后引尻，即上乘眇季胁痛，上引缺盆、膺乳，颈维筋急。从左之右，右目不开，上过右角，并跷脉而行，左络于右，故伤左角，右足不用，命曰维筋相交。治在燔针劫刺，以知为数，以痛为输。名曰孟春痹也。

足阳明之筋，起于中三指，结于跗上，斜外上加于辅骨，上结于膝外廉，直上结于髀枢，上循胁属脊；其直者，上循骭，结于膝[1]；其支者，结于外辅骨，合少阳；其直者，上循伏兔，上结于髀，聚于阴器，上腹而布，至缺盆而结，上颈，上侠口，合于頄，下结于鼻，上合于太阳。太阳为目上纲，阳明为目下纲；其支者，从颊结于耳前。其病足中指支胫转筋，脚跗坚，伏兔转筋，髀前肿，㿗疝，腹筋急，引缺盆及颊，卒口僻，急者目不合，热则筋纵，目不开，颊筋有寒，则急，引颊移口，有热则筋弛纵，缓不胜收，故僻。治之以马膏，膏其急者，以白酒和桂，以涂其缓者，以桑钩钩之，即以生桑灰置之坎中，高

①膝：原作"髀"，据《灵枢·经脉》改。

下以坐等，以膏熨急颊，且饮美酒，啖美炙肉；不饮酒者，自强也，为之三拊而已。治在燔针劫刺，以知为数，以痛为输，名曰季春痹也。

足太阴之筋，起于大指之端内侧，上结于内踝；其直者，络于膝内辅骨，上循阴股，结于髀，聚于阴器，上腹结于脐，循腹里，结于肋，散于胸中；其内者，着于脊。其病足大指支内踝痛，转筋痛，膝内辅骨痛，阴股引髀而痛，阴器纽痛，下引脐两胁痛，引膺中脊内痛。治在燔针劫刺，以知为数，以痛为输，名曰孟秋痹也。

足少阴之筋，起于小指之下，并足太阴之筋，斜走内踝之下，结于踵，与太阳之筋合，而上结于内辅之下，并太阴之筋而上，循阴股，结于阴器，循脊内，侠膂，上至项，结于枕骨，与足太阳之筋合。其病足下转筋，及所过而结者，皆痛及转筋。病在此者，主痫瘛及痉，在外者不能俯，在内者不能仰。故阳病者，腰反折不能俯，阴病者不能仰。治在燔针劫刺，以知为数，以痛为输。在内者，熨引饮药，此勅折纽，纽发数甚者死不治。名曰仲秋痹也。

足厥阴之筋，起于大指之上，上结于内踝之前，上循胫，上结内辅之下，上循阴股，结于阴器，络诸筋。其病足大指支内踝之前痛，内辅痛，阴股痛转筋，阴器不用，伤于内则不起，伤于寒则阴缩入，伤于热则纵挺不收，治在行水清阴气。其病转筋者，治在燔针劫刺，以知为数，以痛为输，名曰季秋痹也。

手太阳之筋，起于小指之上，结于腕，上循臂内廉，结于肘内锐骨之后，弹之应小指之上，入结于腋下；其支者，后走腋后廉，上绕肩胛，循颈，出走太阳之前，结于耳后完骨；其支者，入耳中；直者，出耳上，下结于颔，上属目外眦。其病小指支肘内锐骨后廉痛，循臂阴，入腋下，腋下痛，腋后廉痛，绕肩胛引颈而痛，应耳中鸣痛引颔，目瞑良久乃得视，颈筋急，则为筋瘘颈肿，寒热在颈者。治在燔针劫刺之，以知为数，以痛为输。其为肿者，复而锐之。本支者，上曲牙，循耳前属目外眦，上颔，结于角，其痛[1]当所过者支转筋。治在燔针劫刺，以知为数，以痛为输。名曰仲夏痹也。

手少阳之筋，起于小指次指之端，结于腕，中循臂，结于肘，上绕臑外廉，上肩，走颈，合手太阳；其支者，当曲颊入系舌本；其支者，上曲牙，循耳前，属目外眦，上乘颔，结于角。其病当所过者，即支转筋，舌卷。治在燔针劫刺，以知为数，以痛为输。名曰季夏痹也。

手阳明之筋，起于大指次指之端，结于腕，上循臂，上结于肘外，上臑，结于髃；其支者，绕肩胛，侠脊；直者从肩髃上颈；

①痛：原作"病"，据《灵枢·经脉》改。

其支者，上颊，结于頄；直者，上出手太阳之前，上左角，络头，下右额。其病当所过者，支痛及转筋，肩不举，颈不可左右视。治在燔针劫刺，以知为数，以痛为输。名曰孟夏痹也。

手太阴之筋，起于大指之上，循指上行，结于鱼后，行寸口外侧，上循臂，结肘中，上臑内廉，入腋下，出缺盆，结肩前髃，上结缺盆，下结胸里，散贯贲，合贲下抵季胁。其病当所过者，支转筋，痛甚成息贲，胁急吐血。治在燔针劫刺，以知为数，以痛为输，名曰仲冬痹也。

手厥阴之筋，起于中指，与太阴之筋并行，结于肘内廉，上臂阴，结腋下，下散前后侠胁；其支者，入腋，散胸中，结于臂。其病当所过者，支转筋前及胸痛息贲。治在燔针劫刺，以知为数，以痛为输，名曰孟冬痹也。

手少阴之筋，起于小指之内侧，结于锐骨，上结肘内廉，上入腋，交太阴，侠乳里，结于胸中，循臂下系于脐。其病内急心承伏梁，下为肘纲。其病当所过者，支转筋，筋痛，治在燔针劫刺，以知为数，以痛为输。其成[1]伏梁唾血脓者，死不治。经筋之病，寒则反折筋急，热则筋弛纵不收，阴痿不用。阳急则反折，阴急则俯不伸。焠刺者，刺寒急也，热则筋纵不收，无用燔针。名曰季冬痹也。

足之阳明，手之太阳，筋急则口目为僻，急不能卒视，

---

① 成：原作"承"，据《针灸节要》卷三改。

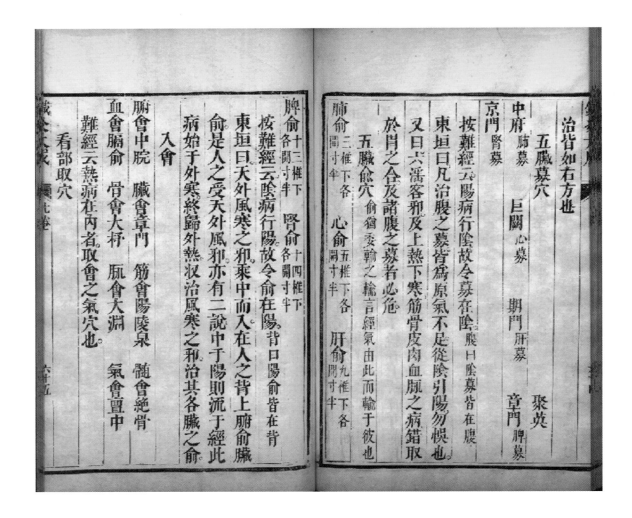

治皆如右方也。

五脏募穴 《聚英》

中府肺募　巨阙心募　期门肝募　章门脾募　京门肾募

按《难经》云：阳病行阴，故令募在阴。腹曰阴，募皆在腹。

东垣曰：凡治腹之募，皆为原气不足，从阴引阳，勿误也。又曰：六淫客邪，及上热下寒，筋骨皮肉血脉之病，错取于胃之合及诸腹之募者，必危。

五脏俞穴 俞，犹委输之输，言经气由此而输于彼也。

肺俞三椎下各开寸半　心俞五椎下各开寸半　肝俞九椎下各开寸半　脾俞十一椎[①]下各开寸半　肾俞十四椎下各开寸半

按《难经》云：阴病行阳，故令俞在阳。背曰阳，俞皆在背。

东垣曰：天外风寒之邪，乘中而入。在人之背上，腑俞脏俞，是人之受天外风邪。亦有二说。中于阳则流于经，此病始于外寒，终归外热，收治风寒之邪，治其各脏之俞。

八会

腑会中脘　脏会章门　筋会阳陵泉　髓会绝骨　血会膈俞　骨会大杼　脉会太渊　气会膻中

《难经》云：热病在内者，取会之气穴也。

看部取穴

①十一椎：原作"十三椎"，据《针灸聚英》改。

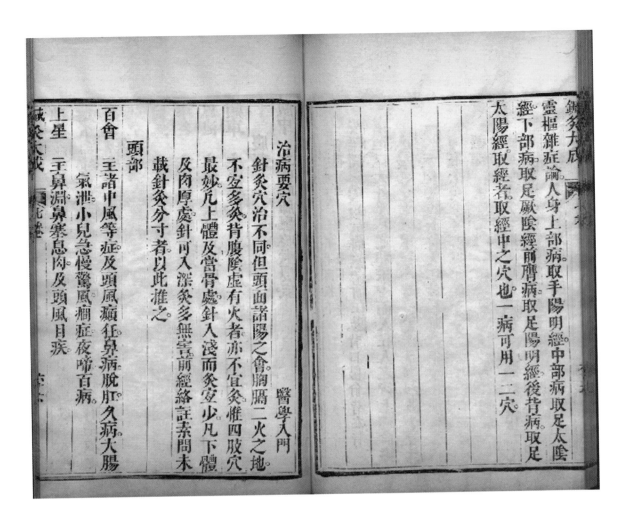

《灵枢·杂病[1]论》：人身上部病取手阳明经，中部病取足太阴经，下部病取足厥阴经，前膺病取足阳明经，后背病取足太阳经。取经者，取经中之穴也。一病可用一二穴。

治病要穴 《医学入门》

针灸穴治不同，但头面诸阳之会，胸膈二火之地，不宜多灸。背腹阴虚有火者，亦不宜灸，惟四肢穴最妙。凡上体及当骨处，针入浅而灸宜少；凡下体及肉厚处，针可入深灸多无害。前经络注《素问》未载针灸分寸者，以此推之。

头部

百会　主诸中风等症，及头风癫狂，鼻病，脱肛，久病大肠气泄，小儿急慢惊风，痫症，夜啼，百病。

上星　主鼻渊，鼻塞，息肉及头风目疾。

---

①病：原作"症"，据《灵枢·杂病》篇名改。

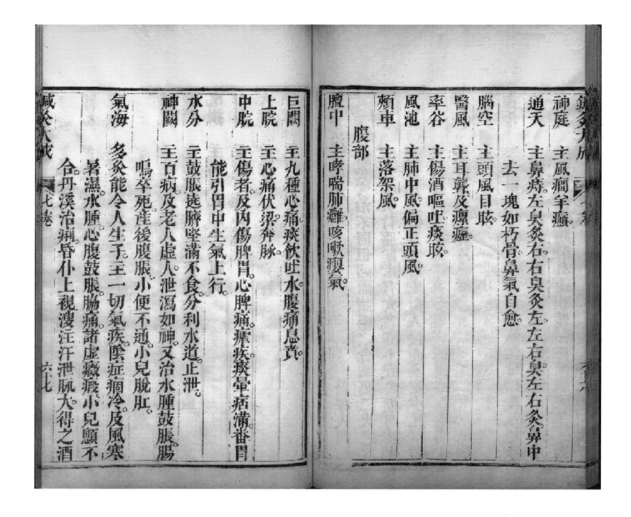

神庭　主风痫羊癫。

通天　主鼻痔。左臭灸右，右臭灸左；左右臭，左右灸，鼻中去一块如朽骨，臭[1]气自愈。

脑空　主头风，目眩。

翳风　主耳聋及瘰疬。

率谷　主伤酒呕吐，痰眩。

风池　主肺中风，偏正头风。

颊车　主落架风。

腹部

膻中　主哮喘肺痈，咳嗽，瘿气。

巨阙　主九种心痛，痰饮吐水，腹痛息贲。

上脘　主心痛伏梁，贲豚。

中脘　主伤暑[2]及内伤脾胃，心脾痛，疟疾，痰晕，痞满，翻胃，能引胃中生气上行。

水分　主鼓胀绕脐，坚满不食，分利水道，止泄。

神阙　主百病及老人、虚人泄泻如神。又治水肿鼓胀，肠鸣卒死，产后腹胀，小便不通，小儿脱肛。

气海　多灸能令人生子。主一切气疾，阴症痼冷，及风寒暑湿，水肿，心腹鼓胀，胁痛，诸虚癥瘕，小儿囟不合。丹溪治痫，昏仆上视，溲注汗泄，脉大，得之酒

①臭：原作"鼻"，据《医学入门》卷一改。

②暑：原作"者"，据《医学入门》卷一改。

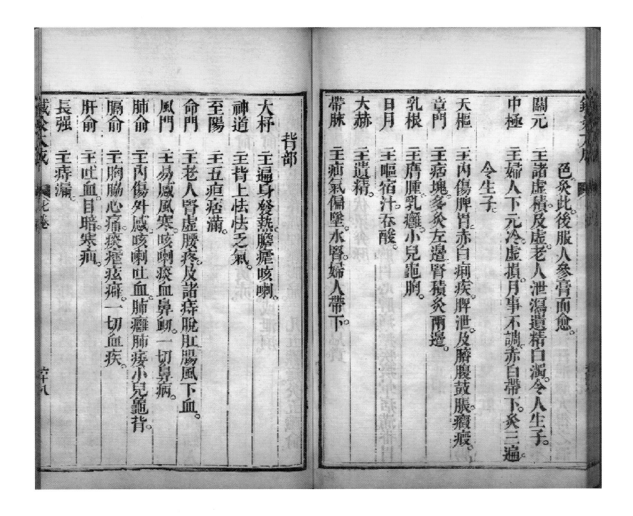

色，灸此后，服人参膏而愈。

关元　主诸虚肾[1]积及虚，老人泄泻，遗精白浊，令人生子。

中极　主妇人下元虚[2]冷，虚损，月事不调，赤白带下。灸三遍，令生子。

天枢　主内伤脾胃，赤白痢疾，脾泄及脐腹鼓胀，癥瘕。

章门　主痞块，多灸左边。肾积，灸两边。

乳根　主膺肿，乳痈，小儿龟胸。

日月　主呕宿汁，吞酸。

大赫　主遗精。

带脉　主疝气偏坠，水肾，妇人带下。

背部

大杼　主遍身发热，胆疟咳嗽。

神道　主背上怯怯乏气。

至阳　主五疸痞满。

命门　主老人肾虚腰疼，及诸痔脱肛，肠风下血。

风门　主易感风寒，咳嗽痰血，鼻衄，一切鼻病。

肺俞　主内伤外感，咳嗽吐血，肺痈，肺痿，小儿龟背。

膈俞　主胸胁心痛，痰疟痃癖，一切血疾。

肝俞　主吐血，目暗，寒疝。

长强　主痔漏。

① 肾：原无，据《医学入门》卷一补。

② 虚：原无，据《医学入门》卷一补。

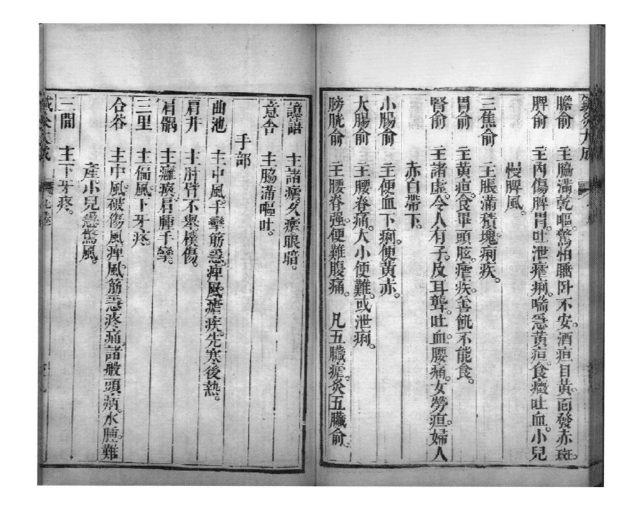

胆俞　主胁满，干呕，惊怕，睡卧不安，酒疸目黄，面发赤斑。

脾俞　主内伤脾胃，吐泄，疟，痢，喘急，黄疸，食症，吐血，小儿慢脾风。

三焦俞　主胀满积块，痢疾。

胃俞　主黄疸，食毕头眩，疟疾，善饥不能食。

肾俞　主诸虚，令人有子，及耳聋，吐血，腰痛，女劳疸，妇人赤白带下。

小肠俞　主便血下痢，小①便黄赤。

大肠俞　主腰脊痛，大小便难，或泄痢。

膀胱俞　主腰脊强，便难腹痛。凡五脏疟，灸五脏俞。

噫嘻　主诸疟，久疟眼暗。

意舍　主胁满呕吐。

手部

曲池　主中风，手挛筋急，痹风，疟疾，先寒后热。

肩井　主肘臂不举，扑伤。

肩髃　主瘫痪，肩肿，手挛。

三里　主偏风下牙疼。

合谷　主中风，破伤风，痹风，筋急疼痛，诸般头病，水肿，难产，小儿急惊风

三间　主下牙疼。

①小：原脱，据《医学入门》卷一补。

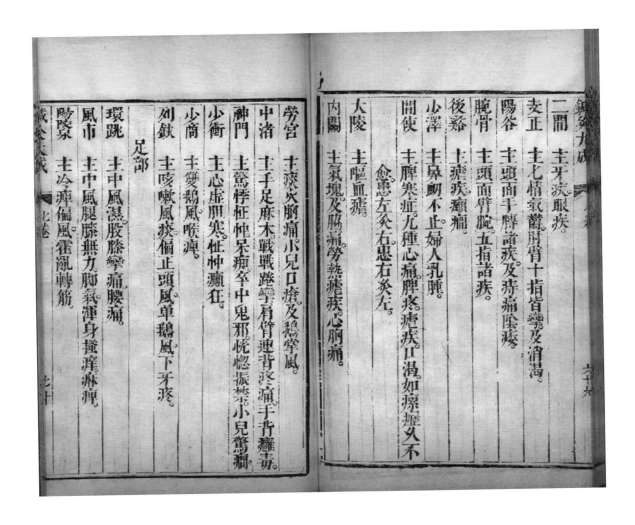

二间　主牙疾，眼疾。

支正　主七情气郁，肘臂十指皆挛及消渴。

阳谷　主头面手膊诸疾，及痔痛，阴痿。

腕骨　主头面、臂腕、五指诸疾。

后溪　主疟疾，癫痫。

少泽　主鼻衄不止，妇人乳肿。

间使　主脾寒症，九种心痛，脾疼，疟疾，口渴。如瘰疬久不愈，患左灸右，患右灸左。

大陵　主呕血，疟。

内关　主气块，及胁痛，劳热，疟疾，心胸痛。

劳宫　主痰火胸痛，小儿口疮，及鹅掌风。

中渚　主手足麻木，战战蜷挛，肩臂连背疼痛，手背痈毒。

神门　主惊悸怔忡，呆痴，卒中鬼邪，恍惚振禁，小儿惊痫。

少冲　主心虚胆寒，怔忡癫狂。

少商　主双蛾风，喉痹。

列缺　主咳嗽风痰，偏正头风，单蛾风，下牙疼。

足部

环跳　主中风湿，股膝挛痛，腰痛。

风市　主中风，腿膝无力，脚气，浑身搔痒，麻痹。

阳陵泉　主冷痹偏风，霍乱转筋。

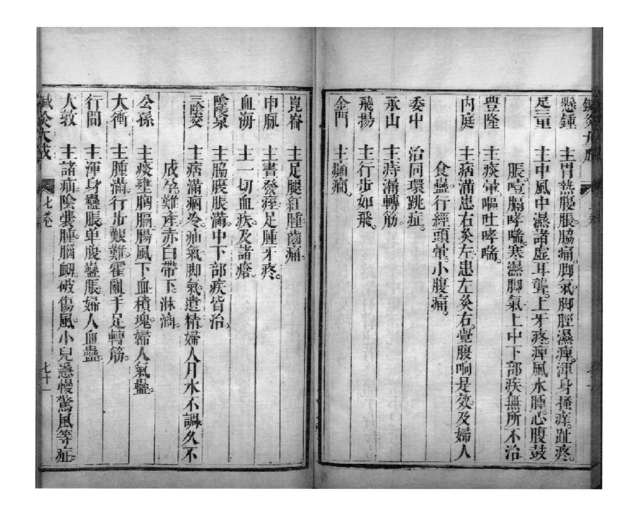

悬钟　主胃热腹胀，胁痛，脚气，脚胫湿痹，浑身搔痒，趾疼。

足三里　主中风中湿，诸虚耳聋，上牙疼，痹风，水肿，心腹鼓胀，噎膈哮喘，寒湿脚气。上、中、下部疾，无所不治。

丰隆　主痰晕，呕吐哮喘。

内庭　主痞满。患右灸左，患左灸右，觉腹响是效。及妇人食蛊，行经头晕，小腹痛。

委中　治同环跳症。

承山　主痔漏转筋。

飞扬　主行步如飞。

金门　主癫痫。

昆仑　主足腿红肿，齿痛。

申脉　主昼发痓，足肿，牙疼。

血海　主一切血疾及诸疮。

阴陵泉　主胁腹胀满，中、下部疾皆治。

三阴交　主痞满痃冷，疝气，脚气，遗精，妇人月水不调，久不成孕，难产，赤白带下，淋漓。

公孙　主痰壅胸膈，肠风下血，积块，妇人气蛊。

太冲　主肿满，行步艰难，霍乱，手足转筋。

行间　主浑身蛊胀，单腹蛊胀，妇人血蛊。

大敦　主诸疝，阴囊肿，脑衄，破伤风，小儿急慢惊风等症。

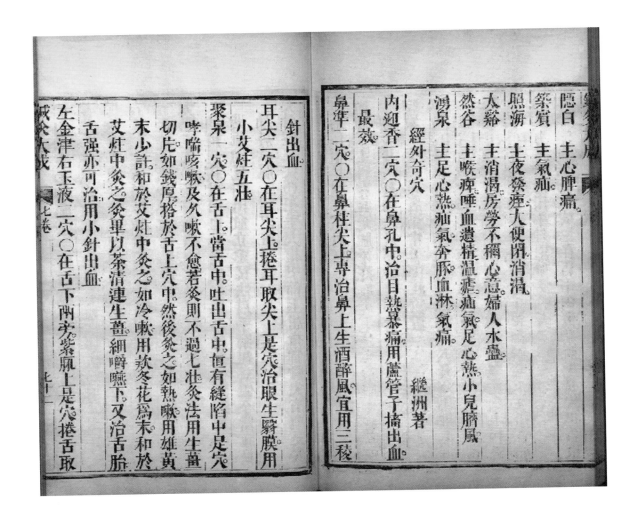

隐白　主心脾痛。

筑宾　主气疝。

照海　主夜发痉，大便闭，消渴。

太溪　主消渴，房劳，不称心意，妇人水蛊。

然谷　主喉痹，唾血，遗精，温疟，疝气，足心热，小儿脐风。

涌泉　主足心热，疝气，贲豚，血淋，气痛。

经外奇穴　继洲著

内迎香　二穴。在鼻孔中。治目热暴痛，用芦管子搐出血最效。

鼻准　二穴，在鼻柱尖上，专治鼻上生酒醉风，宜用三棱针出血。

耳尖　二穴，在耳尖上，卷耳取尖上是穴。治眼生翳膜，用小艾炷五壮。

聚泉　一穴。在舌上，当舌中，吐出舌，中直有缝陷中是穴。哮喘咳嗽，及久嗽不愈，若灸，则不过七壮。灸法用生姜切片如钱厚，搭于舌上穴中，然后灸之。如热嗽，用雄黄末少许，和于艾炷中灸之；如冷嗽，用款冬花为末，和于艾炷中灸之。灸毕，以茶清连生姜细嚼咽下。又治舌胎，舌强亦可治，用小针出血。

左金津、右玉液　二穴。在舌下两旁，紫脉上是穴，卷舌取之。治重舌肿痛，喉闭，用白汤煮三棱针，出血。

海泉　一穴。在舌下中央脉上是穴。治消渴，用三棱针出血。

鱼腰　二穴。在眉中间是穴。治眼生垂帘翳膜，针入一分，沿皮向两旁是也。

太阳　二穴。在眉后陷中，太阳紫脉上是穴。治眼红肿及头，用三棱针出血。其出血之法，用帛一条，紧缠其项颈，紫脉即见，刺出血立愈。又法：以手紧纽其领，令紫脉见，却于紫脉上刺出血，极效。

大骨空　二穴。在手大指中节上，屈指当骨尖陷中是穴。治目久痛，及生翳膜内障，可灸七壮。

中魁　二穴。在中指第二节骨尖，屈指得之。治五噎，反胃吐食，可灸七壮，宜泻之。又阳溪二穴，亦名中魁。

八邪　八穴。在手五指歧骨间，左右手各四穴。其一：大都二穴，在手大指次指虎口，赤白肉际，握拳取之。可灸七壮，针一分。治头风牙痛。其二：上都二穴，在手食指中指本节歧骨间，握拳取之。治手臂红肿，针入一分，可灸五壮。其三：中都二穴，在手中指无名指本节歧骨，又名液门也。治手臂红肿，针入一分，可灸五壮。其四：下都二穴，在手无名指小指本节后歧骨间，一名中渚也。中渚之

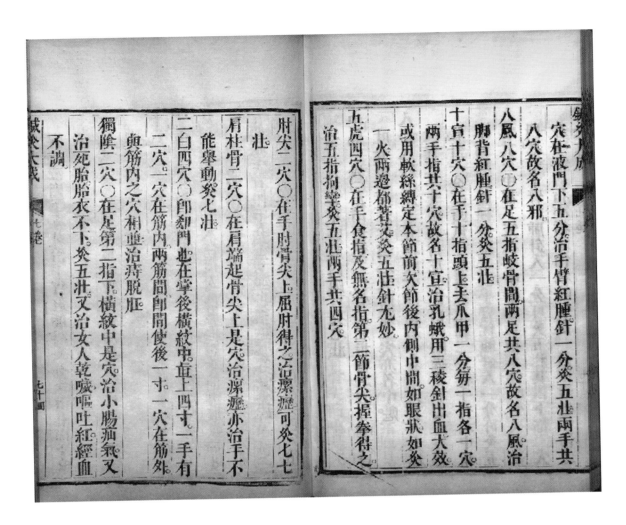

穴，在液门下五分。治手臂红肿，针一分，灸五壮。两手共八穴，故名八邪。

八风　八穴，在足五指歧骨间，两足共八穴，故名八风。治脚背红肿，针一分，灸五壮。

十宣　十穴，在手十指头上，去爪甲一分，每一指各一穴，两手指共十穴，故名十宣。治乳蛾，用三棱针出血，大效。或用软丝缚定本节前次节后，内侧中间，如眼状，如灸一火，两边都著艾，灸五壮，针尤妙。

五虎　四穴，在手食指及无名指第二节骨尖，握拳得之。治五指拘挛，灸五壮，两手共四穴。

肘尖　二穴，在手肘骨尖上，屈肘得之。治瘰疬，可灸七七壮。

肩柱骨　二穴，在肩端起骨尖上是穴。治瘰疬，亦治手不能举动，灸七壮。

二白　四穴，即郄门也。在掌后横纹中，直上四寸，一手有二穴，一穴在筋内两筋间，即间使后一寸。一穴在筋外，与筋内之穴相并。治痔，脱肛。

独阴　二穴，在足第二指下，横纹中是穴。治小肠疝气，又治死胎，胎衣不下，灸五壮。又治女人干哕，呕吐红，经血不调。

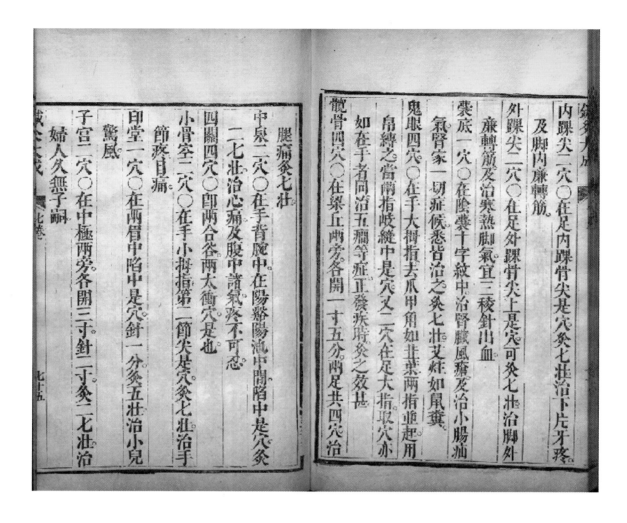

内踝尖　二穴，在足内踝骨尖是穴。灸七壮。治下片牙疼及脚内廉转筋。

外踝尖　二穴，在足外踝骨尖上是穴。可灸七壮。治脚外廉转筋，及治寒热脚气，宜三棱针出血。

囊底　一穴，在阴囊十字纹中。治肾脏风疮，及治小肠疝气，肾家一切症候，悉皆治之。灸七壮，艾炷如鼠粪。

鬼眼　四穴，在手大拇指，去爪甲角如韭叶，两指并起，用帛缚之，当两指歧缝中是穴。又二穴在足大指，取穴亦如在手者同。治五痫等症，正发疾时，灸之效甚。

髋骨　四穴，在梁丘两旁，各开一寸五分，两足共四穴。治腿痛，灸七壮。

中泉　二穴，在手背腕中，在阳溪、阳池中间陷中是穴。灸二七壮。治心痛及腹中诸气，疼不可忍。

四关　四穴，即两合谷、两太冲穴是也。

小骨空　二穴，在手小拇指第二节尖是穴。灸七壮。治手节疼，目痛。

印堂　一穴，在两眉中陷中是穴。针一分，灸五壮。治小儿惊风。

子宫　二穴，在中极两旁各开三寸。针二寸，灸二七壮。治妇人久无子嗣。

龙玄　二穴，在两手侧腕叉紫脉上。灸七壮，禁针。治手疼。

四缝　四穴，在手四指内中节是穴。三棱针出血。治小儿猢狲劳等症。

高骨　二穴，在掌后寸部前五分。针一寸半，灸七壮。治手病。

兰门　二穴，在曲泉两旁各三寸脉中。治膀胱七疝，奔豚。

百虫窠　二穴，即血海也。在膝内廉上三寸，灸二七壮，针五分。治下部生疮。

睛中　二穴，在眼黑珠正中。取穴之法：先用布搭目外，以冷水淋一刻，方将三棱针于目外角，离黑珠一分许，刺入半分之微，然后入金针，约数分深，旁入自上层转拨向瞳人轻轻而下，斜插定目角，即能见物，一饭顷出针，轻扶偃卧，仍用青布搭目外，再以冷水淋三日夜止。初针盘膝正坐，将筋一把，两手握于胸前，宁心正视，其穴易得。治一切内障，年久不能视物，顷刻光明，神秘穴也。凡学针人眼者，先试针内障羊眼，能针羊眼复明，方针人眼，不可造次。

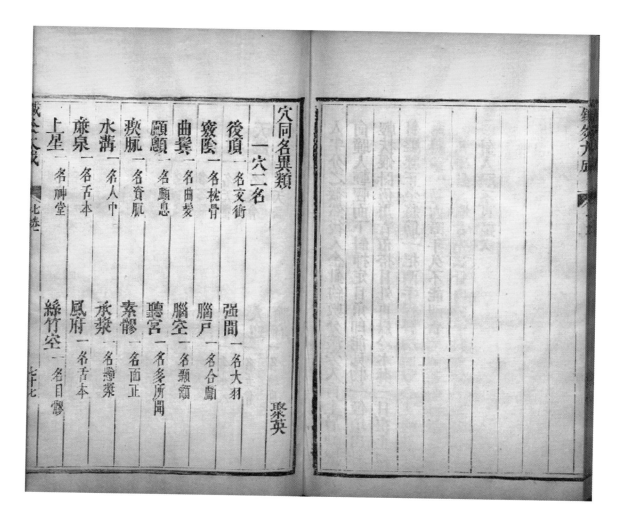

穴同名异类 《聚英》

一穴二名

后顶：一名交冲。 强间：一名大羽。

窍阴：一名枕骨。 脑户：一名合颅。

曲鬓：一名曲发。 脑空：一名颞颥。

颅囟：一名颅息。 听宫：一名多所闻。

瘛脉：一名资脉。 素髎：一名面正。

水沟：一名人中。 承浆：一名悬浆。

廉泉：一名舌本。 风府：一名舌本。

上星：一名神堂。 丝竹空：一名目髎。

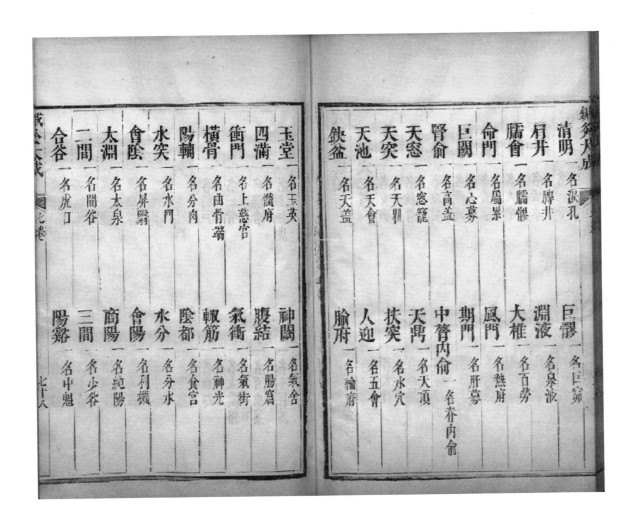

晴明：一名泪孔。

肩井：一名膊井。

臑会：一名臑髎。

命门：一名属累。

巨阙：一名心募。

肾俞：一名高盖。

天窗：一名窗笼。

天突：一名天瞿。

天池：一名天会。

缺盆：一名天盖。

玉堂：一名玉英。

四满：一名髓府。

冲门：一名上慈宫。

横骨：一名曲骨端。

阳辅：一名分肉。

水突：一名水门。

会阴：一名屏翳。

太渊：一名太泉。

二间：一名间谷。

合谷：一名虎口。

巨髎：一名巨窌。

渊液：一名泉液。

大椎：一名百劳。

风门：一名热府。

期门：一名肝募。

中膂内俞：一名脊内俞。

天鼎：一名天项。

扶突：一名水穴。

人迎：一名五会。

腧府：一名输府。

神阙：一名气舍。

腹结：一名肠窟。

气冲：一名气街。

辄筋：一名神光。

阴都：一名食宫。

水分：一名分水。

会阳：一名利机。

商阳：一名绝阳。

三间：一名少谷。

阳溪：一名中魁。

三里：一名手三里。　　　少冲：一名经始。
少海：一名曲节。　　　　少泽：一名小吉。
天泉：一名天湿。　　　　阳池：一名别阳。
支沟：一名飞虎。　　　　蠡沟：一名交仪。
中封：一名悬泉。　　　　中都：一名中郄。
三阳络：一名通门。　　　阴包：一名阴胞。
阴交：一名横户。　　　　委中：一名血郄。
悬钟：一名绝骨。　　　　漏谷：一名太阴络。
地机：一名脾舍。　　　　血海：一名百虫窠。
上廉：一名上巨虚。　　　下廉：一名下巨虚。
阴市：一名阴鼎。　　　　伏兔：一名外勾。
太溪：一名吕细。　　　　照海：一名阴跷。
金门：一名梁关。　　　　昆仑：一名下昆仑。
飞扬：一名厥阳。　　　　附阳：一名付阳。
仆参：一名安邪。　　　　环跳：一名膑骨。
申脉：一名阳跷。　　　　涌泉　一名地冲。

一穴二名

络却：一名强阳，一名脑盖。　　　禾髎：一名长颛，一名禾窌。
客主人：一名上关，一名客主。　　瞳子髎：一名前关，一名太阳。
颊车：一名机关，一名曲牙。　　　听会：一名听河，一名后关。

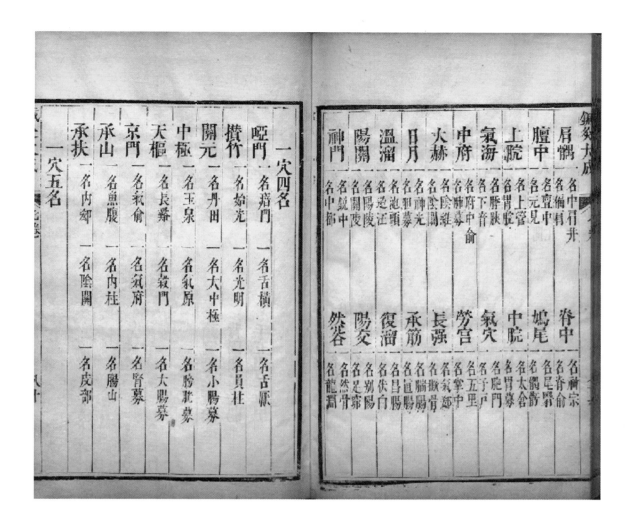

肩髃：一名中肩井，一名偏肩。
脊中：一名神宗，一名脊俞。
膻中：一名宣中，一名元儿。
鸠尾：一名尾翳，一名。
上脘：一名上管，一名胃脘。
中脘：一名太仓，一名胃募。
气海：一名脖胦，一名下肓。
气穴：一名胞门，一名子户。
中府：一名府中俞，一名肺募。
劳宫：一名五里，一名掌中。
大赫：一名阴维，一名阴关。
长强：一名气郄，一名橛骨。
日月：一名神光，一名胆募。
承筋：一名腨肠，一名直肠。
温溜：一名池头，一名逆注。
复溜：一名昌阳，一名伏白。
阳关：一名阳陵，一名关陵。
阳交：一名别阳，一名足窌。
神门：一名锐中，一名中都。
然谷：一名然骨，一名龙渊。

一穴四名

哑门：一名瘖门，一名舌横，一名舌厌。
攒竹：一名始光，一名光明，一名员柱。
关元：一名丹田，一名大中极，一名小肠募。
中极：一名玉泉，一名气原，一名膀胱募。
天枢：一名长溪，一名谷门，一名大肠募。
京门：一名气俞，一名气府，一名肾募。
承山：一名鱼腹，一名内柱，一名肠山。
承扶：一名肉郄，一名阴关，一名皮部。

一穴五名

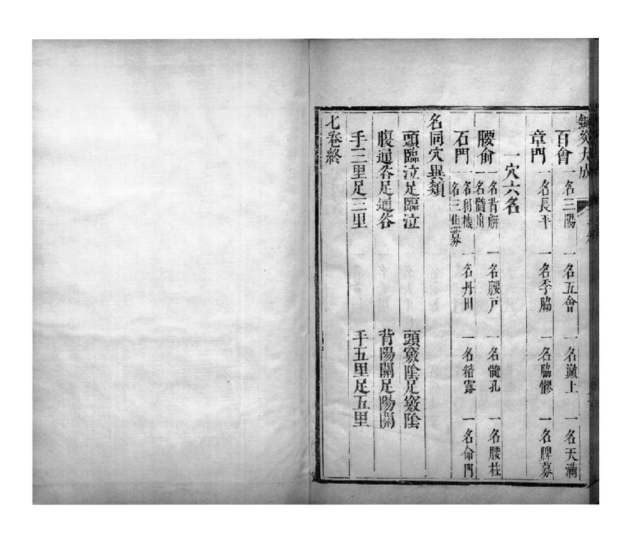

百会：一名三阳，一名五会，一名巅上，一名天满。

章门：一名长平，一名季胁，一名胁髎，一名脾募。

一穴六名

腰俞：一名背解，一名腰户，一名髓孔，一名腰柱，一名髓府。

石门：一名利机，一名丹田，一名精露，一名命门，一名三焦募。

名同穴异类

头临泣，足临泣　　头窍阴，足窍阴

腹通谷，足通谷　　背阳关，足阳关

手三里，足三里　　手五里，足五里

七卷终

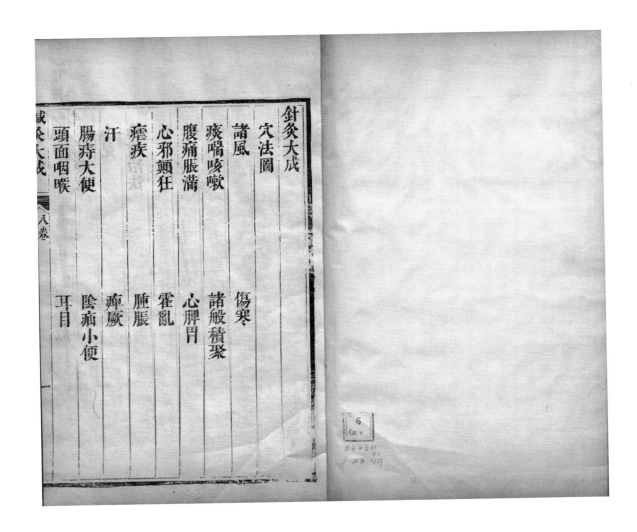

《针灸大成》卷之八①

穴法图

诸风　伤寒

痰喘咳嗽　诸般积聚

腹痛胀满　心脾胃

心邪癫狂　霍乱

疟疾　肿胀

汗　痹厥

肠痔大便　阴疝小便

头面咽喉　耳目

---

① 卷之八：原无，据全书体例补。

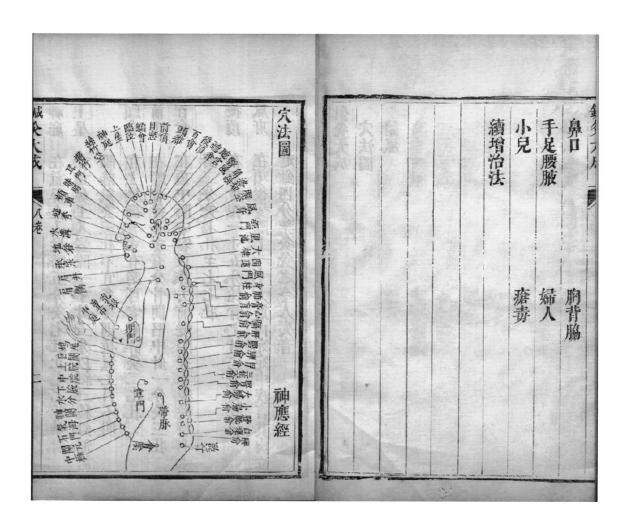

穴法圖　　　　　　　　　　　　　　　　神應經

鼻口　　胸背胁

手足腰腋　　妇人

小儿　　疮毒

续增治法

穴法图 《神应经》

（图见上）

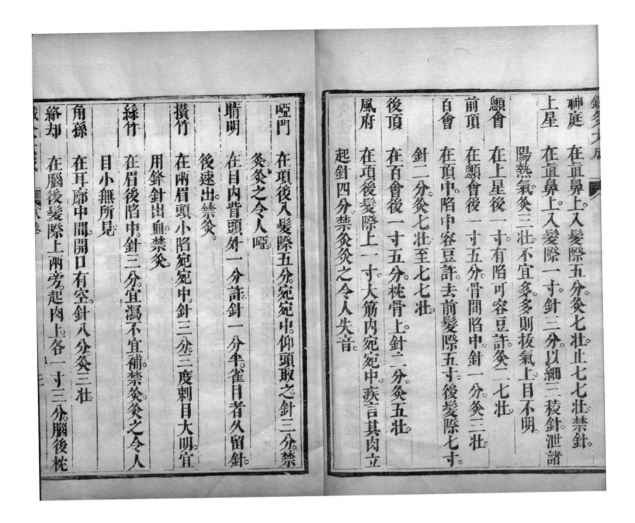

神庭　在直鼻上，入发际五分。灸七壮，止七七壮。禁针。

上星　在直鼻上，入发际一寸。针三分，以细三棱针，泄诸阳热气。灸三壮[1]，不宜多；多则拔气上，目不明。

囟会　在上星后一寸，有陷可容豆许。灸二七壮。

前顶　在囟会后一寸五分，骨间陷中。针一分，灸三壮。

百会　在顶中陷中，容豆许，去前发际五寸，后发际七寸。针二分，灸七壮，至七七壮。

后顶　在百会后一寸五分，枕骨上。针二分，灸五壮。

风府　在项后发际上一寸，大筋内宛宛中，疾言其肉立起。针四分，禁灸，灸之令人失音。

哑门　在项后入发际五分，宛宛中，仰头取之。针三分，禁灸，灸之，令人哑。

睛明　在目内眦头外一分许。针一分半[2]，雀目者，久留针，后速出。禁灸。

攒竹　在两眉头小陷宛宛中。针三分，三度刺，目大明，宜用锋针出血。禁灸。

丝竹　在眉后陷中。针三分，宜泻不宜补。禁灸，灸之，令人目小无所见。

角孙　在耳廓中间上[3]，开口有空。针八分，灸三壮。

络却　在脑后，发际上两旁起肉上各一寸三分，脑后枕

①灸三壮：《神应经》作"灸七壮"。

②一分半：《神应经》作"寸半"。

③上：原无，据《神应经》补。

骨侠脑户，自发际上四寸半。针三分，灸三壮。

翳风　在耳后尖角陷中，按之耳中痛。针三分，灸七壮。

临泣　在目上，直入发际五分陷中。针三分，不宜灸①。

目窗　在临泣后寸半②。灸五壮，针三分，三度刺，目大明。

头维　在额角入发际，本神旁一寸五分。针三分，禁灸。

听会　在耳微前陷中，上关下一寸，动脉宛宛中，开口取之。针三分，不补。日灸五壮，止三七壮。

听宫　在耳中珠子，大如赤小豆。针三分，灸三壮。

脑空　在承灵后一寸五分，侠玉枕骨下陷中。针五分，灸三壮。

风池　在脑空下发际陷中。针一寸二分，灸不及针，日七壮，至百壮。炷勿用大。

耳门　在耳前起肉当耳缺陷中。针三分，禁灸，病宜灸者，不过三壮。

颊车　在耳下八分，近前曲颊端上陷中，侧卧开口有空。针四分，灸日七壮，至七七壮，炷如大麦。

迎香　在鼻孔旁五分。针三分，禁灸。

地仓　在侠口吻旁四分，外近下有脉微微动是。针三分半，可灸日七壮，二七壮，重者七七壮。

水沟　在鼻柱下沟中央。针四分，灸不及针，水肿惟针此

---

① 不宜灸：《神应经》作"灸五壮"。
② 寸半：《神应经》作"一寸"。

穴灸日三壯止二百壯
承漿　在頤前唇棱下宛宛中開口取之針三分灸日七
壯止七七壯炷如小筋頭大○巳上頭面部
肩井　在缺盆上大骨前寸半以三指按當中指下陷中
是止可針五分若深令人悶倒速補足三里
肩髃　在肩端兩骨間有陷宛宛中舉臂取之針八分灸
五壯或日七壯至二七壯
大椎　在脊骨第一椎上陷者宛宛中針五分灸隨年壯
陶道　在一椎下俯而取之針五分灸五壯
身柱　在三椎下俯而取之灸二七壯

風門　在二椎下兩旁各二寸針五分灸五壯
肺俞　在三椎下兩旁各二寸灸百壯
膏肓　在四椎下一分五椎上二分兩旁各三寸半四肋
三間去胛骨容側指許灸百壯止千壯
心俞　在五椎下兩旁各二寸灸七壯
膈俞　在七椎下兩旁各二寸灸三壯止百壯
肝俞　在九椎下兩旁各二寸灸七壯
膽俞　在十椎下兩旁各二寸灸二七壯
脾俞　在十一椎下兩旁各二寸灸三壯針三分
胃俞　在十二椎下兩旁各二寸針三分灸以年為壯

穴。灸日三壮，止二百壮。

承浆　在颐前唇棱下宛宛中，开口取之。针三分，灸日七壮，止七七壮，炷如小筋头大。以上头面部。

肩井　在缺盆上，大骨前寸半，以三指按，当中指下陷中是。止可针五分，若深，令人闷倒，速补足三里。

肩髃　在肩端两骨间，有陷宛宛中，举臂取之。针八分，灸五壮，或日七壮，至二七壮。

大椎　在脊骨第一椎上，陷者宛宛中。针五分，灸随年壮。

陶道　在一椎下，俯而取之。针五分，灸五壮。

身柱　在三椎下，俯而取之。灸二七壮。

风门　在二椎下，两旁各二寸[①]。针五分，灸五壮。

肺俞　在三椎下，两旁各二寸。灸百壮。

膏肓　在四椎下一分，五椎上二分，两旁各三寸半，四肋三间，去胛骨容侧指许。灸百壮，止千壮。

心俞　在五椎下，两旁各二寸。灸七壮。

膈俞　在七椎下，两旁各二寸。灸三壮，止百壮。

肝俞　在九椎下，两旁各二寸。灸七壮。

胆俞　在十椎下，两旁各二寸。灸二七壮。

脾俞　在十一椎下，两旁各二寸。灸三壮，针三分。

胃俞　在十二椎下，两旁各二寸。针三分，灸以年为壮。

①二寸：自风门穴至白环俞，《神应经》均为“脊旁二寸”，《针灸大成》卷七及《甲乙经》俱作“一寸半”。

三焦俞　在十三椎下，两旁各二寸。针五分，灸五壮。

肾俞　在十四椎下，两旁各二寸。前与脐平，灸随年壮。

大肠俞　在十六椎下，两旁各二寸。针三分，灸三壮。

小肠俞　在十八椎下，两旁各二寸。针三分，灸三壮。

膀胱俞　在十九椎下，两旁各二寸。针三分，灸七壮。

白环俞　在二十一椎下，两旁二寸。针五分，灸三壮。

腰俞　在二十一椎下宛宛中，自大椎至此，折三尺，舒身以腹挺地，两手相重支额，纵四体，后乃取之。针八分，灸七壮，至二十一壮。

长强　在骶骨端下三分。针三分，灸三十壮。

以上肩背部。

乳根　在乳下一寸六分陷中，仰取。针三分，灸三壮。

期门　在乳旁一寸半，直下又一寸半，第二肋端缝中。其寸用胸前寸折量。针四分，灸五壮。

章门　在脐上二寸，两旁各六寸。其寸用胸前两乳间，横折八寸，内之六寸，侧卧，屈上足，伸下足，取动脉是。灸日七壮，至二七壮。

带脉　在季肋下一寸八分陷中，脐上二分两旁各七寸半。针六分，灸七壮。

膻中　在两乳间，折中取之。有陷是穴，仰而取之，禁针。灸

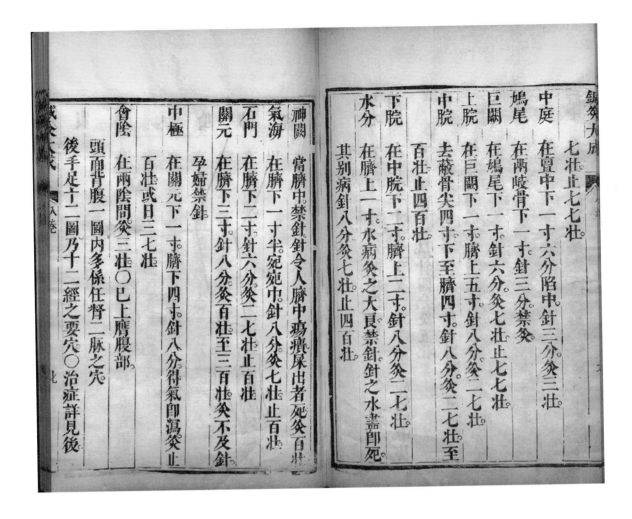

七壮，止七七壮。

中庭　在膻中下一寸六分陷中。针三分，灸三壮。

鸠尾　在两歧骨下一寸。针三分，禁灸。

巨阙　在鸠尾下一寸。针六分，灸七壮，止七七壮。

上脘　在巨阙下一寸，脐上五寸。针八分，灸二七壮。

中脘　去蔽骨尖四寸，下至脐四寸。针八分，灸二七壮，至百壮，止四百壮。

下脘　在中脘下二寸，脐上二寸。针八分，灸二七壮。

水分　在脐上一寸。水病灸之大良。禁针，针之水尽即死。其别病针八分，灸七壮，止四百壮。

神阙　当脐中。禁针，针令人脐中疡癉，屎出者死。灸百壮。

气海　在脐下一寸半宛宛中。针八分，灸七壮，止百壮。

石门　在脐下二寸。针六分，灸二七壮，止百壮。

关元　在脐下三寸。针八分，灸百壮，至三百壮。灸不及针，孕妇禁针。

中极　在关元下一寸，脐下四寸。针八分，得气即泻。灸止百壮，或日三七壮。

会阴　在两阴间，灸三壮。○以上膺腹部。

头面背腹一图，内多系任、督二脉之穴。

后手足十二图，乃十二经之要穴。○治症详见后。

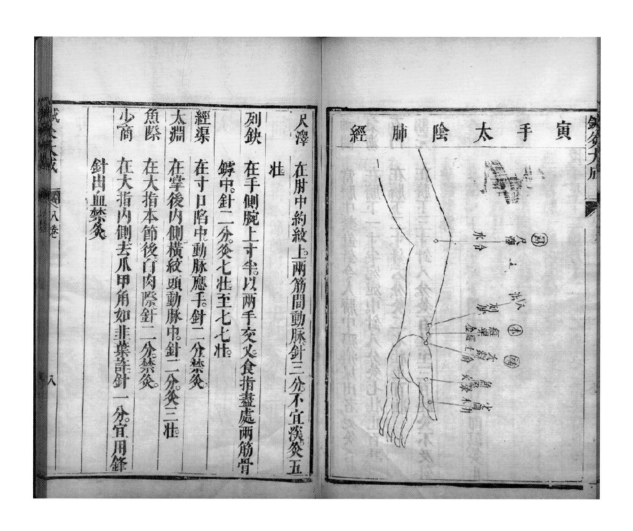

寅、手太阴肺经（图见上）

尺泽　在肘中约纹上，两筋间动脉。针三分，不宜深，灸五壮。

列缺　在手侧腕上寸半，以两手交叉，食指尽处，两筋骨罅中。针二分，灸七壮，至七七壮。

经渠　在寸口陷中，动脉应手。针二分，禁灸。

太渊　在掌后内侧，横纹头动脉中。针二分，灸三壮。

鱼际　在大指本节后白肉际。针二分，禁灸。

少商　在大指内侧，去爪甲角如韭叶许。针一分，宜用锋针出血，禁灸。

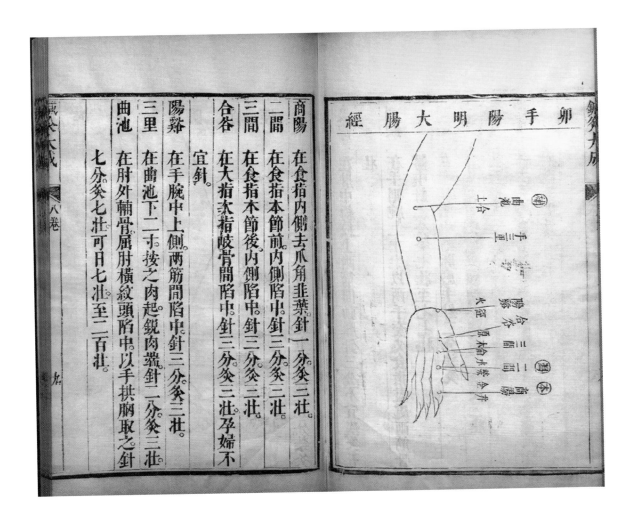

經腸大明陽手卯

商陽　在食指内侧去爪角韭叶针一分灸三壯

二間　在食指本節前内侧陷中针三分灸三壯

三間　在食指本節後内侧陷中针三分灸三壯

合谷　在大指次指歧骨間陷中针三分灸三壯孕婦不宜针

陽谿　在手腕中上侧两筋間陷中针三分灸三壯

三里　在曲池下二寸按之肉起鋭肉端针二分灸三壯

曲池　在肘外輔骨屈肘横紋頭陷中以手拱胸取之针七分灸七壯可日七壯至二百壯

卯、手阳明大肠经（图见上）

商阳　在食指内侧去爪角如[①]韭叶。针一分，灸三壮。

二间　在食指本节前内侧陷中。针三分，灸三壮。

三间　在食指本节后内侧陷中。针三分，灸三壮。

合谷　在大指次指歧骨间陷中。针三分，灸三壮。孕妇不宜针。

阳溪　在手腕中上侧两筋间陷中。针三分，灸三壮。

三里　在曲池下二寸，按之肉起锐肉端。针二分，灸三壮。

曲池　在肘外辅骨屈肘横纹头陷中，以手拱胸取之。针七分，灸七壮，可日七壮，至二百壮。

---

①如：原无，据《神应经》补。

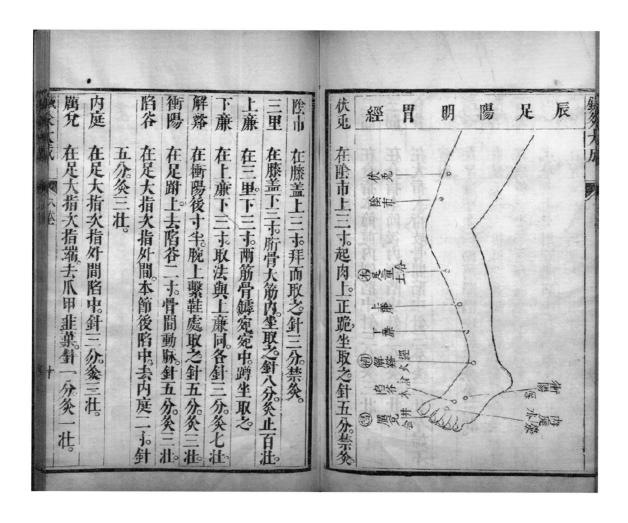

右、足阳明胃经（图见上）

伏兔　在阴市上三寸，起肉上，正跪坐取之。针五分①，禁灸。

阴市　在膝盖上三寸，拜而取之。针三分，禁灸。

三里　在膝盖下三寸，胻骨间②大筋内，坐取之。针八分，灸止百壮。

上廉　在三里下三寸，两筋骨罅宛宛中，蹲坐取之。

下廉　在上廉下三寸，取法与上廉同。各针三分，灸七壮。

解溪　在冲阳后寸半，腕上系鞋带③处取之。针五分，灸三壮。

冲阳　在足跗上去陷谷二寸，骨间动脉。针五分，灸三壮。

陷谷　在足大指次指外间，本节后陷中，去内庭二寸。针五分④，灸三壮。

内庭　在足大指次指外间陷中。针三分，灸三壮。

厉兑　在足大指次指端，去爪甲如⑤韭叶。针一分，灸一壮。

①五分：《神应经》作"三分"。
②间：原无，据《神应经》补。
③带：原无，据《神应经》补。
④五分：《神应经》作"三分"。
⑤如：原无，据《神应经》补。

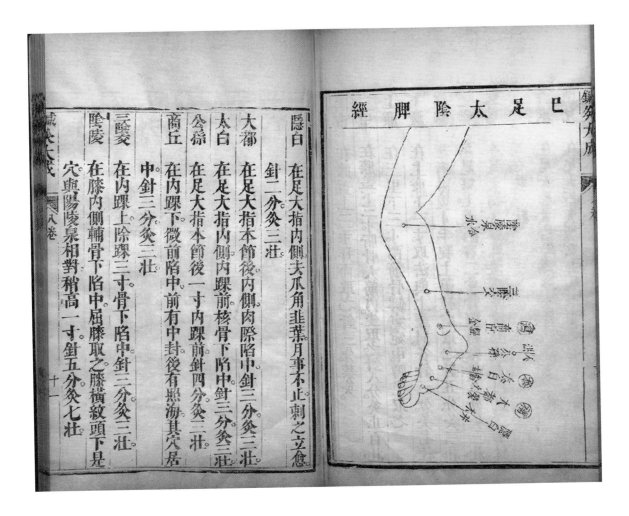

巳、足太阴脾经（图见上）

隐白　在足大指内侧端①，去爪角如②韭叶。月事不止，刺之立愈。针二分，灸三壮。

大都　在足大指本节后，内侧肉际陷中。针三分，灸三壮。

太白　在足大指内侧，内踝前。核骨下陷中。针三分，灸三壮。

公孙　在足大指本节后一寸，内踝前，针四分，灸三壮。

商丘　在内踝下，微前陷中，前有中封，后有照海，其穴居中。针三分，灸三壮。

三阴交　在内踝上，除踝三寸，骨下陷中。针三分，灸三壮。

阴陵泉③　在膝内侧辅骨下陷中，屈膝取之，膝横纹头下是穴，与阳陵泉相对，稍高一寸。针五分，灸七壮④。

---

①端：原无，据《神应经》补。
②如：原无，据《神应经》补。
③泉：原无，据《神应经》补。
④针五分，灸七壮：《神应经》作"针三分，灸三壮"。

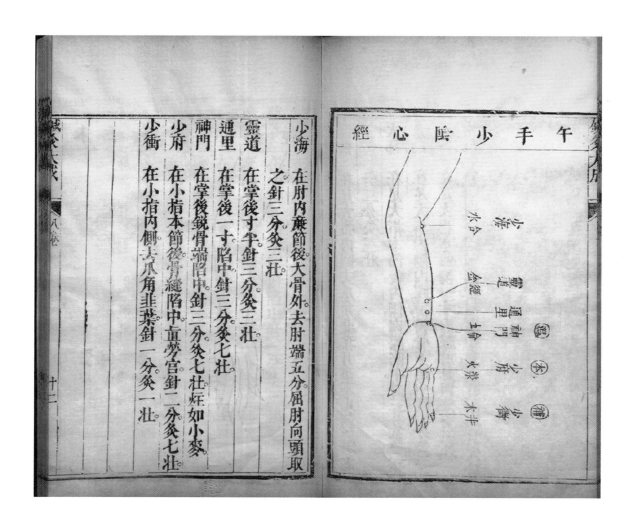

午、手少阴心经 （图见上）

少海　在肘内廉节后，大骨外，去肘端五分，屈肘向头取之。针三分，灸三壮。

灵道　在掌后寸半。针三分，灸三壮。

通里　在掌后一寸陷中。针三分，灸七壮。

神门　在掌后锐骨端陷中。针三分，灸七壮。炷如小麦。

少府　在小指本节后，骨缝陷中，直劳宫。针二分，灸七壮。

少冲　在小指内侧，去爪角韭叶。针一分，灸一壮。

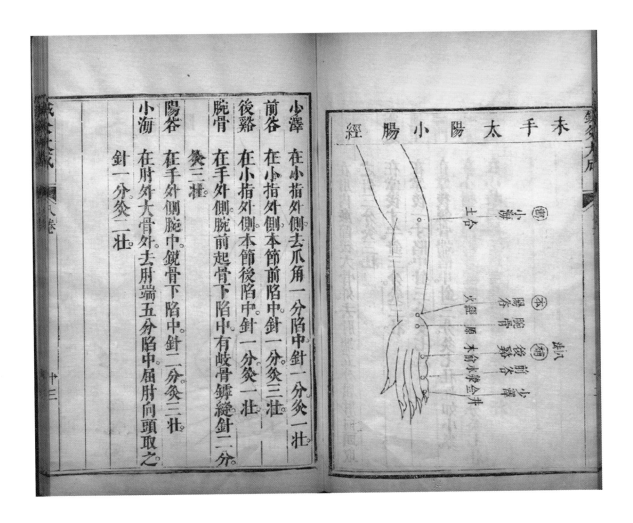

未、手太阳小肠经（图见上）

少泽　在小指外侧，去爪角一分陷中。针一分，灸一壮。

前谷　在小指外侧，本节前陷中。针一分，灸三壮。

后溪　在小指外侧，本节后陷中。针一分，灸一壮。

腕骨　在手外侧，腕前起骨下陷中，有岐骨罅缝。针二分，灸三壮。

阳谷　在手外侧腕中，锐骨下陷中。针二分，灸三壮。

小海　在肘内①大骨外，去肘端五分陷中，屈肘向头取之。针一分，灸二壮②。

① 肘内：原作“肘外”，据《神应经》改。
② 针一分，灸二壮：《神应经》作“针三分，灸三壮”。

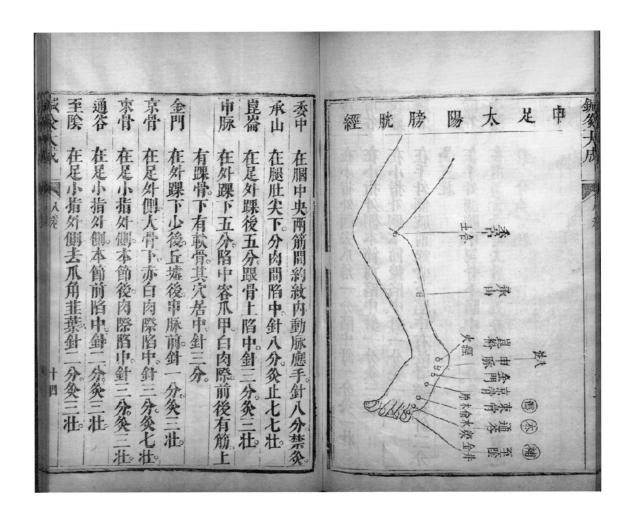

申、足太阳膀胱经 (图见上)

委中　在腘中央，两筋间约纹内，动脉应手。针八分，禁灸。

承山　在腿肚尖下，分肉间陷中。针八分，灸止七七壮。

昆仑　在足外踝后五分，跟骨上陷中。针三分，灸三壮。

申脉　在外踝下五分陷中，容爪甲白肉际，前后有筋，上有踝骨，下有软骨，其穴居中。针三分。

金门　在外踝下少后，丘墟后，申脉前。针一分，灸三壮。

京骨　在足外侧大骨下，赤白肉际陷中。针三分，灸七壮。

束骨　在足小指外侧，本节后肉际陷中。针三分，灸三壮。

通谷　在足小指外侧，本节前陷中。针二分，灸三壮。

至阴　在足小指外侧，去爪角韭叶。针二分，灸三壮。

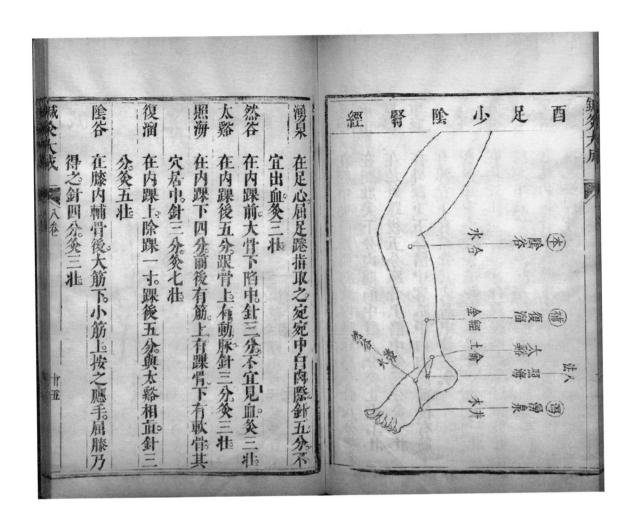

経腎陰少足 酉

涌泉　在足心屈足蹊指取之宛宛中白肉際針五分不宜出血灸三壮

然谷　在内踝前大骨下陷中針三分不宜見血灸三壮

太谿　在内踝後五分跟骨上有動脈針三分灸三壮

照海　在内踝下四分前後有筋上有踝骨下有軟骨其穴居中針三分灸七壮

復溜　在内踝上除踝一寸踝後五分與太谿相直針三分灸五壮

陰谷　在膝内輔骨後大筋下小筋上按之應手屈膝乃得之針四分灸三壮

鍼灸大成（八卷）廿五

西、足少阴肾经（图见上）

涌泉　在足心，屈足蜷指取之，宛宛中白肉际。针五分，不宜出血，灸三壮。

然谷　在内踝前，大骨下陷中。针三分，不宜见血，灸三壮。

太溪　在内踝后五分，跟骨上，有动脉。针三分，灸三壮。

照海　在内踝下四分，前后有筋，上有踝骨，下有软骨，其穴居中。针三分，灸七壮。

复溜　在内踝上，除踝一寸，踝后五分，与太溪相直。针三分，灸五壮。

阴谷　在膝内辅骨后，大筋下，小筋上，按之应手，屈膝乃得之。针四分，灸三壮。

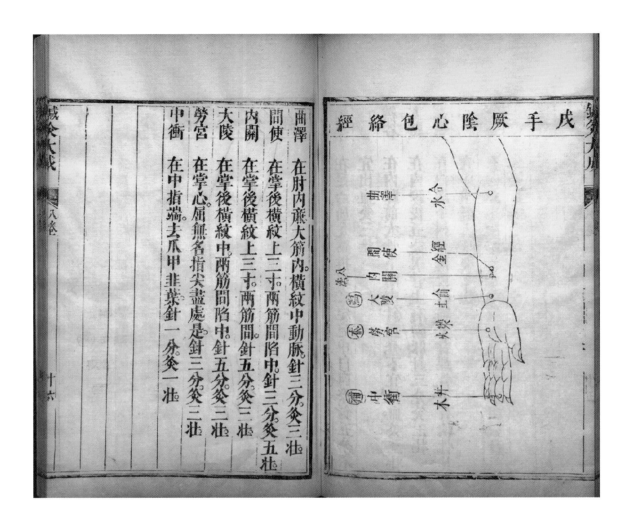

戊、手厥阴心包络经（图见上）

曲泽　在肘内廉，大筋内，横纹中动脉。针三分，灸三壮。

间使　在掌后横纹上三寸，两筋间陷中。针三分，灸五壮。

内关　在掌后横纹上三寸，两筋间。针五分，灸三壮。

大陵　在掌后横纹中，两筋间陷中。针五分，灸三壮。

劳宫　在掌心，屈无名指尖尽处是。针三分，灸三壮。

中冲　在中指端，去爪甲如[①]韭叶。针一分，灸一壮。

---

①如：原无，据《神应经》补。

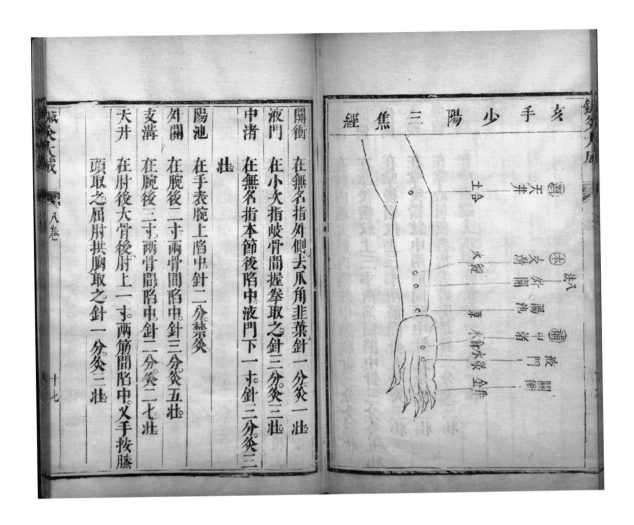

亥、手少阳三焦经（图见上）

关冲　在无名指外侧，去爪角韭叶。针一分，灸一壮。

液门　在小指①次指歧骨间，握拳取之。针三分，灸三壮。

中渚　在无名指本节后陷中，液门下一寸。针三分，灸三壮。

阳池　在手表腕上陷中。针二分，禁灸②。

外关　在腕后二寸，两骨间陷中。针三分，灸五壮。

支沟　在腕后三寸，两骨间陷中。针二分，灸二七壮。

天井　在肘后大骨后，肘上一寸，两筋间陷中，叉手按膝头取之；屈肘拱胸取之。针一分，灸三壮。

---

①指：原无，据《神应经》补。
②禁灸：《神应经》作"不可多灸，可三壮"。

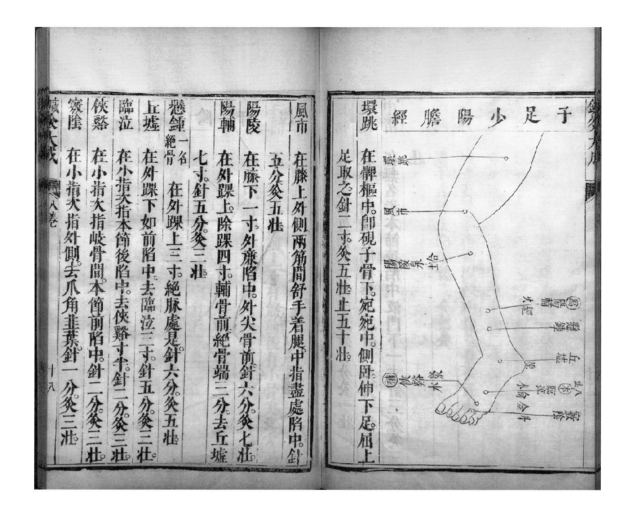

子、足少阳胆经（图见上）

环跳　在髀枢中，即砚子骨下宛宛中，侧卧，伸下足，屈上足取之。针二寸，灸五壮，止五十壮。

风市　在膝上外侧，两筋间，舒手着腿，中指尽处陷中。针五分，灸五壮。

阳陵　在膝下一寸，外廉陷中，外尖骨前。针六分，灸七壮。

阳辅　在外踝上，除踝四寸，辅骨前绝骨端如前①三分，去丘墟七寸。针五分，灸三壮。

悬钟一名绝骨　在外踝上三寸，绝脉处是。针六分，灸五壮。

丘墟　在外踝下，如前陷中，去临泣三寸。针五分，灸三壮。

临泣　在小指次指本节后陷中，去侠溪寸半。针二分，灸三壮。

侠溪　在小指次指歧骨间，本节前陷中。针二分，灸三壮。

窍阴　在小指次指外侧，去爪角韭叶。针一分，灸三壮。

---

①如前：原无，据《神应经》补。

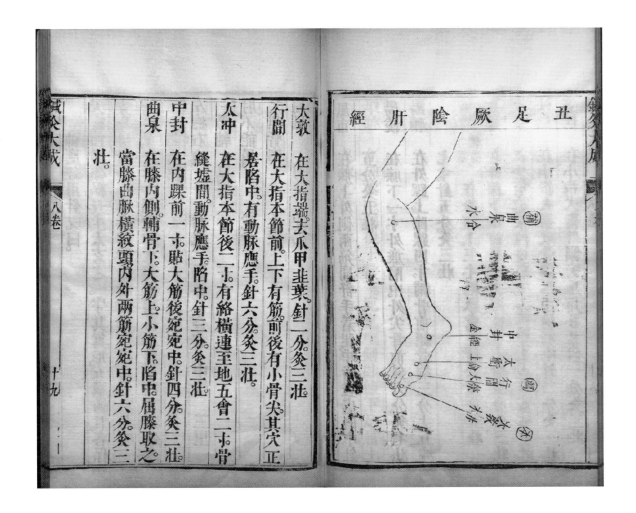

丑、足厥阴肝经（图见上）

大敦　在大指端，去爪甲如[1]韭叶。针二分，灸三壮。

行间　在大指本节前，上下有筋，前后有小骨尖，其穴正居陷中，有动脉应手。针六分，灸三壮。

太冲　在足大指本节后二寸，有络横连至地五会二寸骨缝墟间，动脉应手陷中。针三分，灸三壮[2]。

中封　在内踝前一寸，贴大筋后宛宛中。针四分，灸三壮。

曲泉　在膝内侧辅骨下，大筋上，小筋下，陷中，屈膝取之，当膝曲䐐横纹头，内外两筋间[3]宛宛中。针六分，灸三壮。

---

①如：原无，据《神应经》补。
②灸三壮：《神应经》作"灸五壮"。
③间：原无，据《神应经》补。

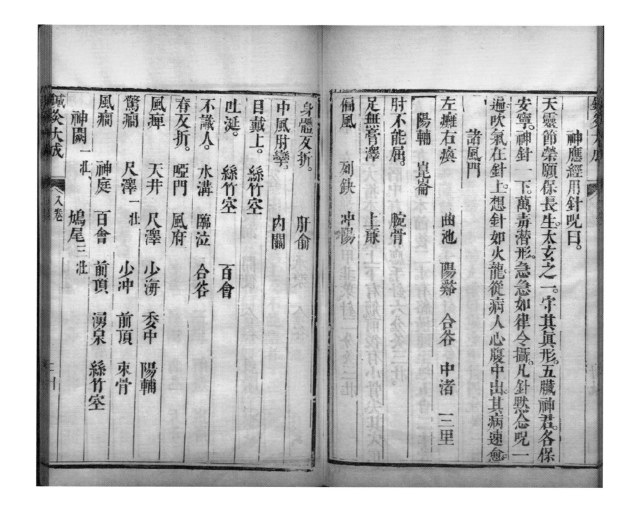

《神应经》用针咒曰

　　天灵节荣，愿保长生，太玄之一，守其真形，五脏神君，各保安宁，神针一下，万毒潜形，急急如律令摄。凡针默念咒一遍，吹气在针上，想针如火龙，从病人心腹中出，其病速愈。

诸风门

　　左瘫右痪：曲池　阳溪　合谷　中渚　三里　阳辅　昆仑
　　肘不能屈：腕骨
　　足无膏泽：上廉
　　偏风：列缺　冲阳
　　身体反折：肝俞
　　中风肘挛：内关
　　目戴上：丝竹空
　　吐涎：丝竹空　百会
　　不识人：水沟　临泣　合谷
　　脊反折：哑门　风府
　　风痹：天井　尺泽　少海　委中　阳辅
　　惊痫：尺泽一壮　少冲　前顶　束骨
　　风痫：神庭　百会　前顶　涌泉　丝竹空　神阙一壮　鸠尾三壮

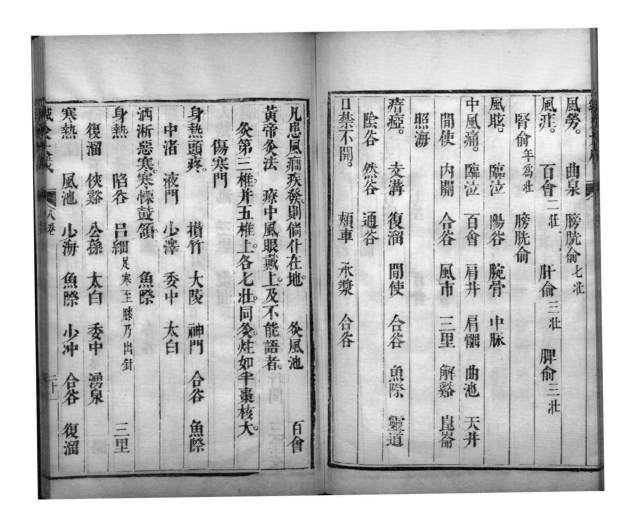

风劳：曲泉　膀胱俞七壮

风痊：百会二壮　肝俞三壮　脾俞三壮　肾俞年为壮　膀胱俞

风眩：临泣　阳谷　腕骨　申脉

中风[1]：临泣　百会　肩井　肩髃　曲池　天井　间使　内关　合谷　风市　三里　解溪
昆仑　照海

瘖哑：支沟　复溜　间使　合谷　鱼际　灵道　阴谷　然谷　通谷

口噤不开：颊车　承浆　合谷

凡患风痫疾，发则躺仆[2]在地：灸风池　百会

黄帝灸法：疗中风眼戴上及不能语者。灸第三椎并五椎上，各七壮，同灸炷如半枣核大。

伤寒门

身热头疼：攒竹　大陵　神门　合谷　鱼际　中渚　液门　少泽　委中　太白

洒淅恶寒，寒栗鼓颔：鱼际

身热：陷谷　吕细足寒至膝，乃出针　三里　复溜　侠溪　公孙　太白　委中　涌泉

寒热：风池　少海　鱼际　少冲　合谷　复溜

①中风：原作"中风痛"，据《神应经》删。
②躺仆：《神应经》作"僵仆"。

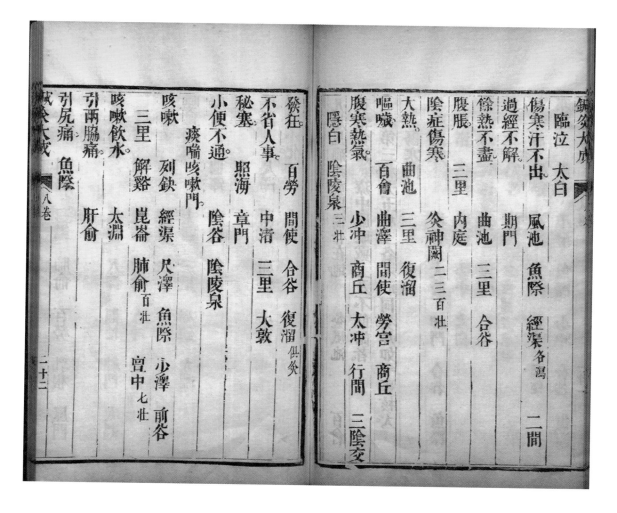

临泣　太白
　　伤寒汗不出：风池　鱼际　经渠各泻　二间
　　过经不解：期门
　　余热不尽：曲池　三里　合谷
　　腹胀：三里　内庭
　　阴症伤寒：灸神阙二三百壮
　　大热：曲池　三里　复溜
　　呕哕：百会　曲泽　间使　劳宫　商丘
　　腹寒热气：少冲　商丘　太冲　行间　三阴交　隐白　阴陵泉三壮
　　发狂：百劳　间使　合谷　复溜俱灸
　　不省人事：中渚　三里　大敦
　　秘塞：照海　章门
　　小便不通：阴谷　阴陵泉

痰喘咳嗽门
　　咳嗽：列缺　经渠　尺泽　鱼际　少泽　前谷　三里　解溪　昆仑　肺俞百壮　膻中
　　咳嗽饮水：太渊
　　引两胁痛：肝俞
　　引尻痛：鱼际

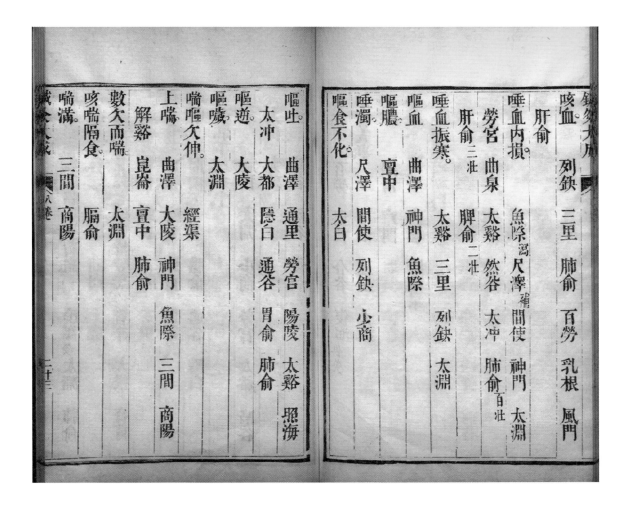

咳血：列缺　三里　肺俞　百劳　乳根　风门　肝俞

唾血内损：鱼际泻　尺泽补　间使　神门　太渊　劳宫　曲泉　太溪　然谷　太冲　肺俞百壮　肝俞三壮　脾俞二壮

唾血振寒：太溪　三里　列缺　太渊

呕血：曲泽　神门　鱼际

呕脓：膻中

唾浊：尺泽　间使　列缺　少商

呕食不化：太白

呕吐：曲泽　通里　劳宫　阳陵　太溪　照海　太冲　大都　隐白　通谷　胃俞　肺俞

呕逆：大陵

呕哕：太渊

喘呕欠伸：经渠

上喘：曲泽　大陵　神门　鱼际　三间　商阳　解溪　昆仑　膻中　肺俞

数欠而喘：太渊

咳喘隔食：膈俞

喘满：三间　商阳

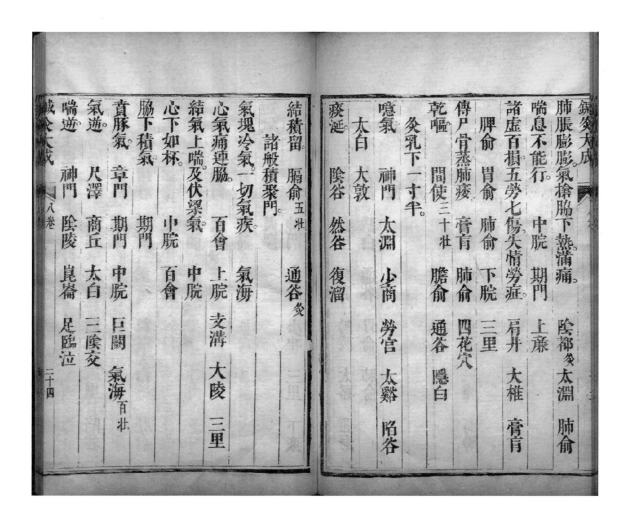

肺胀膨膨，气抢胁下，热满痛：阴都灸　太渊　肺俞

喘息不能行：中脘　期门　上廉

诸虚百损，五劳七伤，失精[1]劳症：肩井　大椎　膏肓　脾俞　胃俞　肺俞　下脘　三里

传尸骨蒸，肺痿：膏肓　肺俞　四花穴

干呕：间使三十壮　胆俞　通谷　隐白　灸乳下一寸半。

噫气：神门　太渊　少商　劳宫　太溪　陷谷　太白　大敦

痰涎：阴谷　然谷　复溜　○结积留饮[2]：膈俞五壮　通谷灸

诸般积聚门

气块冷气，一切气疾：气海

心气痛连胁：百会　上脘　支沟　大陵　三里

结气上喘及伏梁气：中脘

心下如杯：中脘　百会

胁下积气：期门

贲豚气：章门　期门　中脘　巨阙　气海百壮

气逆：尺泽　商丘　太白　三阴交

喘逆：神门　阴陵　昆仑　足临泣

① 失精：原作"失情"，据《神应经》改。

② 饮：原无，据《神应经》补。

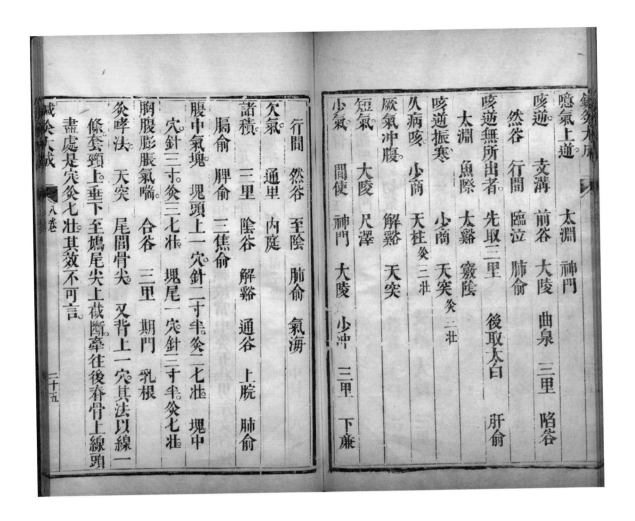

噫气上逆：太渊　神门

咳逆：支沟　前谷　大陵　曲泉　三里　陷谷　然谷　行间　临泣　肺俞

咳逆无所出者：先取三里　后取太白　肝俞　太渊　鱼际　太溪　窍阴

咳逆振寒：少商　天突灸三壮

久病咳：少商　天柱灸三壮

厥气冲腹：解溪　天突

短气：大陵　尺泽

少气：间使　神门　大陵　少冲　三里　下廉　行间　然谷　至阴　肺俞　气海

欠气：通里　内庭

诸积：三里　阴谷　解溪　通谷　上脘　肺俞　膈俞　脾俞　三焦俞

腹中气块：块头上一穴，针二寸半，灸二七壮；块中穴，针三寸，灸三七壮；块尾一穴，针三寸半，灸七壮。

胸腹膨胀，气喘：合谷　三里　期门　乳根

灸哮法：天突　尾闾骨尖

又背上一穴，其法：以线一条套颈上，垂下至鸠尾尖上截断，牵往后脊骨上，线头尽处是穴，灸七壮，其效不可言。

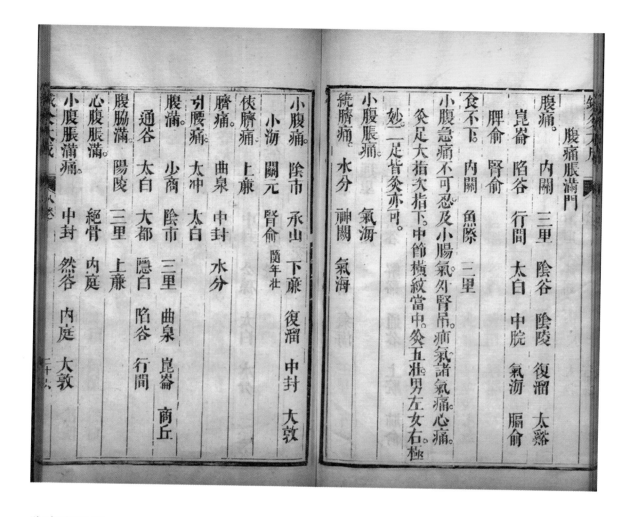

腹痛胀满门

腹痛：内关　三里　阴谷　阴陵　复溜　太溪　昆仑　陷谷　行间　太白　中脘　气海　膈俞　脾俞　肾俞

食不下：内关　鱼际　三里

小腹急痛不可忍，及小肠气，外肾吊，疝气，诸气痛，心痛：灸足大指次指下，中节横纹当中，灸五壮，男左女右，极妙。二足皆灸亦可。

小腹胀痛：气海

绕脐痛：水分　神阙　气海

小腹痛：阴市　承山　下廉　复溜　中封　大敦　小海　关元　肾俞随年壮

侠脐痛：上廉

脐痛：曲泉　中封　水分

引腰痛：太冲　太白

腹满：少商　阴市　三里　曲泉　昆仑　商丘　通谷　太白　大都　隐白　陷谷　行间

腹胁满：阳陵　三里　上廉

心腹胀满：绝骨　内庭

小腹胀满痛：中封　然谷　内庭　大敦

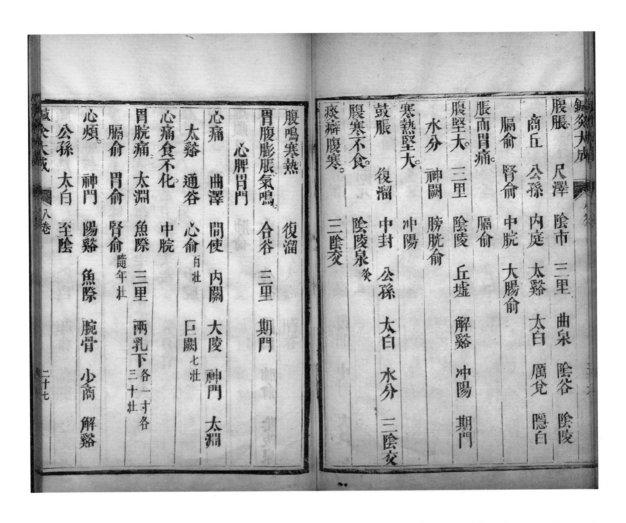

腹胀：尺泽　阴市　三里　曲泉　阴谷　阴陵　商丘　公孙　内庭　太溪　太白　厉兑　隐

白　膈俞　肾俞　中脘　大肠俞

胀而胃痛：膈俞

腹坚大：三里　阴陵　丘墟　解溪　冲阳　期门　水分　神阙　膀胱俞

寒热坚大：冲阳

鼓胀：复溜　中封　公孙　太白　水分　三阴交

腹寒不食：阴陵泉灸

痰癖腹寒：三阴交

腹鸣寒热：复溜

胃腹膨胀，气鸣：合谷　三里　期门

心脾胃门

心痛：曲泽　间使　内关　大陵　神门　太渊　太溪　通谷　心俞百壮　巨阙七壮

心痛食不化：中脘

胃脘痛：太渊　鱼际　三里　两乳下各一寸，各三十壮　膈俞　胃俞　肾俞随年壮

心烦：神门　阳溪　鱼际　腕骨　少商　解溪　公孙　太白　至阴

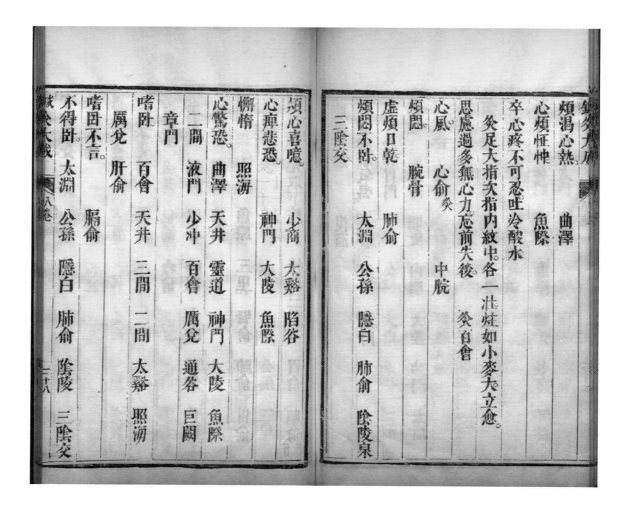

烦渴心热：曲泽

心烦怔忡：鱼际

卒心疼不可忍，吐冷酸水：灸足大指次指内纹中各一壮，炷如小麦大，立愈。

思虑过多，无心力，忘前失后：灸百会

心风：心俞灸　中脘

烦闷：腕骨

虚烦口干：肺俞

烦闷不卧：太渊　公孙　隐白　肺俞　阴陵泉　三阴交

烦心喜噫：少商　太溪　陷谷

心痹悲恐：神门　大陵　鱼际

懈惰：照海

心惊恐：曲泽　天井　灵道　神门　大陵　鱼际　二间　液门　少冲　百会　厉兑　通
谷　巨阙　章门

嗜卧：百会　天井　三间　二间　太溪　照海　厉兑　肝俞

嗜卧不言：膈俞

不得卧：太渊　公孙　隐白　肺俞　阴陵　三阴交

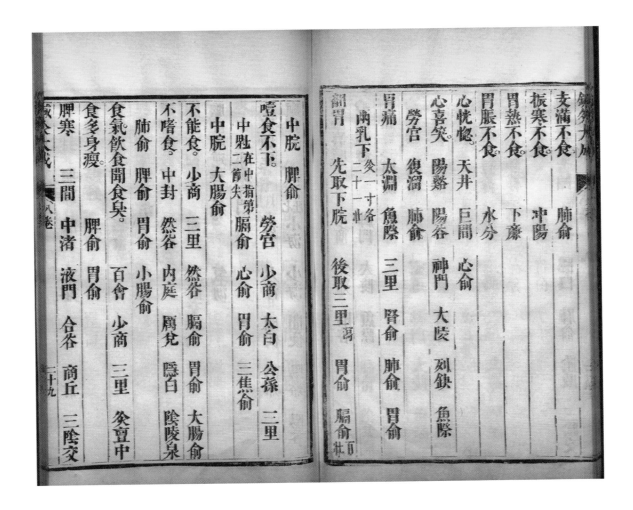

支满不食：肺俞

振寒不食：冲阳

胃热不食：下廉

胃胀不食：水分

心恍惚：天井　巨间[1]　心俞

心喜笑：阳溪　阳谷　神门　大陵　列缺　鱼际　劳宫　复溜　肺俞

胃痛：太渊　鱼际　三里　肾俞　肺俞　胃俞　两乳下灸一寸，各二十一壮

翻胃：先取下脘　后取三里泻　胃俞　膈俞百壮　中脘　脾俞

噎食不下：劳宫　少商　太白　公孙　三里　中魁在中指第二节尖　膈俞　心俞　胃俞三

焦俞　中脘　大肠俞

不能食：少商　三里　然谷　膈俞　胃俞　大肠俞

不嗜食：中封　然谷　内庭　厉兑　隐白　阴陵泉　肺俞　脾俞　胃俞　小肠俞

食气，饮食闻食臭：百会　少商　三里　灸膻中

食多身瘦：脾俞　胃俞

脾寒：三间　中渚　液门　合谷　商丘　三阴交

---

①巨间：《神应经》作"巨阙"，义长。

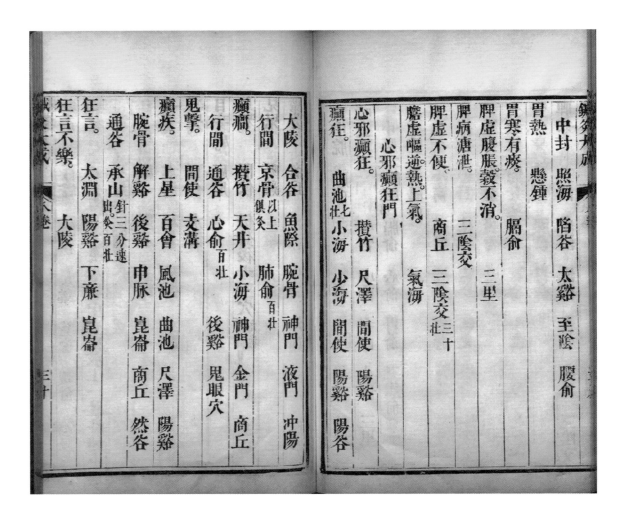

中封　照海　陷谷　太溪　至阴　腰俞
　　胃热：悬钟
　　胃寒有痰：膈俞
　　脾虚腹胀谷不消：三里
　　脾病溏泄：三阴交
　　脾虚不便：商丘　三阴交三十壮
　　胆虚呕逆，热，上气：气海

心邪癫狂门

　　心邪癫狂：攒竹　尺泽　间使　阳溪
　　癫狂：曲池七壮　小海　少海　间使　阳溪　阳谷　大陵　合谷　鱼际　腕骨　神门
液门　冲阳　行间　京骨以上俱灸　肺俞百壮
　　癫痫：攒竹　天井　小海　神门　金门　商丘　行间　通谷　心俞百壮　后溪　鬼眼穴
　　鬼击：间使　支沟
　　癫疾：上星　百会　风池　曲池　尺泽　阳溪　腕骨　解溪　后溪　申脉　昆仑　商丘
然谷　通谷　承山针三分，速出，灸百壮
　　狂言：太渊　阳溪　下廉　昆仑
　　狂言不乐：大陵

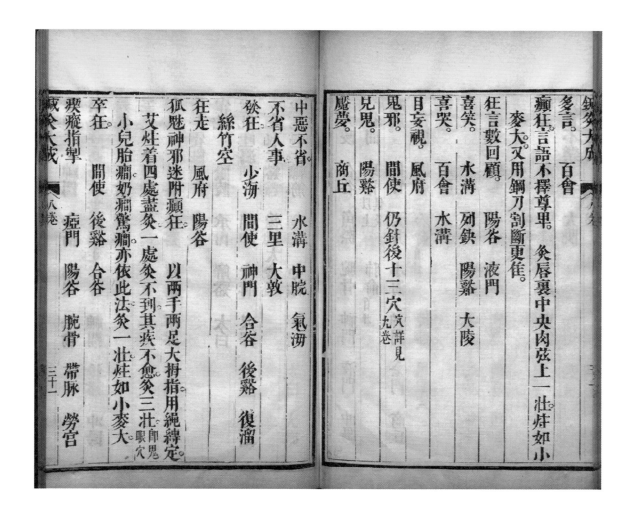

多言：百会

癫狂，言语不择尊卑：灸唇里中央肉弦上一壮，炷如小麦大；又用钢刀割断更佳。

狂言数回顾：阳谷　液门

喜笑：水沟　列缺　阳溪　大陵

喜哭：百会　水沟

目妄视：风府

鬼邪：间使　仍针后十三穴穴详见九卷

见鬼：阳溪

魇梦：商丘

中恶不省：水沟　中脘　气海

不省人事：三里　大敦

发狂：少海　间使　神门　合谷　后溪　复溜　丝竹空

狂走：风府　阳谷

狐魅神邪迷附癫狂：以两手、两足大拇指，用绳缚定，艾炷着四处尽灸，一处灸不到，其疾不愈，灸三壮即鬼眼穴。小儿胎痫、奶痫、惊痫，亦依此法灸一壮，炷如小麦大。

卒狂：间使　后溪　合谷

瘈疭指掣：哑门　阳谷　腕骨　带脉　劳宫

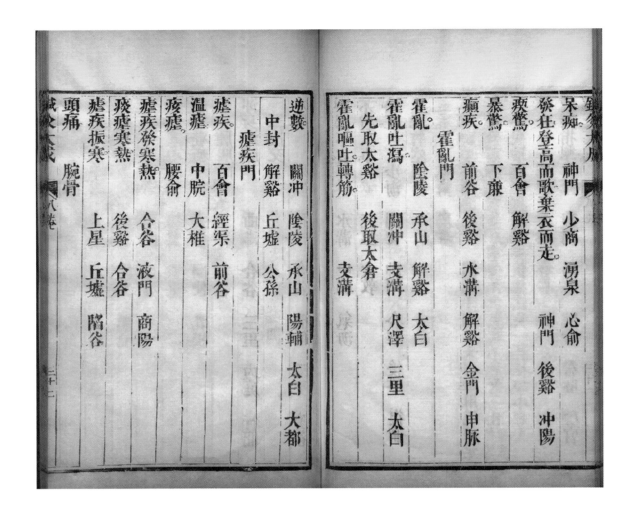

呆痴：神门　少商　涌泉　心俞
发狂，登高而歌，弃衣而走：神门　后溪　冲阳
瘈惊：百会　解溪
暴惊：下廉
癫疾：前谷　后溪　水沟　解溪　金门　申脉

霍乱门

霍乱：阴陵　承山　解溪　太白
霍乱吐泻：关冲　支沟　尺泽　三里　太白　先取太溪，后取太仓。
霍乱呕吐转筋：支沟
逆数：关冲　阴陵　承山　阳辅　太白　大都　中封　解溪　丘墟　公孙

疟疾门

疟疾：百会　经渠　前谷
温疟：中脘　大椎
痎疟：腰俞
疟疾发寒热：合谷　液门　商阳
痎疟寒热：后溪　合谷
疟疾振寒：上星　丘墟　陷谷
头痛：腕骨

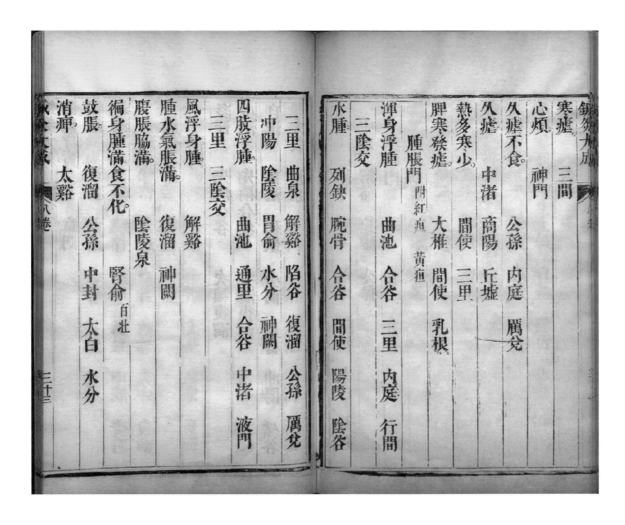

寒疟：三间

心烦：神门

久疟不食：公孙　内庭　厉兑

久疟：中渚　商阳　丘墟

热多寒少：间使　三里

脾寒发疟：大椎　间使　乳根

肿胀门附：红疸　黄疸

浑身浮肿：曲池　合谷　三里　内庭　行间　三阴交

水肿：列缺　腕骨　合谷　间使　阳陵　阴谷　三里　曲泉　解溪　陷谷　复溜　公孙
厉兑　冲阳　阴陵　胃俞　水分　神阙

四肢浮肿：曲池　通里　合谷　中渚　液门　三里　三阴交

风浮身肿：解溪

肿水气胀满：复溜　神阙

腹胀胁满：阴陵泉

遍身肿满，食不化：肾俞百壮

鼓胀：复溜　公孙　中封　太白　水分

消瘅①：太溪

---

①瘅：原作"痹"，据《神应经》改。

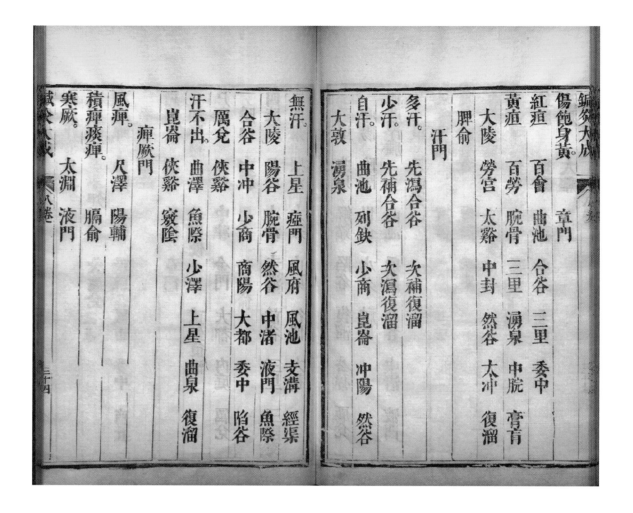

伤饱身黄：章门

红疸：百会　曲池　合谷　三里　委中

黄疸：百劳　腕骨　三里　涌泉　中脘　膏肓　大陵　劳宫　太溪　中封　然谷　太冲
复溜　脾俞

汗门

多汗：先泻合谷　次补复溜

少汗：先补合谷　次泻复溜

自汗：曲池　列缺　少商　昆仑　冲阳　然谷　大敦　涌泉

无汗：上星　哑门　风府　风池　支沟　经渠　大陵　阳谷　腕骨　然谷　中渚　液门
鱼际　合谷　中冲　少商　商阳　大都　委中　陷谷　厉兑　侠溪

汗不出：曲泽　鱼际　少泽　上星　曲泉　复溜　昆仑　侠溪　窍阴

痹厥门

风痹：尺泽　阳辅

积痹痰痹：膈俞

寒厥：太渊　液门

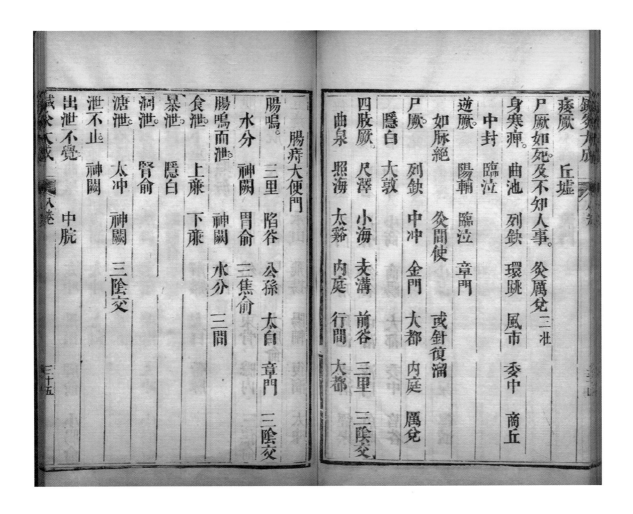

瘘厥：丘墟

尸厥如死及不知人事：灸厉兑三壮

身寒痹：曲池　列缺　环跳　风市　委中　商丘　中封　临泣

厥逆①：阳辅　临泣　章门　如脉绝，灸间使，或针复溜。

尸厥：列缺　中冲　金门　大都　内庭　厉兑　隐白　大敦

四肢厥：尺泽　小海　支沟　前谷　三里　三阴交　曲泉　照海　太溪　内庭　行间
大都

肠痔大便门

肠鸣：三里　陷谷　公孙　太白　章门　三阴交　水分　神阙　胃俞　三焦俞

肠鸣而泄：神阙　水分　三间

食泄：上廉　下廉

暴泄：隐白

洞泄：肾俞

溏泄：太冲　神阙　三阴交

泄不止：神阙

出泄不觉：中脘

---

① 厥逆：原作"逆厥"，据《神应经》乙转。

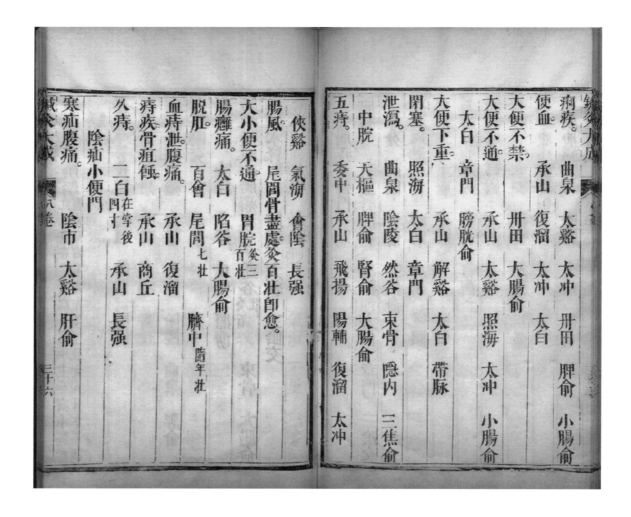

痢疾：曲泉　太溪　太冲　丹田　脾俞　小肠俞

便血：承山　复溜　太冲　太白

大便不禁：丹田　大肠俞

大便不通：承山　太溪　照海　太冲　小肠俞　太白　章门　膀胱俞

大便下重：承山　解溪　太白　带脉

闭塞：照海　太白　章门

泄泻：曲泉　阴陵　然谷　束骨　隐白　三焦俞　中脘　天枢　脾俞　肾俞　大肠俞

五痔：委中　承山　飞扬　阳辅　复溜　太冲　侠溪　气海　会阴　长强

肠风：尾间骨尽处，灸百壮即愈。

大小便不通：胃脘灸三百壮

肠痈痛：太白　陷谷　大肠俞

脱肛：百会　尾间七壮　脐中随年壮

血痔泄，腹痛：承山　复溜

痔疾，骨疽蚀：承山　商丘

久痔：二白在掌后四寸　承山　长强

阴疝小便门

寒疝腹痛：阴市　太溪　肝俞

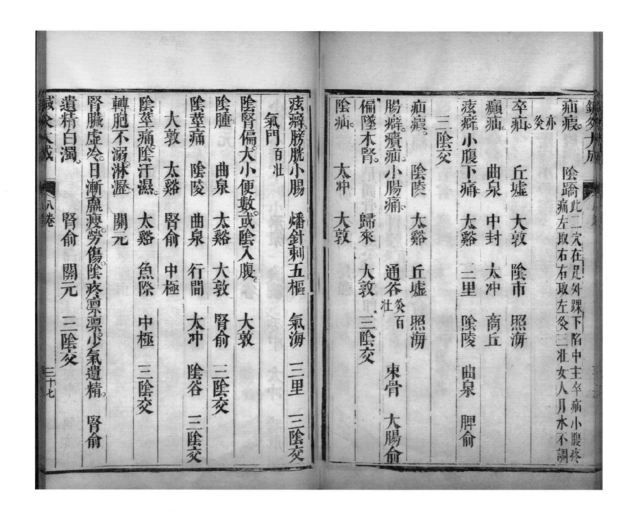

疝瘕：阴跷此二穴，在足内踝①下陷中。主卒疝，小腹疼痛，左取右，右取左，灸三壮。女人月水不调，亦灸。

卒疝：丘墟　大敦　阴市　照海

癞②疝：曲泉　中封　太冲　商丘

疢癖小腹下痛：太溪　三里　阴陵　曲泉　脾俞　三阴交

疝瘕：阴陵　太溪　丘墟　照海

肠癖，癀疝，小肠痛：通谷灸百壮　束骨　大肠俞

偏坠木肾：归来　大敦　三阴交

阴疝：太冲　大敦

疢瘕，膀胱小肠：燔针刺五枢　气海　三里　三阴交　气门百壮

阴肾偏，大小便数，或阴入腹：大敦

阴肿：曲泉　太溪　大敦　肾俞　三阴交

阴茎痛：阴陵　曲泉　行间　太冲　阴谷　三阴交　大敦　太溪　肾俞　中极

阴茎痛，阴汗湿：太溪　鱼际　中极　三阴交

转胞不溺，淋沥：关元

肾脏虚冷，日渐羸瘦，劳伤，阴疼凛凛，少气遗精：肾俞

遗精白浊：肾俞　关元　三阴交

①内踝：原作"外踝"，据卷六改。
②癞：原作"癫"，据《神应经》改。

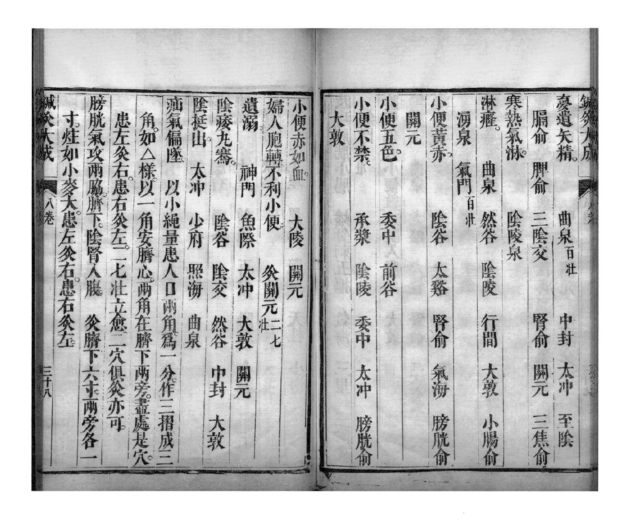

梦遗失精：曲泉百壮　中封　太冲　至阴　膈俞　脾俞　三阴交　肾俞　关元　三焦俞

寒热气淋：阴陵泉

淋癃：曲泉　然谷　阴陵　行间　大敦　小肠俞　涌泉　气门百壮

小便黄赤：阴谷　太溪　肾俞　气海　膀胱俞　关元

小便五色：委中　前谷

小便不禁：承浆　阴陵　委中　太冲　膀胱俞　大敦

小便赤如血：大陵　关元

妇人胞转，不利小便：灸关元二七壮

遗溺：神门　鱼际　太冲　大敦　关元

阴痿丸骞：阴谷　阴交　然谷　中封　大敦①

阴挺出：太冲　少府　照海　曲泉

疝气偏坠：以小绳量患人口两角，为一分，作三折，成三角，如△样，以一角安脐心，两角在脐下两旁，尽处是穴。患左灸右，患右灸左，二七壮立愈。二穴俱灸亦可。

膀胱气攻两胁脐下，阴肾入腹：灸脐下六寸两旁各一寸，炷如小麦大，患左灸右，患右灸左。

---

①大敦：《神应经》作"太冲"。

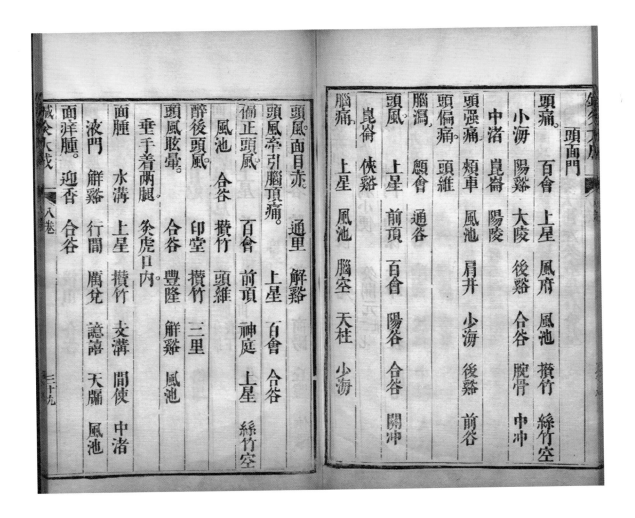

头面门

头痛：百会　上星　风府　风池　攒竹　丝竹空　小海　阳溪　大陵　后溪　合谷　腕骨　中冲　中渚　昆仑　阳陵

头强痛：颊车　风池　肩井　少海　后溪　前谷

头偏痛：头维

脑泻：囟会　通谷

头风：上星　前顶　百会　阳谷　合谷　关冲　昆仑　侠溪

脑痛：上星　风池　脑空　天柱　少海

头风，面目赤：通里　解溪

头风牵引脑顶痛：上星　百会　合谷

偏正头风：百会　前顶　神庭　上星　丝竹空　风池　合谷　攒竹　头维

醉后头风：印堂　攒竹　三里

头风眩晕：合谷　丰隆　解溪　风池　垂手着两腿，灸虎口内。

面肿：水沟　上星　攒竹　支沟　间使　中渚　液门　解溪　行间　厉兑　谚譆　天牖　风池

面痒肿：迎香　合谷

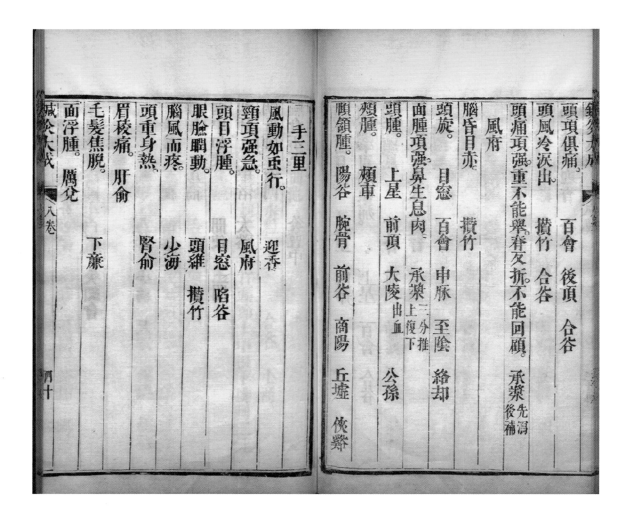

头项俱痛：百会　后顶　合谷

头风冷泪出：攒竹　合谷

头痛项强，重不能举，脊反折，不能回顾：承浆先泻后补　风府

脑昏目赤：攒竹

头旋：目窗　百会　申脉　至阴　络却

面肿项强，鼻生息肉：承浆三分，推上复下

头肿：上星　前顶　大陵出血　公孙

颊肿：颊车

颐颔肿：阳谷　腕骨　前谷　商阳　丘墟　侠溪　手三里

风动如虫行：迎香

颈项强急：风府

头目浮肿：目窗　陷谷

眼睑瞤动：头维　攒竹

脑风而疼：少海

头重身热：肾俞

眉棱痛：肝俞

毛发焦脱：下廉

面浮肿：厉兑

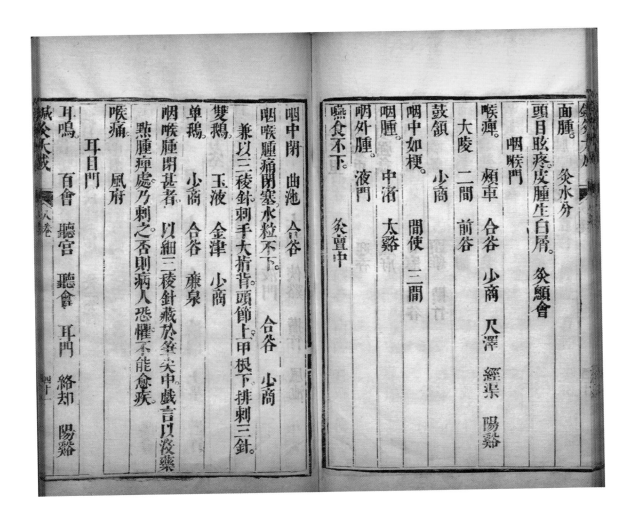

面肿：灸水分
头目眩疼，皮肿生白屑：灸囟会

咽喉门

喉痹：颊车　合谷　少商　尺泽　经渠　阳溪　大陵　二间　前谷
鼓颔：少商
咽中如梗：间使　三间
咽肿：中渚　太溪　○咽外肿：液门
咽食不下：灸膻中
咽中闭：曲池　合谷
咽喉肿痛，闭塞，水粒不下：合谷　少商　兼以三棱针刺手大指背头节上甲根下，排刺三针。
双蛾：玉液　金津　少商　○单蛾：少商　合谷　廉泉
咽喉肿闭甚者：以细三棱针藏于笔尖中，戏言以没药点肿痹处，乃刺之。否则病人恐惧，不能愈疾。
咽痛：风府

耳目门

耳鸣：百会　听宫　听会　耳门　络却　阳溪

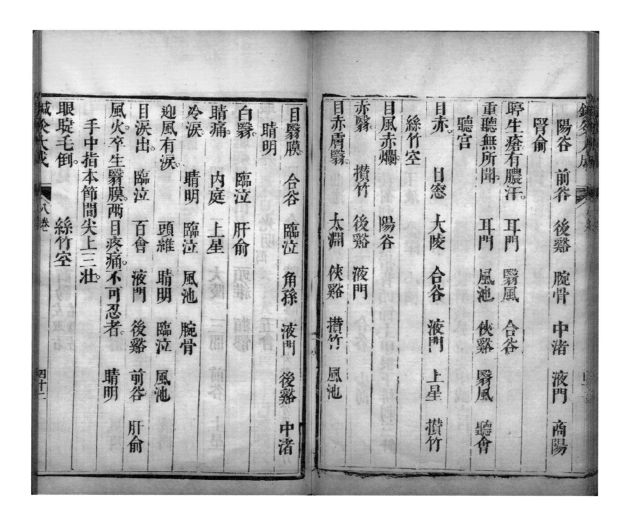

阳谷　前谷　后溪　腕骨　中渚　液门　商阳　肾俞

聤生疮，有脓汁：耳门　翳风　合谷

重听无所闻：耳门　风池　侠溪　翳风　听会　听宫

目赤：目窗　大陵　合谷　液门　上星　攒竹　丝竹空

目风赤烂：阳谷

赤翳：攒竹　后溪　液门

目赤肤翳：太渊　侠溪　攒竹　风池

目翳膜：合谷　临泣　角孙　液门　后溪　中渚　睛明

白翳：临泣　肝俞

睛痛：内庭　上星

冷泪：睛明　临泣　风池　腕骨

迎风有泪：头维　睛明　临泣　风池

目泪出：临泣　百会　液门　后溪　前谷　肝俞

风火，卒生翳膜，两目疼痛不可忍者：睛明　手中指本节间尖上三壮

眼睫毛倒：丝竹空

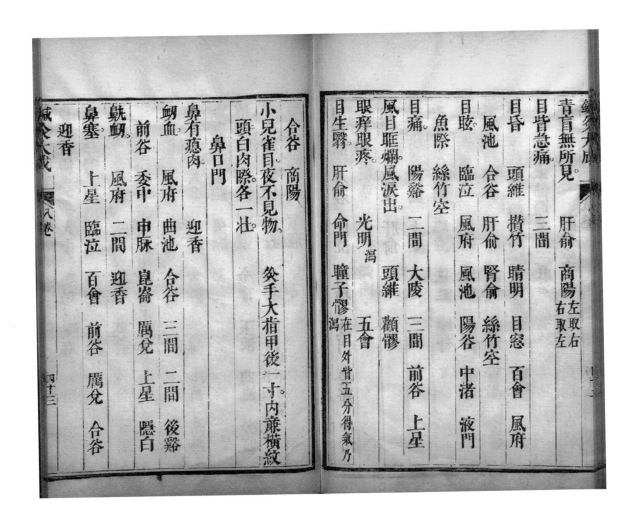

青盲无所见：肝俞　商阳左取右，右取左

目眦急痛：三间

目昏：头维　攒竹　睛明　目窗　百会　风府　风池　合谷　肝俞　肾俞　丝竹空

目眩：临泣　风府　风池　阳谷　中渚　液门　鱼际　丝竹空

目痛：阳溪　二间　大陵　三间　前谷　上星

风目眶烂，风泪出：头维　颧髎

眼痒眼疼：光明泻　五会

目生翳：肝俞　命门　瞳子髎在目外眦五分，得气乃泻　合谷　商阳

小儿雀目，夜不见物：灸手大指甲后一寸，内廉横纹头白肉际，各一壮。

鼻口门

鼻有息肉：迎香

衄血：风府　曲池　合谷　三间　二间　后溪　前谷　委中　申脉　昆仑　厉兑　上星隐白

鼽衄：风府　二间　迎香

鼻塞：上星　临泣　百会　前谷　厉兑　合谷　迎香

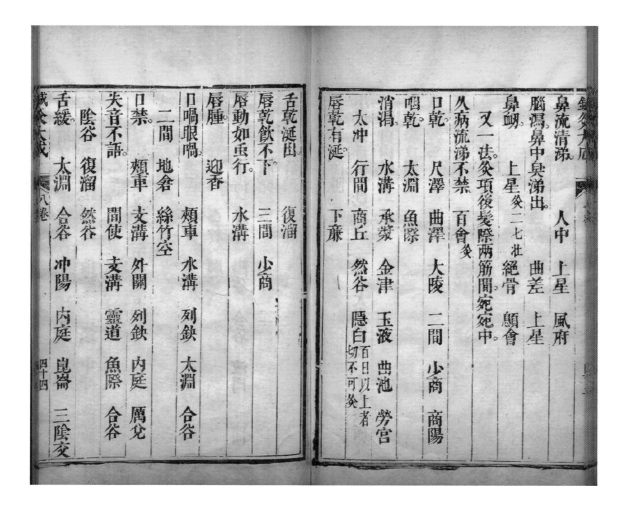

鼻流清涕：人中　上星　风府

脑泻，鼻中臭涕出：曲差　上星

鼻衄：上星灸二七壮　绝骨　囟会　又一法：灸项后发际两筋间宛宛中

久病流涕不禁：百会灸

口干：尺泽　曲泽　大陵　二间　少商　商阳

咽干：太渊　鱼际

消渴：水沟　承浆　金津　玉液　曲池　劳宫　太冲　行间　商丘　然谷　隐白百日以上者，切不可灸

唇干有涎：下廉

舌干涎出：复溜

唇干饮不下：三间　少商

唇动如虫行：水沟

唇肿：迎香

口喎眼喎：颊车　水沟　列缺　太渊　合谷　二间　地仓　丝竹空

口噤：颊车　支沟　外关　列缺　内庭　厉兑

失音不语：间使　支沟　灵道　鱼际　合谷　阴谷　复溜　然谷

舌缓：太渊　合谷　冲阳　内庭　昆仑　三阴交

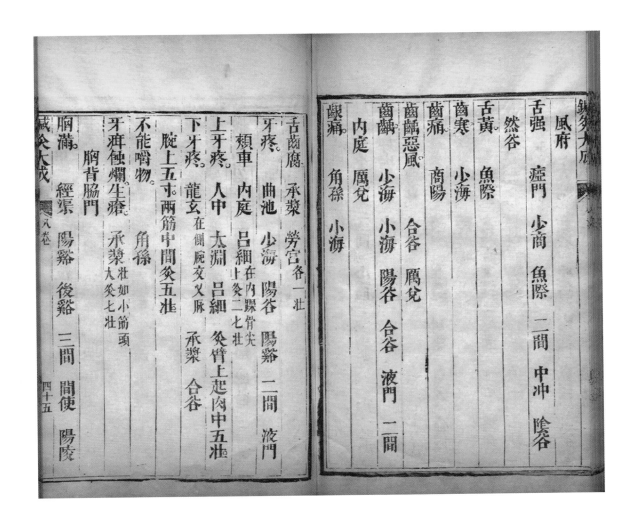

风府

舌强：哑门　少商　鱼际　二间　中冲　阴谷　然谷

舌黄：鱼际

齿寒：少海

齿痛：商阳

齿龋恶风：合谷　厉兑

齿龋：少海　小海　阳谷　合谷　液门　二间　内庭　厉兑

龈痛：角孙　小海

舌齿腐：承浆　劳宫各一壮

牙疼：曲池　少海　阳谷　阳溪　二间　液门　颊车　内庭　吕细在内踝骨尖上，灸二七壮

上牙疼：人中　太渊　吕细　灸臂上起肉中，五壮。

下牙疼：龙玄在侧腕交叉脉　承浆　合谷　腕上五寸，两筋中间，灸五壮。

不能嚼物：角孙

牙疳蚀烂，生疮：承浆壮如小筋头大，灸七壮

胸背胁门

胸满：经渠　阳溪　后溪　三间　间使　阳陵

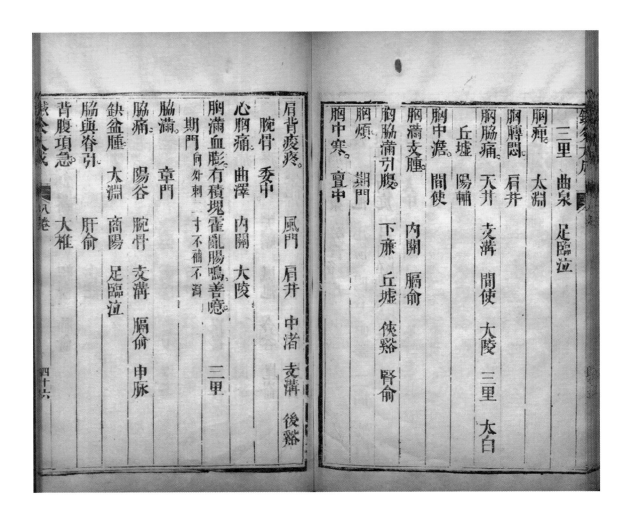

三里　曲泉　足临泣

胸痹：太渊

胸膊闷：肩井

胸胁痛：天井　支沟　间使　大陵　三里　太白　丘墟　阳辅

胸中澹澹①：间使

胸满支肿：内关　膈俞

胸胁满引腹：下廉　丘墟　侠溪　肾俞

胸烦：期门

胸中寒：膻中

肩背酸疼：风门　肩井　中渚　支沟　后溪　腕骨　委中

心胸痛：曲泽　内关　大陵

胸满血膨，有积块，霍乱肠鸣，善噫：三里　期门向外刺二寸，不补不泻

胁满：章门

胁痛：阳谷　腕骨　支沟　膈俞　申脉

缺盆肿：太渊　商阳　足临泣

胁与脊引：肝俞

背膊②项急：大椎

①澹澹：原作"澹"，据《神应经》补。

②膊：原作"腹"，据《神应经》改。

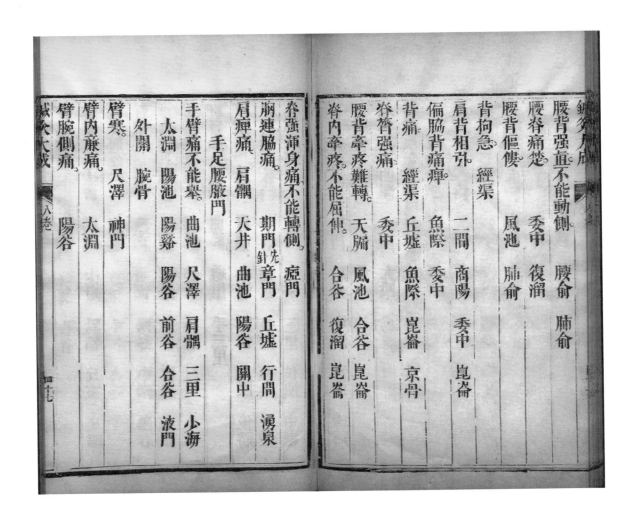

腰背强直，不能转[1]侧：腰俞　肺俞

腰脊痛楚：委中　复溜　○腰背伛偻：风池　肺俞

背拘急：经渠　○肩背相引：二间　商阳　委中　昆仑

偏胁背痛痹：鱼际　委中

背痛：经渠　丘墟　鱼际　昆仑　京骨

脊膂强痛：委中

腰背牵疼难转：天牖　风池　合谷　昆仑

脊内牵疼不能屈伸：合谷　复溜　昆仑

脊强浑身痛，不能转侧：哑门

胸连胁痛：期门先针　章门　丘墟　行间　涌泉

肩痹痛：肩髃　天井　曲池　阳谷　关冲[2]

手足腰腋门

手臂痛不能举：曲池　尺泽　肩髃　三里　少海　太渊　阳池　阳溪　阳谷　前谷　合谷　液门　外关　腕骨

臂寒：尺泽　神门

臂内廉痛：太渊　○臂腕侧痛：阳谷

①转：原作"动"，据《神应经》改。

②冲：原作"中"，据《神应经》改。

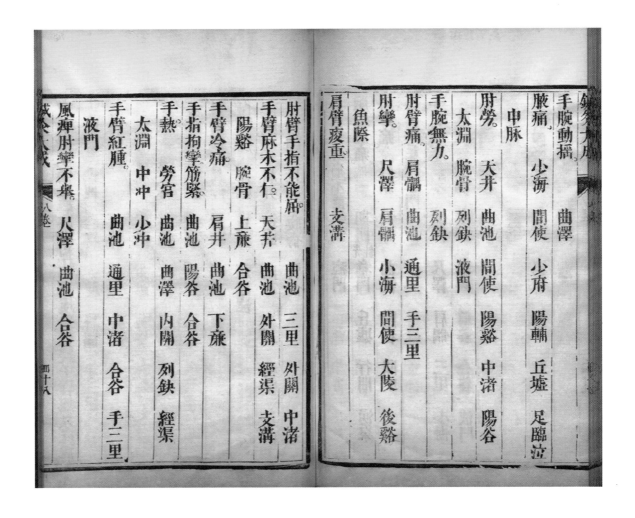

手腕动摇：曲泽

腋痛：少海　间使　少府　阳辅　丘墟　足临泣　申脉

肘劳：天井　曲池　间使　阳溪　中渚　阳谷　太渊　腕骨　列缺　液门

手腕无力：列缺

肘臂痛：肩髃　曲池　通里　手三里

肘挛：尺泽　肩髃　小海　间使　大陵　后溪　鱼际

肩臂酸重：支沟

肘臂、手指不能屈：曲池　三里　外关　中渚

手臂麻木不仁：天井　曲池　外关　经渠　支沟　阳溪　腕骨　上廉　合谷

手臂冷痛：肩井　曲池　下廉

手指拘挛筋紧：曲池　阳谷　合谷

手热：劳宫　曲池　曲泽　内关　列缺　经渠　太渊　中冲　少冲

手臂红肿：曲池　通里　中渚　合谷　手三里　液门

风痹肘挛不举：尺泽　曲池　合谷

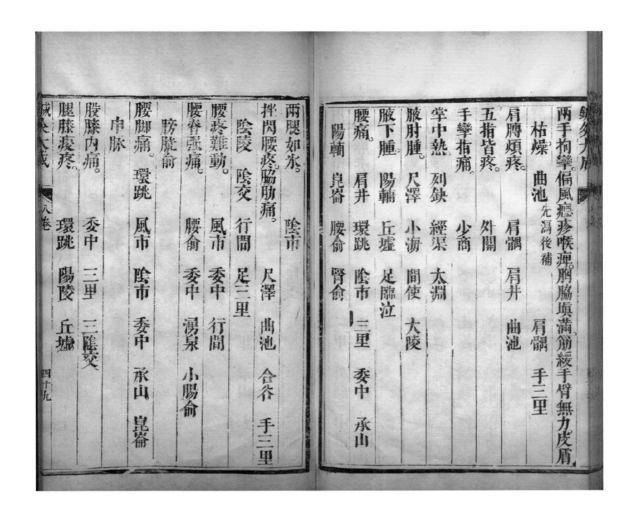

两手拘挛，偏风瘾疹，喉痹，胸胁填满，筋缓手臂无力，皮肤枯燥：曲池_{先泻后补} 肩髃
手三里

肩膊烦疼：肩髃　肩井　曲池

五指皆疼：外关

手挛指痛：少商

掌中热：列缺　经渠　太渊

腋肘肿：尺泽　小海　间使　大陵

腋下肿：阳辅　丘墟　足临泣

腰痛：肩井　环跳　阴市　三里　委中　承山　阳辅　昆仑　腰俞　肾俞

两腿如冰：阴市

挫闪腰疼，胁肋痛：尺泽　曲池　合谷　手三里　阴陵　阴交　行间　足三里

腰疼难动：风市　委中　行间

腰脊强痛：腰俞　委中　涌泉　小肠俞　膀胱俞

腰脚痛：环跳　风市　阴市　委中　承山　昆仑　申脉

股膝内痛：委中　三里　三阴交

腿膝酸疼：环跳　阳陵　丘墟

清康熙十九年刻本

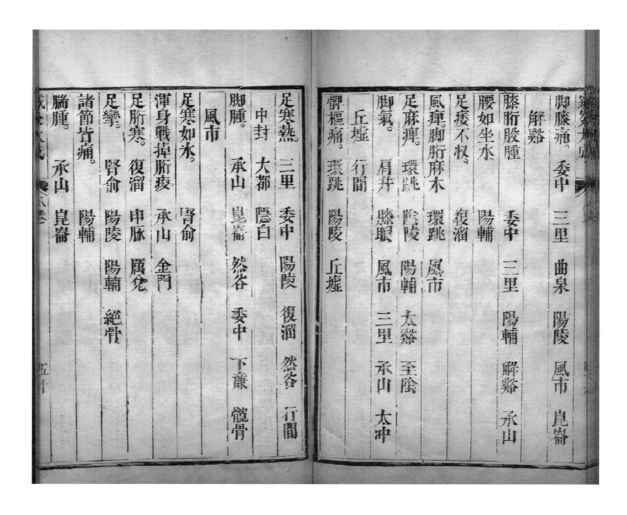

脚膝痛：委中　三里　曲泉　阳陵　风市　昆仑　解溪

膝胻股肿：委中　三里　阳辅　解溪　承山

腰如坐水：阳辅

足痿不收：复溜

风痹，脚胻麻木：环跳　风市

足麻痹：环跳　阴陵[①]　阳辅　太溪　至阴

脚气：肩井　膝眼　风市　三里　承山　太冲　丘墟　行间

髀枢痛：环跳　阳陵　丘墟

足寒热：三里　委中　阳陵　复溜　然谷　行间　中封　大都　隐白

脚肿：承山　昆仑　然谷　委中　下廉　髋骨　风市

足寒如冰：肾俞

浑身战掉，胻酸：承山　金门

足胻寒：复溜　申脉　厉兑

足挛：肾俞　阳陵　阳辅　绝骨

诸节皆痛：阳辅

腨肿：承山　昆仑

①阴陵：此下《神应经》尚有"阳陵"穴。

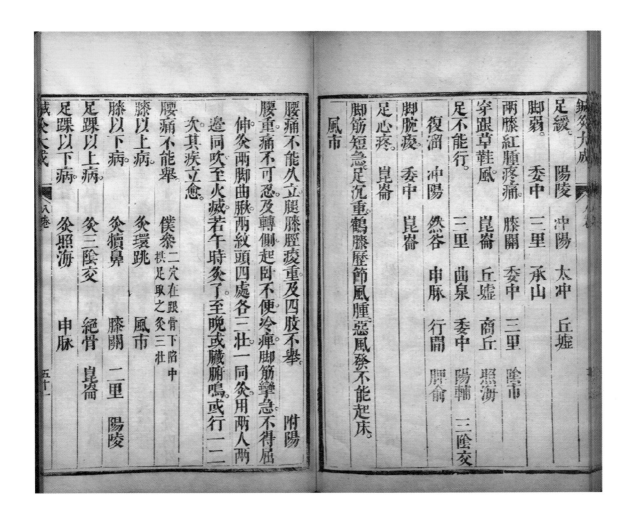

足缓：阳陵　冲阳　太冲　丘墟

脚弱：委中　三里　承山

两膝红肿疼痛：膝关　委中　三里　阴市

穿跟草鞋风：昆仑　丘墟　商丘　照海

足不能行：三里　曲泉　委中　阳辅　三阴交　复溜　冲阳　然谷　申脉　行间　脾俞

脚腕酸：委中　昆仑

足心疼：昆仑

脚筋短急，足沉重，鹤膝历节风肿，恶风，发不能起床：风市①

腰痛不能久立，腿膝胫酸重，及四肢不举：附阳

腰重痛不可忍，及转侧起卧不便，冷痹，脚筋挛急，不得屈伸：灸两脚腘曲两纹头四处各三壮，一同灸，用两人两边同吹，至火灭。若午时灸了，至晚或脏腑鸣，或行一、二次，其疾立愈。

　　腰痛不能举：仆参二穴，在跟骨下陷中，拱足取之，灸三壮

　　膝以上病：灸环跳　风市　○膝以下病：灸犊鼻　膝关　三里　阳陵

　　足踝以上病：灸三阴交　绝骨　昆仑　○足踝以下病：灸照海　申脉

---

①风市：《神应经》作"风池"。

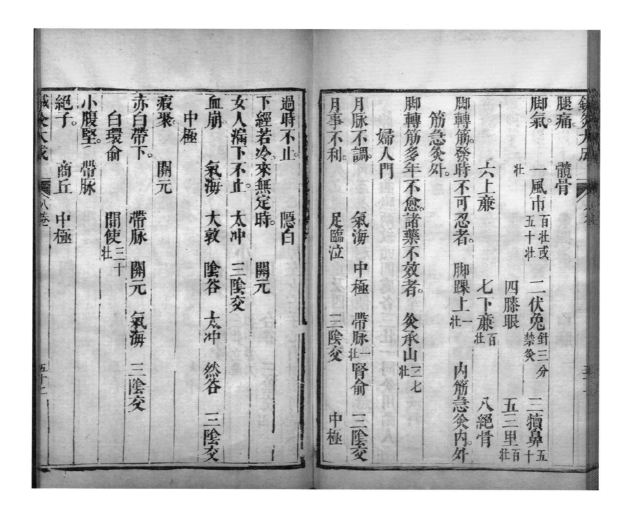

腿痛：髋骨

脚气：一风市百壮或五十壮，二伏兔针三分，禁灸，三犊鼻五十壮，四膝眼，五三里百壮，六上廉，七下廉百壮，八绝骨。

脚转筋，发时不可忍者：脚踝上一壮　内筋急灸内，外筋急灸外。

脚转筋多年不愈，诸药不效者：灸承山二七壮

妇人门

月脉不调：气海　中极　带脉一壮　肾俞　三阴交

月事不利：足临泣　三阴交　中极

过时不止：隐白

下经若冷，来无定时：关元

女人漏下不止：太冲　三阴交

血崩：气海　大敦　阴谷　太冲　然谷　三阴交　中极

瘕聚：关元

赤白带下：带脉　关元　气海　三阴交　白环俞　间使三十壮

小腹坚：带脉

绝子：商丘　中极

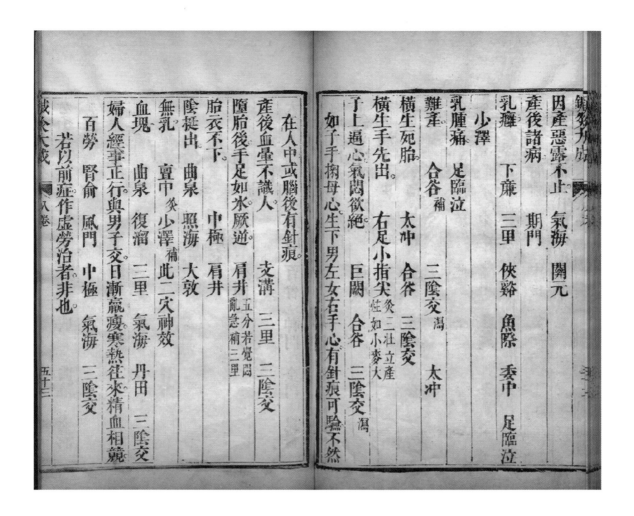

因产恶露不止：气海　关元

产后诸病：期门

乳痛：下廉　三里　侠溪　鱼际　委中　足临泣　少泽

乳肿痛：足临泣

难产：合谷补　三阴交泻　太冲

横生死胎：太冲　合谷　三阴交

横生手先出：右足小指尖灸三壮立产，炷如小麦大

子上逼心，气闷欲绝：巨阙　合谷补　三阴交泻。如子手搊母心，生下男左女右手心，有针痕可验，不然，在人中或脑后有针痕。

产后血晕不识人：支沟　三里　三阴交

坠胎后，手足如冰，厥逆：肩井五分，若觉闷乱，急补三里

胎衣不下：中极　肩井

阴挺出：曲泉　照海　大敦

无乳：膻中灸　少泽补　此二穴神效。

血块：曲泉　复溜　三里　气海　丹田　三阴交

妇人经事正行，与男子交，日渐羸瘦，寒热往来，精血相竞：百劳　肾俞　风门　中极
气海　三阴交　若以前症，作虚劳治者，非也。

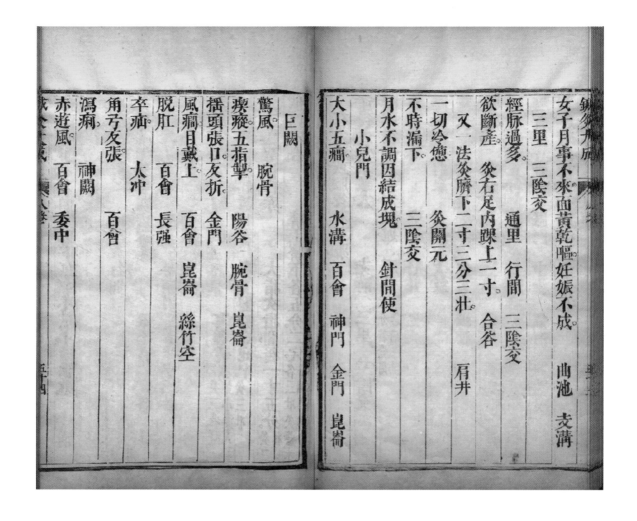

女子月事不来，面黄干呕，妊娠不成：曲池　支沟　三里　三阴交

经脉过多：通里　行间　三阴交

欲断产：灸右足内踝上一寸，合谷。又一法：灸脐下二寸三分，三壮，肩井。

一切冷惫：灸关元

不时漏下：三阴交

月水不调，因结成块：针间使

小儿门

大小五痫：水沟　百会　神门　金门　昆仑　巨阙

惊风：腕骨

瘈瘲，五指掣：阳谷　腕骨　昆仑

摇头张口，反折：金门

风痫，目戴上：百会　昆仑　丝竹空

脱肛：百会　长强

卒疝：太冲

角弓反张：百会

泻痢：神阙

赤游风：百会　委中

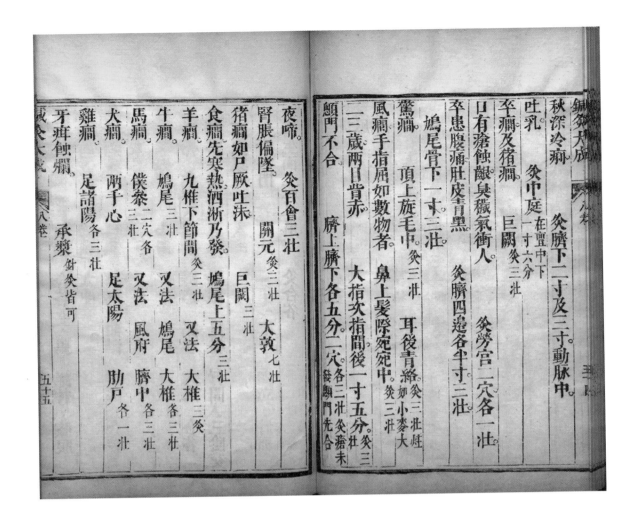

秋深冷痫：灸脐下二寸及三寸动脉中

吐乳：灸中庭在膻中下一寸六分

卒痫及猪痫：巨阙灸三壮

口有疮蚀龈，臭秽气冲人：灸劳宫二穴，各一壮。

卒患腹痛，肚皮青黑：灸脐四边各半寸，三壮，鸠尾骨下一寸，三壮。

惊痫：顶上旋毛中灸三壮，耳后青络灸三壮，炷如小麦大。

风痫，手指屈如数物者：鼻上发际宛宛中灸三壮

二三岁两目眦赤：大指次指间后一寸五分灸三壮

囟门不合：脐上、脐下各五分，二穴各三壮，灸疮未发，囟门先合。

夜啼：灸百会三壮

肾胀偏坠：关元灸三七①壮　大敦七壮

猪痫如尸厥，吐沫：巨阙三壮　〇食痫先寒热，洒淅乃发：鸠尾上五分三壮

羊痫：九椎下节间灸三壮　又法：大椎三灸

牛痫：鸠尾三壮　又法：鸠尾、大椎各三壮

马痫：仆参二穴，各三壮　　又法：风府、脐中各三壮

犬痫：两手心　足太阳　肋户各灸②一壮

鸡痫：足诸阳各三壮

牙疳蚀烂：承浆针灸皆可

---

①七：原无，据《神应经》补。

②灸：原无，据《神应经》补。

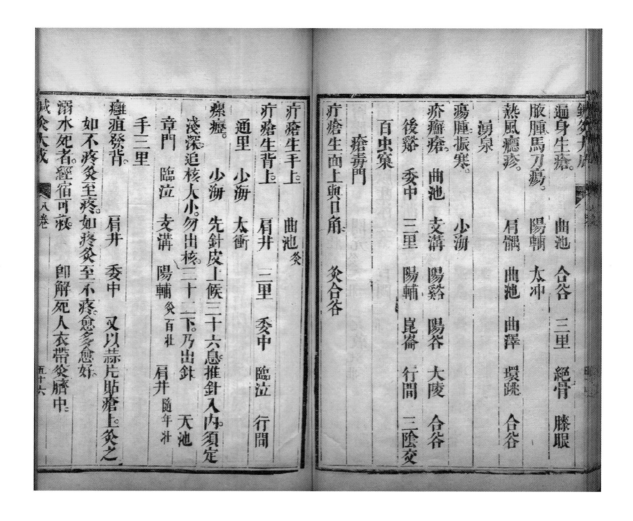

遍身生疮：曲池　合谷　三里　绝骨　膝眼

腋肿，马刀疡：阳辅　太冲

热风瘾疹：肩髃　曲池　曲泽　环跳　合谷　涌泉

疡肿振寒：少海

疥癣疮：曲池　支沟　阳溪　阳谷　大陵　合谷　后溪　委中　三里　阳辅　昆仑　行
间　三阴交　百虫窠

疮毒门

疔疮生面上与口角：灸合谷

疔疮生手上：曲池灸

疔疮生背上：肩井　三里　委中　临泣　行间　通里　小海[①]　太冲

瘰疬：少海先针皮上，候三十六息，推针入内，须定浅深，追核大小，勿出核，三十二下，乃出针
天池　章门　临泣　支沟　阳辅灸百壮　肩井随年壮　手三里

痈疽发背：肩井　委中　又以蒜片贴疮上，灸之，如不疼，灸至疼；如疼，灸至不疼，
愈多愈好。

溺水死者，经宿可救：即解死人衣带，灸脐中。

---

① 小海：原作"少海"，据《神应经》改。

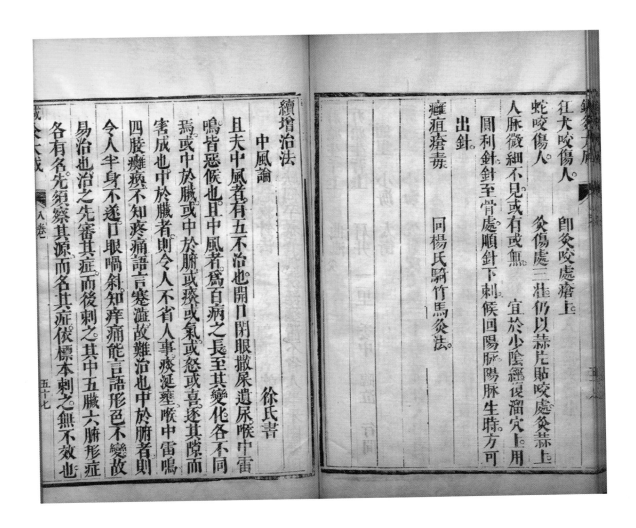

狂犬咬伤人：即灸咬处疮上。

蛇咬伤人：灸伤处三壮，仍以蒜片贴咬处，灸蒜上。

人脉微细不见，或有或无：宜于少阴经，复溜穴上，用圆利针针至骨处，顺针下刺，候回阳脉生[1]，方可出针。

痈疽疮毒：同杨氏骑竹马灸法。

续增治法

中风论 徐氏书

且夫中风者，有五不治也。开口、闭眼、撒屎、遗尿、喉中雷鸣，皆恶候也。且中风者，为百病之长，至其变化，各不同焉。或中于脏，或中于腑，或痰或气，或怒或喜，逐其隙而害成也。中于脏者，则令人不省人事，痰涎壅塞[2]，喉中雷鸣，四肢瘫痪，不知疼痛，语言謇涩，故难治也。中于腑者，则令人半身不遂，口眼㖞斜，知痒痛，能言语，形色不变，故易治也。治之先审其症，而后刺之。其中五脏六腑形症各有名，先须察其源，而名其症，依标本刺之，无不效也。

---

[1]候回阳脉生：原作"候回阳脉，阳脉生时"，据《神应经》删改。

[2]塞：原无，据《针灸大全》卷四补。

一、肝中之状，无汗恶寒，其色青，名曰怒中。

二、心中之状，多汗怕惊，其色赤，名曰思虑中。

三、脾中之状，多汗身热，其色黄，名曰喜中。

四、肺中之状，多汗恶风，其色白，名曰气中。

五、肾中之状，多汗身冷，其色黄，名曰气劳中。

六、胃中之状，饮食不下，痰涎上壅，其色淡黄，名曰食后中。

七、胆中之状，目眼牵连，酣睡不醒，其色绿，名曰惊中。

初中风急救针法 《乾坤生意》

凡初中风跌倒，卒暴昏沉，痰涎壅滞，不省人事，牙关紧闭，药水不下，急以三棱针，刺手十指十二井穴，当去恶血。又治一切暴死恶候，不省人事，及绞肠痧，乃起死回生妙诀。

少商二穴，商阳二穴，中冲二穴，关冲二穴，少冲二穴，少泽二穴

中风瘫痪针灸秘诀

中风口眼㖞斜：听会　颊车　地仓

凡㖞向左者，宜灸右；向右者，宜灸左，各灸①陷中二七壮，艾炷如麦粒大，频频灸之，取尽风气，口眼正为度。

一法：以五寸长笔管，插入耳内，外以面塞四围竹管上头，以艾灸二七壮，右㖞灸左、左㖞灸右。

───────────

① 灸：原作"㖞"，据明刻本改

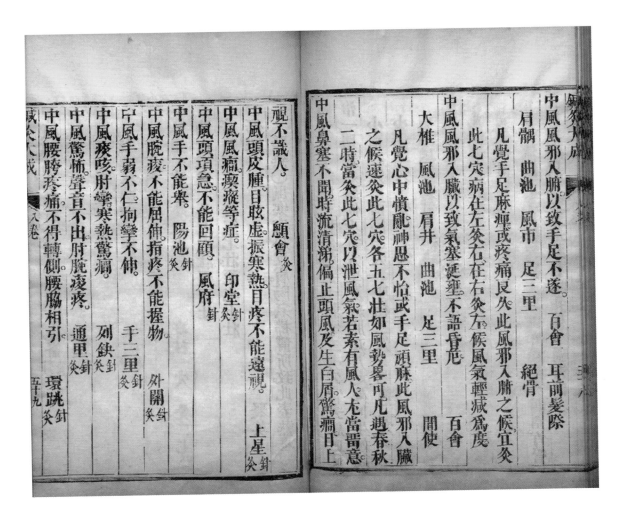

中风风邪入腑，以致手足不遂：百会　耳前发际　肩髃　曲池　风市　足三里　绝骨

凡觉手足麻痹，或疼痛良久，此风邪入腑之候，宜灸此七穴。病在左灸右，在右灸左，候风气轻减为度。

中风风邪入脏，以致气塞涎壅，不语昏危：百会　大椎　风池　肩井　曲池　足三里　间使

凡觉心中愦乱，神思不怡，或手足顽麻，此风邪入脏之候，速灸此七穴，各五七壮。如风势略可，凡遇春、秋二时，常灸此七穴，以泄风气；若素有风人，尤当留意。

中风鼻塞不闻，时流清涕，偏正头风，及生白屑，惊痫，目上视不识人：囟会灸

中风头皮肿，目眩虚，振寒热，目疼不能远视：上星针灸

中风风痫，瘛疭等症：印堂针灸

中风头项急，不能回顾：风府针

中风手不能举：阳池针灸

中风腕酸，不能屈伸，指疼不能握物：外关针灸

中风手弱不仁，拘挛不伸：手三里针灸

中风痰咳，肘挛，寒热惊痫：列缺针灸

中风惊怖，声音不出，肘腕酸疼：通里针灸

中风腰胯疼痛，不得转侧，腰胁相引：环跳针灸

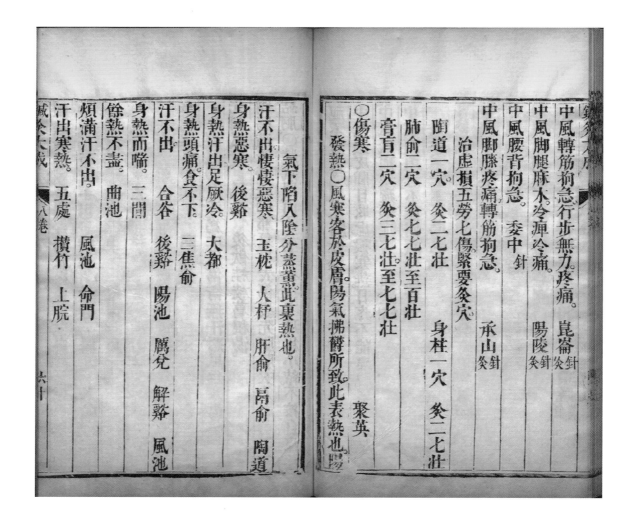

中风转筋拘急，行步无力疼痛：昆仑 针灸

中风脚腿麻木，冷痹冷痛：阳陵 针灸

中风腰背拘急：委中 针

中风脚膝疼痛，转筋拘急：承山 针灸

治虚损五劳七伤紧要灸穴：

陶道一穴，灸二七壮。身柱一穴，灸二七壮。肺俞二穴，灸七七壮至百壮。膏肓二穴，灸三七壮至七七壮。

伤寒 《聚英》

发热：风寒客于皮肤，阳气拂郁所致，此表热也。阳气下陷入阴分蒸熏，此里热也。

汗不出，凄凄恶寒：玉枕　大杼　肝俞　膈俞　陶道

身热恶寒：后溪　〇身热汗出，足厥冷：大都　〇身热头痛，食不下：三焦俞

汗不出：合谷　后溪　阳池　厉兑　解溪　风池

身热而喘：三间

余热不尽：曲池　〇烦满汗不出：风池　命门

汗出寒热：五处　攒竹　上脘

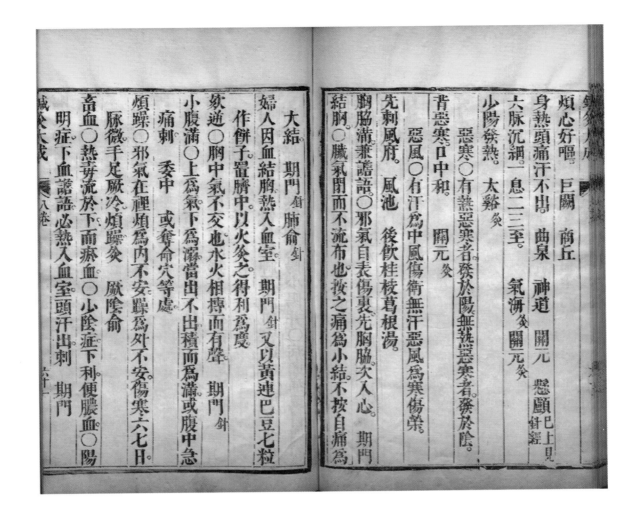

烦心好呕：巨阙　商丘

身热头痛，汗不出：曲泉　神道　关元　悬颅。以上见《针经》

六脉沉细，一息二三至：气海灸　关元灸

少阴[1]发热：太溪灸

恶寒：有热恶寒者发于阳，无热恶寒者发于阴。

背恶寒口中和：关元灸

恶风：有汗为中风，伤卫；无汗恶风为寒，伤荣。先刺风府、风池，后饮桂枝葛根汤。

胸胁满兼谵语：邪气自表伤里，先胸胁，次入心。期门。

结胸：脏气闭而不流布也。按之痛，为小结；不按自痛，为大结。期门针　肺俞针

妇人因血结胸，热入血室：期门针　又以黄连、巴豆七粒作饼子，置脐中，以火灸之，得利为度。

咳逆：胸中气不交也，水火相搏而有声。期门针。

小腹满：上为气，下为溺，当出不出积而为满，或腹中急痛：刺委中，或夺命穴等处。

烦躁：邪气在里，烦为内不安，躁为外不安。伤寒六七日，脉微，手足厥冷，烦躁。灸厥阴俞。

蓄血：热毒流于下而瘀血。少阴症下利，便脓血。阳明症，下血谵语，必热入血室，头汗出。刺期门。

①少阴：原作"少阳"，据《针灸聚英》卷二改。

結胸狀刺　大椎　肺俞　肝俞　慎不可汗
自利○不經攻下自溏洩○脉微溢嘔而汗出必更衣○
反小者當溫上灸之以消陰○小便吐利手中不冷反
發熱脉不至灸　太谿　少陰下利便膿血刺之陰陽乖
霍亂○上吐下利揮霍撩亂邪在中焦胃氣不治陰陽乖
隔遂上吐下泄躁擾煩亂也或腹中痛絞刺　委中
腹痛○有實有虛寒熱燥尿舊積按之不痛爲虛痛爲實
合灸不灸令病人冷結久而彌困刺　委中
陰毒陰症○陰病盛則微陽消於上故沉重四肢逆冷臍
腹築痛厥逆或冷六脉沉細灸　關元　氣海

嘔吐○表邪傳裡裡氣上逆也口中和脉微溢溺灸厥陰
戰慄○戰者正氣勝慄者邪氣勝邪與正爭心戰而外慄
爲病欲解也○邪氣內盛正氣太虛心慄而鼓頷身不
戰者巳而遂成寒逆者灸　魚際
四逆○四肢逆冷積冷成寒六腑氣絕於外　足胫寒逆
小陰也○身寒者厥陰也灸　氣海　腎俞　肝俞
厥○手足逆冷陽氣伏陷熱氣逆伏而手足冷也刺之○
脉促而厥者灸之
臀胃○臀爲氣不舒胃爲神不清即昏迷也多虛極乘寒
所致或吐下使然刺太陽少陽井○病頭痛或目悶如

呕吐：表邪传里，里气上逆也。口中和，脉微涩弱①。灸厥阴。

战栗：战者，正气胜；栗者，邪气胜。邪与正争，心战而外栗，为病欲解也。○邪气内盛，正气太虚，心栗而鼓颔，身不战者，已而遂成寒逆者。灸鱼际。

四逆：四肢逆冷，积冷成寒，六腑气绝于外，足胫寒逆少阴也。○身寒者，厥阴也。灸气海、肾俞、肝俞。

厥：手足逆冷，阳气伏陷，热气逆伏，而手足冷也，刺之。○脉促而厥者，灸之。内庭、大都②。

郁冒：郁为气不舒，冒为神不清，即昏迷也。多虚极乘寒所致，或吐下使然。刺太阳、少阳井③。病头痛，或冒闷如结胸状，刺大椎、肺俞、肝俞，慎不可汗。

自利：不经攻下自溏洩。○脉微涩，呕而汗出，必更衣。○反小者，当温上，灸之以消阴。○小便自利④，手中不冷，反发热，脉不至。灸太溪。少阴下利，便脓血，可刺之，宜通用之⑤。

霍乱：上吐下利，挥霍撩乱，邪在中焦，胃气不治，阴阳乖隔，遂上吐下泄，躁扰烦乱也。干霍乱⑥或腹中痛绞刺，针委及夺命穴⑦。

腹痛：有实有虚，寒热，燥屎旧积，按之不痛为虚，痛为实，合灸；不灸，令病人冷结，久而弥困。刺委中。

阴毒阴症：阴病盛则微阳消于上，故沉重，四肢逆冷，脐腹筑痛，厥逆或冷，六脉沉细。灸关元、气海。

①弱：原作"溺"，据《针灸聚英》卷二改。
②内庭、大都：原无，据《针灸聚英》卷二补。
③太阳、少阳井：《针灸聚英》卷二作"太阳、少阳并病"。
④自：原作"吐"，据《针灸聚英》卷二改。
⑤可刺之，宜通用之：原作"刺之通用"，据《针灸聚英》卷二改。
⑥干霍乱：原无，据《针灸聚英》卷二补。
⑦及夺命穴：原无，据《针灸聚英》卷二补。

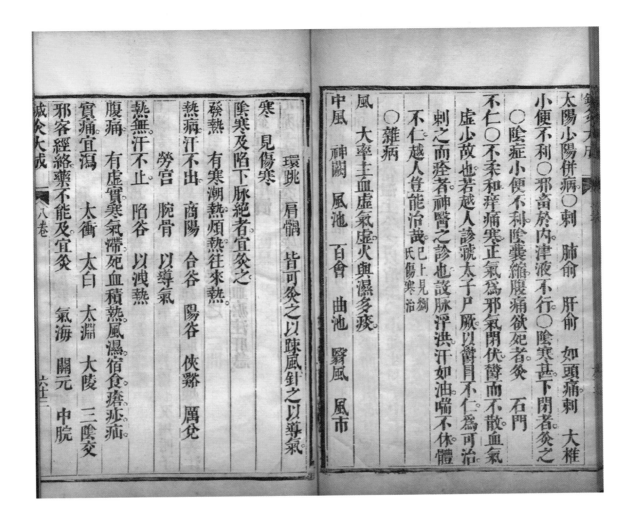

太阳、少阳并病：刺肺俞、肝俞。如头痛，刺大椎。

小便不利：邪蓄于内，津液不行。○阴寒甚，下闭者，灸之。○阴症小便不利，阴囊缩入小①腹，痛欲死者，灸石门。

不仁：不柔和，痒痛寒热皆不知②，正气为邪气闭伏，郁而不散，血气虚少故也。若越人诊虢太子尸厥，以郁冒不仁为可治，刺之而痊者，神医之诊也。设脉浮洪，汗如油，喘不休，体不仁，越人岂能治哉？以上见刘氏《伤寒治例③》

杂病

风：大率主血虚气虚，火与湿多痰。○中风：神阙　风池　百会　曲池　翳风　风市　环跳　肩髃　皆可灸之以疏风，针之以导气。

寒：见伤寒。○阴寒及陷下脉绝者，宜灸之。

发热，有寒潮热，烦热，往来热。

热病汗不出：商阳　合谷　阳谷　侠溪　厉兑　劳宫　腕骨　以导气。

热无度④，不止：陷谷　以泄热。

腹痛：有虚实，寒气滞，死血，积热，风湿，宿食⑤，疮，痧，疝。

实痛宜泻：太冲　太白　太渊　大陵　三阴交

邪客经络，药不能及，宜灸：气海　关元　中脘

---

①入小：原无，据《针灸聚英》卷二补。
②热皆不知：原无，据《针灸聚英》卷二补。
③例：原无，据《针灸聚英》卷二补。
④度：原作"汗"，据《针灸聚英》卷二改。
⑤宿食：《针灸聚英》卷二作"痰惊、宿食"。

头痛：有风[1]、风热，痰湿，寒；真头疼，手足青至节，死，不治[2]。

灸，疏散寒。针[3]，脉浮，刺：腕骨　京骨；脉长，刺：合谷治　冲阳；脉弦，刺：阳池　风府　风池

腰痛：有气虚，血虚，肾病，风湿，湿热，瘀寒[4]气滞。

血滞于下：刺委中出血　灸肾俞　昆仑　又用附子尖、乌头尖、南星、麝香、雄黄、樟脑、丁香，炼蜜丸，姜汁化成膏，放手内烘热摩之。

胁痛：肝火盛，木气实，有死血瘀注，肝急。针丘墟　中渎

心痛：有风寒，气血虚，食积热。针太溪　然谷　尺泽　行间　建里　大都　太白　中脘　神门　涌泉

牙疼：主血热，胃口有热，风寒湿热，虫蛀。针合谷　内庭　浮白　阳白　三间

眼目：主肝气实，风热，痰热，血瘀热，血实气壅。针上星　百会　神庭　前顶　攒竹　丝竹空

痛者：针风池　合谷

大寒犯脑，连及目痛，或风湿相搏，有翳：灸二间　合谷

小儿疳眼：灸合谷二穴　各一壮。

泻痢：气虚兼寒热，食积，风邪，惊邪，热湿，阳气下陷，痰积，

① 风：原无，据《针灸聚英》卷二补。
② 治：原无，据《针灸聚英》卷二补。
③ 针：原无，据《针灸聚英》卷二补。
④ 寒：原无，据《针灸聚英》卷二补。

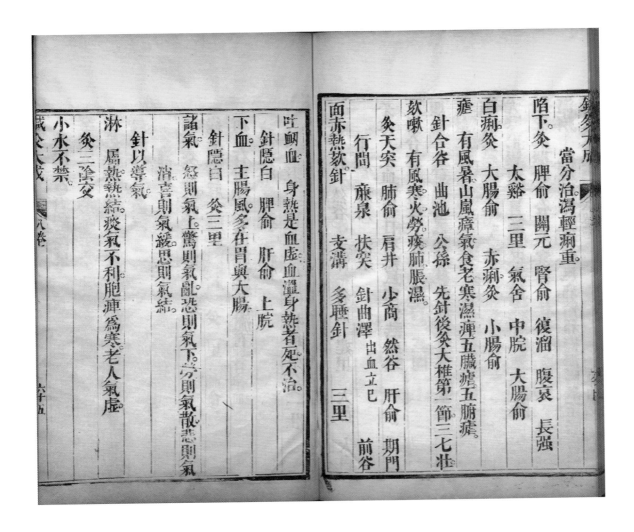

当分治，泻轻痢重。

陷下：灸脾俞　关元　肾俞　复溜　腹哀　长强　太溪　三里　气舍　中脘　大肠俞

白痢：灸大肠俞

赤痢：灸小肠俞

疟：有风暑，山岚瘴气，食老疟，疟母[1]，寒湿痹，五脏疟，五腑疟。针合谷　曲池　公孙　先针，后灸大椎第一节，三七壮。

咳嗽：有风、寒、火、劳、痰、肺胀、湿。灸天突　肺俞　肩井　少商　然谷　肝俞　期门　行间　廉泉　扶突　针曲泽出血立已　前谷

面赤热咳：针支沟。

多睡[2]：针三里。

吐衄血：身热是血虚，血温身热者，死，不治。针隐白　脾俞　肝俞　上脘

下血：主肠风，多在胃与大肠。针隐白　灸三里

诸气：怒则气上，惊则气乱，恐则气下，劳则气散，悲则气消，喜则气缓，思则气结。针以导气。

淋：属热，热结，痰气不利，胞痹为寒，老人气虚。灸三阴交。

小水不禁：

---

①疟，疟母：原无，据《针灸聚英》卷二补。

②睡：原作"唾"，据《针灸聚英》卷二改。

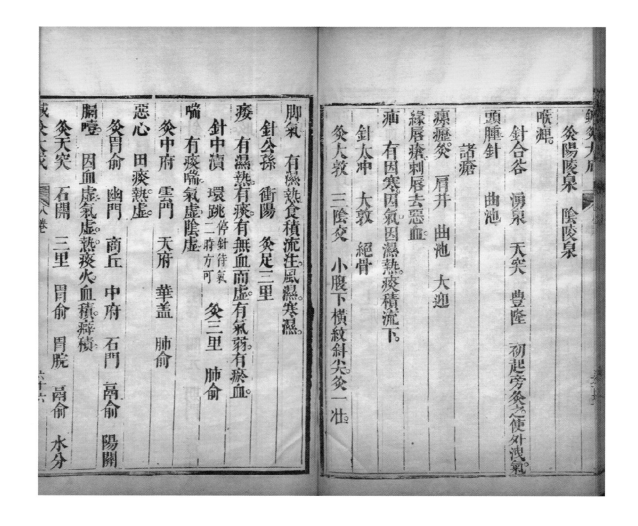

灸阳陵泉　阴陵泉

喉痹：针合谷　涌泉　天突　丰隆　初起旁灸之，使外泄气。

头肿：针曲池。

诸疮：

瘰疬：灸肩井　曲池　大迎

缘唇疮：刺唇去恶血。

疝：有因寒，因气，因湿热，痰积流下。针太冲　大敦　绝骨　灸大敦　三阴交　小腹下横纹斜尖，灸一壮。

脚气：有湿热，食积，流注，风湿，寒湿。针公孙　冲阳　灸足三里。

痿：有湿热，有痰，有无血而虚，有气弱，有瘀血。针中渎　环跳停针待气，一[①]二时方可灸三里　肺俞

喘：有痰喘，气虚，阴虚，灸中府　云门　天府　华盖　肺俞

恶心：因痰，热，虚。灸胃俞　幽门　商丘　中府　石门　膈俞　阳关

膈噎：因血虚，气虚，热，痰火，血积，癖积。针天突　石关　三里　胃俞　胃脘　膈俞　水分

①一：原无，据《针灸聚英》卷二补。

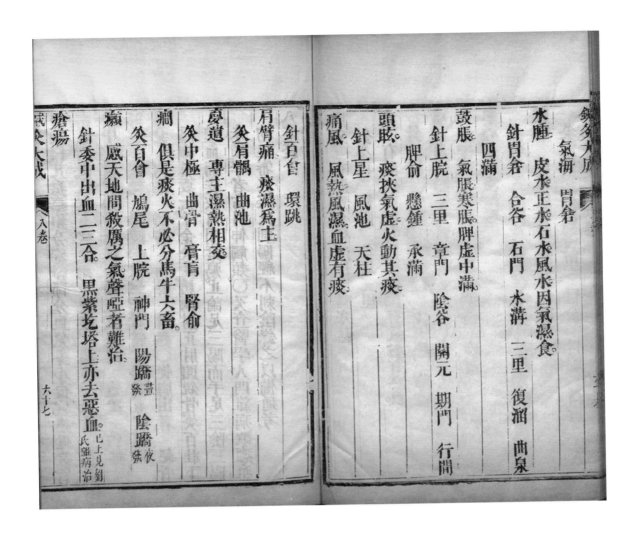

气海　胃仓

　　水肿：皮水，正水，石水，风水，因气湿食。针胃仓　合谷　石门　水沟　三里　复溜

曲泉　四满

　　臌胀：气胀，寒胀，脾虚中满。针上脘　三里　章门　阴谷　关元　期门　行间　脾俞

悬钟　承满

　　头眩：痰挟气，虚火动其痰。针上星　风池　天柱

　　痛风：风热，风湿，血虚有痰。针百会　环跳

　　肩臂痛：痰湿为主。灸肩髃　曲池

　　梦遗：专主湿热相火。灸中极　曲骨　膏肓　肾俞

　　痫：俱是痰火，不必分马牛六畜。灸百会　鸠尾　上脘　神门　阳跷昼发　阴跷夜发

　　癫：感天地间杀厉之气，声哑者难治。针委中出血二三合。黑紫圪塔上，亦去恶血。以

上见刘氏《杂病治例[①]》

　　疮疡：

---

①例：原无，据《针灸聚英》卷二补。

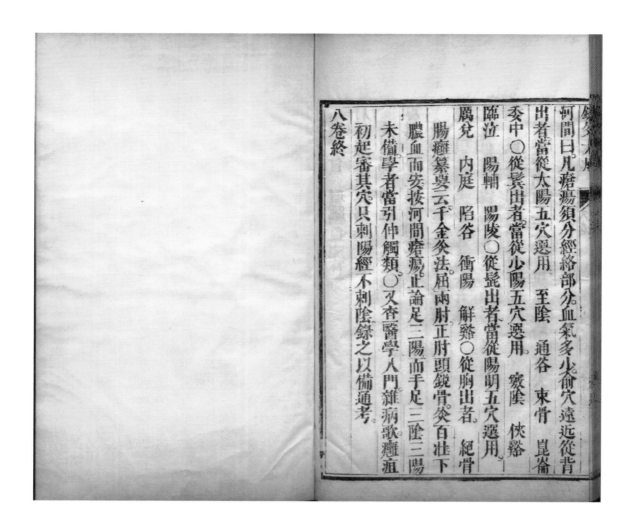

河间曰：凡疮疡须分经络部分，血气多少，俞穴远近。从背出者，当从太阳五穴选用：至阴、通谷、束骨、昆仑、委中。从鬓出者，当从少阳五穴选用：窍阴、侠溪、临泣、阳辅、阳陵。从髭出者，当从阳明五穴选用：厉兑、内庭、陷谷、冲阳、解溪。从胸出者：绝骨。

《肠痈纂要》云：千金灸法，屈两肘，正肘头锐骨，灸百壮，下脓血而安。按河间疮疡，止论足三阳，而手足三阴、三阳未备，学者当引伸触类。又查《医学入门》杂病歌，痈疽初起审其穴，只刺阳经不刺阴。录之以备通考。

八卷终

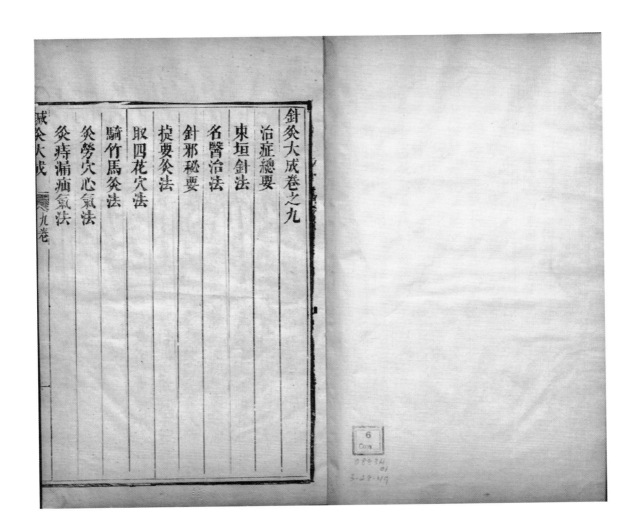

《针灸大成》卷之九

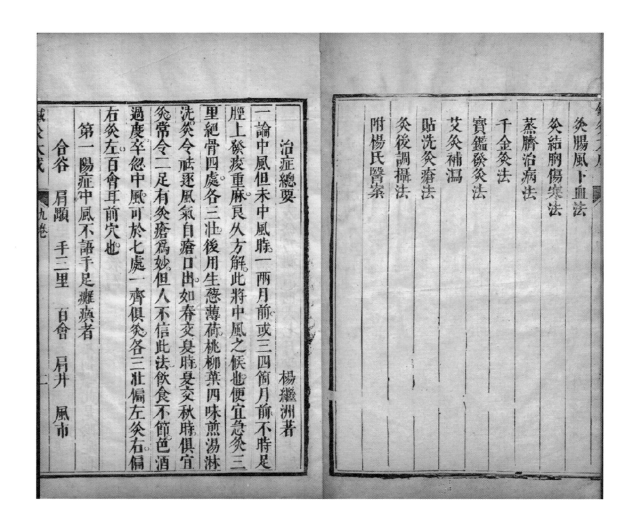

治症总要 杨继洲著

一论中风，但未中风时，一两月前，或三四个月前，不时足胫上发酸重麻，良久方解，此将中风之候也。便宜急灸三里、绝骨四处，各三壮，后用生葱、薄荷、桃柳叶，四味煎汤淋洗，灸令祛逐风气自疮口出。如春交夏时，夏交秋时，俱宜灸，常令二足有灸疮为妙。但人不信此法，饮食不节，色酒过度，卒忽中风，可于七处一齐俱灸各三壮，偏左灸右，偏右灸左，百会、耳前穴也。

第一、阳症中风不语，手足瘫痪者：合谷　肩髃　手三里　百会　肩井　风市

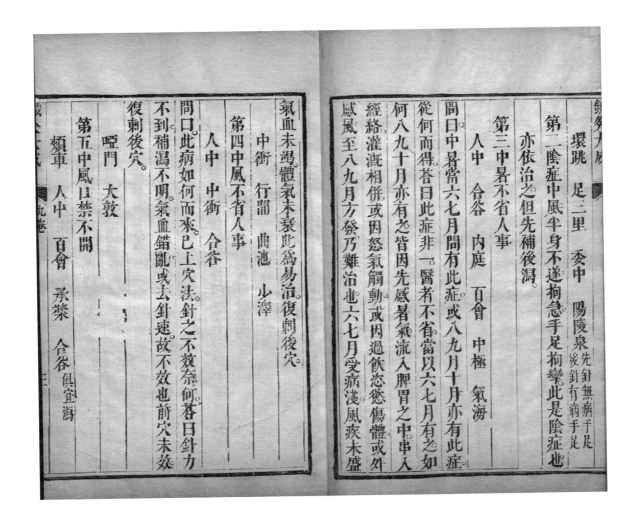

环跳　足三里　委中　阳陵泉_{先针无病手足，后针有病手足}

第二、阴症中风，半身不遂，拘急，手足拘挛，此是阴症也。亦依治之，但先补后泻。

第三、中暑，不省人事：人中　合谷　内庭　百会　中极　气海

问曰：中暑当六、七月间有此症，或八、九月，十月亦有此症，从何而得？答曰：此症非一，医者不省，当以六、七月有之，如何八、九、十月亦有之？皆因先感暑气，流入脾胃之中，串入经各，灌溉相并，或因怒气触动，或因过饮、恣欲伤体，或外感风，至八、九月方发，乃难治也。六、七月受病浅，风疾未盛，气血未竭，体气未衰，此为易治。复刺后穴：中冲　行间　曲池　少泽

第四、中风不省人事：人中　中冲　合谷

问曰：此病如何而来？以上穴法，针之不效，奈何？答曰：针力不到，补泻不明，气血错乱，或去针速，故不效也。前穴未效，复刺后穴：哑门　大敦

第五、中风口噤不开：颊车　人中　百会　承浆　合谷_{俱宜泻}

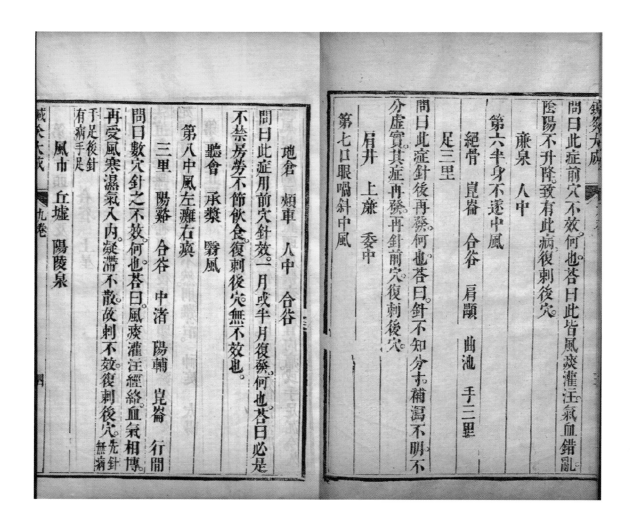

问曰：此症前穴不效，何也？答曰：此皆风痰灌注，气血错乱，阴阳不升降，致有此病，复刺后穴：廉泉　人中

第六、半身不遂，中风：绝骨　昆仑　合谷　肩髃　曲池　手三里　足三里

问曰：此症针后再发，何也？答曰：针不知分寸，补泻不明，不分虚实，其症再发。再针前穴，复刺后穴：肩井　上廉　委中

第七、口眼㖞斜，中风：地仓　颊车　人中　合谷

问曰：此症用前穴针效，一月或半月复发，何也？答曰：必是不禁房劳，不节饮食，复刺后穴，无不效也。听会　承浆　翳风

第八、中风，左瘫右痪：三里　阳溪　合谷　中渚　阳辅　昆仑　行间

问曰：数穴针之不效，何也？答曰：风痰灌注经络，血气相搏，再受风寒湿气入内，凝滞不散，故刺不效，复刺后穴先针无病手足，后针有病手足。风市　丘墟　阳陵泉

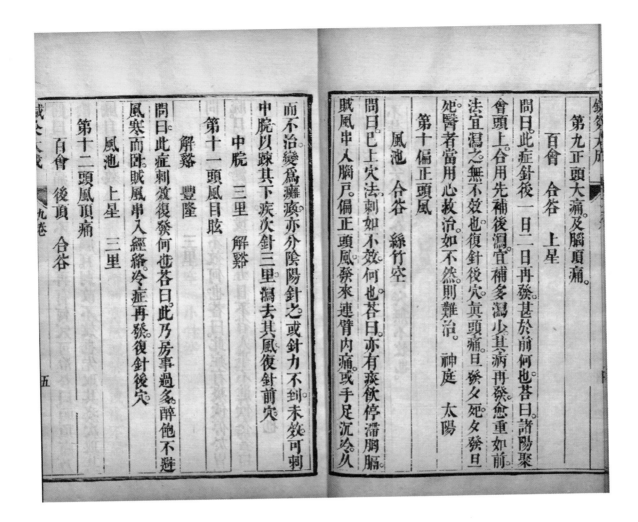

第九、正头大痛及脑顶痛：百会　合谷　上星

问曰：此症针后，一日、二日再发，甚于前，何也？答曰：诸阳聚会头上，合用先补后泻，宜补多泻少，其病再发，愈重如前，法宜泻之，无不效也。复针后穴，真头痛，旦发夕死，夕发旦死，医者当用心救治，如不然，则难治。神庭　太阳

第十、偏正头风：风池　合谷　丝竹空

问曰：以上穴法，刺如不效，何也？答曰：亦有痰饮停滞胸膈，贼风串入脑户，偏正头风，发来连臂内痛，或手足沉冷，久而不治，变为瘫痪，亦分阴阳针之。或针力不到，未效，可刺中脘，以疏其下疾，次针三里，泻去其风，复针前穴。中脘　三里　解溪

第十一、头风目眩：解溪　丰隆

问曰：此症刺效复发，何也？答曰：此乃房事过多，醉饱不避风寒而卧，贼风串入经络，冷症再发，复针后穴：风池　上星　三里

第十二、头风顶痛：百会　后顶　合谷

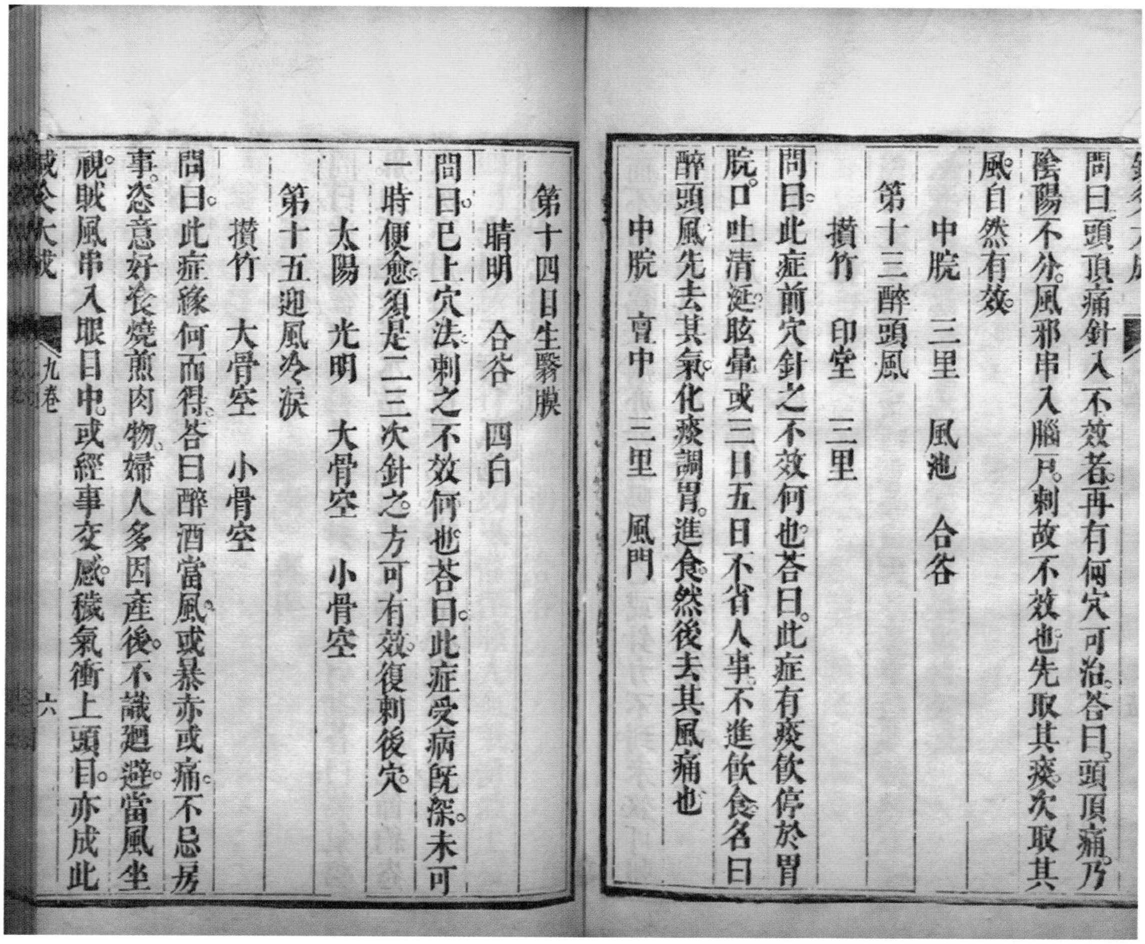

问曰：头顶痛针入不效者，再有何穴可治？答曰：头顶痛，乃阴阳不分，风邪串入脑户，刺故不效也。先取其痰，次取其风，自然有效。中脘　三里　风池　合谷

第十三、醉头风：攒竹　印堂　三里

问曰：此症前穴针之不效，何也？答曰：此症有痰饮停于胃脘，口吐清涎，眩晕，或三日、五日，不省人事，不进饮食，名曰醉头风。先去其气，化痰调胃进食，然后去其风痛也。中脘　膻中　三里　风门

第十四、目生翳膜：睛明　合谷　四白

问曰：以上穴法，刺之不效，何也？答曰：此症受病既深，未可一时便愈，须是二、三次针之，方可有效。复刺后穴：太阳　光明　大骨空　小骨空

第十五、迎风冷泪：攒竹　大骨空　小骨空

问曰：此症缘何而得？答曰：醉酒当风，或暴赤，或痛，不忌房事，恣意好餐，烧煎肉物；妇人多因产后不识回避，当风坐视，贼风串入眼目中，或经事交感，秽气冲上头目，亦成此

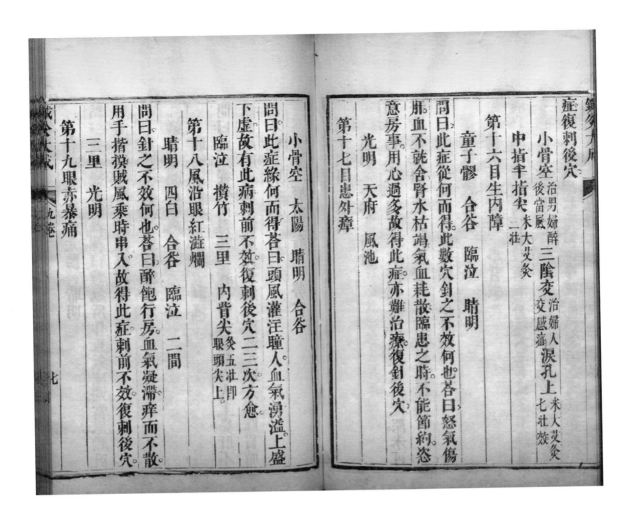

症。复刺后穴：小骨空治男妇醉后当风　三阴交治妇人交感症　泪孔上米大艾灸七壮效　中指半指

尖米大艾灸三壮

第十六、目生内障：瞳子髎　合谷　临泣　晴明

问曰：此症从何而得？此数穴针之不效，何也？答曰：怒气伤肝，血不就舍，肾水枯竭，气血耗散，临患之时，不能节约，恣意房事，用心过多，故得此症，亦难治疗。复针后穴：光明　天府　风池

第十七、目患外瘴：小骨空　太阳　晴明　合谷

问曰：此症缘何而得？答曰：头风灌注瞳人，血气涌溢，上盛下虚，故有此病。刺前不效，复刺后穴二三次方愈。临泣　攒竹　三里　内眦尖灸五壮，即眼头尖上

第十八、风沿眼红涩烂：晴明　四白　合谷　临泣　二间

问曰：针之不效，何也？答曰：醉饱行房，血气凝滞，痒而不散，用手揩摸，贼风乘时串入，故得此症。刺前不效，复刺后穴：三里　光明

第十九、眼赤暴痛：

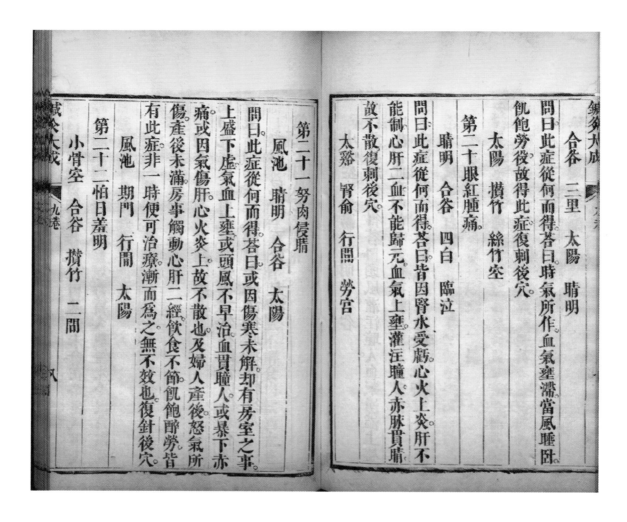

合谷　三里　太阳　睛明

问曰：此症从何而得？答曰：时气所作，血气壅滞，当风睡卧，饥饱劳役，故得此症。复刺后穴：太阳　攒竹　丝竹空

第二十、眼红肿痛：睛明　合谷　四白　临泣

问曰：此症从何而得？答曰：皆因肾水受亏，心火上炎，肝不能制，心肝二血不能归元，血气上壅，灌注瞳人，赤脉贯睛，故不散。复刺后穴：太溪　肾俞　行间　劳宫

第二十一、努肉侵睛：风池　睛明　合谷　太阳

问曰：此症从何而得？答曰：或因伤寒未解，却有房室之事，上盛下虚，气血上壅；或头风不早治，血贯瞳人；或暴下赤痛；或因气伤肝，心火炎上，故不散也。及妇人产后，怒气所伤，产后未满，房事触动心肝二经，饮食不节，饥饱醉劳，皆有此症，非一时便可治疗，渐而为之，无不效也。复针后穴：风池　期门　行间　太阳

第二十二、怕日羞明：小骨空　合谷　攒竹　二间

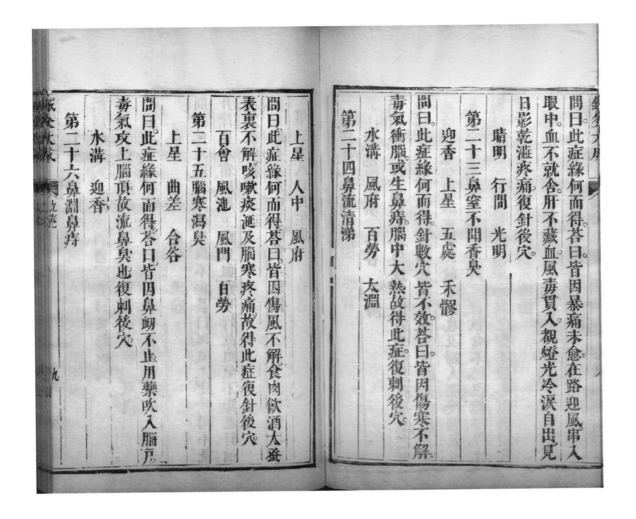

问曰：此症缘何而得？答曰：皆因暴痛未愈，在路迎风，串入眼中，血不就舍，肝不藏血，风毒贯入，睹灯光冷泪自出，见日影干涩疼痛。复针后穴：睛明　行间　光明

第二十三、鼻窒不闻香臭：迎香　上星　五处　禾髎

问曰：此症缘何而得？针数穴皆不效。答曰：皆因伤寒不解，毒气冲脑，或生鼻痔，脑中大热，故得此症。复刺后穴：水沟风府　百劳　太渊

第二十四、鼻流清涕：上星　人中　风府

问曰：此症缘何而得？答曰：皆因伤风不解，食肉饮酒太早，表里不解，咳嗽痰涎，及脑寒疼痛，故得此症。复针后穴：百会　风池　风门　百劳

第二十五、脑寒泻臭：上星　曲差　合谷

问曰：此症缘何而得？答曰：皆因鼻衄不止，用药吹入脑户，毒气攻上脑顶，故流鼻臭也。复刺后穴：水沟　迎香

第二十六、鼻渊、鼻痔：

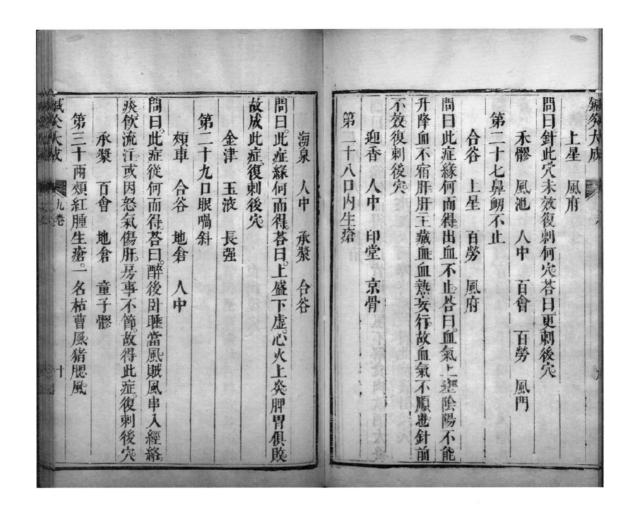

上星　风府

　　问曰：针此穴未效，复刺何穴？答曰：更刺后穴：禾髎　风池　人中　百会　百劳
风门

　　第二十七、鼻衄不止：合谷　上星　百劳　风府

　　问曰：此症缘何而得？出血不止。答曰：血气上壅，阴阳不能升降，血不宿肝，肝主藏
血，血热妄行，故血气不顺也。针前不效，复刺后穴：迎香　人中　印堂　京骨

　　第二十八、口内生疮：海泉　人中　承浆　合谷

　　问曰：此症缘何而得？答曰：上盛于虚，心火上炎，脾胃俱败，故成此症。复刺后穴：
金津　玉液　长强

　　第二十九、口眼㖞斜：颊车　合谷　地仓　人中

　　问曰：此症从何而得？答曰：醉后卧睡当风，贼风串入经络，痰饮流注，或因怒气伤肝，
房事不节，故得此症。复刺后穴：承浆　百会　地仓　瞳子髎

　　第三十、两颊红肿生疮，一名枯曹风、猪腮风：

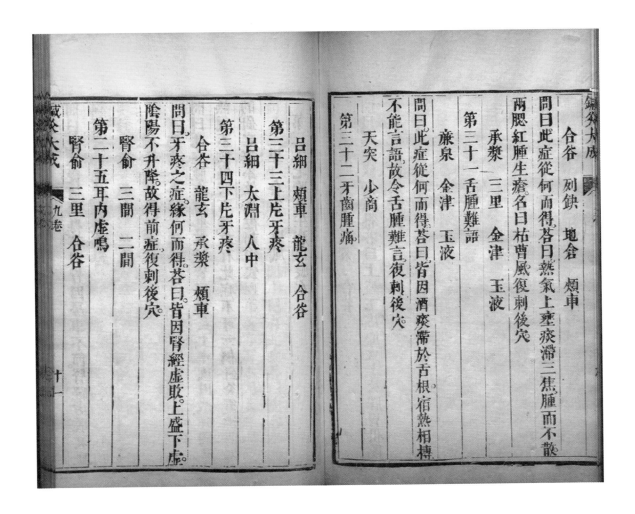

合谷　列缺　地仓　颊车

问曰：此症从何而得？答曰：热气上壅，痰滞三焦，肿而不散，两腮红肿生疮，名曰枯曹风。复刺后穴；承浆　三里　金津　玉液

第三十一、舌肿难语：廉泉　金津　玉液

问曰：此症从何而得？答曰：皆因酒痰滞于舌根，宿热相搏，不能言语，故令舌肿难言。

复刺后穴：天突　少商

第三十二、牙齿肿痛：吕细　颊车　龙玄　合谷

第三十三、上片牙疼：吕细　太渊　人中

第三十四、下片牙疼：合谷　龙玄　承浆　颊车

问曰：牙疼之症，缘何而得？答曰：皆因肾经虚败，上盛下虚，阴阳不升降，故得前症。

复刺后穴：肾俞　三间　二间

第三十五、耳内虚鸣：肾俞　三里　合谷

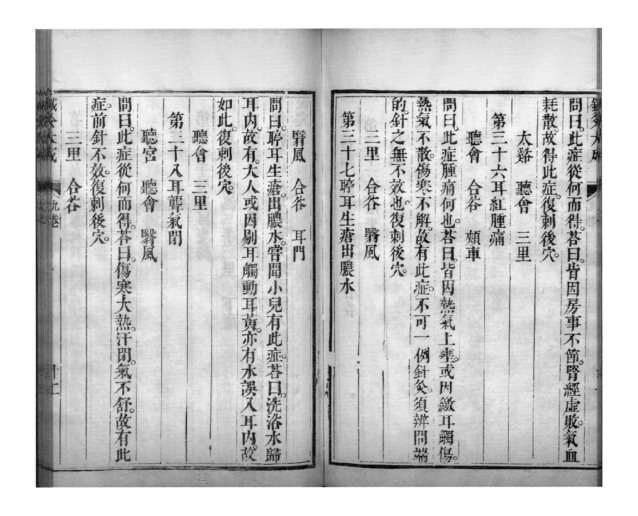

问曰：此症从何而得？答曰：皆因房事不节，肾经虚败，气血耗散，故得此症。复刺后

穴：太溪　听会　三里

第三十六、耳红肿痛：听会　合谷　颊车

问曰：此症肿痛，何也？答曰：皆因热气上壅，或因缴耳触伤，热气不散，伤寒不解，

故有此症。不可一例针灸，须辨问端的，针之，无不效也。复刺后穴：三里　合谷　翳风

第三十七、聤耳生疮，出脓水：翳风　合谷　耳门

问曰：聤耳生疮，出脓水，尝闻小儿有此症。答曰：洗浴水归耳内，故有。大人或因剔

耳触动，耳黄有水误入耳内，故如此。复刺后穴：听会　三里

第三十八、耳聋气闭：听宫　听会　翳风

问曰：此症从何而得？答曰：伤寒大热，汗闭，气不舒，故有此症。前针不效，复刺后

穴：三里　合谷

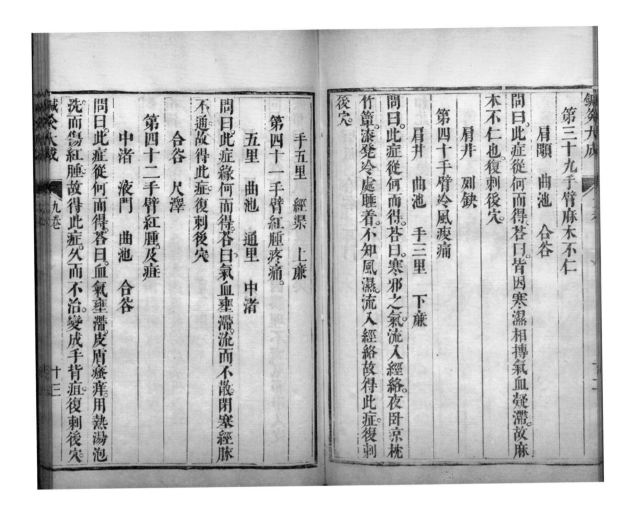

第三十九、手臂麻木不仁：肩髃　曲池　合谷

问曰：此症从何而得？答曰：皆因寒湿相搏，气血凝滞，故麻木不仁也。复刺后穴：肩井　列缺

第四十、手臂冷风酸痛：肩井　曲池　手三里　下廉

问曰：此症从何而得？答曰：寒邪之气，流入经络，夜卧凉枕、竹簟、漆凳冷处睡着，不知风湿，流入经络，故得此症。复刺后穴：手五里　经渠　上廉

第四十一、手臂红肿疼痛：五里　曲池　通里　中渚

问曰：此症缘何而得？答曰：气血壅滞，流而不散，闭塞经脉不通，故得此症。复刺后穴：合谷　尺泽

第四十二、手臂红肿及疰：中渚　液门　曲池　合谷

问曰：此症从何而得？答曰：血气壅滞，皮肤瘙痒，用热汤泡洗，而伤红肿，故得此症；久而不治，变成手背疰。复刺后穴：

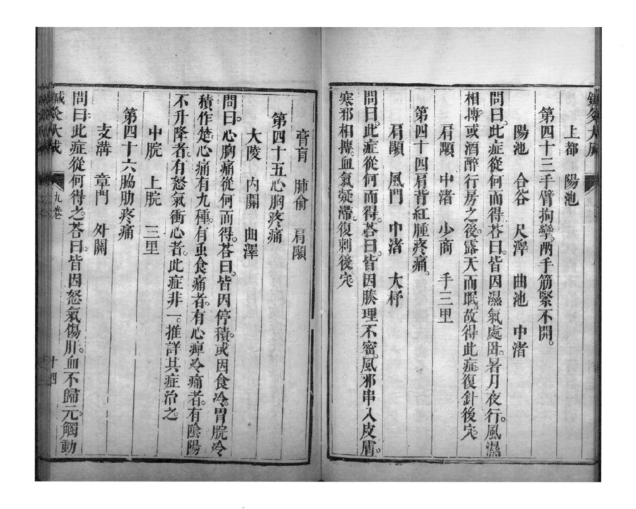

上都　阳池

第四十三、手臂拘挛，两手筋紧不开：阳池　合谷　尺泽　曲池　中渚

问曰：此症从何而得？答曰：皆因湿气处卧，暑月夜行，风湿相搏，或酒醉行房之后，露天而眠，故得此症。复针后穴：肩髃　中渚　少商　手三里

第四十四、肩背红肿疼痛：肩髃　风门　中渚　大杼

问曰：此症从何而得？答曰：皆因腠理不密，风邪串入皮肤，寒邪相搏，血气凝滞。复刺后穴：膏肓　肺俞　肩髃

第四十五、心胸疼痛：大陵　内关　曲泽

问曰：心胸痛从何而得？答曰：皆因停积，或因食冷，胃脘冷积作楚。心痛有九种，有虫、食痛者，有心痹冷痛者，有阴阳不升降者，有怒气冲心者，此症非一，推详其症治之。中脘　上脘　三里

第四十六、胁肋疼痛：支沟　章门　外关

问曰：此症从何得之？答曰：皆因怒气伤肝，血不归元，触动

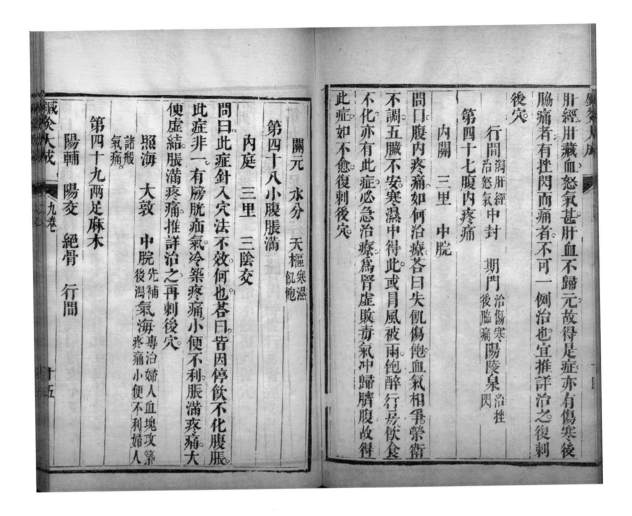

肝经，肝藏血，怒气甚，肝血不归元，故得是症。亦有伤寒后胁痛者，有挫闪而痛者，不可一例治也，宜推详治之。复刺后穴：行间泻肝经，治怒气　中封　期门治伤寒后胁痛　阳陵泉治挫闪

　　第四十七、腹内疼痛：内关　三里　中脘

　　问曰：腹内疼痛，如何治疗？答曰：失饥伤饱，血气相争，荣卫不调，五脏不安，寒湿中得此。或冒风被雨，饱醉行房，饮食不化，亦有此症，必急治疗，为肾虚败，毒气冲归脐腹，故得此症。如不愈，复刺后穴：关元　水分　天枢寒湿饥饱

　　第四十八、小腹胀满：内庭　三里　三阴交

　　问曰：此症针入穴法不效，何也？答曰：皆因停饮不化，腹胀。此症非一，有膀胱疝气，冷筑疼痛；小便不利，胀满疼痛；大便虚结，胀满疼痛，推详治之。再刺后穴：照海　大敦　中脘先补后泻　气海专治妇人血块攻筑疼痛，小便不利，妇人诸般气痛

　　第四十九、两足麻木：阳辅　阳交　绝骨　行间

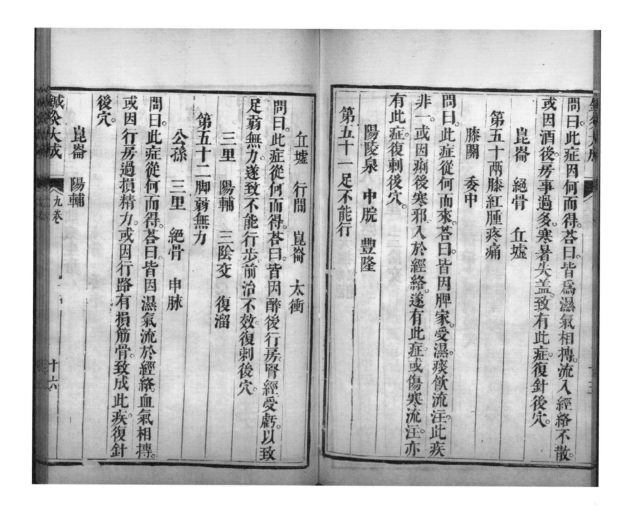

问曰：此症因何而得？答曰：皆为湿气相搏，流入经络不散，或因酒后房事过多，寒暑失盖，致有此症。复针后穴：昆仑　绝骨　丘墟

第五十、两膝红肿疼痛：膝关　委中

问曰：此症从何而来？答曰：皆因脾家受湿，痰饮流注，此疾非一，或因痢后寒邪入于经络，遂有此症；或伤寒流注，亦有此症。复刺后穴：阳陵泉　中脘　丰隆

第五十一、足不能行：丘墟　行间　昆仑　太冲

问曰：此症从何而得？答曰：皆因醉后行房，肾经受亏，以致足弱无力，遂致不能行步。前治不效，复刺后穴：三里　阳辅　三阴交　复溜

第五十二、脚弱无力：公孙　三里　绝骨　申脉

问曰：此症从何而得？答曰：皆因湿气流于经络，血气相搏，或因行房过损精力，或因行路有损筋骨，致成此疾。复针后穴：昆仑　阳辅

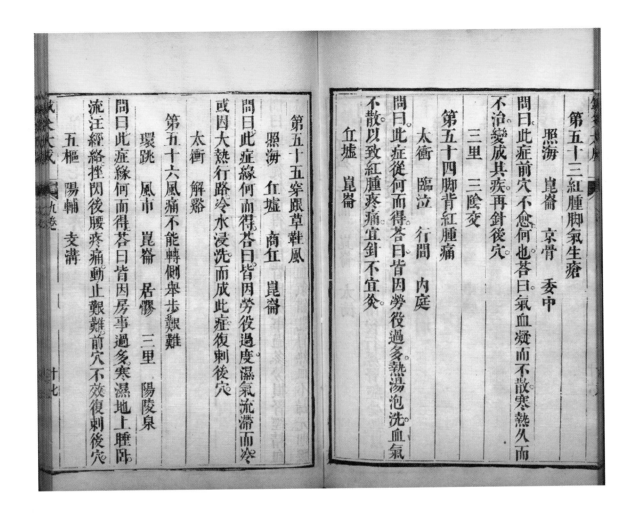

第五十三、红肿脚气生疮：照海　昆仑　京骨　委中

问曰：此症前穴不愈，何也？答曰：气血凝而不散，寒热久而不治，变成其疾。再针后穴：三里　三阴交

第五十四、脚背红肿痛：太冲　临泣　行间　内庭

问曰：此症从何而得？答曰：皆因劳役过多，热汤泡洗，血气不散，以致红肿疼痛，宜针不宜灸。丘墟　昆仑

第五十五、穿跟草鞋风：照海　丘墟　商丘　昆仑

问曰：此症缘何而得？答曰：皆因劳役过度，湿气流滞而冷，或因大热行路，冷水浸洗，而成此症。复刺后穴：太冲　解溪

第五十六、风痛不能转侧，举步艰难：环跳　风市　昆仑　居髎　三里　阳陵泉

问曰：此症缘何而得？答曰：皆因房事过多，寒湿地上睡卧，流注经络，挫闪后腰疼痛，动止艰难。前穴不效，复刺后穴：五枢　阳辅　支沟

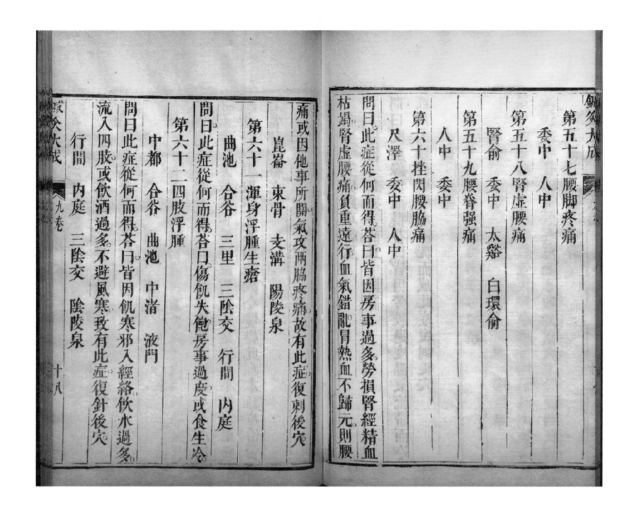

第五十七、腰脚疼痛：委中　人中

第五十八、肾虚腰痛：肾俞　委中　太溪　白环俞

第五十九、腰脊强痛；人中　委中

第六十、挫闪腰胁痛：尺泽　委中　人中

问曰：此症从何而得？答曰：皆因房事过多，劳损肾经，精血枯竭，肾虚腰痛，负重远行，血气错乱，冒热血不归元，则腰痛。或因他事所关，气攻两胁疼痛，故有此症。复刺后穴：昆仑　束骨　支沟　阳陵泉

第六十一、浑身浮肿生疮：曲池　合谷　三里　三阴交　行间　内庭

问曰：此症从何而得？答曰：伤饥失饱，房事过度，或食生冷。

第六十二、四肢浮肿：中都　合谷　曲池　中渚　液门

问曰：此症从何而得？答曰：皆因饥寒，邪入经络，饮水过多，流入四肢。或饮酒过多，不避风寒，致有此症。复针后穴：行间　内庭　三阴交　阴陵泉

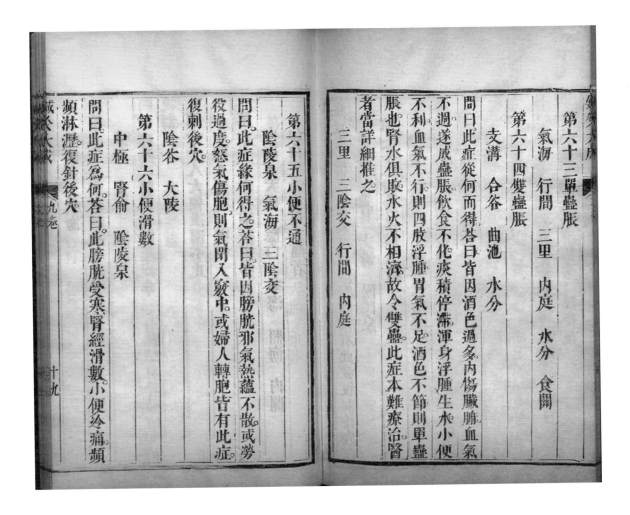

第六十三、单蛊胀：气海　行间　三里　内庭　水分　食关

第六十四、双蛊胀：支沟　合谷　曲池　水分

问曰：此症从何而得？答曰：皆因酒色过多，内伤脏腑，血气不通，遂成蛊胀。饮食不化，痰积停滞，浑身浮肿生水，小便不利，血气不行，则四肢浮肿，胃气不足，酒色不节，则单蛊胀也。肾水俱败，水火不相济，故令双蛊。此症本难疗治，医者当详细推之。三里　三阴交　行间　内庭

第六十五、小便不通：阴陵泉　气海　三阴交

问曰：此症缘何得之？答曰：皆因膀胱邪气，热蕴不散。或劳役过度，怒气伤胞，则气闭入窍中；或妇人转胞，皆有此症。复刺后穴：阴谷　大陵

第六十六、小便滑数：中极　肾俞　阴陵泉

问曰：此症为何？答曰：此膀胱受寒，肾经滑数，小便冷痛，频频淋沥。复针后穴：

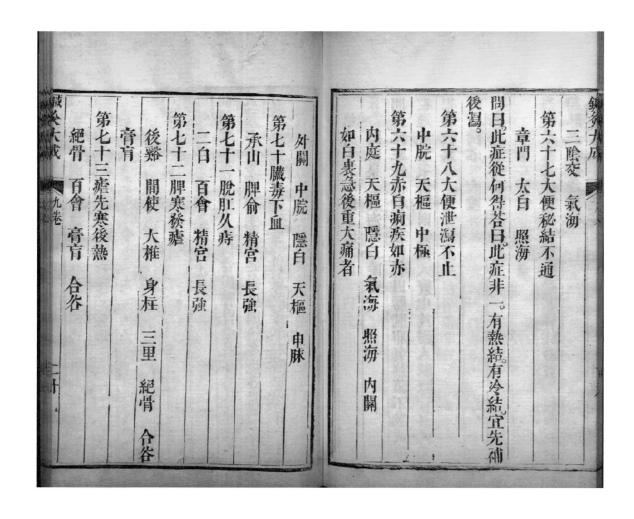

三阴交　气海

第六十七、大便秘结，不通：章门　太白　照海

问曰：此症从何得？答曰：此症非一，有热结，有冷结，宜先补后泻。

第六十八、大便泄泻不止：中脘　天枢　中极

第六十九、赤白痢疾，如赤：内庭　天枢　隐白　气海　照海　内关；如白，里急后重，

大痛者：外关　中脘　隐白　天枢　申脉

第七十、脏毒下血：承山　脾俞　精宫　长强

第七十一、脱肛久痔：二白　百会　精宫　长强

第七十二、脾寒发疟：后溪　间使　大椎　身柱　三里　绝骨　合谷　膏肓

第七十三、疟，先寒后热：绝骨　百会　膏肓　合谷

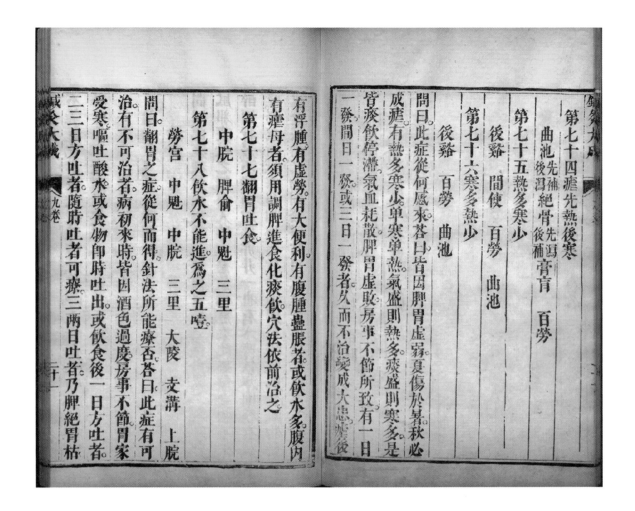

第七十四、疟，先热后寒：曲池先补后泻　绝骨先泻后补　膏肓　百劳

第七十五、热多寒少：后溪　间使　百劳　曲池

第七十六、寒多热少：后溪　百劳　曲池

问曰：此症从何感来？答曰：皆因脾胃虚弱，夏伤于暑，秋必成疟，有热多寒少，单寒单热，气盛则热多，痰盛则寒多，是皆痰饮停滞，气血耗散，脾胃虚败，房事不节所致。有一日一发，间日一发，或三日一发者，久而不治，变成大患。疟后有浮肿，有虚劳，有大便利，有腹肿盅胀者，或饮水多，腹内有疟母者，须用调脾进食化痰饮。穴法依前治之。

第七十七、翻胃吐食：中脘　脾俞　中魁　三里

第七十八、饮水不能进，为之五噎：劳宫　中魁　中脘　三里　大陵　支沟　上脘

问曰：翻胃之症，从何而得？针法所能疗否？答曰：此症有可治，有不可治者。病初来时，皆因酒色过度，房事不节，胃家受寒，呕吐酸水。或食物即时吐出，或饮食后一日方吐者，二、三日方吐者。随时吐者可疗，三两日吐者，乃脾绝胃枯，

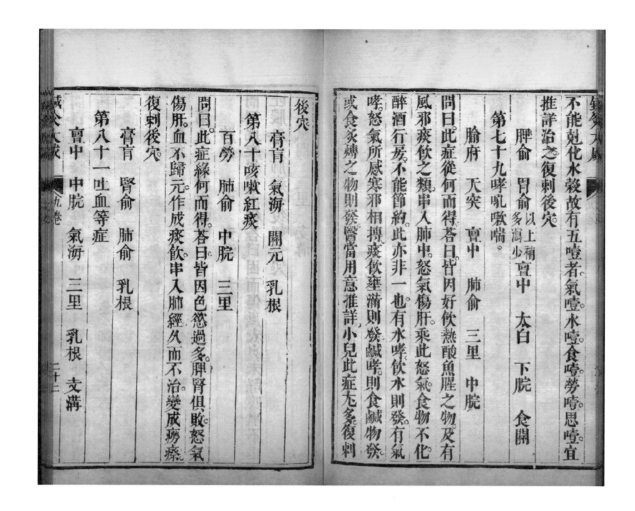

不能克化水谷。故有五噎者：气噎、水噎、食噎、劳噎、思噎，宜推详治之。复刺后穴：脾俞　胃俞以上补多泻少　膻中　太白　下脘　食关。

第七十九、哮吼嗽喘：俞府　天突　膻中　肺俞　三里　中脘

问曰：此症从何而得？答曰：皆因好饮热酸鱼腥之物，及有风邪痰饮之类，串入肺中，怒气伤肝，乘此怒气，食物不化，醉酒行房，不能节约。此亦非一也，有水哮，饮水则发；有气哮，怒气所感，寒邪相搏，痰饮壅满则发；咸哮，则食咸物发；或食炙煿之物则发，医当用意推详。小儿此症尤多。复刺后穴：膏肓　气海　关元　乳根

第八十、咳嗽红痰：百劳　肺俞　中脘　三里

问曰：此症缘何而得？答曰：皆因色欲过多，脾肾俱败，怒气伤肝，血不归元，作成痰饮，串入肺经，久而不治，变成痨瘵。复刺后穴：膏肓　肾俞　肺俞　乳根

第八十一、吐血等症：膻中　中脘　气海　三里　乳根　支沟

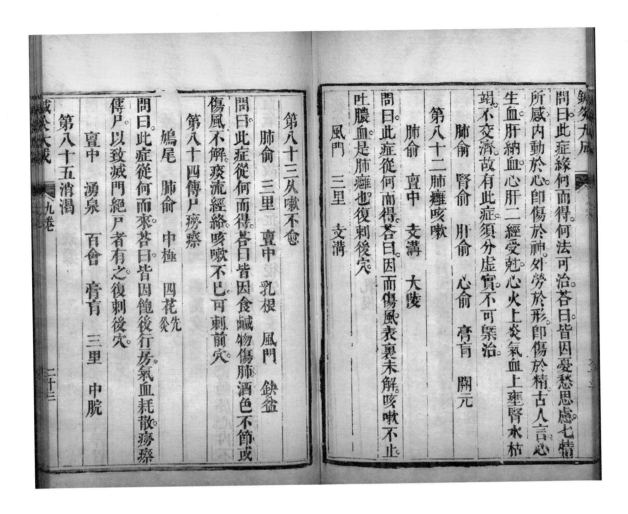

问曰：此症缘何而得？何法可治？答曰：皆因忧愁思虑，七情所感，内动于心，即伤于神，外劳于形，即伤于精。古人言：心生血，肝纳血。心肝二经受克，心火上炎，气血上壅，肾水枯竭不交济，故有此症。须分虚实，不可概治。肺俞　肾俞　肝俞　心俞　膏肓　关元

第八十二、肺壅咳嗽：肺俞　膻中　支沟　大陵

问曰：此症从何而得？答曰：因而伤风，表里未解，咳嗽不止，吐脓血，是肺痈也。复刺后穴：风门　三里　支沟

第八十三、久嗽不愈：肺俞　三里　膻中　乳根　风门　缺盆

问曰：此症从何而得？答曰：皆因食咸物伤肺，酒色不节，或伤风不解，痰流经络，咳嗽不已。可刺前穴。

第八十四、传尸痨瘵：鸠尾　肺俞　中极　四花先灸

问曰：此症从何而来？答曰：皆因饱后行房，气血耗散，痨瘵传尸，以致灭门绝户者有之。复刺后穴：膻中　涌泉　百会　膏肓　三里　中脘

第八十五、消渴：

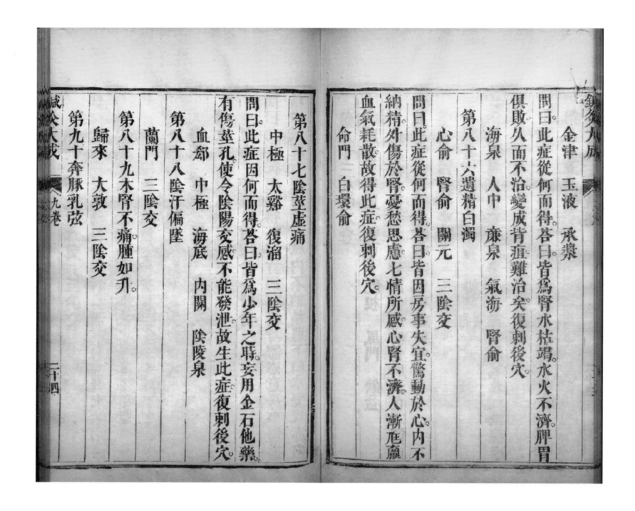

金津　玉液　承浆

问曰：此症从何而得？答曰：皆为肾水枯竭，水火不济，脾胃俱败，久而不治，变成背疽，难治矣。复刺后穴：海泉　人中　廉泉　气海　肾俞

第八十六、遗精白浊：心俞　肾俞　关元　三阴交

问曰：此症从何而得？答曰：因房事失宜，惊动于心，内不纳精，外伤于肾，忧愁思虑，七情所感，心肾不济，人渐尪羸，血气耗散，故得此症。复刺后穴：命门　白环俞

第八十七、阴茎虚痛：中极　太溪　复溜　三阴交

问曰：此症因何而得？答曰：皆为少年之时，妄用金石他药，有伤茎孔，使令阴阳交感，不能发泄，故生此症。复刺后穴：血郄　中极　海底　内关　阴陵泉

第八十八、阴汗偏坠：兰门　三阴交

第八十九、木肾不痛，肿如升：归来　大敦　三阴交

第九十、奔豚乳弦：

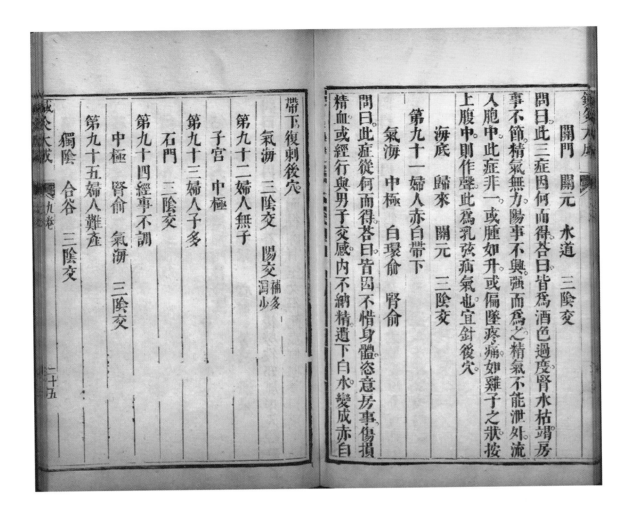

关门　关元　水道　三阴交

问曰：此三症因何而得？答曰：皆为酒色过度，肾水枯竭，房事不节，精气无力，阳事不兴，强而为之，精气不能泄外，流入胞中。此症非一，或肿如升，或偏坠疼痛，如鸡子之状，按上腹中则作声，此为乳弦疝气也。宜针后穴：海底　归来　关元　三阴交

第九十一、妇女赤白带下：气海　中极　白环俞　肾俞

问曰：此症从何而得？答曰：皆因不惜身体，恣意房事，伤精血。或经行与男子交感，内不纳精，遗下白水，变成赤白带下。宜刺后穴：气海　三阴交　阳交补多泻少

第九十二、妇女无子：子宫　中极

第九十三、妇女子多：石门　三阴交

第九十四、经事不调：中极　肾俞　气海　三阴交

第九十五、妇人难产：独阴　合谷　三阴交

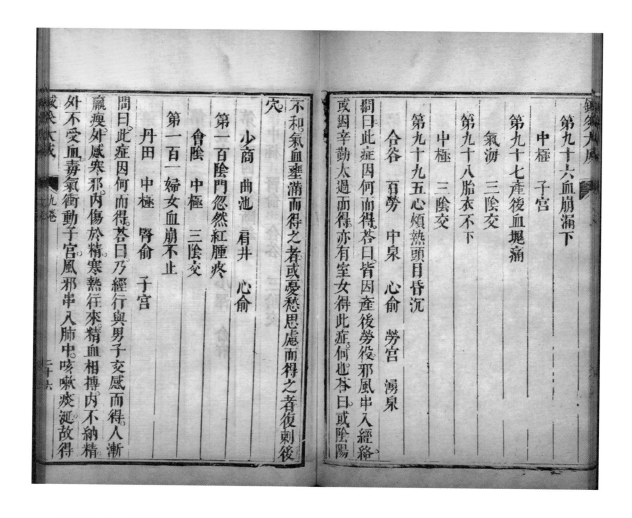

第九十六、血崩漏下：中极　子宫

第九十七、产后血块痛：气海　三阴交

第九十八、胎衣不下：中极　三阴交

第九十九、五心烦热，头目昏沉：合谷　百劳　中泉　心俞　劳宫　涌泉

问曰：此症因何而得？答曰：皆因产后劳役，邪风串入经络。或因辛勤太过而得，亦有室女得此症，何也？答曰：或阴阳不和，气血壅满而得之者，或忧愁思虑而得之者。复刺后穴：少商　曲池　肩井　心俞

第一百、阴门忽然红肿疼：会阴　中极　三阴交

第一百一、妇女血崩不止：丹田　中极　肾俞　子宫

问曰：此症因何而得？答曰：乃经行与男子交感而得，人渐羸瘦，外感寒邪，内伤于精，寒热往来，精血相搏，内不纳精，外不受血，毒气冲动子宫，风邪串入肺中，咳嗽痰涎，故得

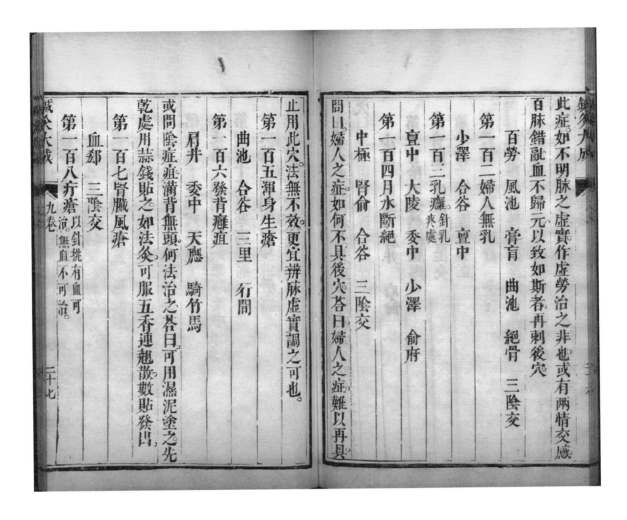

此症。如不明脉之虚实，作虚劳治之，非也。或有两情交感，百脉错乱，血不归元，以致如斯者。再刺后穴：百劳　风池　膏肓　曲池　绝骨　三阴交

第一百二、妇人无乳：少泽　合谷　膻中

第一百三、乳痈针乳疼处：膻中　大陵　委中　少泽　俞府

第一百四、月水断绝：中极　肾俞　合谷　三阴交

问曰：妇人之症，如何不具后穴？答曰：妇人之症，难以再具，止用此穴，法无不效。更宜辨脉虚实，调之可也。

第一百五、浑身生疮：曲池　合谷　三里　行间

第一百六、发背痈疽：肩井　委中　天应　骑竹马

或问：阴症疽，满背无头，何法治之？答曰：可用湿泥涂之，先干处，用蒜钱贴之，如法灸，可服五香连翘散数帖发出。

第一百七、肾脏风疮：血郄　三阴交

第一百八、疔疮以针挑，有血可治；无血不可治：

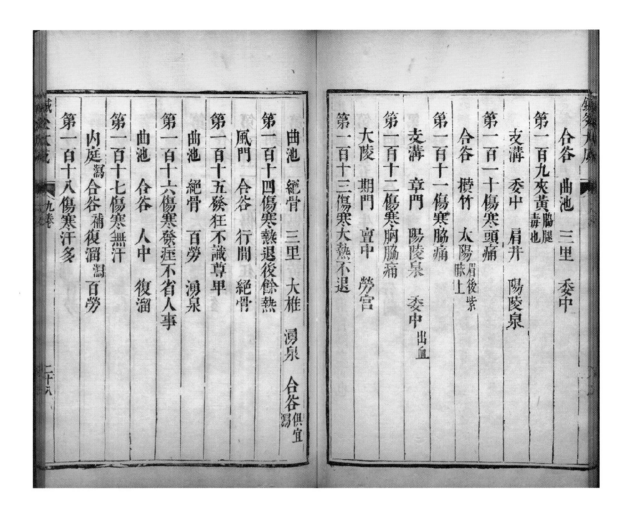

合谷　曲池　三里　委中

第一百九、夹黄胁腿_{毒也}：支沟　委中　肩井　阳陵泉

第一百一十、伤寒头痛：合谷　攒竹　太阳_{眉后紫脉上}

第一百十一、伤寒胁痛：支沟　章门　阳陵泉　委中_{出血}

第一百十二、伤寒胸胁痛：大陵　期门　膻中　劳宫

第一百十三、伤寒大热不退：曲池　绝骨　三里　大椎　涌泉　合谷_{俱宜泻}

第一百十四、伤寒热退后余热：风门　合谷　行间　绝骨

第一百十五、发狂，不识尊卑：曲池　绝骨　百劳　涌泉

第一百十六、伤寒发痉，不省人事：曲池　合谷　人中　复溜

第一百十七、伤寒无汗：内庭_泻　合谷_补　复溜_泻　百劳

第一百十八、伤寒汗多：

---

①腿：明刻本作"退"。

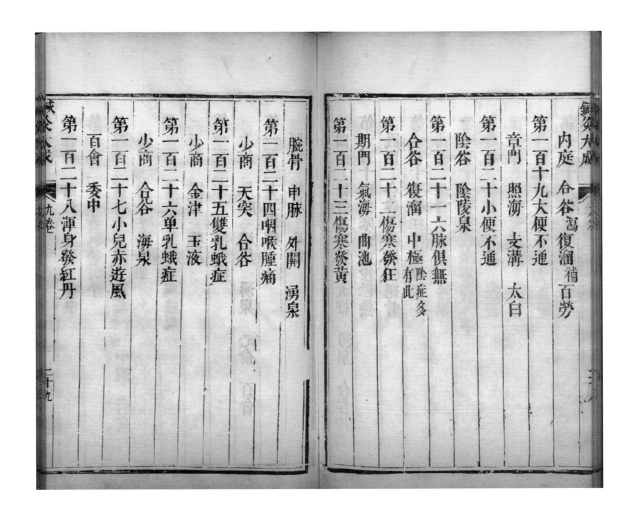

内庭　合谷泻　复溜补　百劳

第一百十九、大便不通：章门　照海　支沟　太白

第一百二十、小便不通：阴谷　阴陵泉

第一百二十一、六脉俱无：合谷　复溜　中极阴症多有此

第一百二十二、伤寒发狂：期门　气海　曲池

第一百二十三、伤寒发黄：腕骨　申脉　外关　涌泉

第一百二十四、咽喉肿痛：少商　天突　合谷

第一百二十五、双乳蛾症：少商　金津　玉液

第一百二十六、单乳蛾症：少商　合谷　海泉

第一百二十七、小儿赤游风：百会　委中

第一百二十八、浑身发红丹：

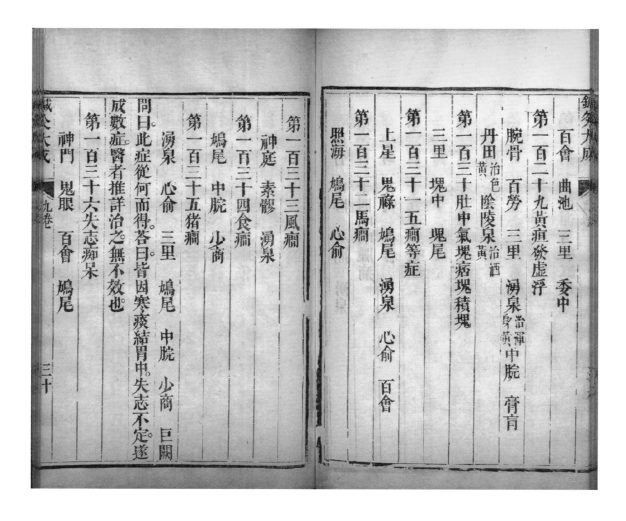

百会　曲池　三里　委中

第一百二十九、黄疸发虚浮：腕骨　百劳　三里　涌泉治浑身黄　中脘　膏肓　丹田治色黄　阴陵泉治酒黄

第一百三十、肚中气块、痞块、积块：三里　块中　块尾

第一百三十一、五痫等症：上星　鬼禄　鸠尾　涌泉　心俞　百会

第一百三十二、马痫：照海　鸠尾　心俞

第一百三十三、风痫：神庭　素髎　涌泉

第一百三十四、食痫：鸠尾　中脘　少商

第一百三十五、猪痫：涌泉　心俞　三里　鸠尾　中脘　少商　巨阙

问曰：此症从何而得？答曰：皆因寒痰结胃中，失志不定，遂成数症，医者推详治之，无不效也。

第一百三十六、失志痴呆：神门　鬼眼　百会　鸠尾

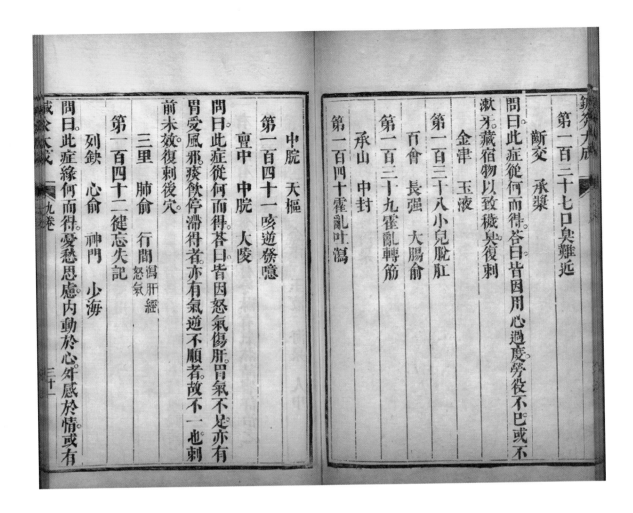

第一百三十七、口臭难近：龈交　承浆

问曰：此症从何而得？答曰：皆因用心过度，劳役不已，或不漱牙，藏宿物，以致秽臭。

复刺：金津　玉液

第一百三十八、小儿脱肛：百会　长强　大肠俞

第一百三十九、霍乱转筋：承山　中封

第一百四十、霍乱吐泻：中脘　天枢

第一百四十一、咳逆发噫：膻中　中脘　大陵

问曰：此症从何而得？答曰：皆因怒气伤肝，胃气不足。亦有胃受风邪，痰饮停滞得者；亦有气逆不顺者，故不一也。刺前未效，复刺后穴：三里　肺俞　行间泻肝经怒气

第一百四十二、健忘失记：列缺　心俞　神门　少海

问曰：此症缘何而得？答曰[1]：忧愁思虑，内动于心，外感于情，或有

①答曰：原无，据文例补。

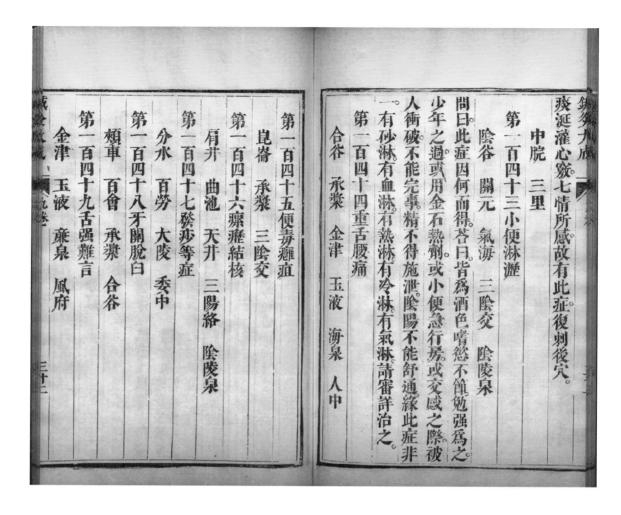

痰涎灌心窍，七情所感，故有此症。复刺后穴：中脘　三里

第一百四十三、小便淋沥：阴谷　关元　气海　三阴交　阴陵泉

问曰：此症因何而得？答曰：皆为酒色嗜欲不节，勉强为之，少年之过。或用金石热剂，或小便急行房，或交感之际，被人冲破，不能完事，精不得施泄，阴阳不能舒通。缘此症非一，有砂淋，有血淋，有热淋，有冷淋，有气淋，请审详治之。

第一百四十四、重舌，腰痛：合谷　承浆　金津　玉液　海泉　人中

第一百四十五、便毒痈疽：昆仑　承浆　三阴交

第一百四十六、瘰疬结核：肩井　曲池　天井　三阳络　阴陵泉

第一百四十七、发痧等症：分水　百劳　大陵　委中

第一百四十八、牙关脱臼：颊车　百会　承浆　合谷

第一百四十九、舌强难言：金津　玉液　廉泉　风府

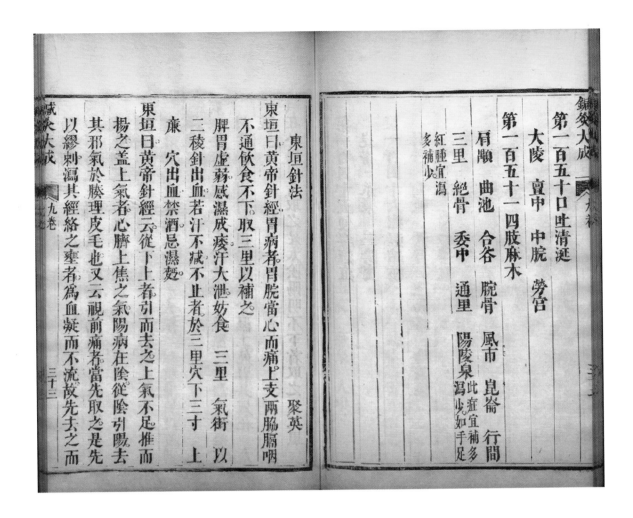

第一百五十、口吐清涎：大陵　膻中　中脘　劳宫

第一百五十一、四肢麻木：肩髃　曲池　合谷　腕骨　风市　昆仑　行间　三里　绝骨　委中　通里　阳陵泉此症宜补多泻少。如手足红肿，宜泻多补少

东垣针法《聚英》

东垣曰：《黄帝针经》：胃病者，胃脘当心而痛，上肢两胁，膈咽不通，饮食不下，取三里以补之。

脾胃虚弱，感湿成痿，汗大泄，妨食。三里、气冲，以三棱针出血，若汗不减、不止者，于三里穴下三寸上廉穴出血。禁酒，忌湿面。

东垣曰：《黄帝针经》云：从下上者，引而去之。上气不足，推而扬之。盖上气者，心肺[1]上焦之气，阳病在阴，从阴引阳，去其邪气于腠理皮毛也。又云：视前痛者，当先取之。是先以缪刺，泻其经络之壅者，为血凝而不流，故先去之，而

① 心肺：原作"心脐"，据《针灸聚英》卷二改。

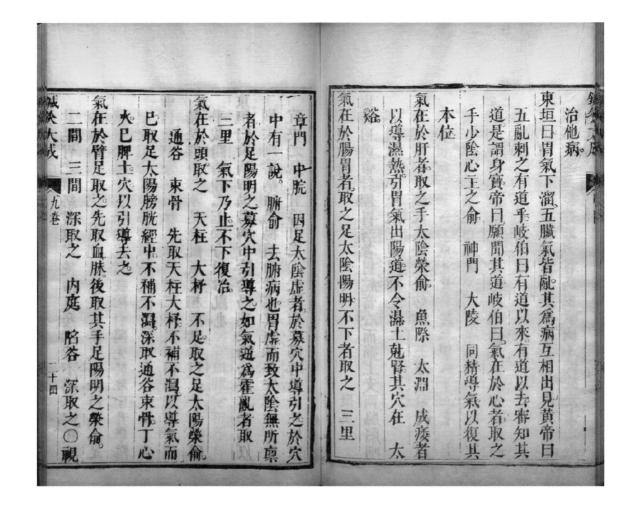

治他病。

东垣曰：胃气下溜，五脏气皆乱，其为病互相出见。黄帝曰：五乱刺之有道乎？岐伯曰：有道以来，有道以去，审知其道，是谓身宝。帝曰：愿闻其道！岐伯曰：气在于心者，取之手少阴、心主之俞：神门、大陵，同精导气，以复其本位。

气在于肺[1]者，取之手太阴荥、俞：鱼际、太渊。成痿者以导湿热，引胃气出阳道，不令湿土克肾，其穴在太溪。

气在于肠胃者，取之足太阴、阳明。不下者，取之三里、章门、中脘。因足太阴虚者，于募穴中导引之，于穴中有一说，腑俞去腑病也。胃虚而致太阴无所禀者，于足阳明之募穴中引导之，如气逆为霍乱者，取三里，气下乃止，不下复治。

气在于头，取之天柱、大杼。不足，取之足太阳荥、俞：通谷、束骨。先取天柱、大杼，不补不泻，以导气而已。取足太阳膀胱经中，不补不泻，深取通谷、束骨，丁心火，己脾土穴，以引导去之。

气在于臂，足取之，先取血脉，后取其手足阳明之荥、俞：二间、三间，深取之；内庭、陷谷，深取之。视

---

[1] 肺：原作"肝"，据《针灸聚英》卷二改。

其足臂之血络尽取之，后治其痿厥，皆不补不泻，从阴深取，引而上之。上者出也，去也。
皆阴火有余，阳气不足，伏匿于地中者，荣血也。当从阴引阳，先于地中升举阳气，次泻阴
火，乃导气同精之法。

帝曰：补泻奈何？曰：徐入徐出，谓之导气。补泻无形，谓之同精。是非有余不足也，
乱气之相逆也。帝曰：允乎哉道，明乎哉问，请著之玉版，命曰治乱也。

东垣曰：阴病治阳，阳病治阴。《阴阳应象论》云：审其阴阳，以别柔刚，阴病治阳，
阳病治阴，定其血气①，各守其乡，血实宜决之，气虚宜导引之。夫阴病在阳者，是天外风寒
之邪，乘中而外入，在人之背上腑俞、脏俞。是人之受天外客邪，亦有二说。中于阳则流于
经，此病始于外寒，终归外热，故以治风寒之邪，治其各脏之俞，非止风寒而已。六淫湿暑燥
火，皆五脏所受，乃筋骨血脉受邪，各有背上五脏俞以除之。伤寒一说从仲景，中八风者有风
论。中暑者治在背上小肠俞，中湿者治在胃俞，中燥者治在大肠俞，此皆六淫客邪有余之病，
皆泻其背之腑俞，若病久传变，有虚有实，各随病之传变，补泻不定，治只在背腑俞。另有上
热下寒。经曰：阴病在阳者，当从阳引阴，必须先去络脉经隧之血。若阴中火旺，上腾于

①气：原作"脉"，据《素问·阴阳应象大论》改。

天，致六阳反不衰而上充者，先去五脏之血络，引而下行，天气降下，则下寒之病自去矣。慎勿独泻其六阳，此病阳亢，乃阴火之邪滋之，只去阴火，只损脉络经隧之邪，勿误也。阳病在阴者，当从阴引阳，是水谷之寒热，感则害人六腑。又曰：饮食失节，又劳役形质，阴火乘于坤土之中，致谷气、荣气、清气、胃气、元气不得上升，滋于六腑之阳气，是五阳之气先绝于外。外者天也，下流伏于坤土阴火之中，皆先由喜怒悲忧恐为五贼所伤，而后胃气不行，劳役饮食不节继之，则元气乃伤，当从胃合三里穴中，推而扬之，以伸元气，故曰从阴引阳。若元气愈不足，治在腹上诸腑之募穴，若传在五脏，为九窍不通，随各窍之病，治其各脏之募穴于腹，故曰五脏不平，乃六腑元气闭塞之所生也。又曰：五脏不和，九窍不通，皆阳气不足，阴气有余，故曰阳不胜其阴。凡治腹之募，皆为元气不足，从阴引阳，勿误也。若错补四末之俞，错泻四末之荣，错泻者，差尤甚矣。按岐伯所说，只取穴于天上。天上者，人之背上五脏六腑之俞，不当泻而泻，岂有生者乎？兴言及此，寒心切骨，若六淫客邪，及上热下寒，筋骨皮肉血脉之病，错取穴于胃之合，及诸腹之募者，必危。亦岐伯之言，下工岂可不慎哉！

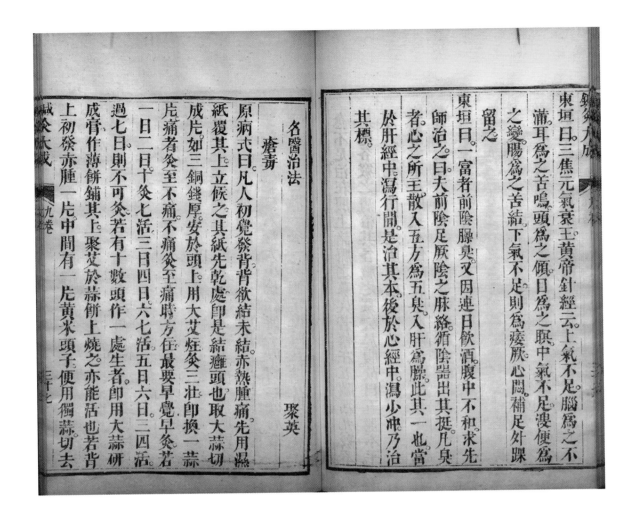

东垣曰：三焦元气衰王。《黄帝针经》云：上气不足，脑为之不满，耳为之苦鸣，头为之倾，目为之瞑。中气不足，溲便为之变，肠为之苦结。下气不足，则为痿厥心闷，补足外踝，留之。

东垣曰：一富者前阴臊臭，又因连日饮酒，腹中不和，求先师治之，曰：夫前阴足厥阴之脉络，循阴器出其挺。凡臭者，心之所主，散入五方为五臭，入肝为臊，此其一也。当于肝经中泻行间，是治其本；后于心经中泻少冲，乃治其标。

名医治法《聚英》

疮毒

《原病式》曰：凡人初觉发背，欲[1]结未结，赤热肿痛，先用湿纸覆其上，立视[2]候之，其纸先干处，即是结，痛头也。取大蒜切成片，如三铜钱厚，安于头上，用大艾炷灸三壮，即换一蒜片，痛者灸至不痛，不痛灸至痛时，方住。最要早觉早灸，若一日二日，十灸七活；三日四日，六七活；五日六日，三四活。过七日，则不可灸。若有十数头作一处生者，即用大蒜研成膏，作薄饼铺其上，聚艾于蒜饼上烧之，亦能活也。若背上初发赤肿一片，中间有一片黄[3]米头子，便用独蒜切去

①欲：此前原有"背"字，据《针灸聚英》卷二删。
②视：原无，据《针灸聚英》卷二补。
③黄：《针灸聚英》此后有"粟"字。

両頭、取中間半寸厚、安于疮上、用艾灸十四壮、多至四十九壮。又曰：痛者灸至不痛而止，谓先及其未瘵，所以痛，次及将瘵，所以不痛也。不痛灸至痛而止，谓先及其瘵，所以不痛，次及良肉，所以痛也。此痈疽初发之治也。

若诸疮患久成漏者，常有脓水不绝，其脓不臭，内无歹肉，尤宜用附子浸透，切作大片，厚二三分，于疮上着艾灸之，仍服内托之药。隔三二日再灸之，不五七次，自然肌肉长满矣。至有脓水恶物，渐溃根深者，郭氏治用白面、硫黄、大蒜三物一处捣烂，看疮大小，捻作饼子，厚约三分，于疮上用艾灸二十一壮，一灸一易饼子，后四五日，方用翠霞锭子，并信效锭子，互相用之，衽入疮内，歹肉尽去，好肉长平，然后外贴收敛之药，内服应病之剂，调理即瘥矣。

喉痹

《原病式》曰：痹，不仁也。俗作闭；闭，壅也。火主肿胀，故热客上焦而咽嗌肿胀也。张戴人[1]曰：手少阴、少阳二脉并络于喉，气热则内结肿胀，痹而不通则死。后人强立八名曰：单乳蛾、双乳蛾、单闭喉、双闭喉、子舌胀、木舌胀、缠喉风、走马喉闭。热气上行，故传于喉之两旁。近外肿作，以其形似，是谓乳蛾，一为单，二为双也。其比乳蛾差小者，名闭喉。热结舌下，复生一小舌，名子舌胀。热结于舌中为之肿，名木舌胀。木

———————————
[1] 人：原作"仁"，据《原病式》改。

者，强而不柔和也。热结于咽喉，肿绕于外，且麻且痒，肿而大者，名曰缠喉风。暴发暴死者，名走马喉闭。八名虽详，皆归之火。微者咸软之，大者下散之。至于走马喉闭，生死人在反掌间，砭刺出血则病已。尝治一妇人木舌胀，其舌满口，令以铍针锐而小者砭之，五七度，三日方平。计所出血几盈斗。喉痹急用吹药，刺宜少商、合谷、丰隆、涌泉、关冲。

淋闭

《原病式》曰：淋，小便涩痛也。热客膀胱，郁结不能渗泄故也。严氏曰：气淋者，小便涩，常有余沥。石淋者，茎中痛，尿不得卒出。膏淋者，尿似膏出。劳淋者，劳倦即发痛引气冲。血淋者，热即发，甚则溺血。以上五淋，皆用盐炒热，填满病人脐中，却用筋头大艾，灸七壮，或灸三阴交即愈。

眼目

东垣曰：五脏六腑之精气皆[1]上注于目，而为之精，精之窠为眼。骨之精为瞳子，筋之精为[2]黑眼，血之精为络其窠，气之精为白眼，肌肉之精为约束。裹撷筋骨血气之精，而与脉并为系。目者，五脏六腑之精，荣卫魂魄之所常营也，神之所主也[3]。子和曰：目之五轮，乃五脏六腑之精华，宗脉之所聚。其白属肺金，肉属脾土，赤属心火，黑水神光属肾水，兼属肝木。目不因火则不病，白轮变赤，火乘肺也；肉轮赤肿，火乘脾也；黑水神光属肾水，兼属肝木。目不因火则不病，白轮变赤，火承肺也；肉轮赤肿，火乘脾也；黑水神光被翳，火

①六腑之精气皆：原无，据《兰室秘藏》卷上及《灵枢·大惑论》补。
②瞳子，筋之精为：原无，据《兰室秘藏》卷上及《灵枢·大惑论》改。
③神之所主也：《兰室秘藏》作"神气之所生也"。

乘肝与肾也；赤脉贯目，火自甚也。凡目暴赤肿起，羞明隐涩，泪出不止，暴寒目眶眶，大热之所为也。宜针神庭、上星、囟会、前顶、百会，翳者可使立退，肿者可使立消，惟小几不可刺囟会，肉分浅薄，恐伤其骨。目之内眦，太阳膀胱之所过，血多气少。目之锐眦，少阳胆经，血少气多。目之上纲，太阳小肠经也，亦血多气少。目之下纲，阳明胃经也，血气俱多。然阳明经起于目两旁，交頞中，与太阳、少阳交会于目，惟足厥阴肝经，连于目系而已。故血太过者，太阳、阳明之实也；血不及者，厥阴之虚也。故出血者，宜太阳、阳明，盖此二经，血多故也。少阳一经，不宜出血，血少故也。刺太阳、阳明出血，则目愈明；刺少阳出血，则目愈昏。要知无使太过不及，以血养目而已。雀目不能夜视，乃因暴怒大忧所致，皆肝血少，禁出血，止宜补肝养胃。

刘氏曰：内障有因于痰热、气郁、血热、阳陷、阴脱、脱营①所致。种种病因，古人皆不议，况外障之翳，有起于内眦、外眦、睛上、睛下、睛中，当视其翳色从何经而来。如东垣治魏邦彦夫人目翳，绿色从下而上，病自阳明来也。绿非五色之正，殆肺、肾合而成病也。乃就画工家，以墨调腻粉合成色，与翳同矣。如议治之，疾遂不作。

眼生倒睫拳毛者，两目紧急，皮缩之所致也。盖内伤热，阴气外行，当去其内热并邪火。眼皮缓则毛出，翳膜亦退，用手法攀出内脸向外；速以三棱针出血，以左手爪甲，迎其针锋立愈。○目眶久赤烂，俗呼为赤瞎。当以三棱针刺目眶外，以泻湿热而愈。○偷针眼，视其背上有细红点如疮，以针刺破即瘥，实解太阳之郁热也。

损伤

《内经》云：人有所坠，恶血留于腹中，腹满不得前后，先饮利药。若上伤厥阴之脉，下伤少阴之络，当刺足内踝下然谷之前出血，刺足跗上动脉；不已，刺三毛，各一痏，见血立已。左刺右，右刺左。○其脉坚强者生，小弱者死。

针邪秘要　杨继洲著

凡男妇或歌或笑，或哭或吟，或多言，或久默，或朝夕嗔怒，或昼夜妄行，或口眼俱斜，或披头跣足，或裸形露体，或言见神鬼，如此之类，乃飞虫精灵，妖孽狂鬼，百邪侵害也。欲治之时，先要

愉悦：谓病家敬信医人，医人诚心疗治。两相喜悦，邪鬼方除。若主恶砭石，不可以言治，医贪货财，不足以言德。

书符：先用朱砂书太乙灵符二道，一道烧灰酒调，病人服，一道贴于病人房内。书符时，念小天罡咒。

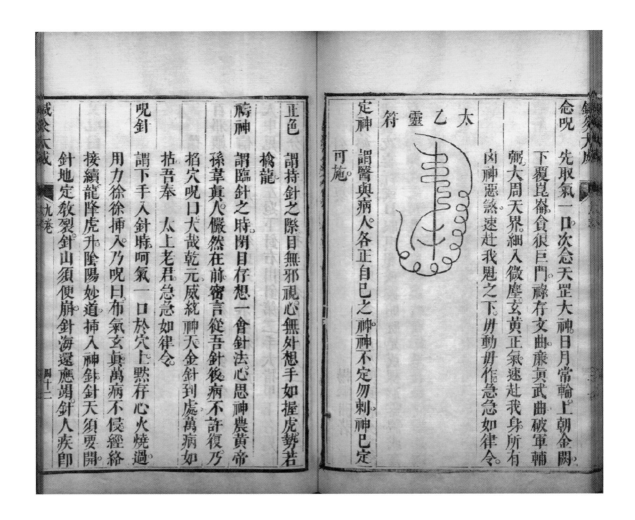

念咒：先取气一口，次念天罡大神，日月常轮，上朝金阙，下覆昆仑，贪狼巨门，禄存文曲，廉真武曲，破军辅弼，大周天界，细入微尘，玄黄正气，速赴我身，所有凶神恶煞，速赴我魁之下，毋动毋作，急急如律令。

太乙灵符（图见上）

定神：谓医与病人，各正自己之神。神不定勿刺，神已定可施。

正色：谓持针之际，目无邪视，心无外想，手如握虎，势若擒龙。

祷神：谓临针之时，闭目存想一会针法，心思神农黄帝，孙韦真人，俨然在前，密言从吾针后，病不许复。乃掐穴咒曰：大哉乾元，威统神天，金针到处，万病如拈，吾奉太上老君，急急如律令。

咒针：谓下手入针时，呵气一口于穴上，默存心火烧过，用力徐徐插入，乃咒曰：布气玄真，万病不侵，经络接续，龙降虎升，阴阳妙道，插入神针，针天须要开，针地定教裂，针山须便崩，针海还应竭，针人疾即

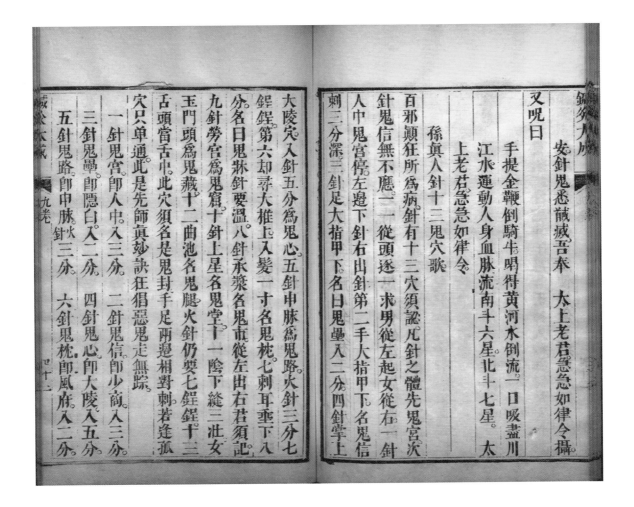

安，针鬼悉藏灭。吾奉太上老君，急急如律令摄。

又咒曰：手提金鞭倒骑牛，唱得黄河水倒流，一口吸尽川江水，运动人身血脉流；
南斗六星，北斗七星。太上老君，急急如律令。

孙真人针十三鬼穴歌

百邪颠狂所为病，针有十三穴须认，凡针之体先鬼宫，次针鬼信无不应，
一一从头逐一求，男从左起女从右，一人中鬼宫停，左边下针右出针，
第二手大指甲下，名鬼信刺三分深，三针足大指甲下，名曰鬼垒入二分；
四针掌后[1]大陵穴，入针五分为鬼心；五针申脉为鬼路，火针三下[2]七锃锃，
第六却寻大椎上，入发一寸名鬼枕，七刺耳垂下八分，名曰鬼床针要温，
八针承浆名鬼市，从左出右君须记；九针劳宫[3]为鬼窟；十针上星名鬼堂；
十一阴下缝三壮，女玉门头为鬼藏；十二曲池名鬼腿[4]，火针仍要七锃锃；
十三舌头当舌中，此穴须名是鬼封。手足两边相对刺，若逢孤穴只单通，
此是先师真妙诀，狂猖恶鬼走无踪。
一针鬼宫，即人中，入三分。二针鬼信，即少商，入三分。
三针鬼垒，即隐白，入二分。四针鬼心，即大陵，入五分。
五针鬼路，即申脉火针，三分。六针鬼枕，即风府，入二分。

①后：原作"上"，据《针灸聚英》卷四及《千金要方》改。
②下：原作"分"，据《针灸聚英》卷四改。
③劳宫：《针灸聚英》《针灸大全》及《千金要方》俱作"间使"。
④鬼腿：《千金要方》作"鬼臣"。

七针鬼床，即颊车，入五分。八针鬼市，即承浆，入三分。

九针鬼窟，即劳宫，入二分。十针鬼堂，即上星，入二分。

十一针鬼藏，男即会阴，女即玉门头，入三分。

十二针鬼腿，即曲池，火针入五分。

十三针鬼封，在舌下中缝，刺出血，仍横安针一枚，就两口吻，令舌不动，此法甚效。更加间使、后溪二穴尤妙。

男子先针左起，女人先针右起。单日为阳，双日为阴。阳日、阳时针右转，阴日、阴时针左转。

刺入十三穴尽之时，医师即当口问病人，何妖何鬼为祸，病人自说来由，用笔一一记录，言尽狂止，方宜退针。

捷要灸法《医学入门》

鬼哭穴：治鬼魅狐惑，恍惚振噤。以患人两手大指，相并缚定，用艾炷于两甲角及甲后肉四处骑缝，着火灸之，则患者哀告：我自去。为效。

灸卒死：一切急魇暴绝，灸足两大指内，去甲一韭叶。

灸精宫：专主梦遗。十四椎下各开三寸，灸七壮效。

鬼眼穴：

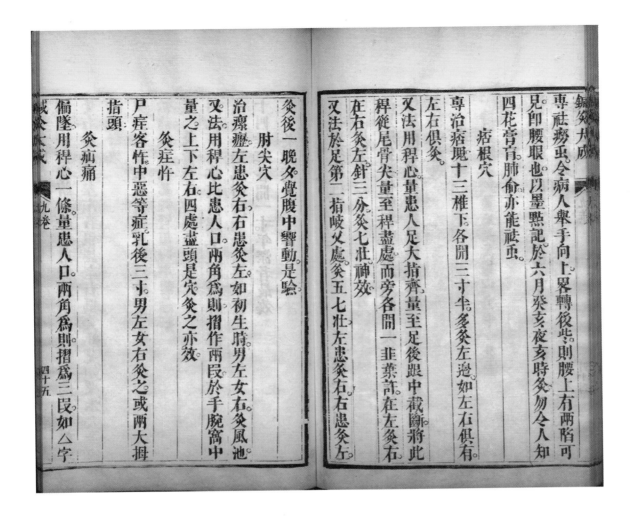

专祛痨虫。令病人举手向上，略转后些，则腰上有两陷可见，即腰眼也。以墨点记，于六月癸亥夜亥时灸，勿令人知。四花、膏肓、肺俞，亦能祛虫。

痞根穴：专治痞块。十三椎下各开三寸半，多灸左边。如左右俱有，左右俱灸。

又法：用秆心量患人足大指齐，量至足后跟中截断，将此秆从尾骨尖量至秆尽处，两旁各开一韭叶许，在左灸右，在右灸左，针三分，灸七壮，神效。

又法：于足第二指歧骨处灸五七壮，左患灸右，右患灸左，灸后一晚夕，觉腹中响动，是验。

肘尖穴：治瘰疬。左患灸右，右患灸左，如初生时，男左女右，灸风池。

又法：用秆心比患人口两角为则，折作两段，于手腕窝中量之，上下左右四处尽头是穴，灸之亦效。

灸痊忤：尸痊客忤，中恶等症。乳后三寸，男左女右灸之。或两大拇指头。

灸疝痛：偏坠用秆心一条，量患人口两角为则，折为三段，如△字

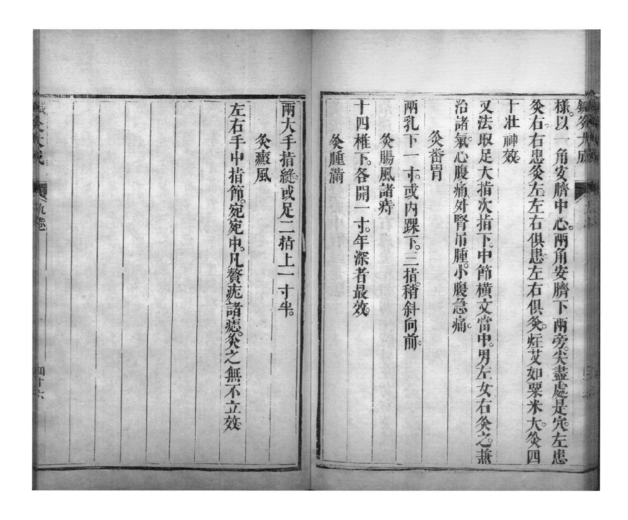

样，以一角安脐中心，两角安脐下两旁，尖尽处是穴。左患灸右，右患灸左，左右俱患，左右俱灸。炷艾如粟米大，灸四十壮神效。

又法：取足大指次指下，中节横纹当中，男左女右灸之。兼治诸气，心腹痛，外肾吊肿，小腹急痛。

灸翻胃：两乳下一寸，或内踝下三指，稍斜向前。

灸肠风诸痔：十四椎下各开一寸，年深者最效。

灸肿满：两大手指缝，或足二指上一寸半。

灸癜风：左右手中指节宛宛中。凡赘疣[1]诸痣，灸之无不立效。

①疣：原作"疣"，据《医学入门》改。

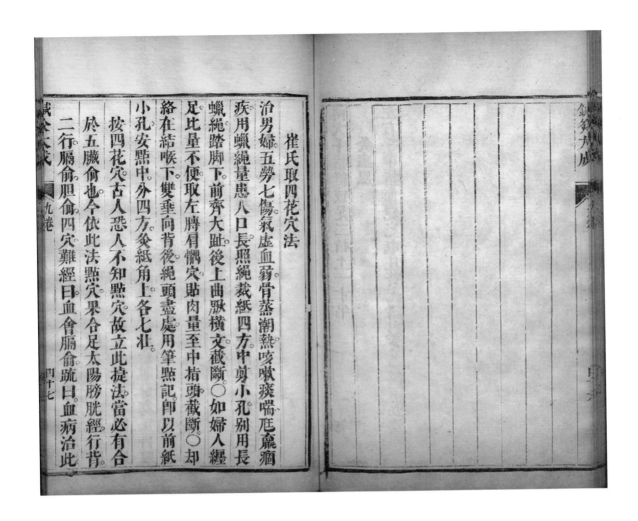

崔氏取四花穴法

治男妇五劳七伤，气虚血弱，骨蒸潮热，咳嗽痰喘，尪羸痼疾。用蜡绳量患人口长，照绳裁纸四方，中剪小孔，别用长蜡绳踏脚下，前齐大趾，后上曲腘横纹截断。如妇人缠足，比量不便，取左膊肩髃穴贴肉，量至中指头截断，却络在结喉下，双垂向背后，绳头尽处，用笔点记，即以前纸小孔安点中，分四方，灸纸角上各七壮。

按：四花穴，古人恐人不知点穴，故立此捷法，当必有合于五脏俞也。今依此法点穴，果合足太阳膀胱经行背二行：膈俞、胆俞四穴。《难经》曰：血会膈俞。疏曰：血病治此。

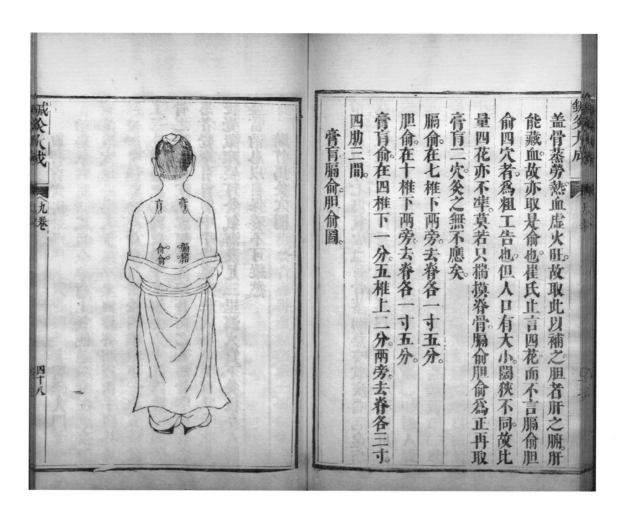

盖骨蒸劳热，血虚火旺，故取此以补之。胆者，肝之腑，肝能藏血，故亦取是俞也。崔氏止言四花，而不言膈俞、胆俞四穴者，为粗工告也。但人口有大小、阔狭不同，故比量四花亦不准，莫若只揣摸脊骨膈俞、胆俞为正，再取膏肓二穴灸之，无不应矣。

膈俞：在七椎下两旁，去脊各一寸五分。

胆俞：在十椎下两旁，去脊各一寸五分。

膏肓俞：在四椎下一分，五椎上二分两旁，去脊各三寸，四肋三间。

膏肓、膈俞、胆俞图（图见上）

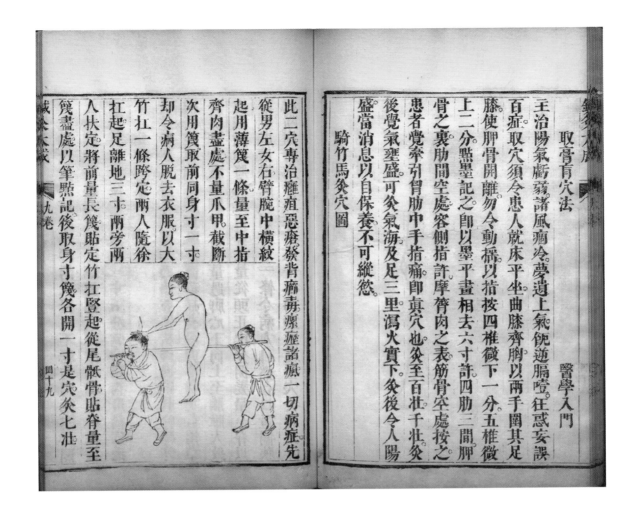

取膏肓穴法　　　　　　醫學入門

主治陽氣虧弱，諸風痼冷，夢遺上氣，呃逆膈噎，狂惑妄誤百症。取穴須令患人就床平坐，曲膝齊胸，以兩手圍其足膝，使胛骨開離，勿令動搖，以指按四椎微下一分，五椎微上二分，點墨記之，即以墨平畫相去六寸許，四肋三間，胛骨之裏，肋間空處，容側指許，摩膂肉之表，筋骨空處，按之患者覺牽引胸肋中手指痛，即真穴也。灸至百壯、千壯，灸後覺氣壅盛，可灸氣海及足三里，瀉火實下。灸後令人陽盛，當消息以自保養，不可縱慾。

騎竹馬灸穴圖

此二穴專治癰疽惡瘡，發背疔毒，瘰癧諸瘋，一切病症。先從男左女右臂腕中橫紋起，用薄篾一條，量至中指齊肉盡處，不量爪甲，截斷；次用篾取前同身寸一寸，却令病人脫去衣服，以大竹扛一條跨定，兩人隨徐扛起，足離地三寸，兩旁兩人扶定，將前量長篾，貼定竹扛竪起，從尾骶骨貼脊量至篾盡處，以筆點記後取身寸篾各開一寸是穴灸七壯

九卷　　　四十九

取膏肓穴法《医学入门》

主治阳气亏弱，诸风痼冷，梦遗上气，呃逆膈噎，狂惑妄误百症。取穴须令患人就床平坐，曲膝齐胸，以两手围其足膝，使胛骨开离，勿令动摇，以指按四椎微下一分，五椎微上二分，点墨记之，即以墨平画相去六寸许，四肋三间，胛骨之里，肋间空处，容侧指许，摩膂肉之表，筋骨空处，按之患者觉牵引胸肋中手指痛，即真穴也。灸至百壮、千壮，灸后觉气壅盛，可灸气海及足三里，泻火实下。灸后令人阳盛，当消息以自保养，不可纵欲。

骑竹马灸穴图（图见上）

此二穴，专治痈疽恶疮，发背疔毒，瘰疬诸疯，一切病症。先从男左女右臂腕中横纹起，用薄篾一条，量至中指齐肉尽处，不量爪甲，截断；次用篾取前同身寸一寸，却令病人脱去衣服，以大竹扛一条跨定，两人随徐扛起，足离地三寸，两旁两人扶定，将前量长篾，贴定竹扛竖起，从尾骶骨贴脊量至篾尽处，以笔点记，后取身寸篾，各开一寸是穴。灸七壮。

此杨氏灸法。按《神应经》：两人抬扛不稳，当用两木凳，搁竹扛头，令患人足微点地，用两人两旁扶之，尤妙。又按《聚英》言：各开一寸，疑为一寸五分，当合膈俞、肝俞穴道。

灸劳穴法

《资生经》云：久劳，其状手脚心热，盗汗，精神困顿，骨节疼寒，初发咳嗽，渐吐脓血，肌瘦面黄，减食少力，令身正直，用草于男左女右自脚中指尖量过脚心下，向上至曲脈大纹处截断；却将此草，自鼻尖量从头正中，分开发，量至脊，以草尽处，用墨点记；别用草一条，令病人自然合口量阔狭截断；却将此草墨点上平折两头，尽处量穴。灸时随年纪多灸一壮。如人三十岁，灸三十一壮，累效。

按此穴，合五椎两旁，各一寸五分，心俞二穴也。心主血，故灸之。

取肾俞法

在平处立，以杖子约量至脐，又以此杖，当背脊骨上量之，知是与脐平处也。然后左右各寸半，取其穴，则肾俞也。

取灸心气法

先将长草一条，比男左女右手掌内大拇指根横纹量起。至甲内止，以墨点记；次比盐指、中指、四指、小指五指皆比如前法；再加同身寸一寸点定，别用秆草一条，与前所量

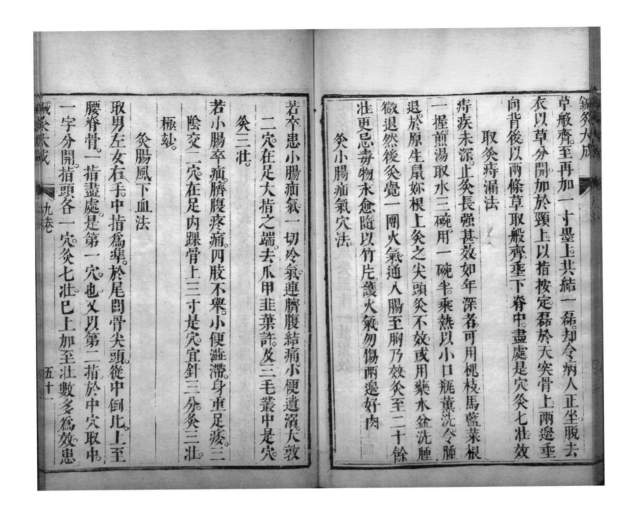

草般齐，至再加一寸墨上，共结一磊；却令病人正坐，脱去上①衣，以草分开，加于颈上，以指按定，磊于天突骨上，两边垂向背后，以两条草取般齐，垂下脊中尽处是穴，灸七壮效。

取灸痔漏法

痔疾未深，止灸长强甚效。如年深者，可用槐枝、马蓝菜根一握，煎汤取水三碗。用一碗半，乘热以小口瓶熏洗，令肿退，于原生鼠奶根上灸之，尖头灸不效。或用药水盆洗肿微退，然后灸，觉一团火气通入肠至胸，乃效。灸至二十余壮。更忌毒物，永愈。随以竹片护火气，勿伤两边好肉。

灸小肠疝气穴法

若卒患小肠疝气，一切冷气，连脐腹结痛，小便遗溺。大敦二穴，在足大指端，去爪甲韭叶许，及三毛丛中是穴。灸三壮。

若小肠卒疝，脐腹疼痛，四肢不举，小便涩滞，身重足痿。三阴交二穴，在足内踝骨上三寸是穴，宜针三分，灸三壮，极妙。

灸肠风下血法

取男左女右，手中指为准，于尾闾骨尖头，从中倒比，上至腰脊骨一指尽处，是第一穴也。又以第二指，于中穴取中一字分开指头各一穴，灸七壮。以上加至壮数多为效。患

①上：原无，据《针灸大全》卷六补。

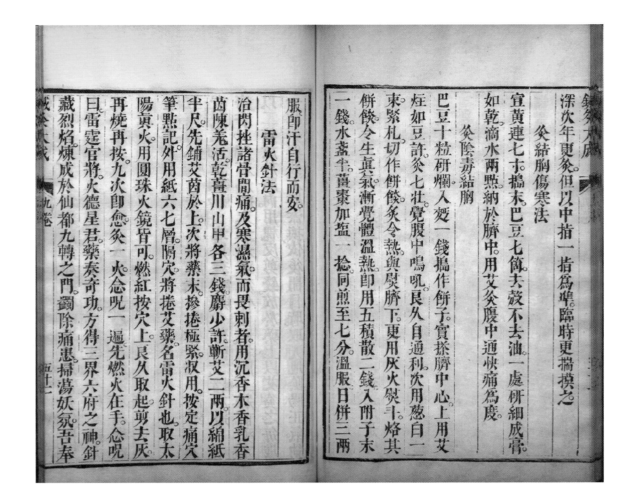

深，次年更灸，但以中指一指为准，临时更揣摸之。

灸结胸伤寒法

宣黄连七寸，捣末，巴豆七个，去壳不去油，一处研细成膏，如干，滴水两点，纳于脐中，用艾灸腹中通快痛为度。

灸阴毒结胸

巴豆十粒研烂，入面一钱，捣作饼子，实搭脐中心，上用艾炷如豆许，灸七壮，觉腹中鸣吼，良久自通利；次用葱白一束紧札，切作饼馂，灸令热，与熨脐下；更用灰火熨斗烙其饼馂，令生真气，渐觉体温热，即用五积散二钱，入附子末一钱，水盏半，姜枣加盐一捻，同煎至七分，温服，日并三两服，即汗自行而安。

雷火针法

治闪挫诸骨间痛，及寒湿气而畏刺者。用沉香、木香、乳香、茵陈、羌活、干姜、穿山甲各三钱，麝少许，蕲艾二两，以绵纸半尺，先铺艾茵于上，次将药末掺卷极紧，收用。按定痛穴，笔点记，外用纸六七层隔穴，将卷艾药，名雷火针也，取太阳真火，用圆珠火镜皆可，燃红按穴上，良久取起，剪去灰，再烧再按，九次即愈。灸一火，念咒一遍，先燃火在手，念咒曰：雷霆官将，火德星君，药奏奇功，方得三界六府之神，针藏烈焰，炼成于仙都九转之门，蠲除痛患，扫荡妖气。吾奉南斗六星，太上老君，急急如律令。咒毕，即以雷火针按穴灸之。乃孙真人所制，今用亦验。务要诚敬，毋令妇女鸡犬见，此方全真多自秘，缘人不古，若心不合道，治不易疗也。兹故表而出之。

蒸脐治病法

五灵脂八钱，生用　斗子青盐五钱，生用　乳香一钱　没药一钱　天鼠粪即夜明沙，二钱，微炒　地鼠粪三钱，微炒　葱头干者，二钱　木通三钱　麝香少许　右为细末，水和莜面作圆圈，置脐上，将前药末以二钱放于脐内，用槐皮剪钱，放于药上，以艾灸之，每岁一壮，药与钱不时添换。依后开日，取天地阴阳正气，纳入五脏，诸邪不侵，百病不入，长生耐老，脾胃强壮。莜，音乔

立春巳时，春分未时，立夏辰时，夏至酉时，立秋戌时，秋分午时，立冬亥时，冬至寅时。此乃合四时之正气，全天地之造化，灸无不验。

相天时

《千金》云：正午以后乃可灸，谓阴气未至，灸无不着，午前平旦谷气虚，令人癫眩[①]，不可针灸。卒急者，不用此例。

《下经》云：灸时若遇阴雾、大风雪、猛雨、炎暑、雷电虹霓停，候晴明再灸。急难亦不拘此。

按日正午，气注心经，未时注小肠经，止可灸极泉、少海、

---

① 眩：原作"疢"，据《针灸聚英》卷三改。

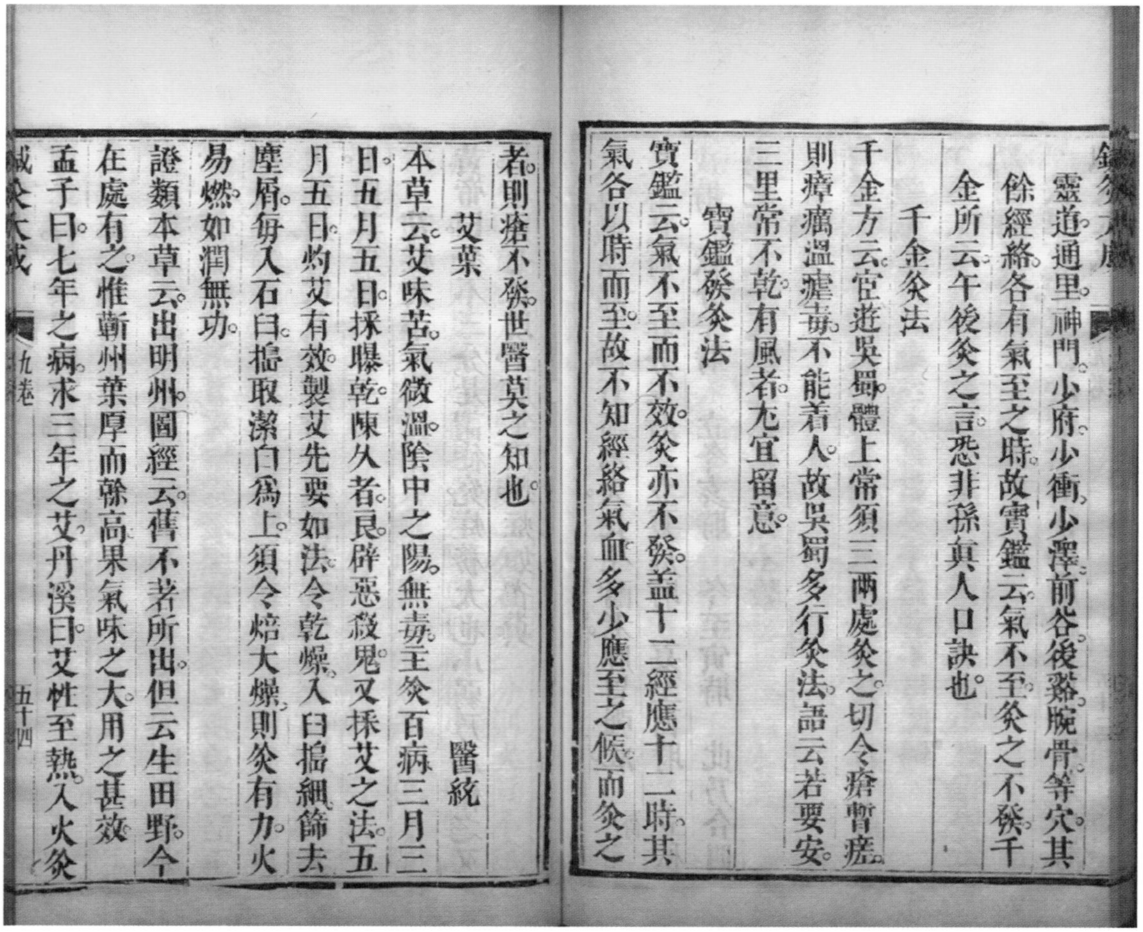
鍼灸大成
靈道通里神門少府少衝少澤前谷後谿腕骨等穴其
餘經絡各有氣至之時故寶鑑云氣不至灸之不發千
金所云午後灸之言恐非孫真人口訣也
千金灸法
千金方云宦遊吳蜀體上常須三兩處灸之切令瘡暫瘥
則瘴癘溫瘧毒不能着人故吳蜀多行灸法語云若要安
三里常不乾有風者尤宜留意
寶鑑發灸法
寶鑑云氣不至而不效灸亦不發蓋十二經應十二時其
氣各以時而至故不知經絡氣血多少應至之候而灸之
者則瘡不發世醫莫之知也
艾葉　醫統
本草云艾味苦氣微溫陰中之陽無毒主灸百病三月三
日五月五日採曝乾陳久者良辟惡殺鬼又採艾之法五
月五日灼艾有效製艾先要如法令乾燥入臼搗細篩去
塵屑每入石臼搗取潔白為上須令焙大燥則灸有力火
易燃如潤無功
證類本草云出明州圖經云舊不著所出但云生田野今
在處有之惟蘄州葉厚而榦高果氣味之大用之甚效
孟子曰七年之病求三年之艾丹溪曰艾性至熱入火灸
鍼灸大成　九卷　五十四

灵道、通里、神门、少府、少冲、少泽、前谷、后溪、腕骨等穴，其余经络，各有气至之时。故《宝鉴》云：气不至，灸之不发，《千金》所云：午后灸之言，恐非孙真人口诀也。

《千金》灸法

《千金方》云：宦游吴蜀，体上常须三两处灸之，勿[1]令疮暂瘥，则瘴疠温疟毒不能着人，故吴蜀多行灸法。故云：若要安，三里常不干。有风者，尤宜留意。

《宝鉴》发灸法

《宝鉴》云：气不至而不效，灸亦不发。盖十二经应十二时，其气各以时而至，故不知经络气血多少，应至之候，而灸之者，则疮不发，世医莫之知也。

艾叶《医统》

《本草》云：艾味苦，气微温，阴中之阳，无毒，主灸百病。三月三日，五月五日，采曝干，陈久者良，避恶杀鬼。又采艾之法，五月五日，灼艾有效。制艾先要如法：令干燥，入臼捣细，筛去尘屑，每入石臼，捣取洁白为上，须令焙大燥，则灸有力，火易燃，如润无功。

《证类本草》云：出明州。《图经》云：旧不著所出，但云生田野，今在处有之。惟蕲州叶厚而干高，果气味之大，用之甚效。

孟子曰：七年之病，求三年之艾。丹溪曰：艾性至热，入火灸

①勿：原作"切"，据《千金要方》卷二十九改。

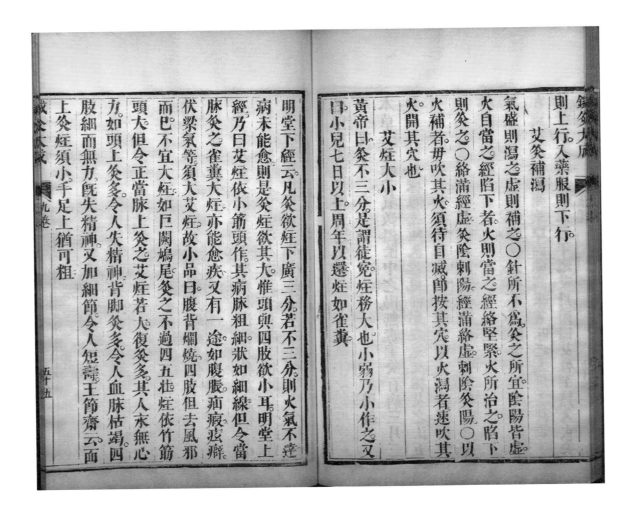

则上行，入药服则下行。

艾灸补泻

气盛则泻之，虚则补之。○针所不为，灸之所宜。阴阳皆虚，火自当之。经陷下者，火则当之。经络坚紧，火所治之。陷下则灸之。○络满经虚，灸阴刺阳。经满络虚，刺阴灸阳。

以火补者，毋吹其火，须待自灭，即按其穴。以火泻者，速吹其火，开其穴也。

艾炷大小

黄帝曰：灸不三分，是谓徒冤，炷务大也。小弱乃小作之。又曰：小儿七日以上，周年以还，炷如雀粪。

《明堂下经》云：凡灸欲炷下广三分，若不三分，则火气不达，病未能愈，则是灸炷欲其大，惟头与四肢欲小耳。《明堂上经》乃曰：艾炷依小筋头作，其病脉粗细，状如细线，但令当脉灸之。雀粪大炷，亦能愈疾。又有一途，如腹胀、疝瘕、痃癖、伏梁气等，须大艾炷。故《小品》曰：腹背烂烧，四肢但去风邪而已，不宜大炷。如巨阙、鸠尾，灸之不过四五壮。炷依竹筋头大，但令正当脉上灸之，艾炷若大，复灸多，其人永无心力。如头上灸多，令人失精神；背脚灸多，令人血脉枯竭，四肢细而无力，既失精神，又加细节，令人短寿。王节斋云：面上灸炷须小，手足上犹可粗。

点艾火

《明堂下经》曰：古来灸病，忌松、柏、枳、橘、榆、枣、桑、竹八木火，切宜避之。有火珠耀日，以艾承之，得火为上。次有火镜耀日，亦以艾引得火，此火皆良。诸番部落[1]用镔铁击碻石得火，以艾引之。凡仓卒难备，则不如无木火，清麻油点灯上烧艾茎，点灸，兼滋润灸疮，至愈不疼，用蜡烛更佳。

壮数多少

《千金》云：凡言壮数者，若丁壮病根深笃，可倍于方数，老少羸弱可减半。扁鹊灸法，有至三五百壮、千壮，此亦太过。曹氏灸法，有百壮，有五十壮。《小品》诸方亦然。惟《明堂本经》云：针入六分，灸三壮，更无余论[2]。故后人不准，惟以病之轻重而增损之。凡灸头项，止于七壮，积至七七壮止。

《铜人》治风，灸上星、前顶、百会，至二百壮，腹背灸五百壮。若鸠尾、巨阙，亦不宜多灸，灸多则四肢细而无力。《千金方》于足三里穴，乃云多至三百壮。心俞禁灸。若中风则急灸至百壮。皆视其病之轻重而用之，不可泥一说，而不通其变也。

灸法

《千金方》云：凡灸法，坐点穴，则坐灸；卧点穴，则卧灸；立点穴，则立灸，须四体平直，毋令倾侧。若倾侧穴不正，徒破好肉耳。○《明堂》云：须得身体平直，毋令蜷缩，坐点毋令俯仰，立

---

① 落：原无，据《资生经》卷二、《针灸聚英》卷三补。
② 论：原作"治"，据《千金要方》卷二十九改。

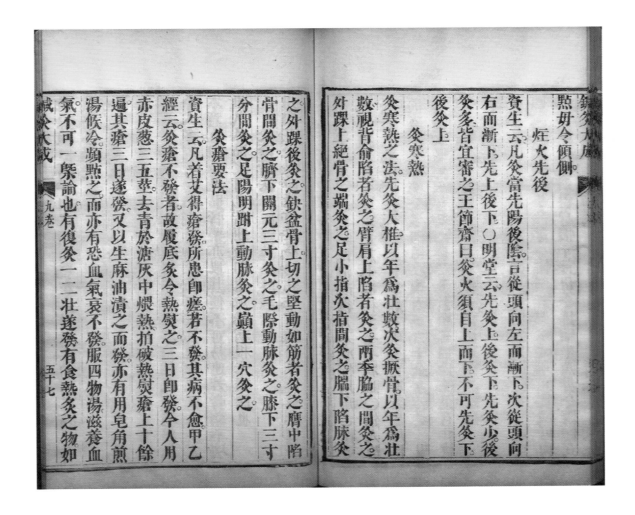

点毋令倾侧。

炷火先后

《资生》云：凡灸当先阳后阴，言从头向左而渐下，次从头向右而渐下，先上后下。

《明堂》云：先灸上，后灸下，先灸少，后灸多，皆宜审之。王节斋曰：灸火须自上而下，不可先灸下，后灸上。

灸寒热

灸寒热之法：先灸大椎，以年为壮数，次灸橛骨，以年为壮数。视背俞陷者灸之，举[1]臂肩上陷者灸之，两季胁之间灸之，外踝上绝骨之端灸之，足小指次指间灸之，腨下陷脉灸之，外踝后灸之，缺盆骨上切之坚动如筋者灸之，膺中陷骨间灸之，脐下关元三寸灸之，毛际动脉灸之，膝下三寸分间灸之，足阳明跗上动脉灸上。巅上一穴灸之。

灸疮要法

《资生》云：凡着艾得疮发，所患即瘥，若不发，其病不愈。《甲乙经》云：灸疮不发者，用[2]故履底灸令热，熨之，三日即发。今人用赤皮葱三五茎去青，于煻火中煨热，拍破，热熨疮上十余遍，其疮三日遂发。又以生麻油渍之而发[3]，亦有用皂角煎汤，候冷频点之而发，亦有恐血气衰不发，服四物汤，滋养血气，不可一概论也。有复灸一二壮遂发，有食热灸之物，如

---

①举：原无，据《素问·骨空论》补。
②用：原无，据《资生经》卷二补。
③发：原无，据《古今医统》卷七补。

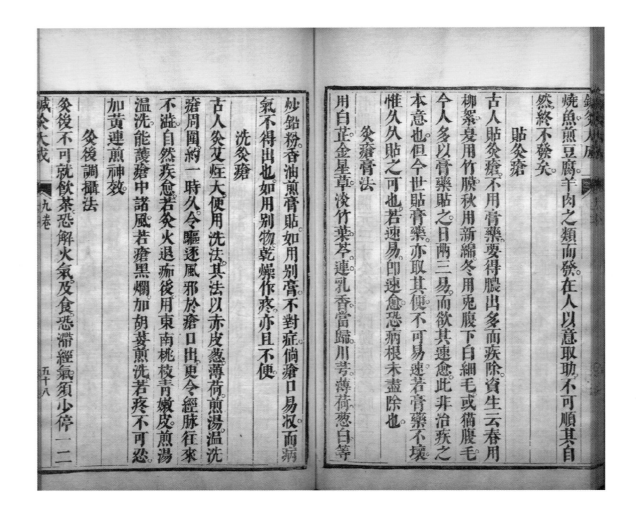

烧鱼、煎豆腐、羊肉之类而发，在人以意取助，不可顺其自然，终不发矣。

贴灸疮

古人贴灸疮，不用膏药，要得脓出多而疾除。《资生》云：春用柳絮，夏用竹膜，秋用新绵，冬用兔腹下白细毛，或猫腹毛。今人多以膏药贴之，日两三易。而欲其速愈，此非治疾之本意也。但今世贴膏药，亦取其便，不可易速，若膏药不坏，惟久久贴之可也。若速易，即速愈，恐病根未尽除也。

灸疮膏法

用白芷、金星草、淡竹叶、芩、连、乳香、当归、川芎、薄荷、葱白等，炒铅粉、香油煎膏贴。如用别膏不对症。倘疮口易收，而病气不得出也。如用别物，干燥作疼，亦且不便。

洗灸疮

古人灸艾炷大，便用洗法。其法以赤皮葱、薄荷煎汤，温洗疮周围，约一时久，令驱逐风邪于疮口出，更令经脉往来不涩，自然疾愈。若灸疮[1]退痂后，用东南桃枝青嫩皮煎汤温洗，能护疮中诸风；若疮黑烂，加胡荽煎洗；若疼不可忍，加黄连煎神效。

灸后调摄法

灸后不可就饮茶，恐解火气；及食，恐滞经气，须少停一二

① 疮：原作"火"，据《古今医统》卷七改。

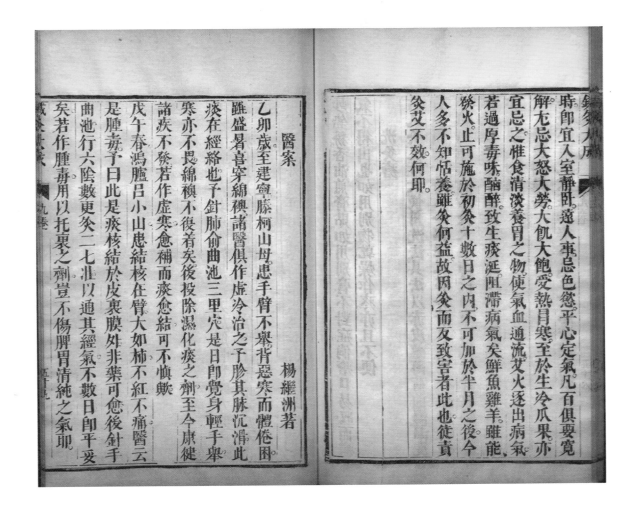

时，即宜入室静卧，远人事，忌色欲，平心定气，凡百俱要宽解。尤忌大怒、大劳、大饥、大饱、受热、冒寒。至于生冷瓜果，亦宜忌之。惟食淡养胃之物，使气血通流，艾火逐出病气。若过厚毒味，酗醉，致生痰涎，阻滞病气矣。鲜鱼鸡羊，虽能发火，止可施于初灸，十数日之内，不可加于半月之后。今人多不知恬养，虽灸何益？故因灸而反致害者，此也。徒责灸艾不效，何耶！

医案 杨继洲著

乙卯岁，至建宁滕柯山，母患手臂不举，背恶寒而体倦困，虽盛暑喜穿棉袄，诸医俱作虚冷治之。予诊其脉沉滑，此痰在经络也。予针肺俞、曲池、三里穴，是日即觉身轻手举，寒亦不畏，棉袄不复着矣。后投除湿化痰之剂，至今康健，诸疾不发。若作虚寒，愈补而痰愈结，可不慎欤！

戊午春，鸿胪吕小山，患结核在臂，大如柿，不红不痛。医云是肿毒。予曰：此是痰核结于皮里膜外，非药可愈。后针手曲池，行六阴数，更灸二七壮，以通其经气，不数日即平妥矣。若作肿毒，用以托里之剂，岂不伤脾胃清纯之气耶？

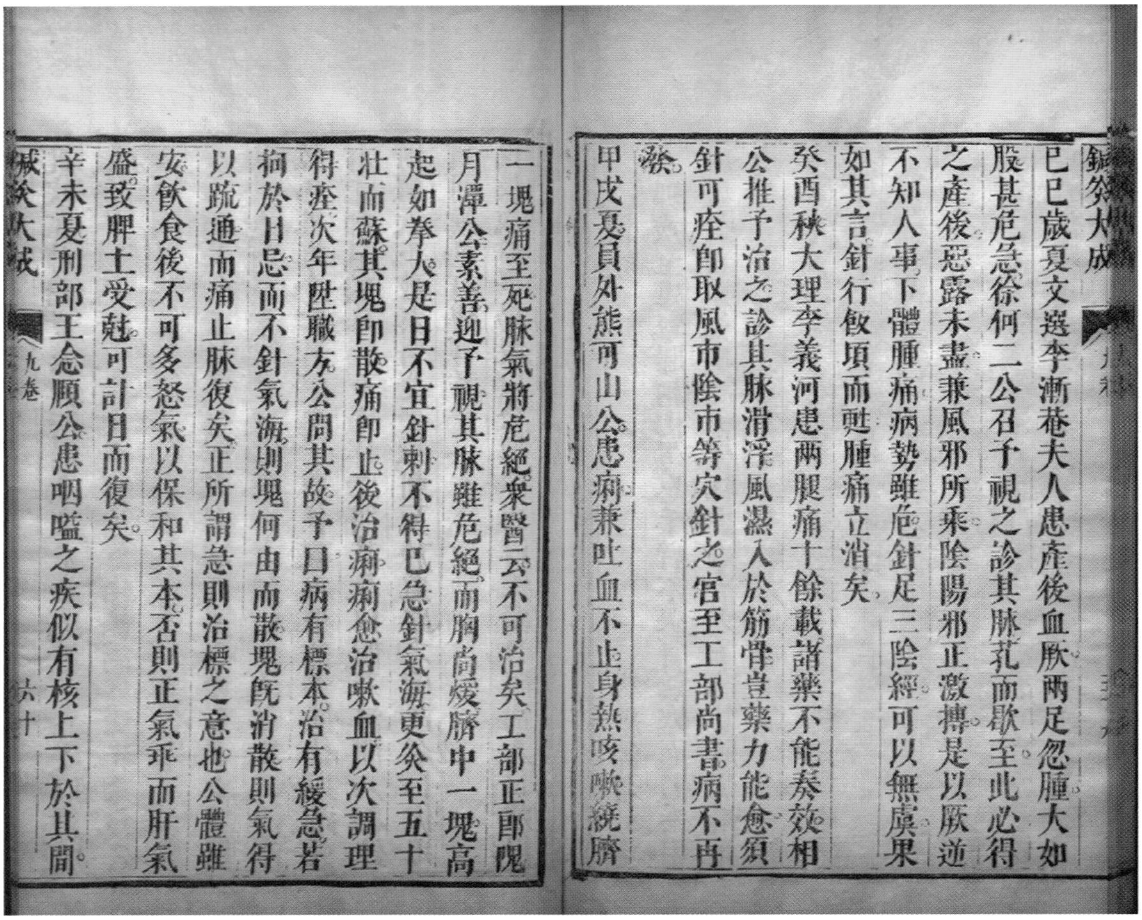
己巳歲夏文選李漸菴夫人患產後血厥兩足忽腫大如股甚危急徐何二公召予視之診其脉芤而歇至此必得之產後惡露未盡兼風邪所乘陰陽邪正激搏是以厥逆不知人事下體腫痛病勢雖危針足三陰經可以無虞果如其言針行飯頃而甦腫痛立消矣

癸酉秋大理李義河患兩腿痛十餘載諸藥不能奏效相公推予治之診其脉滑浮風濕入於筋骨豈藥力能愈須針可痊即取風市陰市等穴針之官至工部尚書病不再發

甲戌夏員外熊可山公患痢兼吐血不止身熱咳嗽繞臍一塊痛至死脉氣將危絕衆醫云不可治矣工部正郎隗月潭公素善迎予視其脉雖危絕而胸尚煖臍中一塊高起如拳大是日不宜針刺不得已急針氣海更灸至五十壯而蘇其塊即散痛即止後治痢痢愈治嗽血以次調理得痊次年陞職方公問其故予曰病有標本治有緩急若拘於日忌而不針氣海則塊何由而散塊既消散則氣得以疏通而痛止脉復矣正所謂急則治標之意也公體雖安飲食後不可多怒氣以保和其本否則正氣乖而肝氣盛致脾土受尅可計日而復矣

辛未夏刑部王念頤公患咽嗌之疾似有核上下於其間

己巳岁夏，文选李渐庵祖夫人，患产后血厥，两足忽肿大如股，甚危急。徐、何二公召予视之，诊其脉芤而歇至，此必得之产后恶露未尽，兼风邪所乘，阳阴邪正激搏，是以厥逆，不知人事，下体肿痛，病势虽危，针足三阴经，可以无虞。果如其言，针行饭顷而苏，肿痛立消矣。

癸酉秋，大理李义河，患两腿痛十余载，诸药不能奏效。相公推予治之，诊其脉滑浮，风湿入于筋骨，岂药力能愈，须针可痊。即取风市、阴市等穴针之。官至工部尚书，病不再发。

甲戌夏，员外熊可山公，患痢兼吐血不止，身热咳嗽，绕脐一块痛至死，脉气将危绝。众医云：不可治矣。工部正郎隗月潭公素善，迎予视其脉，虽危绝，而胸尚暖，脐中一块高起如拳大，是日不宜针刺，不得已，急针气海，更灸至五十壮而苏，其块即散，痛即止。后治痢，痢愈，治嗽血，以次调理得痊。次年升职方，公问其故。予曰：病有标本，治有缓急，若拘于日忌，而不针气海，则块何由而散？块既消散，则气得以疏通，而痛止脉复矣。正所谓急则治标之意也。公体虽安，饮食后不可多怒气，以保和其本；否则正气乖而肝气盛，致脾土受克，可计日而复矣。

辛未夏，刑部王念颐公，患咽嗌之疾，似有核上下于其间，此疾在肺膈，岂药饵所能愈。东皋徐公推予针之，取膻中、气海，下取三里二穴，更灸数十壮，徐徐调之而痊。东皋名医也，且才高识博，非不能疗，即东垣治妇人伤寒，热入血室，非针莫愈，必俟夫善刺者，刺期门而愈。东皋之心，即东垣心也，而其德可并称焉。视今之嫉贤妒能者，为何如哉？然妒匪斯今，畴昔然矣。予曾往磁州，道经汤阴伏道路旁，有先师扁鹊墓焉，下马拜之。问其故。曰：鹊乃河间人也。针术擅天下，被秦医令李醯刺死于道路之旁，故名曰伏道，实可叹也。有传可考。

戊辰岁，给事杨后山公祖乃郎，患疳疾，药日服而人日瘦。同科郑湘溪公，迎予治之。予曰：此子形羸，虽是疳症，而腹内有积块，附于脾胃之旁，若徒治其疳，而不治其块，是不求其本，而揣其末矣。治之之法，宜先取章门灸针，消散积块，后次第理治脾胃，是小人已除，而君子得行其道于天下矣。果如其言，而针块中，灸章门，再以蟾蜍丸药兼用之，形体渐盛，疳疾俱痊。

壬申岁，四川陈相公长孙，患胸前突起，此异疾也。人皆曰：此非药力所能愈。钱诚翁，推予治之，予曰：此乃痰结肺经，而不能疏散，久而愈高，必早针俞府、膻中，后择日针，行六阴之数，更灸五壮，令贴膏，痰出而平。乃翁编修公甚悦之。

辛未，武选王会泉公亚夫人，患危异之疾，半月不饮食，目闭不开久矣。六脉似有如无，此疾非针不苏。同寅诸公，推予即针之，但人神所忌，如之何？若待吉日良时，则沦于鬼录矣。不得已，即针内关二穴，目即开，而即能食米饮，徐以乳汁调理而愈。同寅诸君，问此何疾也？予曰：天地之气，常则安，变则病，况人禀天地之气，五运迭侵于外，七情交战于中，是以圣人啬气，如持至宝，庸人妄为，而伤太和，此轩岐所以论诸痛皆生于气，百病皆生于气，遂有九窍不同之论也。而子和公亦尝论之详矣。然气本一也，因所触而为九，怒、喜、悲、恐、寒、热、惊、思、劳也。盖怒气逆甚，则呕血及飧泄，故气逆上矣。怒则阳气逆上，而肝木乘脾，故甚呕血及飧泄也。喜则气和志达，荣卫通和，故气缓矣。悲则心系急，肺布叶举，而上焦不通，荣卫不散，热气在中，故气消矣。恐则精神上，则上焦闭，闭则气逆，逆则下焦胀，故气不行矣。寒则腠理闭，气不行，故气收矣。热则腠理开，荣卫通，汗大泄，故气泄。惊则心无所倚，神无所归，虑无所定，故气乱矣。劳则喘息汗出，内外皆越，故气耗矣。思则心有所存，神有所归，正气留[1]而不行，故气结矣。抑尝考其为病之详，变化多端，如怒气所致，为呕血，为飧泄，为煎厥，为薄厥，为阳厥，为胸满痛，食则气逆而不下，为喘渴烦心，为肥气，为目暴

①留：原作"流"，据《素问·举痛论》改。

盲，耳暴闭，筋缓，发于外为痛疽也。喜气所致，为笑不休，为毛发焦，为肉病，为阳气不收，甚则为狂也。悲气所致，为阴缩，为筋挛，为肌痹，为脉痿，男为数溺，女为血崩，为酸鼻辛颐，为目昏，为少气不能息，为泣，为臂麻也。恐气所致，为破䐃脱肉，为骨酸痿厥，为暴下清水，为面热肤急，为阴痿，为惧而脱颐也。惊气所致，为潮涎，为目寰，为癫痫，为不省人事僵仆，久则为痿痹也。劳气所致，为嗌噎，为喘促，为嗽血，为腰痛骨痿，为肺鸣，为高骨坏，为阴痿，为唾血，为瞑目，为耳闭，男为少精，女为不月，衰甚则溃溃乎若坏都①，汨汨乎不可止②也。思气所致，为不眠，为嗜卧，为昏瞀，为中痞，三焦闭塞，为咽嗌不利，为胆痹呕苦，为筋痿，为白淫，为不嗜食也。寒气所致，为上下所出水液澄清冷，下痢青白等症也。热气所致，为喘呕吐酸，暴注下迫等病也。窃又稽之《内经》治法，但以五行相胜之理，互相为治。如怒伤肝，肝属木，怒则气并于肝，而脾土受邪，木太过则肝亦自病。喜伤心，心属火，喜则气并于心，而肺金受邪，火太过，则心亦自病。悲伤肺，肺属金，悲则气并于肺，而肝木受邪，金太过则肺亦自病。恐伤肾，肾属水，恐则气并于肾，而心火受邪，水太过，则肾亦自病。思伤脾，脾属土，思则气并于脾，而肾水受邪，土太过，则脾亦自病。寒伤形，形属阴，寒胜热，则阳受病，寒太

①都：原无，据《素问·生气通天论》补。
②止：原作"上"，据《素问·生气通天论》改。

過則陰亦自病矣。熱傷氣，氣屬陽，熱勝寒，則陰受病，熱太過，則陽亦自病矣。凡此數者，更相為治，故悲可以治怒也，以愴惻苦楚之言感之。喜可以治悲也，以謔浪褻狎之言娛之。恐可以治喜也，以遽迫死亡之言怖之。怒可以治思也，以污辱欺罔之言觸之。思可以治恐也，以慮彼忘此之言奪之。凡此五者，必詭詐譎怪，無所不至，然後可以動人耳目，易人視聽，若胸中無才器之人，亦不能用此法也。熱可以治寒，寒可以治熱，逸可以治勞，習可以治驚。經曰：驚者平之。夫驚以其卒然而臨之也，使習見習聞，則不驚矣。如丹溪治女人許婚後，夫經商三年不歸，因不食，困卧如癡，他無所病，但向裏床坐，此思氣結也。藥難獨治，得喜可解。不然令其怒，俾激之大怒，而哭之三時，令人解之，與藥一貼，即求食矣。蓋脾主思，思過則脾氣結而不食，怒屬肝木，木能剋土，木氣沖發而脾土開矣。又如子和治一婦，久思而不眠，令觸其怒，是夕果困睡，捷於影響。惟勞而氣耗，恐而氣奪者，為難治也。又同寅謝公，治婦人喪妹甚悲，而不飲食，令以親家之女陪歡，仍用解鬱之藥，即能飲食。又聞莊公治喜勞之極而病，切脈乃失音症也，令恐懼即愈。然喜者之人少病，蓋其百脈舒和故耳。經云：恐勝喜，可謂得玄關者也。凡此之症，內經自有治法，業醫者，廢而不行。

过，则阴亦自病矣。热伤气，气属阳，热胜寒，则阴受病，热太过，则阳亦自病矣。凡此数者，更相为治，故悲可以治怒也，以怆恻苦楚之言感之。喜可以治悲也，以谑浪亵狎之言娱之。恐可以治喜也，以遽迫死亡之言怖之。怒可以治思也，以污辱欺罔之言触之。思可以治恐也，以虑彼忘此之言夺之。凡此五者，必诡诈谲怪，无所不至，然后可以动人耳目，易人视听，若胸中无才器之人，亦不能用此法也。热可以治寒，寒可以治热，逸可以治劳，习可以治惊。经曰：惊者平之。夫惊以其卒然而临之也，使习见习闻，则不惊矣。如丹溪治女人许婚后，夫经商三年不归，因不食，困卧如痴，他无所病，但向里床坐，此思气结也。药难独治，得喜可解；不然令其怒，俾激之大怒，而哭之三时，令人解之，与药一贴，即求食矣。盖脾主思，思过则脾气结而不食，怒属肝木，木能克土，木气冲发而脾土开矣。又如子和治一妇，久思而不眠，令触其怒，是夕果困睡，捷于影响。惟劳而气耗，恐而气夺者，为难治也。又同寅谢公，治妇人丧妹甚悲，而不饮食，令以亲家之女陪欢，仍用解郁之药，即能饮食。又闻庄公治喜劳之极而病，切脉乃失音症也，令恐惧即愈。然喜者之人少病，盖其百脉舒和故耳。经云：恐胜喜，可谓得玄关者也。凡此之症，《内经》自有治法，业医者，废而不行，何哉？附录宜知所从事焉。

己巳岁，尚书王西翁乃爱，颈项患核肿痛，药不愈，召予问其故？曰：项颈之疾，自有各经原络井俞会合之处，取其原穴以刺之。后果刺，随针而愈，更灸数壮，永不见发。大抵颈项，乃横肉之地，经脉会聚之所，凡有核肿，非吉兆也。若不究其根，以灸刺之，则流串之势，理所必致矣。患者慎之。

戊寅冬，张相公长孙，患泻痢半载，诸药不效，相公命予治之，曰：昔翰林时，患肚腹之疾，不能饮食，诸药不效，灸中脘、章门即饮食，其针灸之神如此。今长孙患泻痢，不能进食，可针灸乎？予对曰：泻痢日久，体貌已变，须元气稍复，择日针灸可也。华岑公子云：事已危笃矣，望即治之，不俟再择日期，即针灸中脘、章门，果能饮食。

丁丑夏，锦衣张少泉公夫人，患痫症二十余载，曾经医数十，俱未验。来告予，诊其脉，知病入经络，故手足牵引，眼目黑瞀，入心则搐叫，须依理取穴，方保得痊。张公善书而知医，非常人也。悉听予言，取鸠尾、中脘，快其脾胃，取肩髃、曲池等穴，理其经络，疏其痰气，使气血流通，而痫自定矣。次日即平妥，然后以法制化痰健脾之药，每日与服。

戊辰岁，李邃麓公，胃旁一痞块如覆盂，形体羸瘦，药勿愈。予视之曰：既有形于内，岂药力所能除，必针灸可消，详取块中。用以盘针之法，更灸食仓、中脘穴而愈。邃麓公问曰：人之生痞，与痃癖、积聚、癥瘕是如何？曰：痞者，否也，如《易》所谓天地不交之否，内柔外刚，万物不通之义也。物不可以终否，故痞久则成胀满，而莫能疗焉。痃癖者，悬绝隐僻，又玄妙莫测之名也。积者，迹也，挟痰血以成形迹，亦郁积至久之谓尔。聚者绪也，依元气为端绪，亦聚散不常之意云。症者，征也，又精也，以其有所征验，及久而成精萃也。瘕者，假也，又遐也，以其假借气血成形，及历年遐远之谓也。大抵痞与痃癖，乃胸膈之候，积与聚，为腹内之疾，其为上、中二焦之病，故多见于男子。其症与瘕，独见于脐下，是为下焦之候，故常见于妇人。大凡腹中有块，不问男妇积聚、癥瘕，俱为恶症，切勿视为寻常。初起而不求早治，若待痞疾胀满，已成胸腹鼓急，虽扁鹊复生，亦莫能救其万一，有斯疾者，可不惧乎！李公深以为然。

戊辰岁，户部王缙庵公乃弟，患心痫疾数载矣。徐公召予视之，须行八法开阖方可，公如其言。而刺照海、列缺，灸心俞等穴，其针待气至，乃行生成之数而愈。凡治此症，须分五痫，此卷前载之详矣，兹不悉录。

壬申岁，大尹夏梅源公，行取至蛾眉庵寓，患伤寒，同寅诸公，迎视六脉微细，阳症得阴脉。经云，阳脉见于阴经，其生也可知；阴脉见于阳经，其死也可许。予居玉河坊，正值考绩，不暇往返之劳，若辞而不治，此公在远方客邸，且莅政清苦，予甚恻之。先与柴胡加减之剂，少效，其脉尚未合症，予竭精殚思，又易别药，更针内关，六脉转阳矣。遂次第进以汤散而愈。后转升户部，今为正郎。

壬戌岁，吏部许敬庵公，寓灵济宫，患腰痛之甚。同乡董龙山公推予视之。诊其脉，尺部沉数有力。然男子尺脉固宜沉实，但带数有力，是湿热所致，有余之疾也。医作不足治之，则非矣。性畏针，遂以手指于肾俞穴行补泻之法，痛稍减，空心再与除湿行气之剂，一服而安。公曰：手法代针，已觉痛减，何乃再服渗利之药乎？予曰：针能劫病，公性畏针，故不得已，而用手指之法，岂能驱除其病根，不过暂减其痛而已。若欲全可，须针肾俞穴，今既不针，是用渗利之剂也。岂不闻前贤云：腰乃肾之府，一身之大关节。脉沉数者，多是湿热壅滞，须宜渗利之，不可用补剂。今人不分虚实，一概误用，多致绵缠，痛疼不休。出《玉机》中。大抵喜补恶攻，人之恒情也。邪湿去而新血生，此非攻中有补存焉者乎？

壬申岁，行人虞绍东翁，患膈气之疾，形体羸瘦，药饵难愈。召予视之，六脉沉涩，须取膻中，以调和其膈，再取气海，以保养其源，而元气充实，脉息自盛矣。后择时针上穴，行六

陰之數，下穴行九陽之數，各灸七壯，遂全愈。今任揚州府
太守。庚辰過揚，復覩形體豐厚。
壬申夏，戶部尚書王疎翁，患痰火熾盛，手臂難伸，予見形
體強壯，多是濕痰流注經絡之中，針肩髃，疎通手太陰經
與手陽明經之濕痰，復灸肺俞穴，以理其本，則痰氣可清，
而手臂能舉矣。至吏部尚書，形體益壯。
辛未歲，浙撫郭黃厓公，患大便下血，愈而復作，問其致疾
之由？予對曰：心生血，而肝藏之，則脾爲之統。內經云：飲食
自倍，腸胃乃傷，腸癖而下血。是皆前聖之言而可考者。
不知腸胃本無血，多是痔疾，隱於肛門之內，或因飲食過

傷，或因勞欲怒氣，觸動痔竅，血隨大便而出。先賢雖有遠
血、近血之殊，而實無心、肺、大腸之分。又有所謂氣虛腸薄，
自榮衛滲入者，所感不同，須求其根。於長強穴針二分，灸
七壯，內痔一消而血不出。但時值公冗，不暇於針灸，逾數
載，陞工部尚書，前疾大作，始知有痔隱於肛門之內，以法
調之愈。至已卯復會於汶上云，不發矣。是歲公子箕川公
長愛，忽患驚風，勢甚危篤，灸中沖、印堂、合谷等穴，各數十
壯，方作聲。若依古法而止灸三五壯，豈能得愈？是當量其
病勢之輕重而已。
己卯歲，道經臨洛關，會舊知宋憲副公，云昨得一夢，有一

阴之数，下穴行九阳之数，各灸七壮，遂全愈。今任扬州府太守。庚辰过扬，复睹形体丰厚。

壬申夏，户部尚书王疏翁，患痰火炽盛，手臂难伸，予见形体强壮，多是湿痰流注经络之中，针肩髃，疏通手太阴经与手阳明经之湿痰，复灸肺俞穴，以理其本，则痰气可清，而手臂能举矣。至吏部尚书，形体益壮。

辛未岁，浙抚郭黄厓公，患大便下血，愈而复作，问其致疾之由？予对曰：心生血，而肝藏之，则脾为之统。《内经》云：饮食自倍，肠胃乃伤，肠癖而下血。是皆前圣之言而可考者。殊不知肠胃本无血，多是痔疾，隐于肛门之内，或因饮食过伤，或因劳欲怒气，触动痔窍，血随大便而出。先贤虽有远血、近血之殊，而实无心、肺、大肠之分。又有所谓气虚肠薄，自荣卫渗入者，所感不同，须求其根。于长强穴针二分，灸七壮，内痔一消而血不出。但时值公冗，不暇于针灸，逾数载，升工部尚书，前疾大作，始知有痔隐于肛门之内，以法调之愈。至己卯复会于汶上云，不发矣。是岁公子箕川公长爱，忽患惊风，势甚危笃，灸中冲、印堂、合谷等穴，各数十壮，方作声。若依古法而止灸三五壮，岂能得愈？是当量其病势之轻重而已。

己卯岁，因磁州一同乡欠俸资往取[1]，道经临洛关，会旧知宋宪副公，云昨得一梦，有一

---

① 磁州一同乡欠俸资往取：原无，据明刻本补。

進部此公明爽獨聽予言針環跳絕骨隨針而愈不過旬
日果進部人皆駭異假使當時不信王公之言而聽旁人
之語則藥力豈能及哉是惟在乎信之篤而巳信之篤是
以獲其效也
巳巳歲張相公得肛門忽腫之疾戎政王西翁推予診視
命之曰元老之疾非常人此宜精思殫力調治以副吾望
予謁診右寸浮數是肺金受風熱移於大腸之中然肛門
又居下之地而飲食糟粕流至於此若無七情四氣所干
則潤澤而下或濕熱內蘊邪氣所加則壅滯而作腫痛予
製以加減搜風順氣之劑一罐倍加酒蒸大黃借酒力上

真人至舍相談而別今辱故人相顧舉家甚喜昨年長子
得一痞疾近因下第抑鬱疾轉加增諸藥不效如之奈何
予答曰即刻可愈公愕然曰非惟吾子得安而老母亦安
矣此公至孝自奉至薄神明感召予即針章門等穴飲食
漸進形體清爽而腹塊即消矣懽洽數日偕親友送至呂
祖度盧生祠不忍分袂而別
庚辰夏工部郎許鴻宇公患兩腿風日夜痛不止臥床月
餘命予治之時名醫諸公堅執不從許公疑而言曰兩腿
及足無處不痛豈一二針所能愈予曰治病必求其本得
其本穴會歸之處痛可立止痛止即步履旬日之內必能

真人至舍相谈而别，今辱故人相顾，举家甚喜。昨年长子得一痞疾，近因下第抑郁，疾转加增，诸药不效，如之奈何？予答曰：即刻可愈。公愕然曰：非惟吾子得安，而老母亦安矣。此公至孝，自奉至薄，神明感召。予即针章门等穴，饮食渐进，形体清爽，而腹块即消矣。欢洽数日，偕亲友送至吕祖度卢生祠，不忍分袂而别。

庚辰夏，工部郎许鸿宇公，患两腿风，日夜痛不止，卧床月余。宝源局王公，乃其属官，力荐[1]予治之。时名医诸公，坚执不从。许公疑而言曰：两腿及足，无处不痛，岂一二针所能愈？予曰：治病必求其本，得其本穴会归之处，痛可立止，痛止即步履，旬日之内，必能进部。此公明爽，独听予言，针环跳、绝骨，随针而愈。不过旬日，果进部，人皆骇异。假使当时不信王公之言，而听旁人之语，则药力岂能及哉？是惟在乎信之笃而已，信之笃，是以获其效也。

己巳岁，张相公得肛门忽肿之疾，戎政王西翁，推予诊视，命之曰：元老之疾，非常人比，宜精思殚力调治，以副吾望！予谒，诊右寸浮数，是肺金受风热，移于大肠之中。然肛门又居下之地，而饮食糟粕，流于此，若无七情四气所干，则润泽而下。或湿热内蕴，邪气所加，则壅滞而作肿痛。予制以加减搜风顺气之剂一罐，倍加酒蒸大黄，借酒力上

①宝源局王公，乃其属官，力荐：原无，据明刻本补。

升，荡涤邪热，加麻仁润燥，枳壳宽肠，防风、独活驱除风热，当归清血凉血养血，枯芩以清肺与大肠，共制成丸，服渐清安。

隆庆二年，四月初四日，奉旨传与圣济殿，着医去看徐阁老病，钦此。臣等谨钦遵，前至徐阁老私家，诊得六脉数大，积热积痰，脾胃虚弱，饮食减少。宜用清热健脾化痰汤医治，黄芩、白术、贝母、橘红、茯苓、香附、芍药、桔梗、川芎、前胡、槟榔、甘草，水二钟，姜一片，煎至一钟，不拘时服，药对症，即愈。

乙亥岁，通州李户侯夫人，患怪病，予用孙真人治邪十三针之法，问病者是何邪为害？对说：乃某日至某处鸡精之为害也。令其速去。病者对曰：吾疾愈矣，怪邪已去，言语遂正，精神复旧，以见十三针之有验也。

己巳岁，尚书毛介川翁，患肝脾虚弱，时常泻痢，肢略浮肿。问于予曰：时常泄泻，多系湿热，夫人之一身，心生血，肝藏之，而脾为之统；脾得其统，则运化有常，水谷通调，固无所谓湿，亦无所谓热也。夫唯精元之气，既不能保之于平时，而五味之养，又不节之于将来，斯精血俱耗，而脾无所统矣。脾失所统，则运化通调，将何以为职？欲求其无泻，不可得也。然则何以谓之湿热？盖运化通调，即失其职，则水谷不分，湿郁于内，而为热矣。由是便血稠粘，里急后重，泻不独泻，而又兼之以痢焉，皆坐此也。其治之法，宜荡涤其湿，然后分利，斯脾胃得统，而其症安矣。否则土不能治水，氾滥盈溢，浸于四肢，变而为气者有之。信予言，调理而愈。

己卯岁，行人张靖宸公夫人，崩不止，身热骨痛，烦躁病笃，召予诊，得六脉数而止，必是外感，误用凉药。与羌活汤热退，余疾渐可。但元气难复，后灸膏肓、三里而愈。凡医之用药，须凭脉理，若外感误作内伤，实实虚虚，损不足而益有余，其不夭灭人生也，几希。

辛酉，夏中贵患瘫痪，不能动履，有医何鹤松，久治未愈。召予视，曰：此疾一针可愈。鹤松惭去。予遂针环跳穴，果即能履。夏厚赠，予受之，逾数载又瘫矣。复来召予，因侍禁廷，不暇即往，遂受鹤反间以致忿。视昔之刺鹊于伏道者，为何如？

己巳岁，蔡都尉长子碧川公，患痰火，药饵不愈。辱钱诚斋，荐予治之。予针肺俞等穴愈。后其女患风痫甚危，其乃郎秀山，乃婿张少泉，邀予治之，乃针内关而苏，以礼厚赠，予固辞不受。遂以女许聘豚儿杨承祯焉。

庚辰岁过扬，大尹黄缜庵公，昔在京朝夕相与，情谊甚笃，进谒留欵，不忍分袂，言及三郎患面部疾，数载不愈，甚忧之。昨焚香卜灵棋课曰：兀兀尘埃久待时，幽窗寂寞有谁知，运逢宝剑人相顾，利遂名成总有期。与识者解曰：宝者珍贵之物，剑者锋利之物，必逢珍贵之人，可愈。今承相顾，知公善针，疾愈有期矣。予针巨髎、合谷等穴，更灸三里，徐徐调之而愈。时工匠刊书，多辱薪米之助。

甲戌岁，观政田春野公乃翁，患脾胃之疾，养病天坛，至敝宅数里，春野公每请必亲至，竭力尽孝。予感其诚，不惮其远，出朝必趋视。告曰：脾胃乃一身之根蒂，五行之成基，万物之父母，安可不由其至健至顺哉？苟不至健至顺，则沉疴之咎必致矣。然公之疾，非一朝所致，但脾喜甘燥，而恶苦湿，药热则消于肌肉，药寒则减于饮食，医治久不获当，莫若早灸中脘、食仓穴。忻然从之，每穴各灸九壮，更针行九阳之数，疮发渐愈。春野公今任兵科给事中，乃翁、乃弟，俱登科而盛壮。

庚辰岁，道经扬州，御史桑南皋公夫人，七旬余，发热、头眩、目涩、手挛、食少，公子迎予。诊得人迎浮而关带弦，见症虽多，今宜清热为先，以天麻、僵蚕为君，升麻、知母为臣，蔓荆、甘草等为使佐，服至三帖，热退身凉，饮食渐进，余症亦减，次日复诊，六脉平匀。昆玉喜曰：发热数月，医不见效，昨方制服一帖，热退食进，何耶？予曰：医者，意也，得其意，斯握医

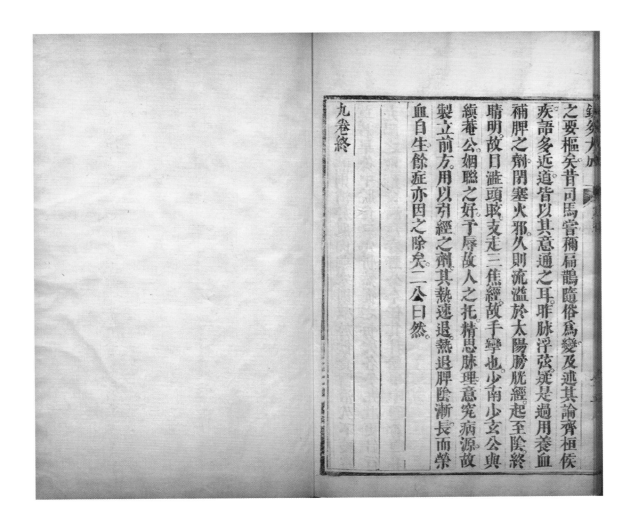

之要枢矣。昔司马尝称扁鹊随俗为变，及述其论齐桓侯疾，语多近道，皆以其意通之耳。昨脉浮弦，疑是过用养血补脾之剂，闭塞火邪，久则流溢于太阳膀胱经，起至阴，终晴明，故目涩头眩；支走三焦经，故手挛也。少南、少玄公与缜庵公姻联之好，予辱故人之托，精思脉理，意究病源，故制立前方，用以引经之剂，其热速退，热退，脾阴渐长，而荣血自生，余症亦因之除矣。二公曰：然。

九卷终

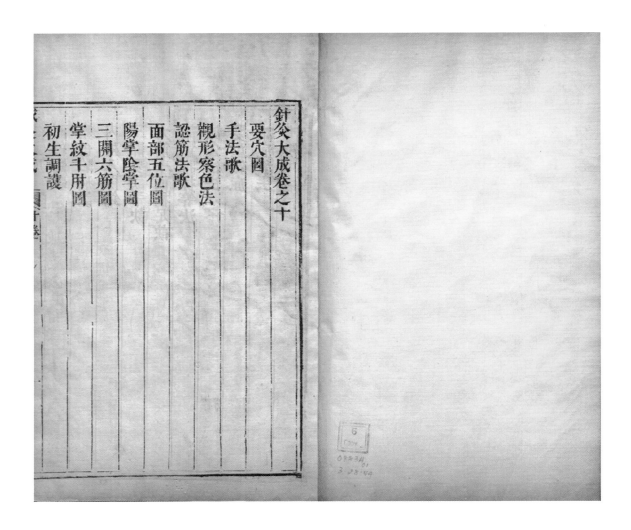

《针灸大成》卷之十

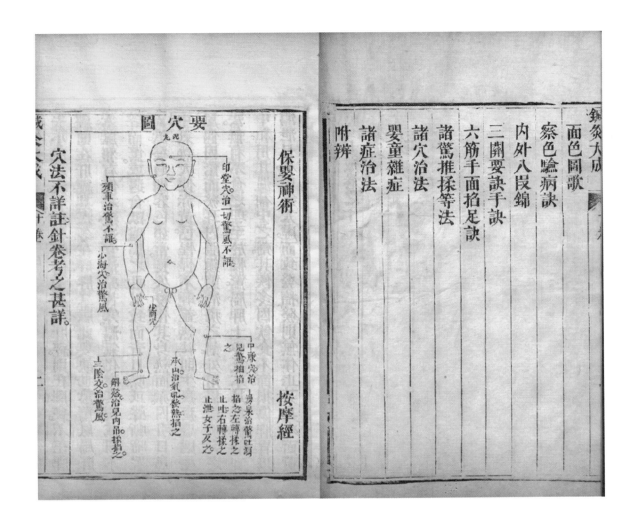

保婴神术 《按摩经》

　　要穴图（图见上）

　　穴法不详注，针卷考之甚详。

夫小兒之疾並無七情所干不在肝經則在脾經不在脾經則在肝經其疾多在肝脾二臟此要訣也急驚風屬肝木風邪有餘之症治宜清涼苦寒瀉氣化痰其候或聞木聲而驚或遇禽獸驢馬之吼以致面青口噤或聲嘶啼哭而厥發過則容色如常良久復作其身熱面赤因引口鼻中氣熱大便赤黃色惺惺不睡蓋熱甚則生痰痰盛則生風偶因驚而發耳內服鎮驚清痰之劑外用搯揉按穴之法無有不愈之理至於慢驚屬脾土中氣不足之症治宜中和用甘溫補中之劑其候多因飲食不節損傷脾胃以瀉泄日久中氣太虛而致發搐發則無休止其身冷面黃

不渴口鼻中氣寒大小便青白昏睡露睛目上視手足瘛瘲筋脈拘攣蓋脾虛則生風風盛則筋急俗名天吊風者即此候也宜補中為主仍以搯揉按穴之法細心運用可保十全矣又有吐瀉未成慢驚者急用健脾養胃之劑外以手法按搯對症經穴脈絡調和庶不致變慢驚風也如有他症穴法詳開於後臨期選擇焉。瘛音記瘲音縱

手法歌

心經有熱作痰迷天河水過作洪池肝經有病兒多悶推動脾土病即除脾經有病食不進推動脾土效必應肺經受風咳嗽多即在肺經久按摩腎經有病小便澀推動腎

夫小儿之疾，并无七情所干，不在肝经，则在脾经；不在脾经，则在肝经，其疾多在肝、脾二脏，此要诀也。急惊风属肝木，风邪有余之症，治宜清凉苦寒、泻气化痰。其候或闻木声而惊；或遇禽兽驴马之吼，以致面青口噤；或声嘶啼哭而厥。发过则容色如常，良久复作，其身热面赤，因引口鼻中气热，大便赤黄色，醒醒不睡。盖热甚则生痰，痰盛则生风，偶因惊而发耳。内服镇惊清痰之剂，外用搯揉按穴之法，无有不愈之理。至于慢惊，属脾土中气不足之症，治宜中和，用甘温补中之剂。其候多因饮食不节，损伤脾胃，以泻泄日久，中气太虚，而致发搐，发则无休止，其身冷面黄，不渴，口鼻中气寒，大小便青白，昏睡露睛，目上视，手足瘛瘲，筋脉拘挛。盖脾虚则生风，风盛则筋急，俗名天吊风者，即此候也。宜补中为主，仍以搯揉按穴之法，细心运用，可保十全矣。又有吐泻未成慢惊者，急用健脾养胃之剂，外以手法按搯对症经穴，脉络调和，庶不致变慢惊风也。如有他症，穴法详开于后，临期选择焉。瘛，音记；瘲，音纵

手法歌

心经有热作痰迷，天河水过作洪池，肝经有病儿多闷，推动脾土病即除。

脾经有病食不进，推动脾土效必应，肺经受风咳嗽多，即在肺经久按摩。

肾经有病小便涩，推动肾

水即救得，小肠有病气来攻，板门横门推可通。

用心记此精宁穴，看来危症快如风。胆经有病口作苦，好将妙法推脾土，

大肠有病泄泻多，脾土大肠久搓摩。膀胱有病作淋痈，肾水八卦运天河，

胃经有病呕逆多，脾土肺经推即和。三焦有病寒热魔，天河过水莫蹉跎。

命门有病元气亏，脾土大肠八卦推，仙师授我真口诀，愿把婴儿寿命培。

五脏六腑受病源，须凭手法推即痊，俱有下数不可乱，肺经病掐肺经边。

心经病掐天河水，泻掐大肠脾土全，呕掐肺经推三关，目昏须掐肾水添。

再有横纹数十次，天河兼之功必完，头痛推取三关穴，再掐横纹天河连。

又将天心揉数次，其功效在片时间，齿痛须揉肾水穴，颊车推之自然安。

鼻塞伤风天心穴，总筋脾土推七百，耳聋多因肾水亏，掐取肾水天河穴。

阳池兼行九百功，后掐耳珠旁下侧。咳嗽频频受风寒，先要汗出沾手边，

次掐肺经横纹内，乾位须要运周环。心经有热运天河，六腑有热推本科，

饮食不进推脾土，小水短少掐肾多。大肠作泻运多移，大肠脾土病即除，

次取天门入虎口，揉脐龟尾七百奇。肚痛多因寒气攻，多推三关运横纹，

脐中可揉数十下，天门虎口法皆同。一去火眼推三关，一百二十数相连，

六腑退之四百下，再推肾水四百完，兼取天河五百遍，终补脾土一百全。口传

笔记推摩诀，付与人间用意参。

观形察色法

凡看小儿病，先观形色，切脉次之。盖面部气色，总见五位，色青者，惊积不散，欲发风候；五位色红者，痰积壅盛，惊悸不宁；五位色黄者，食积症伤，疳候痞癖；五位色白者，肺气不实，滑泄吐利；五位色黑者，脏腑欲绝，为疾危。面青眼青肝之病，面赤心之病，面黄脾之病，面白肺之病，面黑肾之病。先别五脏，各有所主，次探表里虚实病之由。肝病主风，实则目直大叫，项急烦闷；虚则切牙呵欠，气热则外生，气温则内生。心病主惊，实则叫哭，发热饮水而搐，手足动摇；虚则困卧，惊悸不安。脾病主困，实则困睡，身热不思乳食；虚则吐泻生风。肺病主喘，实则喘乱喘促，有饮水者，不饮水者；虚则哽气长，出气短，喘息。肾病主虚无实，目无精光，畏明，体骨重，痘疹黑陷。以上之症，更当别其虚实症候，假如肺病，又见肝症，切牙多呵欠者易治，肝虚不能胜肺故也。若目直大叫哭，项急烦闷难治。盖肺久病则虚冷，肝强实而胜肺也。视病之虚实，虚则补其母，实则泻其子也。

论色歌

眼内赤者心实热，淡红色者虚之说，青者肝热浅淡虚，黄者脾热无他说，
白面混者肺热侵，目无精光肾虚诀。

儿子人中青，多因果子生，色若人中紫，果食积为癖。人中现黄色，宿乳蓄胃成。
龙角青筋起，皆因四足惊。若然虎角黑，水扑是其形。赤色印堂上，其惊必是人。
眉间赤黑紫，急救莫沉吟。红赤眉毛下，分明死不生。

认筋法歌

囟门八字甚非常，筋透三关命必亡，初关乍入或进退，次部相侵亦何妨。
赤筋只是因膈食，筋青端被水风伤，筋连大指是阴症，筋若生花定不祥 此有祸祟之筋。
筋带悬针主吐泻，筋纹关外命难当，四肢痰染腹膨胀，吐乳却因乳食伤。
鱼口鸦声并气急，犬吠人谎自惊张，诸风惊症宜推早，如若推迟命必亡，
神仙留下真奇法，后学能通第一强。
凡看鼻梁上筋，直插天心一世惊。
初生时，一关有白，谨防三朝。○二关有白，谨防五日之内。○三关有白，谨防一年之外。
凡筋在坎上者即死，坎下者三年。又有四季本色之筋，虽有无害。
青者是风，白者是水，红者是热，赤者乳食所伤。
凡慢惊将危，不能言，先灸三阴交，二泥丸，三颊车，四少商，五少海穴，看病势大小，
或三壮、五壮、一壮、至七七壮，辨男

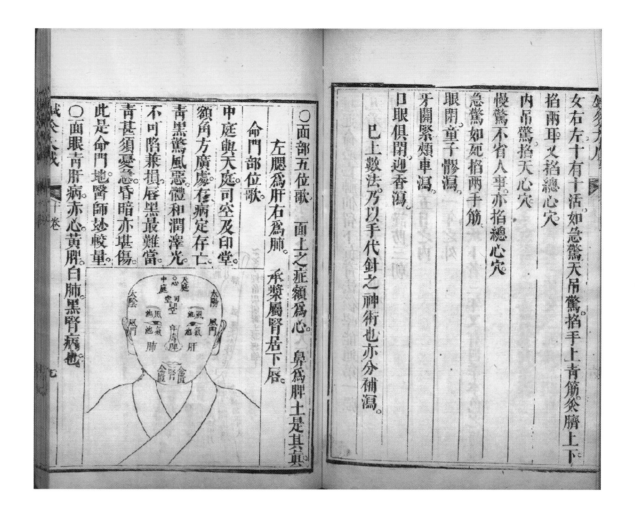

女右左，十有十活。如急惊、天吊惊，掐手上青筋，脐上下，掐两耳，又掐总心穴。

内吊惊，掐天心穴。

慢惊不省人事，亦掐总心穴。

急惊如死，掐两手筋。

眼闭，瞳子髎泻。

牙关紧，颊车泻。

口眼俱闭，迎香泻。

以上数法，乃以手代针之神术也。亦分补泻。

面部五位歌

面上之症额为心，鼻为脾土是其真，左腮为肝右为肺，承浆属肾居下唇。

面部五位图（图见上）

命门部位歌

中庭与天庭，司空及印堂，额角方广处，有病定存亡。青黑惊风恶，体和润泽光，

不可陷兼损，唇黑最难当。青甚须忧急，昏暗亦堪伤，此是命门地，医师妙较量。

面眼青肝病，赤心，黄脾，白肺，黑肾病也。

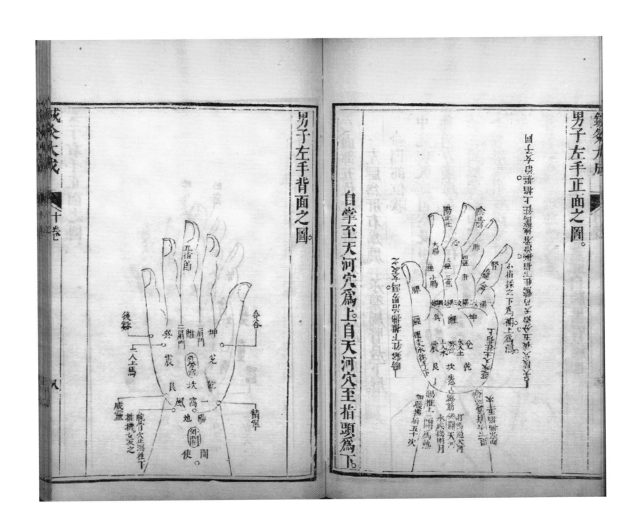

男子左手正面之图（图见上）

自掌至天河穴为上，自天河穴至指头为下。

男子左手背面之图（图见上）

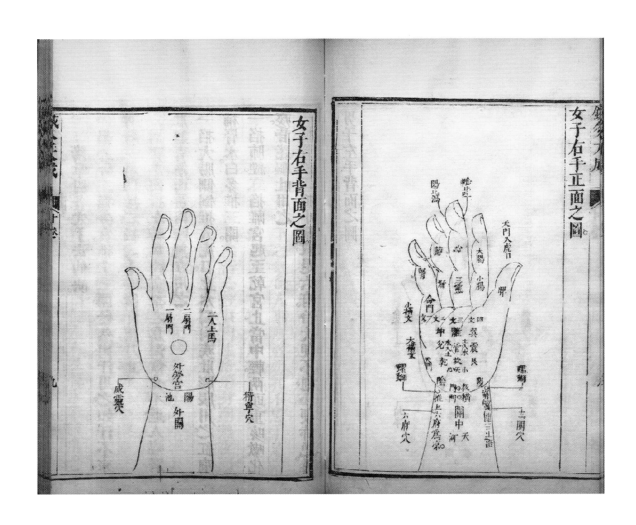

女子右手正面之图（图见上）

女子右手背面之图（图见上）

阳掌图各穴手法仙诀

○掐心经，二掐劳宫，推上三关，发热出汗用之。如汗不来，再将二扇门揉之，掐之，手心微汗出，乃止。

○掐脾土，曲指左转为补，直推之为泻，饮食不进，人瘦弱，肚起青筋，面黄，四肢无力用之。

○掐大肠侧，倒推入虎口，止水泻痢疾，肚膨胀用之。红痢补肾水，白多推三关。

○掐肺经，二掐离宫起，至乾宫止，当中轻，两头重，咳嗽化痰，昏迷呕吐用之。

○掐肾经，二掐小横纹，退六腑，治大便不通，小便赤色涩滞，肚作膨胀，气急，人事昏迷，粪黄者，退凉用之。

○推四横纹，和上下之气血，人事瘦弱，奶乳不思，手足常掣，头偏左右，肠胃湿热，眼目翻白者用之。

○掐总筋，过天河水，能清心经，口内生疮，遍身潮热，夜间啼哭，四肢常掣，去三焦六腑五心潮热病。

○运水入土，因水盛土枯，五谷不化用之。运土入水，脾土太旺，水火不能即济用之。如儿眼红能食，则是火燥土也。宜运水入土，土润而火自克矣。若口干，眼翻白，小便赤涩，则是土盛水枯，运土入水，以使之平也。

○掐小天心，天吊惊风，眼翻白偏左右，及肾水不通，用之。

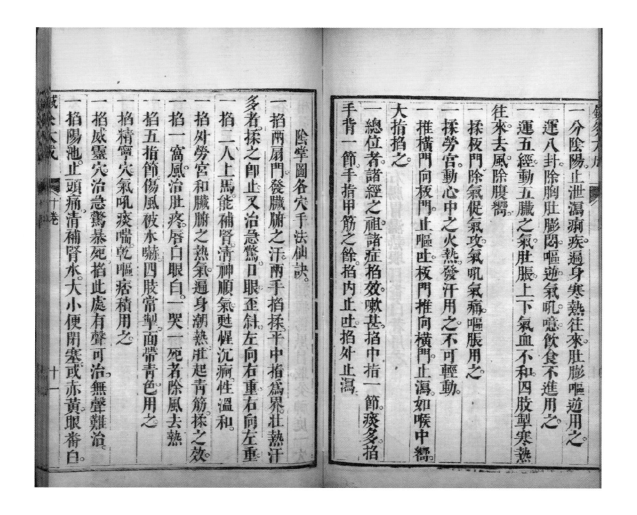

○分阴阳，止泄泻痢疾，遍身寒热往来，肚膨呕逆用之。

○运八卦，除胸肚膨闷，呕逆气吼噫，饮食不进用之。

○运五经，动五脏之气，肚胀，上下气血不和，四肢掣，寒热往来，去风除腹响。

○揉板门，除气促气攻，气吼气痛，呕胀用之。

○揉劳宫，动心中之火热，发汗用之，不可轻动。

○推横门向板门，止呕吐；板门推向横门，止泻。如喉中响，大指掐之。

○总位者，诸经之祖，诸症掐效。嗽甚，掐中指一节。痰多，掐手背一节。手指甲筋之余，掐内止吐，掐外止泻。

阴掌图各穴手法仙诀

○掐两扇门，发脏腑之汗，两手掐揉，平中指为界，壮热汗多者，揉之即止。又治急惊，口眼歪斜，左向右重，右向左重。

○掐二人上马，能补肾，清神顺气，苏醒沉疴，性温和。

○掐外劳宫，和脏腑之热气，遍身潮热，肚起青筋揉之效。

○掐一窝风，治肚疼，唇白眼白一哭一死者，除风去热。

○掐五指节，伤风被水吓，四肢常掣，面带青色用之。

○掐精宁穴，气吼痰喘，干呕痞积用之。

○掐威灵穴，治急惊暴死。掐此处有声可治，无声难治。

○掐阳池，止头痛，清补肾水，大小便闭塞，或赤黄，眼翻白，又能发汗。

　○推外关，间使穴，能止转筋吐泻。外八卦，通一身之气血，开脏腑之秘结，穴络平和而荡荡也。

小儿（针用毫针，艾炷如小麦或雀粪大）

　《宝鉴》曰：急慢惊风，灸前顶。若不愈，灸攒竹，人中各三壮。

　或谓急惊属肝，慢惊属脾，《宝鉴》不分。灸前顶，攒竹二穴，俱太阳、督脉，未详其义。

　小儿慢惊风，灸尺泽各七壮。○初生小儿，脐风撮口，灸然谷三壮，或针三分，不见血，立效。○小儿癫痫、瘰疬、脊强互相引，灸长强三十壮。○小儿癫痫惊风，目眩，灸神庭一穴七壮。○小儿风痫，先屈手指如数物，乃发也，灸鼻柱直发际宛宛中三壮。○小儿惊痫，先惊怖啼叫乃发，灸后顶上旋毛中三壮，两耳后青丝脉。○小儿癖气久不消，灸章门各七壮，脐后脊中灸二七壮。○小儿胁下满，泻痢体重，四肢不收，痃癖积聚，腹痛不嗜食，痎疟寒热，又治腹胀引背，食饮多，渐渐黄瘦，灸十一椎下两旁，相去各一寸五分，七壮。小儿黄疸，灸三壮。○小儿疳瘦脱肛，体瘦渴饮，形容瘦瘁，诸方不瘥，灸尾闾骨上三寸陷中三壮，兼三伏内，用杨汤水浴之，正午时灸。自灸之后，用帛子拭，见有疳虫随汗出，此法神效。○小儿身羸瘦，贲豚腹胀，四肢懒惰，肩背不

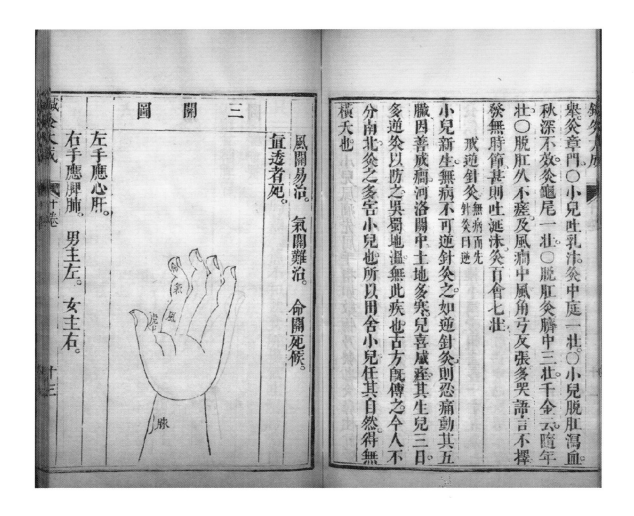

举，灸章门。○小儿吐乳汁，灸中庭一壮。○小儿脱肛泻血，秋深不效，灸龟尾一壮。○脱肛，灸脐中三壮；《千金》云：随年壮。脱肛久不瘥及风痫中风，角弓反张，多哭，语言不择，发无时节，甚则吐涎沫，灸百会七壮。

戒逆针灸无病而先针灸曰逆

小儿新生，无病不可逆针灸之，如逆针灸，则忍痛动其五脏，因善成痫。河洛关中，土地多寒，儿喜成痉，其生儿三日，多逆灸以防之。吴蜀地温，无此疾也。古方既传之，今人不分南北灸之，多害小儿也。所以田舍小儿，任其自然，得无横夭也。

三关图（图见上）
风关易治，气关难治，命关死候，直透者死。
左手应心肝，右手应脾肺，男主左，女主右。

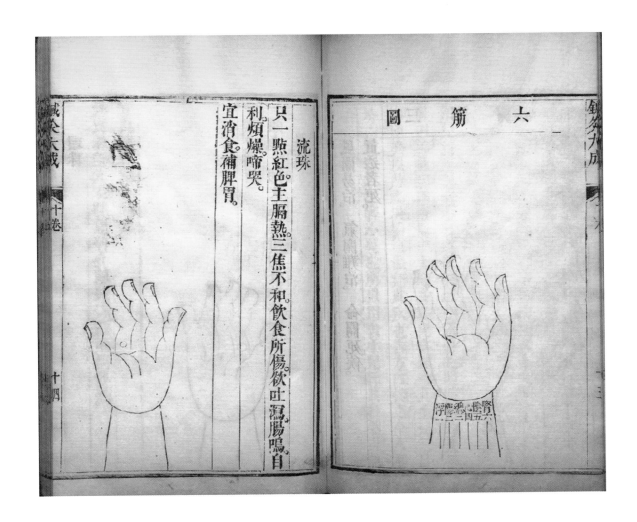

六筋图（图见上）

流珠（图见上）

只一点红色。主膈热，三焦不和，饮食所伤，欲吐泻，肠鸣自利，烦躁啼哭。

宜消食，补脾胃。

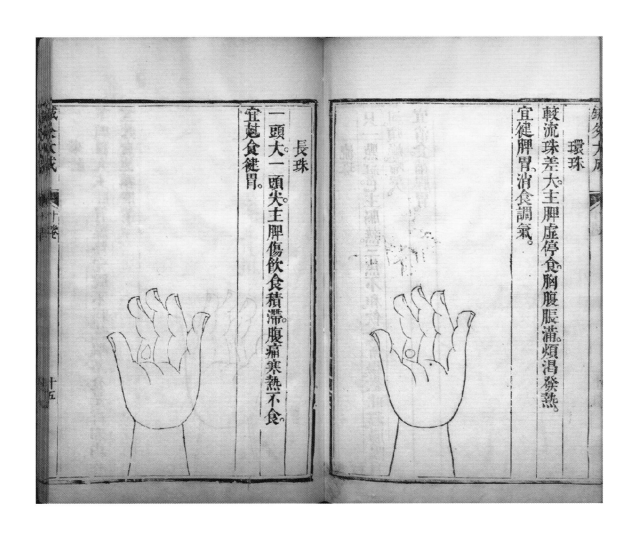

环珠（图见上）

较流珠差大。主脾虚停食，胸腹胀满，烦渴发热。

宜健脾胃，消食调气。

长珠（图见上）

一头大，一头尖。主脾伤饮食，积滞腹痛，寒热不食。

宜克食健胃。

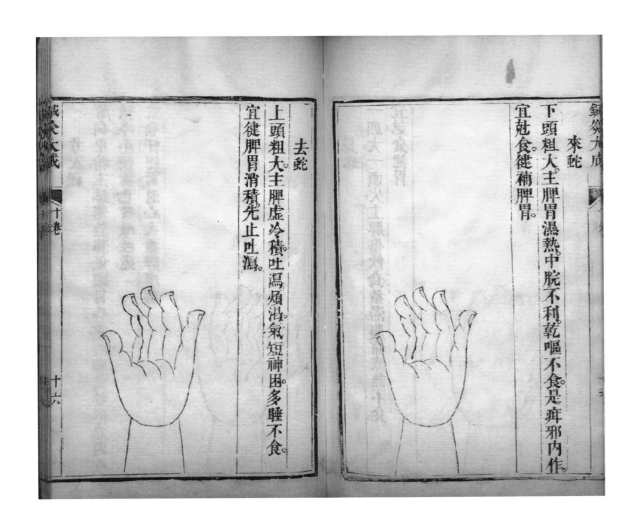

来蛇（图见上）

下头粗大。主脾胃湿热，中脘不利，干呕不食，是疳邪内作。

宜克食，健补脾胃。

去蛇（图见上）

上头粗大。主脾虚冷积，吐泻烦渴，气短神困，多睡不食。

宜健脾胃，消积，先止吐泻。

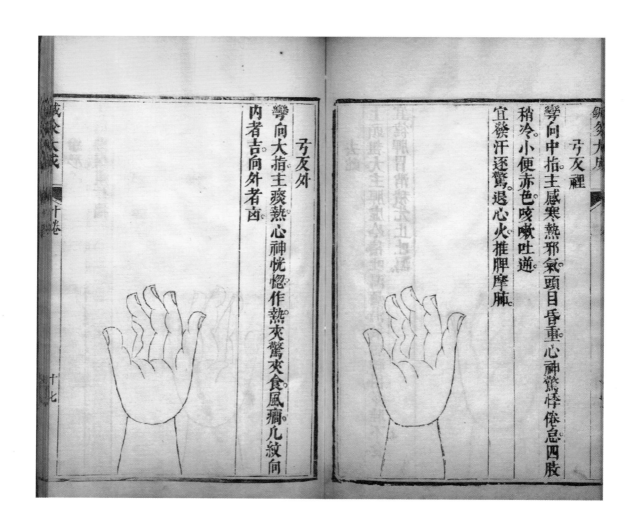

弓反里（图见上）

弯向中指。主感寒热邪气，头目昏重，心神惊悸，倦怠，四肢稍冷，小便赤色，咳嗽吐逆。

宜发汗逐惊，退心火，推脾摩肺。

弓反外（图见上）

弯向大指。主痰热，心神恍惚作热，夹惊夹食，风痫。凡纹向内者吉，向外者凶。

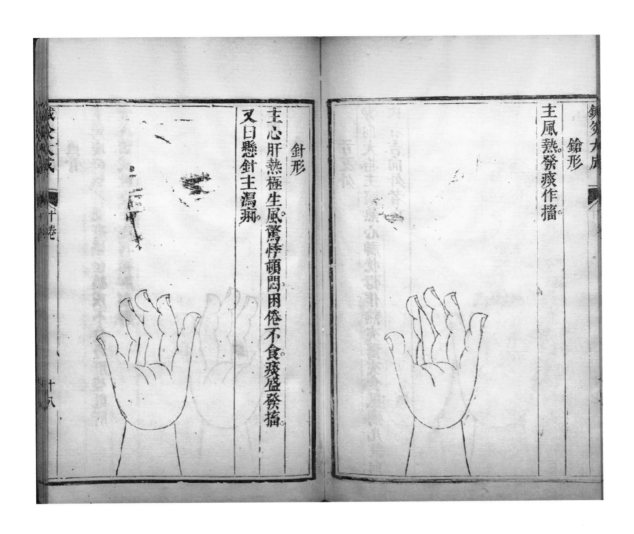

枪形（图见上）

主风热，发痰作搐。

针形（图见上）

主心肝热极生风，惊悸顿闷，困倦不食，痰盛发搐。

又曰：悬针，主泻痢。

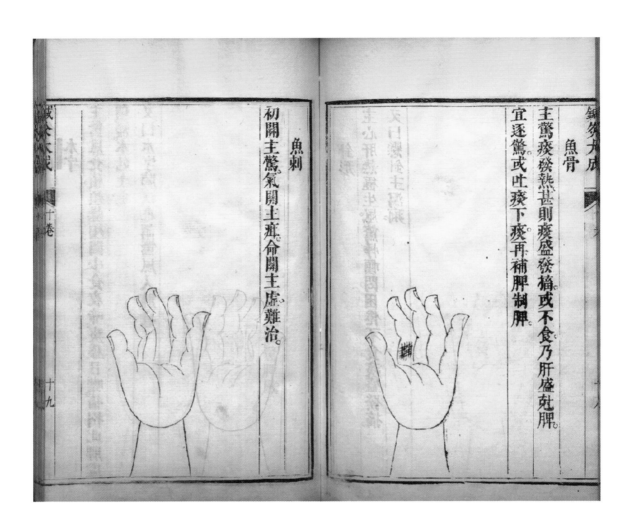

鱼骨（图见上）

主惊痰发热，甚则痰盛发搐，或不食，乃肝盛克脾。

宜逐惊。或吐痰下痰，再补脾制脾。

鱼刺（图见上）

初关主惊，气关主疳，命关主虚，难治。

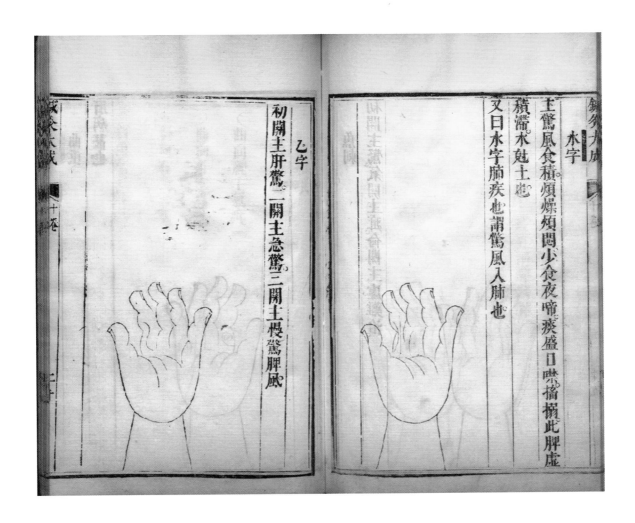

水字（图见上）

主惊风食积，烦燥烦闷少食，夜啼，痰盛，口噤搐搦，此脾虚积滞，木克土也。

又曰：水字，肺疾也，谓惊风入肺也。

乙字（图见上）

初关主肝惊，二关主急惊，三关主慢惊脾风。

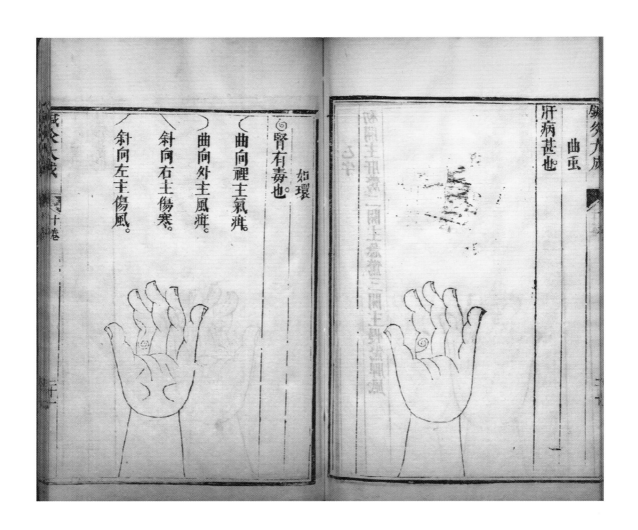

曲虫（图见上）

肝病甚也。

如环（图见上）

肾有毒也。

曲向里主气疝。

曲向外主风疝。

斜向右主伤寒。

斜向外主伤风。

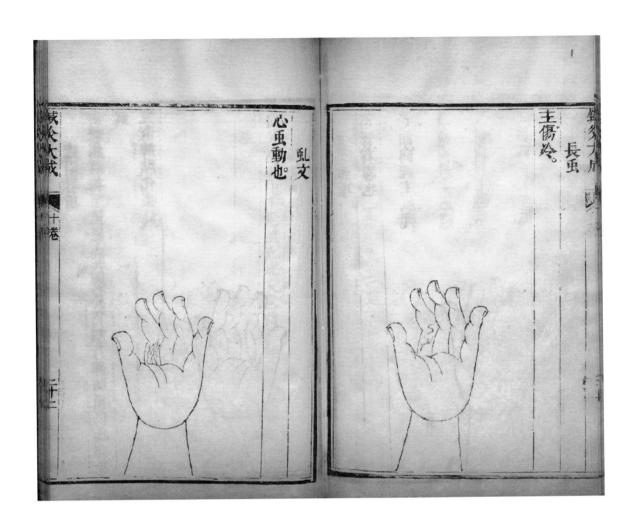

长虫（图见上）
主伤冷。

虼文（图见上）
心虫动也。

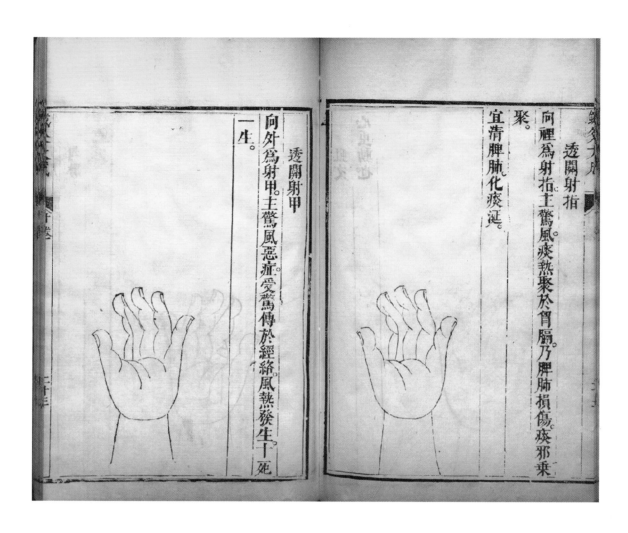

透关射指（图见上）

向里为射指。主惊风，痰热聚于胸膈，乃脾肺损伤，痰邪乘聚。
宜清脾肺，化痰涎。

透关射甲（图见上）

向外为射甲。主惊风恶症，受惊传于经络。风热发生，十死一生。

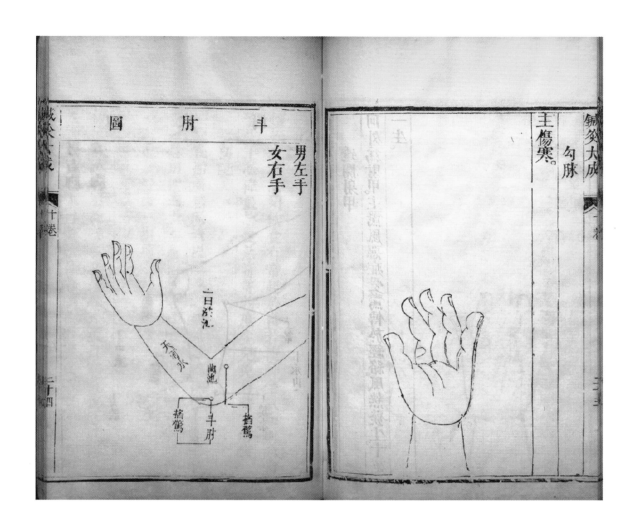

勾脉（图见上）
主伤寒。

斗肘图（图见上）
男左手，女右手

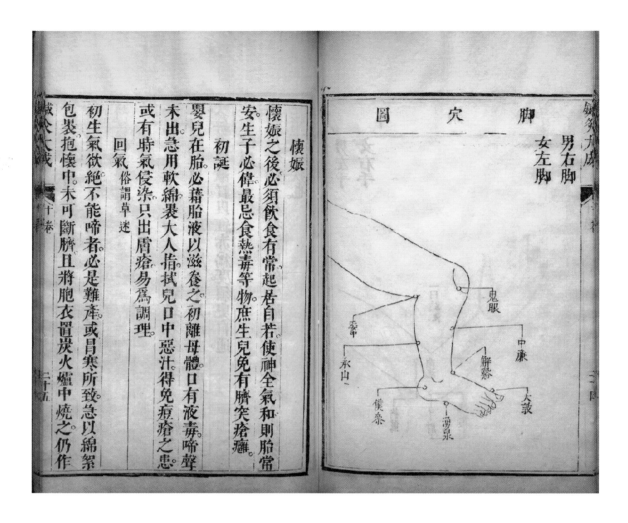

脚穴图 （图见上）

男右脚，女左脚

初生调护[1]

怀娠

怀娠之后，必须饮食有常，起居自若，使神全气和，则胎常安，生子必伟。最忌食热毒等物，庶生儿免有脐突疮痛。

初诞

婴儿在胎，必借胎液以滋养之。初离母体，口有液毒，啼声未出，急用软绵裹大人指，拭儿口中恶汁，得免痘疮之患。或有时气侵染，只出肤疮，易为调理。

回气俗谓草迷

初生气欲绝，不能啼者，必是难产。或冒寒所致，急以绵絮包裹抱怀中，未可断脐，且将胞衣置炭火炉中烧之，仍作

---

①初生调护：原无，据目录补。

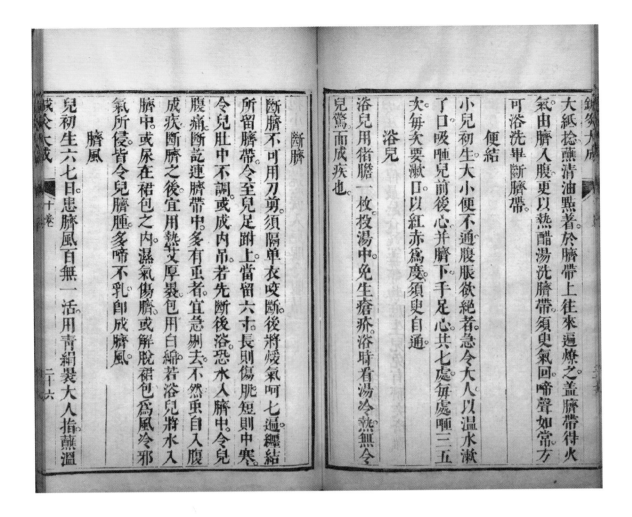

大纸捻，蘸清油点著于脐带上，往来遍燎之。盖脐带得火气，由脐入腹，更以热醋汤洗脐带，须臾气回，啼声如常，方可浴洗毕，断脐带。

便结

小儿初生，大小便不通，腹胀欲绝者，急令大人以温水漱了口，吸呭儿前后心，并脐下手足心，共七处，每处呭三五次，每次要漱口，以红赤为度，须臾自通。

浴儿

浴儿用猪胆一枚，投汤中，免生疮疥。浴时看汤冷热，无令儿惊而成疾也。

断脐

断脐不可用刀剪，须隔单衣咬断，后将暖气呵七遍，缠结所留脐带，令至儿足附上，当留六寸，长则伤肌，短则中寒，令儿肚中不调，或成内吊。若先断后浴，恐水入脐中，令儿腹痛。断讫，连脐带中多有虫者，宜急剔去，不然，虫自入腹成疾。断脐之后，宜用热艾厚裹，包用白绵。若浴儿将水入脐中，或尿在裙包之内，湿气伤脐；或解脱裙包，为风冷邪气所侵，皆令儿脐肿，多啼不乳，即成脐风。

脐风

儿初生六七日，患脐风，百无一活。用青绢裹大人指，蘸温

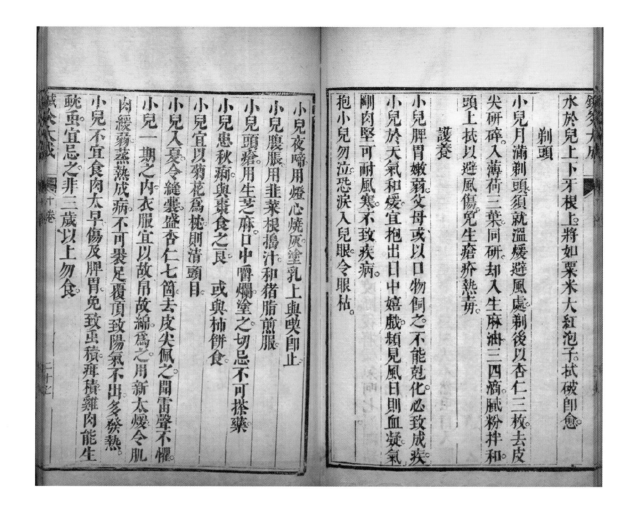

水于儿上下牙根上，将如粟米大红泡子，拭破即愈。

剃头

小儿月满剃头，须就温暖避风处。剃后以杏仁三枚，去皮尖研碎，入薄荷三叶同研，却入生麻油三四滴，腻粉拌和头上拭，以避风伤，免生疮疥热毒。

护养

小儿脾胃嫩弱，父母或以口物饲之，不能克化，必致成疾。小儿于天气和暖，宜抱出日中嬉戏，频见风日，则血凝、气刚、肉坚，可耐风寒，不致疾病。

抱小儿勿泣，恐泪入儿眼，令眼枯。

小儿夜啼，用灯心烧灰，涂乳上与吃，即止。

小儿腹胀，用韭菜根捣汁和猪脂煎服。

小儿头疮，用生芝麻口中嚼烂，涂之，切忌不可搽药。

小儿患秋痢，与枣食之良，或与柿饼食。

小儿宜以菊花为枕，则清头目。

小儿入夏，令缝囊盛杏仁七个去皮尖，佩之，闻雷声不惧。

小儿一期之内，衣服宜以故帛、故绵为之。用新太暖，令肌内缓弱，蒸热成病。不可裹足复顶，致阳气不出，多发热。

小儿不宜食肉太早，伤及脾胃，免致虫积、疳积，鸡肉能生蛔虫，宜忌之，非三岁以上勿食。

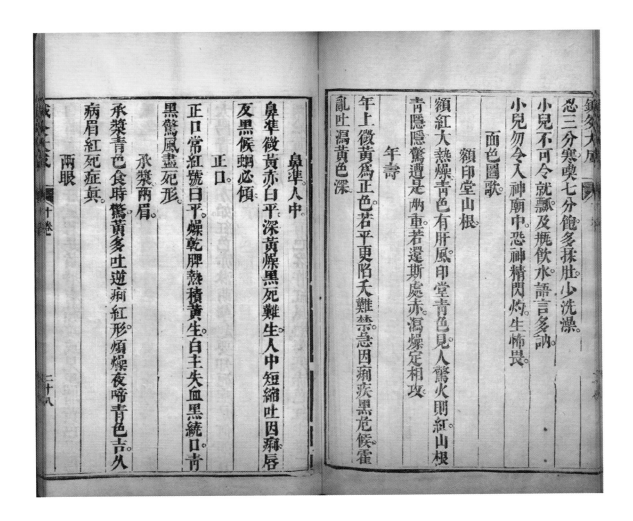

忍三分寒，吃七分饱，多揉肚，少洗澡。

小儿不可令就瓢及瓶饮水，语言多讷。

小儿勿令入神庙中，恐神精闪灼，生怖畏。

面色图歌

额印堂、山根

额红大热燥，青色有肝风，印堂青色见，人惊火则红，山根青隐隐，惊遭是两重，若还斯处赤，泻燥定相攻。

年寿

年上微黄为正色，若平更陷天难禁，急因痢疾黑危候，霍乱吐泻黄色深。

鼻准、人中

鼻准微黄赤白平，深黄燥黑死难生，人中短缩吐因痢，唇反黑候蛔必倾。

正口

正口常红号曰平，燥干脾热积黄生，白主失血黑绕口，青黑惊风尽死形。

承浆、两眉

承浆青色食时惊，黄多吐逆痢红形，烦燥夜啼青色吉，久病眉红死症真。

两眼

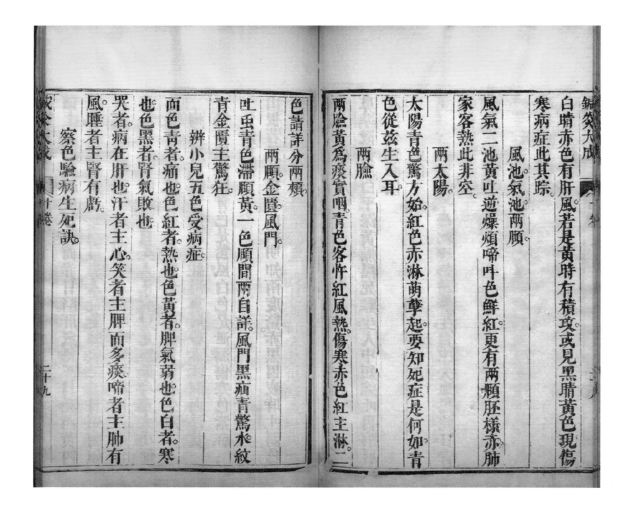

白晴赤色有肝风，若是黄时有积攻，或见黑晴黄色现，伤寒病症此其踪。

风池、气池、两颐

风气二池黄吐逆，躁烦啼叫色鲜红，更有两颐胚样赤，肺家客热此非空。

两太阳

太阳青色惊方始，红色赤淋萌蘖起，要知死症是何如，青色从兹生入耳。

两脸

两脸黄为痰实咽，青色客忤红风热，伤寒赤色红主淋，二色请详分两颊。

两颐金匮、风门

吐虫青色滞颐黄，一色颐间两自详，风门黑疝青惊水，纹青金匮主惊狂。

辨小儿五色受病症

面黄青者，痛也。色红者，热也。色黄者，脾气弱也。色白者，寒也。色黑者，肾气败也。

哭者，病在肝也。汗者主心，笑者主脾而多痰；啼者主肺有风，睡者主肾有亏。

察色验病生死诀

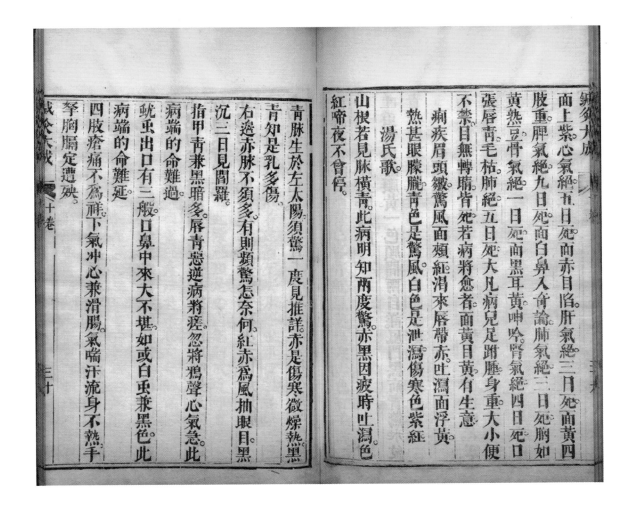

面上紫，心气绝，五日死。面赤目陷，肝气绝，三日死。面黄，四肢重，脾气绝，九日死。面白，鼻人奇论，肺气绝，三日死。胸如黄熟豆，骨气绝，一日死。面黑耳黄，呻吟，肾气绝，四日死。口张唇青，毛枯，肺气绝，五日死。大凡病儿足蹋肿，身重，大小便不禁，目无转睛，皆死。若病将愈者，面黄目黄，有生意。

痢疾眉头皱，惊风面颊红，渴来唇带赤，吐泻面浮黄。

热甚眼朦胧，青色是惊风，白色是泄泻，伤寒色紫红。

汤氏歌

山根若见脉横青，此病明知两度惊，赤黑因疲时吐泻，色红啼夜不曾停。

青脉生于左太阳，须惊一度见推详，赤是伤寒微燥热，黑青知是乳多伤。

右边赤脉不须多，有则频惊怎奈何？红赤为风抽眼目，黑沉三日见阎罗。

指甲青兼黑暗多，唇青恶逆病将瘥，忽将鸦声心气急，此病端的命难过。

蛔虫出口有三般，口鼻中来大不堪，如或白虫兼黑色，此病端的命难延。

四肢疮痛不为祥，下气冲心兼滑肠，气喘汗流身不热，手挛胸膈定遭殃。

内八段錦

紅凈爲安不用驚，若逢紅黑便難寧，更加紅亂青尤甚，取下風痰病立輕。

赤色微輕是外驚，若如米粒勢難輕，紅散多因乘怒亂，更加搯搦實難平。

小兒初誕月腹病，兩眉顰號作盤腸，泣時啼哭又呻吟，急宜施法行功作。

小兒初誕日，肌體瘦尫羸，禿髮毛稀少，元因是鬼胎。

外八段錦

先望孩兒眼色青，次看背上冷如冰，陽男搯左無防事，搯右令人甚可驚。

女搯右邊猶可治，若逢搯左疾非輕，歪邪口眼終無害，縱有仙丹也莫平。

顖門腫起定爲風，此候應知是必凶，忽陷成坑如盞足，未過七日命須終。

鼻門青燥渴難禁，面黑唇青命莫存，肚大青筋俱惡候，更兼腹肚有青紋。

忽見眉間紫帶青，看來立便見風生，青紅碎襍風將起，必見痹症膈氣形。

亂紋交錯紫兼青，急急求醫免命傾，盛紫再加身體熱須

内八段锦

红净为安不用惊，若逢红黑便难宁，更加红乱青尤甚，取下风痰病立轻。

赤色微轻是外惊，若如米粒势难轻，红散多因乘怒乱，更加搯搦实难平。

小儿初诞月腹病，两眉颦号作盘肠，泣时啼哭又呻吟，急宜施法行功作。

小儿初诞日，肌体瘦尫羸，秃发毛稀少，元因是鬼胎。

外八段锦

先望孩儿眼色青，次看背上冷如冰，阳男搯左无防事，搯右令人甚可惊。

女搯右边犹可治，若逢搯左疾非轻，歪邪口眼终无害，纵有仙丹也莫平。

囟门肿起定为风，此候应知是必凶，忽陷成坑如盏足，未过七日命须终。

鼻门青燥渴难禁，面黑唇青命莫存，肚大青筋俱恶候，更兼腹肚有青纹。

忽见眉间紫带青，看来立便见风生，青红碎杂风将起，必见痹症膈气形。

乱纹交错紫兼青，急急求医免命倾，盛紫再加身体热，须

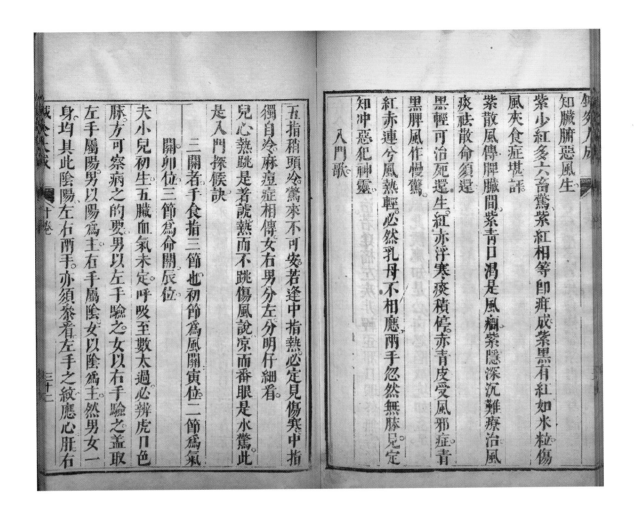

知脏腑恶风生。

紫少红多六畜惊，紫红相等即疳成，紫黑有红如米粒，伤风夹食症堪评。

紫散风传脾脏间，紫青口渴是风痫，紫隐深沉难疗治，风痰祛散命须还。

黑轻可治死还生，红赤浮寒痰积停，赤青皮受风邪症，青黑脾风作慢惊。

红赤连兮风热轻，必然乳母不相应，两手忽然无脉见，定知冲恶犯神灵。

入门歌

五指梢头冷，惊来不可安，若逢中指热，必定见伤寒。中指独自冷，麻痘症相传，女右男分左，分明仔细看。

儿心热跳是着唬，热而不跳伤风说，凉而翻眼是水惊，此是入门探候诀。

三关[1]

三关者，手食指三节也。初节为风关，寅位；二节为气关，卯位；三节为命关，辰位。

夫小儿初生，五脏血气未定，呼吸至数太过，必辨虎口色脉，方可察病之的要，男以左手验之，女以右手验之。盖取左手属阳，男以阳为主；右手属阴，女以阴为主。然男女一身，均具此阴阳，左右两手，亦须参看，左手之纹应心、肝，右

①三关：原无，据目录补。

鍼灸大成　十卷　　三十三

手之紋應脾肺於此消息又得變通之意

初交病紋出虎口或在初關多是紅色傳至中關色赤而紫看病又傳過其色紫青病熱深重其色青黑青而紋亂者病勢益重若見純黑危惡不治凡在初關易治過中關難治直透三關不治古人所謂初得風關病猶可傳入氣命定難陳是也

色紅者風熱輕赤者風熱盛紫者驚熱青者驚積青赤相半驚積風熱俱有主急驚風青而淡紫伸縮來去主慢驚風紫絲青絲或黑絲隱隱相雜似出不出主慢驚風若四足驚三關必青水驚三關必黑人驚三關必赤雷驚必黃

驚必黃或青或紅有紋如線一直者是乳食傷脾及發熱驚左右一樣者是驚與積齊發有三叉或散是肺生風痰或似鮈鮐聲有青是傷寒及嗽如紅火是瀉有黑相兼加渴不虛虎口脈紋亂乃氣不和也蓋脈紋見有五色黃紅紫青黑黃紅有色無形即安寧脈也有形即病脈由其病盛色脈加變黃盛作紅紅盛作紫紫盛作青青盛作黑至純黑則難治又當辨其形如

○流珠只一點紅色主膈熱三焦不和飲食所傷欲吐瀉腸鳴自利煩燥啼哭宜消食補脾胃

○環珠較流珠差大主脾虛停食胸腹脹滿煩渴發熱宜

手之纹应脾、肺，于此消息，又得变通之意。

初交病纹出虎口，或在初关，多是红色，传至中关，色赤而紫，看病又传过其色紫青，病热深重；其色青黑，青而纹乱者，病势益重，若见纯黑，危恶不治。凡在初关易治，过中关难治，直透三关不治。古人所谓，初得风关病犹可，传入气命定难陈，是也。

色红者风热轻，赤者风热盛，紫者惊热，青者惊积。青赤相半，惊积风热俱有，主急惊风。青而淡紫，伸缩来去，主慢惊风。紫丝青丝或黑丝，隐隐相杂，似出不出，主慢惊风。若四足惊，三关必青。水惊，三关必黑。人惊，三关必赤。雷惊必黄。或青或红，有纹如线，一直者，是乳食伤脾及发热惊。左右一样者，是惊与积齐发。有三叉或散，是肺生风痰。或似鮈鮐声，有青，是伤寒及嗽。如红火是泻，有黑相兼，加渴不虚，虎口脉纹乱，乃气不和也。盖脉纹见有五色，黄、红、紫、青、黑，黄红有色无形，即安宁脉也。有形即病脉，由其病盛，色脉加变，黄盛作红，红盛作紫，紫盛作青，青盛作黑，至纯黑则难治，又当辨其形如：

○流珠只一点红色：主膈热，三焦不和，饮食所伤，欲吐泻，肠鸣自利，烦燥啼哭。宜消食，补脾胃。

○环珠：较流珠差大。主脾虚停食，胸腹胀满，烦渴发热。宜

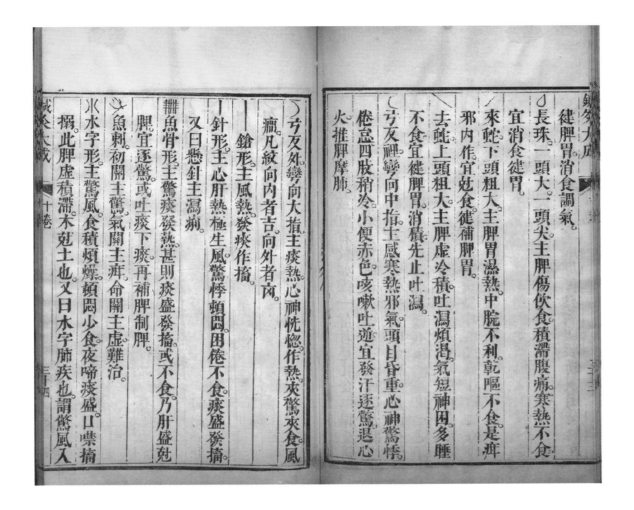

健脾胃，消食调气。

〇长珠：一头大，一头尖。主脾伤饮食，积滞腹痛，寒热不食。宜消食健胃。

〳来蛇：下头粗大。主脾胃湿热，中脘不利，干呕不食，是疳邪内作。宜克食，健补脾胃。

〵去蛇：上头粗大。主脾虚冷积，吐泻烦渴，气短神困，多睡不食。宜健脾胃，消积，先止吐泻。

〔弓反里，弯向中指：主感寒热邪气，头目皆重，心神惊悸，倦怠，四肢稍冷，小便赤色，咳嗽吐逆。宜发汗逐惊，退心火，推脾摩肺。

〕弓反外，弯向大指：主痰热，心神恍惚作热，夹惊夹食，风痫。凡纹向内者吉，向外者凶。

｜枪形：主风热，发痰作搐。

｜针形：主心肝热极生风，惊悸顿闷，困倦不食，痰盛发搐。又曰：悬针，主泻痢。

卌鱼骨形：主惊痰发热，甚则痰盛发搐，或不食，乃肝盛克脾，宜逐惊。或吐痰下痰，再补脾制脾。

〵鱼刺：初关主惊，气关主疳，命关主虚，难治。

〣水字形：主惊风食积，烦燥顿闷少食，夜啼，痰盛，口噤搐搦，此脾虚积滞，木克土也。又曰：水字，肺疾也，谓惊风入

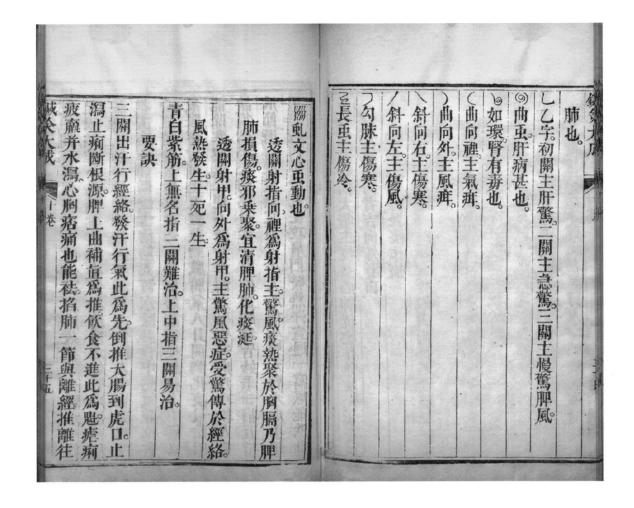

肺也。

乚乙字：初关主肝惊，二关主急惊，三关主慢惊脾风。

◎曲虫：肝病甚也。　○如环：肾有毒也。

（曲向里：主气疝。　○）曲向外：主风疝。

＼斜向右：主伤寒。

／斜向左：主伤风。

コ勾脉：主伤寒。

乙长虫：主伤冷。

╫虬文：心虫动也。

透关射指：向里为射指。主惊风，痰热聚于胸膈，乃脾肺损伤，痰邪乘聚。宜清脾肺，化痰涎。

透关射甲：向外为射甲。主惊风恶症，受惊传于经络。风热发生，十死一生。

青白紫筋，上无名指三关难治，上中指三关易治。

要诀

三关出汗行经络，发汗行气此为先，倒推大肠到虎口，止泻止痢断根源。

脾土曲补直为推，饮食不进此为魁，疟痢疲羸并水泻，心胸痞痛也能祛。

掐肺一节与离经，推离往

乾中间轻，冒风咳嗽并吐逆，此经神效抵千金。

肾水一纹是后溪，推下为补上清之，小便秘涩清之妙，肾虚便补为经奇。

六筋专治脾肺热，遍身湿热大便结，人事昏沉总可推，去病浑如汤泼雪。

总筋天河水除热，口中热气并拉舌，心经积热火眼攻，推之方知真妙诀，

四横纹和上下气，吼气腹疼皆可止。五经纹动脏腑气，八卦开胸化痰最，

阴阳能除寒与热，二便不通并水泻。人事昏沉痫疾攻，救人要诀须当竭，

天门虎口揉斗肘，生血顺气皆妙手。一捎五指爪节时，有风被吓宜须究，

小天心能生肾水，肾水虚少须用意。板门专治气促攻，扇门发热汗宣通，

一窝风能除肚痛，阳池专一止头疼，精宁穴能治气吼，小肠诸病快如风。

手法治病诀

水底捞月最为良，止热清心此是强，飞经走气能通气，赤风摇头助气长。

黄蜂出洞最为热，阴症白痢并水泻，发汗不出后用之，顿教孔窍皆通泄。

按弦走搓摩，动气化痰多，二龙戏珠法，温和可用他。

风凰单展翅，虚浮热能除，猿猴摘果势，化痰能动气。

手诀

三关　凡做此法，先掐心经，点劳宫。

男推上三关，退寒加暖，属热；女反此，退下为热也。

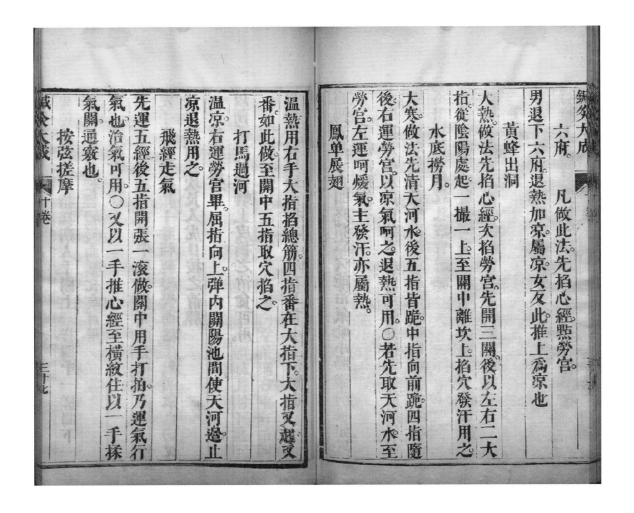

六腑　凡做此法，先掐心经，点劳宫。

男退下六腑，退热加凉，属凉；女反此，推上为凉也。

黄蜂出洞：大热。做法：先掐心经，次掐劳宫，先开三关，后以左右二大指从阴阳处起，一撮一上，至关中离坎上掐穴。发汗用之。

水底捞月：大寒。做法：先清天河水，后五指皆跪，中指向前跪，四指随后，右运劳宫，以凉气呵之，退热可用。〇若先取天河水至劳宫，左运呵暖气，主发汗，亦属热。

凤单展翅：温热。用右手大指掐总筋，四指翻在大指下，大指又起又翻，如此做至关中，五指取穴掐之。

打马过河：温凉。右运劳宫毕，屈指向上，弹内关、阳池、间使，天河边，止凉退热用之。

飞经走气：先运五经，后五指开张一滚，做关中用手打拍，乃运气行气也，治气可用。〇又以一手推心经，至横纹住，以一手揉气关，通窍也。

按弦搓摩：

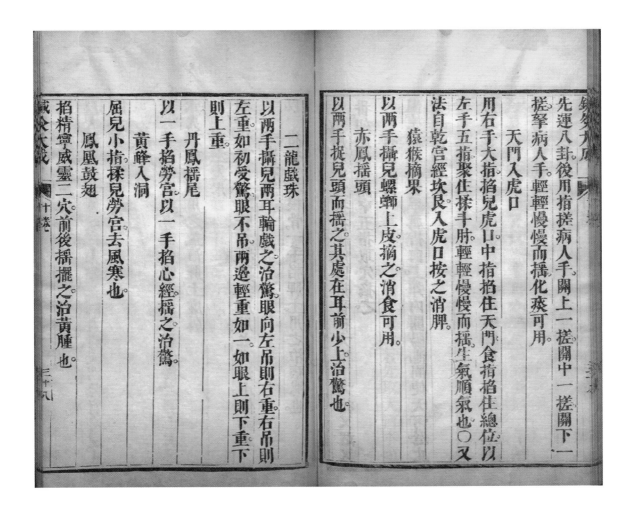

先运八卦，后用指搓病人手，关上一搓，关中一搓，关下一搓，拿病人手，轻轻慢慢而摇，化痰可用。

天门入虎口：用右手大指掐儿虎口，中指掐住天门，食指掐住总位，以左手五指聚住揉斗肘，轻轻慢慢而摇，生气顺气也。又法：自乾宫经坎艮入虎口按之，清脾。

猿猴摘果：以两手摄儿螺蛳上皮，摘之，消食可用。

赤凤摇头：以两手捉儿头而摇之，其处在耳前少上，治惊也。

二龙戏珠：以两手摄儿两耳轮戏之，治惊。眼向左吊则右重，右吊则左重；如初受惊，眼不吊，两边轻重如一，如眼上则下重，下则上重。

丹凤摇尾：以一手掐劳宫，以一手掐心经，摇之。治惊。

黄蜂入洞：屈儿小指，揉儿劳宫，去风寒也。

凤凰鼓翅：掐精宁、威灵二穴，前后摇摆之，治黄肿也。

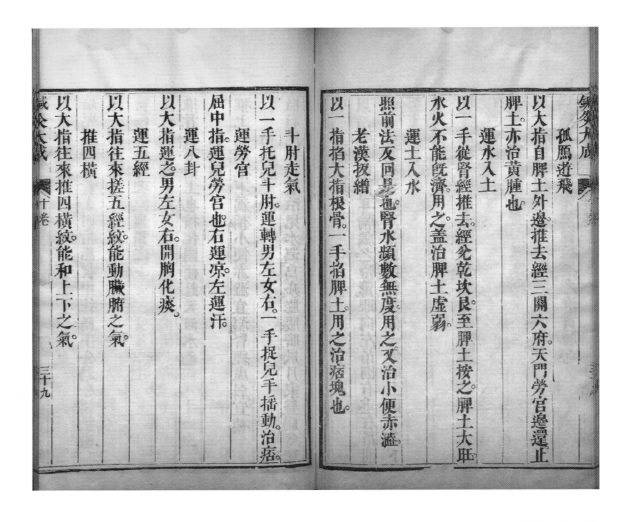

孤雁游飞：以大指自脾土外边推去，经三关、六腑、天门、劳宫边，还止脾土，亦治黄肿也。

运水入土：以一手从肾经推去，经兑、乾、坎、艮至脾土按之，脾土太旺，水火不能既济，用之，盖治脾土虚弱。

运土入水：照前法反回是也。肾水频数无度用之。又治小便赤涩。

老汉扳缯：以一指掐大指根骨，一手掐脾土，用之治痞块也。

斗肘走气：以一手托儿斗肘运转，男左女右，一手捉儿手摇动，治痞。

运劳宫：屈中指运儿劳宫也。右运凉，左运汗。

运八卦：以大指运之，男左女右，开胸化痰。

运五经：以大指往来搓五经纹，能动脏腑之气。

推四横：以大指往来推四横纹，能和上下之气，气喘腹痛可用①。

---

①气喘腹痛可用：原无，据明刻本补。

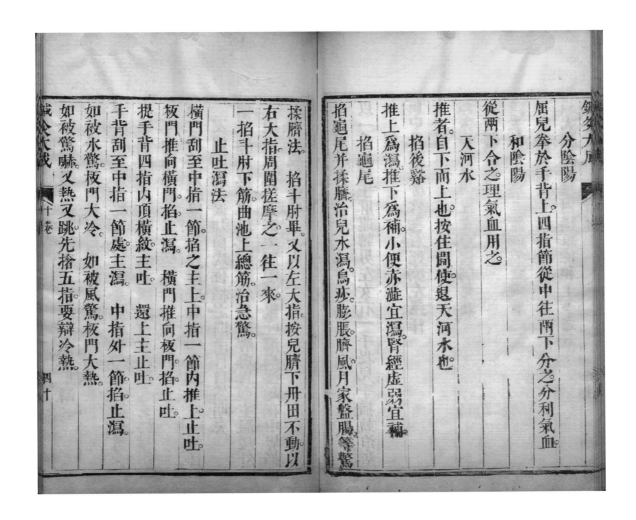

分阴阳：屈儿拳于手背上，四指节从中往两下分之，分利气血。

和阴阳：从两下合之，理气血用之。

天河水：推者，自下而上也。按住间使，退天河水也。

掐后溪：推上为泻，推下为补，小便赤涩宜泻，肾经虚弱宜补。

掐龟尾：掐龟尾并揉脐，治儿水泻，乌痧，膨胀，脐风，月家盘肠等惊。

揉脐法：掐斗肘毕，又以左大指按儿脐下丹田不动，以右大指周围搓摩之，一往一来。

一掐斗肘下筋，曲池上总筋，治急惊。

止吐泻法：

横门刮至中指一节掐之，主吐[1]；中指一节内推上，止吐。

板门推向横门掐，止泻；横门推向板门掐，止吐。

提手背四指内顶横纹，主吐；还上，主止吐。

手背刮至中指一节处，主泻；中指外一节掐，止泻。

如被水惊，板门大冷；如被风惊，板门大热。

如被惊吓，又热又跳，先扯五指，要辨冷热。

①吐：原作"上"，据明刻本改。

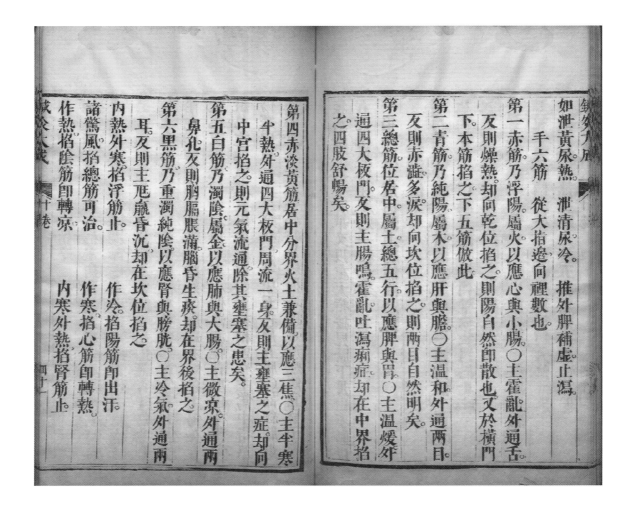

如泻黄尿热；泄清尿冷。推外脾补虚，止泻。

六筋①

手六筋，从大指边，向里数也。

第一、赤筋：乃浮阳属火，以应心与小肠。主霍乱，外通舌；反则燥热，却向乾位掐之，则阳自然即散也。又于横门下本筋掐之，下五筋仿此。

第二、青筋：乃纯阳属木，以应肝与胆。主温和，外通两目；反则赤涩多泪，却向坎位掐之，则两目自然明矣。

第三、总筋：位居中属土，总五行，以应脾与胃。主温暖，外通四大板门；反则主肠鸣霍乱，吐泻痢症，却在中界掐之，四肢舒畅矣。

第四、赤淡黄筋：居中分界，火土兼备，以应三焦。主半寒半热，外通四大板门，周流一身；反则主壅塞之症，却向中宫掐之，则元气流通，除其壅塞之患矣。

第五、白筋：乃浊阴属金，以应肺与大肠。主微凉，外通两鼻孔；反则胸膈胀满，脑昏生痰，却在界后掐之。

第六、黑筋：乃重浊纯阴，以应肾与膀胱。主冷气，外通两耳；反则主尪羸昏沉，却在坎位掐之。

内热外寒，掐浮筋止。作冷，掐阳筋即出汗。

诸惊风，掐总筋可治。作寒，掐心筋即转热。

作热，掐阴筋即转凉。内寒外热，掐肾筋止。

---

①六筋：原无，据目录补。

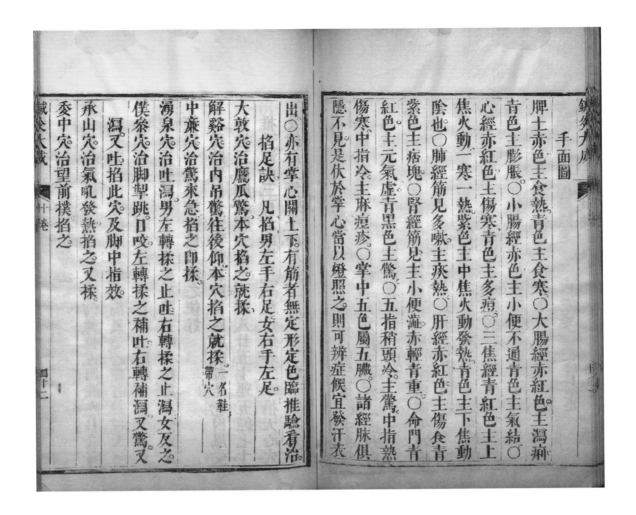

手面图

脾土赤色，主食热，青色主食寒。大肠经赤红色，主泻痢，青色主膨胀。小肠经赤色，主小便不通，青色主气结。心经赤红色，主伤寒，青色主多痘。三焦经青红色，主上焦火动，一寒一热。紫色主中焦火动发热。青色主下焦动阴也。肺经筋见多嗽，主痰热。肝经赤红色，主伤食，青紫色主痞块。肾经筋见，主小便涩，赤轻青重。命门青红色，主元气虚，青黑色主惊。五指梢头冷，主惊。中指热，伤寒。中指冷，主麻痘疹。掌中五色属五脏。诸经脉俱隐不见，是伏于掌心，当以灯照之，则可辨症候，宜发汗表出。亦有掌心关上下有筋者，无定形定色，临推验看治。

掐足诀 _{凡掐男，左手右足；女，右手左足}

掐足诀 *凡掐男，左手右足；女，右手左足*

　　大敦穴：治鹰爪惊，本穴掐之就揉。

　　解溪穴：治内吊惊，往后仰，本穴掐之就揉。*一名鞋带穴*

　　中廉穴：治惊来急，掐之就揉。

　　涌泉穴：治吐泻，男左转揉之，止吐；右转揉之，止泻。女反之。

　　仆参穴：治脚掣跳，口咬，左转揉之补吐，右转补泻。又惊又泻又吐，掐此穴及脚中指效。

　　承山穴：治气吼发热，掐之又揉。

　　委中穴：治望前扑，掐之。

治小儿诸惊推揉等法

第一、蛇丝惊：因饮食无度，劳郁伤神，拉舌，四肢冷，口含母乳，一喷一道青烟，肚上起青筋，气急，心经有热。推天河水二百，退六腑，运八卦各一百，推三关、运水入土、运五经、水底捞月各五十，用火于胸前煆四燋，于小便头上轻掐一爪，用蛇蜕四足缠之，便好。

第二、马蹄惊：因食荤毒，热于脾胃，四肢乱舞是也。因风受热。推三关、肺经脾土各一百，运八卦五十，运五经七十，推天河水三百，水底捞月、飞经走气各二十，掐天心穴及总心二筋，煆手心、肩膊上、脐下、喉下各一壮，其气不进不退，浮筋掐之。

第三、水泻惊：因生冷过度，乳食所伤，脏腑大寒，肚响身软，唇白眼翻。推三关一百，分阴阳、推太阳各二百，黄蜂入洞十二，将手心揉脐及龟尾各五十，男左女右手后，煆颊车各一壮，更推摩背心演、总筋，脚上。

第四、潮热惊：因失饥伤饱，饮食不纳，脾胃虚弱，五心烦热，遍身热，气吼口渴，手足常掣，眼红。推三关一十，推肺经二百，推脾土、运八卦、分阴阳各一百，二扇门二十，要汗后，再加退六腑、水底捞月各二十。

第五、乌痧惊：因生冷太过，或迎风食物，血变成痧，遍身乌黑是也。青筋過臉，肚腹膨脹，唇黑，五臟寒。推三關、脾土各二百，運八卦一百，四橫紋五十，黃蜂出洞二十，二扇門、分陰陽各三十，將手心揉臍五十，主吐瀉；肚上起青筋，於青筋縫上煅七壯，背上亦煅之，青筋紋頭上一壯，又將黃土一碗研末，和醋一鍾，銚內炒過袱包，在遍身拭摩，從頭往下推，引烏痧入腳，用針刺破，將火四心煅之。

第六、老鴉驚：因喫乳食受嚇，心經有熱，大叫一聲即死是也。推三關三十，清天河水，補脾土、運八卦各一百，清腎水五十，天門入虎口，揉斗肘，煅囟門、口角上下、肩膊、掌心、腳跟、眉心、心演、鼻梁各一壯。若醒氣急掐百勞穴，吐乳掐手足心，或腳來手來，用散麻纏之。將老鴉蒜晒乾為末，用車前草擂水調，在兒心窩貼之，或令兒服之。

第七、鯽魚驚：因寒受驚，風痰結壅，乳氣不絕，口吐白沫，四肢擺，眼翻，即肺經有病。推三關、肺經各一百，推天河五十，按弦搓摩、運五經各三十，掐五指節三次，煅虎口、囟門上、口角上下各四壯，心演、臍下各一壯。小兒半歲，用撈魚網，溫水洗魚涎與吞。一二歲者，用鯽魚為末，燒灰乳調，或酒調吞下。

第八、肚膨驚：因食傷脾土，夜間飲食太過，胃不尅化，氣吼，

黑是也。青筋过脸，肚腹膨胀，唇黑，五脏寒。推三关、脾土各二百，运八卦一百，四横纹五十，黄蜂出洞二十，二扇门、分阴阳各三十，将手心揉脐五十，主吐泻；肚上起青筋，于青筋缝上煅七壮，背上亦煅之，青筋纹头上一壮，又将黄土一碗研末，和醋一钟，铫内炒过袱包，在遍身拭摩，从头往下推，引乌痧入脚，用针刺破，将火四心煅之。

第六、老鸦惊：因吃乳食受吓，心经有热，大叫一声即死是也。推三关三十，清天河水，补脾土、运八卦各一百，清肾水五十，天门入虎口，揉斗肘，煅囟门、口角上下、肩膊、掌心、脚跟、眉心、心演、鼻梁各一壮。若醒气急掐百劳穴，吐乳掐手足心，或脚来手来，用散麻缠之。将老鸦蒜晒干为末，用车前草擂水调，在儿心窝贴之，或令儿服之。

第七、鲫鱼惊：因寒受惊，风痰结壅，乳气不绝，口吐白沫，四肢摆，眼翻，即肺经有病。推三关、肺经各一百，推天河五十，按弦搓摩、运五经各三十，掐五指节三次，煅虎口、囟门上、口角上下各四壮，心演、脐下各一壮。小儿半岁，用捞鱼网，温水洗鱼涎与吞。一二岁者，用鲫鱼为末，烧灰乳调，或酒调吞下。

第八、肚膨惊：因食伤脾土，夜间饮食太过，胃不克化，气吼，

肚起青筋膨胀，眼翻白，五脏寒。推三关一百，推肺经一十，推脾土二百，运八卦、分阴阳各五十，将手揉脐五十，按弦搓摩、精宁穴一十，青筋缝上煅四壮。如泻，龟尾骨上一壮；若吐，心窝上下四壮，脚软，鬼眼穴一壮；手软，曲池侧拐各一壮；头软，天心、脐上下，各一壮；若不开口，心窝一壮。

第九、夜啼惊：因吃甜辣之物，耗散荣卫，临啼四肢掣跳，哭不出，即是被吓，心经有热。一推三关二十，清天河二百，退六腑一百，分阴阳、清肾水、水底捞月各五十。

第十、宿痧惊：到晚昏沉，不知人事，口眼歪斜，手足掣跳，寒热不均。推三关、退六腑、补脾土各五十，掐五手指、分阴阳各一十，按弦搓摩。

第十一、急惊：因食生冷积毒以伤胃，肺中有风，痰裹心经心络之间，手捏拳，四肢掣跳，口眼歪斜，一惊便死是也。推三关、脾土、运五经、猿猴摘果各二十，推肺经、运八卦、推四横纹各五十，掐五手指节三次，煅鼻梁、眉心、心演、总筋、鞋带，以生姜热油拭之，或在腕上阴阳掐之。

第十二、慢惊：因乳食之间，受其惊搐，脾经有痰，咬牙，口眼歪斜，眼闭，四肢掣跳，心间迷闷，即是脾肾亏败，久疟被吓。推三关一百，补脾土、推肺经各二百，运八卦五十，掐手五指节、赤凤摇头各二十，天门入虎口，揉斗肘一十，运五经三十。若人事不省，于总筋心穴掐之，或鼻大小，于手青筋上掐之；若心间迷闷，掐住眉心，良久便好，两太阳，心演，用潮粉热油拭之，煅心窝上下三壮，手足心各四壮，其气不进不出，煅两掌心、肩膊上、喉下各一壮。

第十三、脐风惊：因产下剪脐，入风毒于脐内，口吐白沫，四肢掣动，手捻拳，眼偏左右，此症三朝一七便发，两眼角起黄丹，夜啼，口内喉演有白泡，针挑破出血，即愈。推三关、肺经各十下，煅囟门、绕脐各四壮，喉下、心中各一壮。

第十四、弯弓惊：因饮食或冷或热，伤于脾胃，冷痰壅于肺经，四肢向后仰，哭声不出。推三关、补肾水、运八卦各一百，赤凤摇头、推四横纹、分阴阳各二十，推脾土二百。脚往后伸、煅膝上下四壮，青筋缝上七壮，喉下二壮；手往后挽，将内关掐之。

第十五、天吊惊：因母在风处乳食所伤，风痰络于胃口，头望后仰，脚望后伸，手望后撑，肺经有热。推三关、补肾水各五十，推脾土、分阴阳各一百，推肺经二百，飞经走气一十，煅总筋、鞋带、喉下各一壮，绕脐四壮，大陵穴掐一下，总穴掐三下；若眼翻不下，囟门四壮，两眉二壮，耳珠下掐之。又总心穴往下掐抠之，仍用雨伞一柄撑起，分陰陽一百，退六腑五十，飛經走氣，運五經，天門入虎口，揉斗肘各二十，揢五指頭。不醒，煅遶臍四壯；若醒口不開，用母乳將兒後心窩揉之；若肚起青筋，煅青筋縫上七壯，喉下三壯。

第十八月家驚因母當風而臥，或因多眠，或兒月內受風，痰壅心口，落地眼紅撮口，手揢拳，頭偏左右，哭不出聲，肚起青筋，半月即發，肚腹氣急，母食煎炒過多所致。推三關、肺經各一百，運八卦、推四橫紋各五十，雙龍擺尾二十，揢中指頭、勞宮、板門。若不效，煅青筋縫上、胸前各七壯，遶臍四壯，百勞穴二壯即安。

第十六內吊驚因當風而臥，風雨而眠，風痰太盛，哭聲不止，遍身戰動，臉青黃，眼向前內掣，脾經受病，其心不下是也。推三關、腎水各五十，推肺經、脾土、分陰陽各一百，運土入水二百，按弦搓摩五十，用竹瀝小兒吞之；手縮，用細茶、飛盐各二錢，研為末，皂角末五分，黃蠟二錢，酒醋各半小鍾，銚內化成餅，貼心窩，一時去藥筋倒，用膠棗三枚，杏仁三十箇，銀磨水為餅，貼手足心即安。

第十七胎驚因母得孕，食葷毒，受勞鬱，兒落地，或軟或硬，口不開，如啞形，即是在母腹中中胎毒也。推三關三十，分陰陽一百，退六腑五十……

将鹅一只，吊在伞下，扎鹅嘴，取涎水与儿吃之，便好。

第十六、内吊惊：因当风而卧，风雨而眠，风痰太盛，哭声不止，遍身战动，脸青黄，眼向前内掣，脾经受病，其心不下是也。推三关、肾水各五十，推肺经、脾土、分阴阳各一百，运土入水二百，按弦搓摩五十，用竹沥小儿吞之；手缩，用细茶、飞盐各二钱，研为末，皂角末五分，黄蜡二钱，酒醋各半小钟，铫内化成饼，贴心窝，一时去药筋倒，用胶枣三枚，杏仁三十个，银磨水为饼，贴手足心即安。

第十七、胎惊：因母得孕，食荤毒，受劳郁，儿落地，或软或硬，口不开，如哑形，即是在母腹中，中胎毒也。推三关三十，分阴阳一百，退六腑五十，飞经走气、运五经、天门入虎口、揉斗肘各二十，揢五指头。不醒，煅绕脐四壮；若醒，口不开，用母乳将儿后心窝揉之；若肚起青筋，煅青筋缝上七壮，喉下三壮。

第十八、月家惊：因母当风而卧，或因多眠，或儿月内受风，痰壅心口，落地眼红撮口，手揢拳，头偏左右，哭不出声，肚起青筋，半月即发，肚腹气急，母食煎炒过多所致。推三关、肺经各一百，运八卦、推四横纹各五十，双龙摆尾二十，揢中指头、劳宫、板门。若不效，煅青筋缝上、胸前各七壮，绕脐四壮，百劳穴二壮，即安。

第十九、盘肠惊：因乳食生冷荤物，伤于脏腑，肚腹冷痛，乳食不进，人事软弱，肚起青筋，眼黄手软，六腑有寒。推三关、脾土、大肠、肺、肾经各一百，运土入水五十，揉脐火煅。

第二十、锁心惊：因食生冷过度，耗伤荣卫，鼻如鲜血，口红眼白，四肢软弱，好食生冷，皆因火盛。推三关二十，清心经三百，退六腑，分阴阳、清肾水各一百，运八卦、水底捞月、飞经走气各五十，即安。

第二十一、鹰爪惊：因乳食受惊，夜眠受吓，两手乱抓，捻拳不开，仰上啼号，身寒战，手爪望下来，口望上来，是肺经有热，心经有风。推三关二十，清天河水二百，推肺经、清肾水各一百，打马过河、二龙戏珠各一十，天门入虎口，揉斗肘，将手足二弯掐之，煅顶心、手心各一壮，太阳、心演、眉心俱煅，将潮粉围脐一周，大敦穴揉或火煅。

第二十二、呕逆惊：因夜睡多寒，食多生冷，胃寒腹胀，四肢冷，肚疼响，眼翻白，吐乳呕逆。推三关、肺经各一百，推四横纹五十，凤凰展翅一十，心窝、中脘，各煅七壮。

第二十三、撒手惊：因乳食不和，冷热不均，有伤脏腑，先寒后热，足一掣一跳，咬牙，眼翻白，两手一撒一死是也。推三关、脾土各一百，运土入水、运八卦、赤凤摇头各五十，将两手相合，横纹侧掐之。若不醒，大指头掐之，上下气闭，二扇门、人中穴掐之；鼻气不进不出，吼气寒热，承山穴掐之；若泻，随症治之，先掐承山、眉心，后煅总筋、两手背上各二壮。

第二十四、担手惊：因湿气多眠，或食毒物，乃伤脾土，眼黄口黑，人事昏迷，掐不知痛，双手往后一担而死是也。于太阴，太阳掐之，推三关、脾土、肺经、分阴阳各一百，黄蜂入洞一十，飞经走气、天门入虎口，揉斗肘各二十，眉心、囟门各四壮，心窝七壮，曲池一壮。

第二十五、看地惊：因乳食受惊，或夜眠受吓，或饮食冷热，两眼看地，一惊便死，口歪，手捻拳，头垂不起是也。推三关三十，天河水二百，赤凤摇头一十，推脾土八下，按弦搓摩，煅绕脐、囟门各四壮，喉下二壮，用皂角烧灰为末，入童便及尿碱，用火焙干，将囟门贴之，即醒。

第二十六、丫凳惊：两手如丫凳坐样。推三关一百，二扇门、飞经走气各一十，分阴阳、运八卦各五十，煅曲池、虎口各四壮，若子时起可救，只宜温拭之，煅大口纹，即安。

第二十七、坐地惊：如坐地样。推三关、揉委中、揉脐、鞋带各一百，二扇门一十，用桃皮、生姜、飞盐、香油、散韶粉和拭，即安。两膝、两关、龟尾，用火煅之。

第二十八、软脚惊：软脚向后乱舞。揉脐，煅螺蛳骨上侧缝

第二壯遠臍四壯喉下三壯

第二十九直手驚雙手一撒便死直手垂下先推眉心用
火煅四壯推三關運曲池各五十揉一窩風一百後煅
總筋手背上各四壯

第三十迷魂驚昏沉不知人事不識四方推三關運八卦
推肺經清天河水各一百補脾土五百鳳凰展翅一十
掐天心眉心人中頰車後煅心演總筋鞋帶各一壯

第三十一兩手驚兩手丫向前先將兩手掐之後煅心演
總筋囟門即愈

第三十二肚痛驚哭聲不止手抱腹身展轉推三關補脾

補遺
孩兒驚手足縮住先笑後哭眼光筋紅白難治紫黃不辨
於太陰太陽穴掐之用黃麻一束燒灰吹鼻中不惺中
指掐之

臍風驚將太陰太陽掐之太陽日起而紅醙醋一鍾韶粉
煉之紅脉各處治之太陰日起而紅將龜尾骨煅之天
心穴一壯吐則橫門掐之瀉則中指掐之初一為太陽
日初二為太陰日餘做此用黃麻燒灰吹鼻掐中指

各二壮，绕脐四壮，喉下三壮。

第二十九、直手惊：双手一撒便死，直手垂下。先推眉心，用火煅四壮，推三关，运曲
池各五十，揉一窝风一百，后煅总筋、手背上各四壮。

第三十、迷魂惊：昏沉不知人事，不识四方。推三关、运八卦、推肺经、清天河水各一百，
补脾土五百，凤凰展翅一十，掐天心、眉心、人中、颊车，后煅心演、总筋，鞋带各一壮。

第三十一、两手惊：两手丫向前。先将两手掐之，后煅心演、总筋、囟门即愈。

第三十二、肚痛惊：哭声不止，手抱腹，身展转。推三关、补脾土、二扇门、黄蜂入洞、
推大肠经、揉脐、揉龟尾各一百，一月便发，肚腹气急，脐中烧一炷香，即愈；不愈，绕脐四壮。

补遗

孩儿惊：手足缩住，先笑后哭，眼光、筋红白难治，紫黄不辨。于太阴太阳穴掐之，用
黄麻一束，烧灰，吹鼻中；不醒，中指掐之。

脐风惊：将太阴、太阳掐之，太阳日起而红，酽醋一钟，韶粉炼之，红脉各处治之。太
阴日起而红，将龟尾骨煅之，天心穴一壮，吐则横门掐之，泻则中指掐之。初一为太阳日，
初二为太阴日，余仿此。用黄麻烧灰，吹鼻，掐中指。

水惊：眼翻白睛，眼角起黄丹者。将韶粉飞盐，清油煎干，五心揉之，眼角、天心、太阳、太阴、掐抠三五次，即愈。

肚胀惊：夜啼，肚上起青筋，肚胀如膨。将生姜、韶粉、桃皮、飞盐、和同拭眉梁心，煅眉心、太阳、囟门各四壮，喉下一壮，心中三壮，绕脐四壮。

凡看惊，掐筋之法，看在何穴，先将主病穴，起手掐三遍，后将诸穴，俱做三遍，掐揉之，每日掐三四次，其病即退。

诸穴治法

中指头一节内纹掐之，止泻，掐三次就揉。

阳溪穴，往下推拂，治儿泻，女反之。

大陵穴后五分，为总心穴，治天吊惊，往下掐抠；看地惊往上掐抠。女子同。

板门穴，往外推之，退热，除百病；往内推之，治四肢掣跳。用医之手大拇指，名曰：龙入虎口。用手捻小儿小指，名曰：苍龙摆尾。

惊，揉大脚指，掐中脚指爪甲少许。

病症死生歌

手足皆符脾胃气，眼精却与肾通神，两耳均匀牵得匀，要知上下理分明。

孩儿立醒方无事，中指将来掌内寻，悠悠青气人依旧，口关眼光命难当。

口眼歪斜人易救，四肢无

应不须忙，天心一点掣膀胱，膀胱气馁痛难当。

丹田斯若绝肾气，闭涩其童命不长，天河水过清水好，眼下休交黑白冲。

掌内如寒难救兆，四肢麻冷定人亡。阴硬气冷决昏沉，紫上筋纹指上寻，

阴硬气粗或大小，眼黄指冷要调停。肾经肝胆肾相连，寒暑交加作楚煎，

脐轮上下全凭火，眼翻手掣霎时安。口中气出热难当，吓得旁人叹可伤，

筋过横纹人易救，若居坎离定人亡。吐泻皆因筋上转，横门四板火来提，

天心穴上分高下，再把螺蛳骨上煨。鼻连肺经不知多，惊死孩儿脸上过，

火盛伤经心上刺，牙黄口白命门疴。口噎心拽并气喘，故知死兆采人缘，

鼻水口黑筋无脉，命在南柯大梦边。

辨三关

凡小儿三关青，四足惊；三关赤，水惊；三关黑，人惊。有此通度三关候脉，是急惊之症，必死。余症可知。

风关青如鱼刺易治，是初惊，色黑难治。气关青如鱼刺，主疳劳身热易治，用八宝丹，每服加柴胡、黄芩；色黑难治。命关青如鱼刺，主虚风邪附脾，用紫金锭，每服加白术、茯苓；色黑难治。

风关青黑色如悬针，乃水惊，易治。气关如悬针，主疳，兼肺脏积热，用保命丹，每服加灯心、竹叶。命关有此是死症。

风关如水字，主膈上有痰，并虚积停滞，宜下。气关如水字，主惊风入肺，咳嗽面赤，用体前丹。命关如水字，主惊风疳症，极力惊，用芦荟丸。通过三关，黑色不治。

风关如乙字，主肝惊风。气关如乙字，主急惊风。命关如乙字，主慢惊脾风。青黑难治。

风关如曲虫，主疳病积聚。

婴童杂症

潮热方：不拘口内生疮，五心烦热，将吴茱萸八分，灯心一束，和水捣烂成一饼，贴在男左女右脚心里，裹住，退药后，推三关十下。

一、虚疟：补脾土四百，推三关、运八卦、推肾经、肺经、清天河水各三百。

二、食疟：推三关、运八卦各一百，清天河水二百，推脾土三百，肺经四百。

三、痰疟：推肺经四百，推三关、运八卦、补脾土、清天河水各二百。

四、邪疟：推肺经四百，推三关、六腑各三百，运八卦、补脾土、清天河各二百，各随症加减，五脏四指，六腑一截二指。

五、痢赤白相兼，寒热不调，感成此疾，用姜汁车前草汁，略推三关、退六腑、清天河水，水底捞月，分阴阳。

六、禁口痢：运八卦，开胸，阴阳，揉脐为之。推三关，退六腑，大肠经各一百，清天河水四十，推脾土五十，水底捞月一十，凤凰展翅，泻用蒜推。补脾土，用姜推。

七、头疼：推三关、分阴阳、补脾土、揉大肠经各一百，煅七壮，揉阴池一百；不止，掐阳池。

八、肚痛：推三关、分阴阳、推脾土各一百，揉脐五十，腹胀推大肠；不止，掐承山穴。

九、湿泻不响：退六腑、揉脐及龟尾各一百，分阴阳、推脾土各一百，水底捞月三十。

十、冷泻响：推三关二百，分阴阳一百，推脾土五十，黄蜂入洞，揉脐及龟尾各三百，天门入虎口、揉斗肘各三十。

十一、治口内走马疳：牙上有白泡，退六腑、分阴阳各一百，水底捞月、清天河水各三十，凤凰展翅，先推，后用黄连、五倍子煎水，鸡毛口中洗。

小儿眼光指冷：将醋一钟，皂角一片，烧灰为末，贴心窝。若吐即去药，用绿豆七粒，水浸研细，和尿碱为饼，贴囟门。

小儿四肢冷：将明矾钱半，炒盐三钱，黄蜡二钱，贴脐上。若气急，取竹沥服之。

小儿遍身热不退：用明矾一钱，鸡清调匀，涂四心即退。若不退，用桃仁七个，酒半钟，擂烂，贴在鬼眼便好。鬼眼在膝踝下陷中小儿肚胀作渴，眼光：用生姜，葱白一根，酒半钟，擂烂吞下，则眼不光，又将雄黄不拘多少，烧热放在脐上，揉之即安。脚麻用散麻煎水，四心揉之。

小儿膀胱气：将黄土一块，皂角七个，焙为末，用醋和黄土炒过为饼，贴尾间好。

小儿遍身肿：用糊椒、糯米、绿豆各七粒，黄土七钱，醋一钟，通炒过，袄包遍身拭之，即消。

小儿不开口：将朱砂一钱研末，吹入鼻中即安。一钱太多，疑是一分

小儿咳嗽：掐中指第一节三下，若眼垂，掐四心。

小儿身跳：推肾筋后四心揉之。

小儿喉中气响：掐大指第二节。

诊脉歌

小儿有病须凭脉，一指三关定其息，浮洪风盛数多惊，虚冷沉迟实有积。

小儿一岁至三岁，呼吸须将八至看，九至不安十至困，短长大小有邪干。

小儿脉紧是风痫，沉脉须至气化难，腹痛紧弦牢实秘，沉而数者骨中寒。

小儿脉大多风热，沉重原因乳食结，弦长多是胆肝风，紧数惊风四指掣。

浮洪胃口似火烧，沉紧腹中痛不竭，虚濡有气更兼惊，脉乱多痫大便血。

前大后小童脉顺，前小后大必气咽，四至洪来若烦满，沉细腹中痛切切。

滑主露湿冷所伤，弦

長客忏分明说，五至夜深浮大昼，六至夜细浮昼别，
息数中和八九至，此是仙人留妙诀。

识病歌

要知虎口气纹脉，倒指看纹分五色，黄红安乐五脏和，红紫依稀有损益，
紫青伤食气虚烦，青色之时症候逆。忽然纯黑在其间，好手医人心胆寒，
若也直上到风关，迟速短长分两端，如枪衡射惊风至，分作枝叶有数般，
弓反里顺外为逆，顺逆交连病已难，又头长短尤可救，如此医工仔细看。
男儿两岁号为婴，三岁四岁幼为名，五六次第年少长，七龆八龄朝论文，
九岁为童十稚子，百病关格辨其因。十一痫疾方癫风，疳病还同劳病攻，
痞癖定为沉积候，退他潮热不相同，初看掌心中有热，便知身体热相从，
肚热身冷伤食定，脚冷额热是感风，额冷脚热惊所得，疮疹发时耳后红。
小儿有积宜与塌，伤寒两种解为先，食泻之时宜有积，冷泻须用与温脾，
小儿宜与涩脏腑，先将带伤散与之。孩儿无事忽大叫，不是惊风是天吊，
大叫气促长声粗，误食热毒闷心窍，急后肚下却和脾，若将惊痫真堪笑。
痫疾努气眉头皱，不努不皱肠有风，冷热不调分赤白，脱肛因毒热相攻，
十二种痫何为恶，禁口刮肠大不同。孩儿不病不可下，冷热自汗兼自下，
神困凶陷四肢冷，干呕气

虚神却怕，吐虫面白毛焦枯，疳气潮热食不化，

鼻塞咳嗽及虚痰，脉细肠鸣烦燥讶，若还有疾宜速通。下了之时心上脱。

孩儿食热下无妨，面赤青红气壮强，脉弦红色肚正热，胙腮喉痛尿如汤，

屎硬腹胀胁肋满，四肢浮肿夜啼长，遍身生疮肚隐痛，下之必愈是为良。

诸症治法

胎寒：孩儿百日胎寒后，足屈难伸两手拳，口冷腹胀身战栗，昼啼不已夜嗷煎。

胎热：三朝旬外月余儿，目闭泡浮症可推，常作呻吟火燥起，此为胎热定无疑。

脐风：风邪早受入脐中，七日之间验吉凶，若见肚脐口中臭，恶声口气是为凶。

脐突：孩儿生下旬余日，脐突先浮非大疾，秽水停中自所因，徐徐用药令消释。

夜啼：夜啼四症惊为一，无泪见灯心热烦，面莹夹青脐下痛，睡中顿哭是神干。

急惊：面红卒中浑身热，唇黑牙关气如绝，目翻搐搦喉有痰，此是急惊容易决。

急惊：急惊之后传如疟，外感风邪为气虚，略表气和脾与胃，然后寒热得消除。

慢惊：阴盛阳虚病已深，吐泻后睡扬瞪睛，神昏按缓涎流甚，此症分明是慢惊。
搐症：搐症须分急慢惊，亦由气郁致昏沉，良医亦治宜宽气，气下之时搐自停。
诸风：诸风夹热引皮肤，凝结难为预顿除，颊肿须防喉舌内，要除风热外宜涂。
伤积：头疼身热腹微胀，足冷神昏只爱眠，因食所伤脾气弱，不宜迟缓表为先。
吐泻：脾虚胃弱病源根，食谷水和运化行，清浊邪干成吐泻，久传虚弱便生风。
伤寒：伤寒之候有多般，一概相推便救难，两目见红时喷嚏，气粗身热是伤寒。
伤风：伤风发热头应痛，两颊微红鼻涕多，汗出遍身兼咳嗽，此伤风症易调和。
夹食：鼻涕头疼时吐逆，面红面白变不一，此因夹食又伤寒，发表有功方下积。
夹惊：身微有热生烦燥，睡不安兮神不清，此是伤风感寒症，亦宜先表次宁心。
赤白：小儿之痢细寻推，不独成之积所为，冷热数般虽各异，宽肠调胃在明医。

五癎：癎成五色豈堪聞。日久傳來神氣昏。頭痛肚疼苦為最。便知小兒命難存。

五疳：五疳之臟五般看。治法推詳事不難。若見面黃肌肉瘦。齒焦髮落即為疳。

走馬疳：走馬疳似傷寒毒。面色光浮氣喘胸。若見牙焦腮有血。馬疳如此是真形。

脫肛：肛門脫露久難收。再成風傷是可憂。沉自先傳脾胃得。更詳冷熱易為瘵。

諸疝：諸疝原來各有名。蓋因傷熱氣侵成。始分芍藥烏梅散。勻氣金鈴與五靈。

咳嗽：咳嗽雖然分冷熱。連風因肺感風寒。眼浮痰盛喉中響。戲水多因汗未乾。

齁齀：小兒齁齀為聲啼。吃以酸鹹又亂之。或自肺風傷水濕。風冷熱聚為良醫。

腹痛：大凡腹痛初非一。不獨癥瘕與疹癖。分條析類症多般。看此語中最詳悉。

口瘡：心脾胃熱蒸於上。舌與牙根肉腐傷。口臭承漿分兩處。有瘡雖易治四方。

目症：生下餘旬目見紅。蓋因腹受熱兼風。涼肝心藥最為妙。疝氣痘瘡宜別攻。

五痫：痫成五色岂堪闻，日久传来神气昏，头痛肚疼苦为最，便知小儿命难存。

五疳：五疳之脏五般看，治法推详事不难，若见面黄肌肉瘦，齿焦发落即为疳。

走马疳：走马疳似伤寒毒，面色光浮气喘胸，若见牙焦腮有血，马疳如此是真形。

脱肛：肛门脱露久难收，再成风伤是可忧，沉自先传脾胃得，更详冷热易为瘵。

诸疝：诸疝原来各有名，盖因伤热气侵成，始分芍药乌梅散，匀气金铃与五灵。

咳嗽：咳嗽虽然分冷热，连风因肺感风寒，眼浮痰盛喉中响，戏水多因汗未干。

齁齀：小儿齁齀为声啼，吃以酸咸又乱之，或自肺风伤水湿，风冷热聚为良医。

腹痛：大凡腹痛初非一，不独癥瘕与疹癖，分条析类症多般，看此语中最详悉。

口疮：心脾胃热蒸于上，舌与牙根肉腐伤，口臭承浆分两处，有疮虽易治四方。

目症：生下余旬目见红，盖因腹受热兼风，凉肝心药最为妙，疝气痘疮宜别攻。

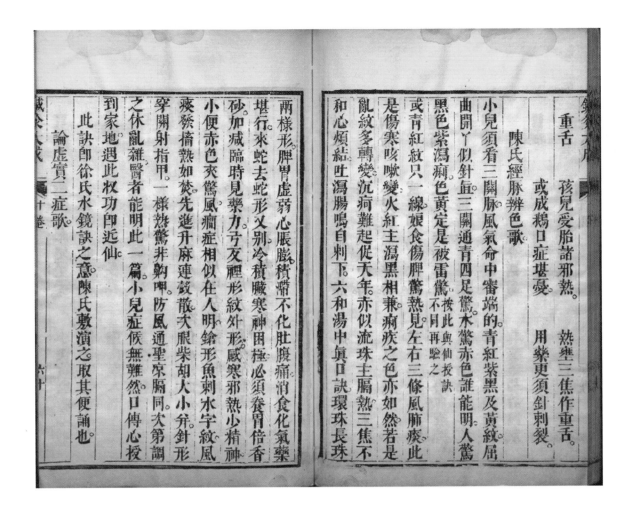

重舌：孩儿受胎诸邪热，热壅三焦作重舌，或成鹅口症堪忧，用药更须针刺裂。

陈氏经脉辨色歌

小儿须看三关脉，风气命中审端的，青红紫黑及黄纹，屈曲开丫似针直。

三关通青四足惊，水惊赤色谁能明，人惊黑色紫泻痢，色黄定是被雷惊。按此与仙授诀不同，再验之

或青红纹只一线，娘食伤脾惊热见，左右三条风肺痰，此是伤寒咳嗽变。

火红主泻黑相兼，痢疾之色亦如然，若是乱纹多转变，沉疴难起促天年。

赤似流珠主膈热，三焦不和心烦结，吐泻肠鸣自刺下，六和汤中真口诀。

环珠长珠两样形，脾胃虚弱心胀膨，积滞不化肚腹痛，消食化气药堪行。

来蛇去蛇形又别，冷积脏寒神困极，必须养胃倍香砂，加减临时见药力。

弓反里形纹外形，感寒邪热少精神，小便赤色夹惊风，痫症相似在人明。

枪形鱼刺水字纹，风痰发搐热如焚，先进升麻连壳散，次服柴胡大小并。

针形穿关射指甲，一样热惊非拘呻，防风通圣凉膈同，次第调之休乱杂。

医者能明此一篇，小儿症候无难然，口传心授到家地，遇此收功即近仙。

此诀即徐氏水镜诀之意，陈氏敷演之，取其便诵也。

论虚实二症歌

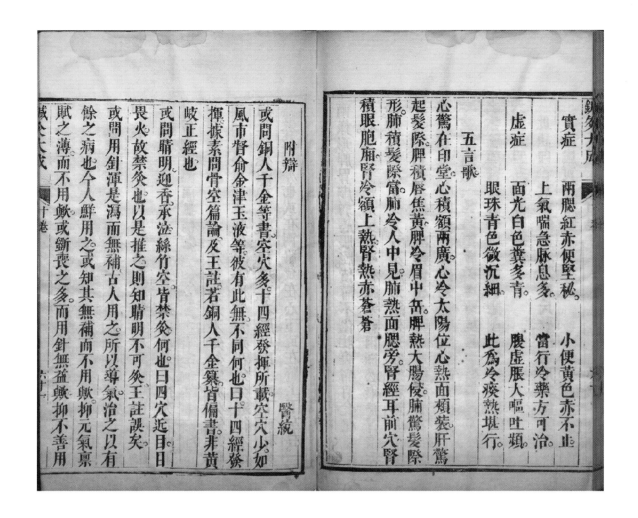

实症：两腮红赤便坚秘，小便黄色赤不止，上气喘急脉息多，当行冷药方可治。

虚症：面光白色粪多青，腹虚胀大呕吐频，眼珠青色微沉细，此为冷痰热堪行。

五言歌

心惊在印堂，心积额两广，心冷太阳位，心热面颊装。肝惊起发际，脾积唇焦黄，
脾冷眉中岳，脾热大肠侵。肺惊发际形，肺积发际当，肺冷人中见，肺热面腮旁。
肾惊耳前穴，肾积眼胞厢，肾冷额上热，肾热赤苍苍。

附辩 《医统》

或问《铜人》《千金》等书空穴多，《十四经发挥》所载空穴少，如风市、督俞、金津、
玉液等，彼有此无，不同何也？曰：《十四经发挥》据《素问》骨空篇论及王注，若《铜人》
《千金》纂皆偏书，非黄岐正经也。

或问：睛明、迎香、承泣、丝竹空，皆禁灸何也？曰：四穴近目，目畏火，故禁灸也。
以是推之，则知睛明不可灸，王注误矣。

或问：用针浑是泻而无补，古人用之，所以导气，治之以有余之病也。今人鲜用之，或
知其无补而不用欤？抑元气禀赋之薄而不用欤？或斫丧之多而用针无益欤？抑不善用

而不用砭？经曰：阳不足者温之以气，精不足者补之以味。针乃砭石所制，即无气，又无味，破皮损肉，发窍于身，气皆从窍出矣，何得为补？经曰：气血阴阳俱不足，勿取以针，和以甘药，是也，又曰：形气不足，病气不足，此阴阳皆不足也，不可刺之；刺之重竭其气，老者绝灭，壮者不复矣。若此谓者，皆是有泻而无补也。

或问：病有在气分者，有在血分者，不知针家，亦分气与血否？曰：气分、血分之病，针家亦所当知。病在气分，游行不定；病在血分，沉着不移。以积块言之，腹中或上或下，或有或无者，是气分也；或在两胁，或在心下，或在脐上下左右，一定不移，以渐而长者，是血分也。以病风言之，或左手移于右手，右足移于左足，移动不常者，气分也；或常在左足，或偏在右手，着而不走者，血分也。凡病莫不皆然。须知在气分者，上有病，下取之，下有病，上取之；在左取右，在右取左。在血分者，随其血之所在，应病取之。苟或血病泻气，气病泻血，是谓诛伐无过，咎将谁归！

或问：今医用针，动辄以袖覆手，暗行指法，谓其法之神秘，弗轻示人，惟恐盗取其法者，不知果何法耶？曰：《金针赋》十四法，与夫青龙摆尾等法，可谓已尽之矣；舍此而他求法之神秘，吾未之信也。今若此者，不过造为诡妄，以欺人耳。

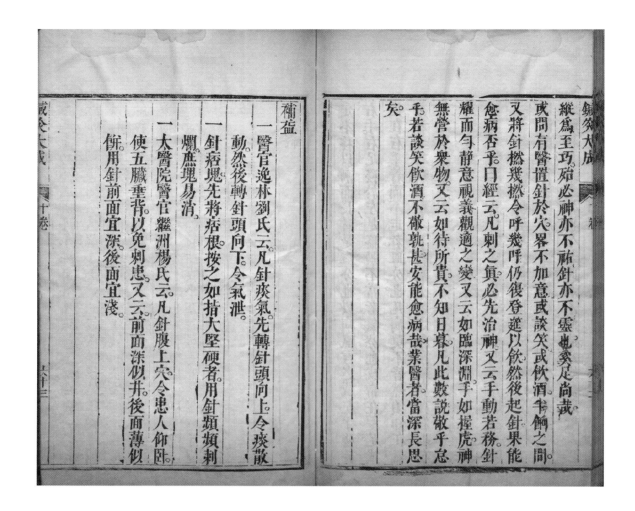

纵为至巧，殆必神亦不祐，针亦不灵也。奚足尚哉！

或问：有医置针于穴，略不加意，或谈笑，或饮酒，半饷之间，又将针捻几捻，令呼几呼，仍复登筵以饮，然后起针，果能愈病否乎？曰：经云：凡刺之真，必先治神。又云：手动若务，针耀而匀，静意视义，观适之变。又云：如临深渊，手如握虎，神无营于众物。又云：如侍所贵，不知日暮。凡此数说，敬乎怠乎？若谈笑饮酒，不敬孰甚，安能愈病哉？业医者，当深长思矣！

补益

〇医官逸林刘氏云：凡针痰气，先转针头向上，令痰散动，然后转针头向下，令气泄。

〇针痞块，先将痞根按之，如指大坚硬者，用针频频刺烂，庶块易消。

〇太医院医官继洲杨氏云：凡针腹上穴，令患人仰卧，使五脏垂背，以免刺患。又云：前面深似井，后面薄似饼。用针前面宜深，后面宜浅。

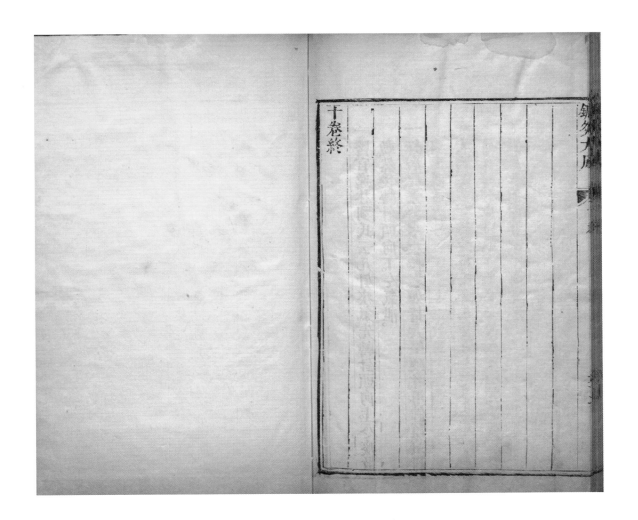

十卷終

图书在版编目（ＣＩＰ）数据

中国针灸大成. 综合卷. 针灸大成 / 石学敏总主编 ;王旭东，陈丽云，梁尚华执行主编.
— 长沙 ：湖南科学技术出版社，2020.12
ISBN 978-7-5710-0806-2

Ⅰ．①中… Ⅱ．①石… ②王… ③陈… ④梁… Ⅲ．①《针灸大成》 Ⅳ．①R245

中国版本图书馆 CIP 数据核字(2020)第 205115 号

中国针灸大成 综合卷
ZHENJIU DACHENG
针灸大成

总 主 编：石学敏
执行主编：王旭东 陈丽云 梁尚华
责任编辑：李 忠 王跃军
出版发行：湖南科学技术出版社
社 址：长沙市湘雅路 276 号
网 址：http://www.hnstp.com
湖南科学技术出版社天猫旗舰店网址：
 http://hnkjcbs.tmall.com
邮购联系：本社销售部 0731-84375808
印 刷：湖南凌宇纸品有限公司
 （印装质量问题请直接与本厂联系）
厂 址：长沙市长沙县黄花镇黄花工业园
邮 编：410137
版 次：2020 年 12 月第 1 版
印 次：2020 年 12 月第 1 次印刷
开 本：889mm×1194mm 1/16
印 张：44.25
字 数：1054 千字
书 号：ISBN 978-7-5710-0806-2
定 价：442.50 元